JN250641

三次元
ティッシュエンジニアリング

細胞の培養・操作・組織化から品質管理、脱細胞化まで

監修　大政 健史　福田 淳二

NTS

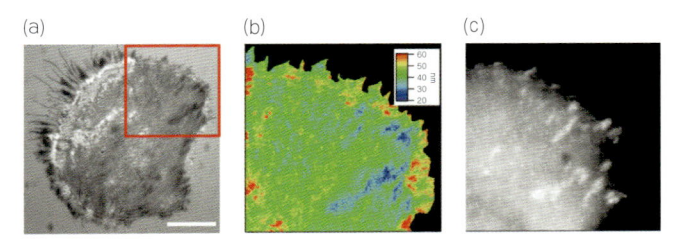

[1.1.2] 図3 フィブロネクチンでコートしたガラス基板に接着した類表皮ガン細胞の(a)RICM 像と(b)再構築した高さプロファイル, および(c)ビンキュリンの TIRF 像。緑色蛍光タンパク質でラベルされたビンキュリンを細胞に発現させた。スケールバー：10 μm （p.23）

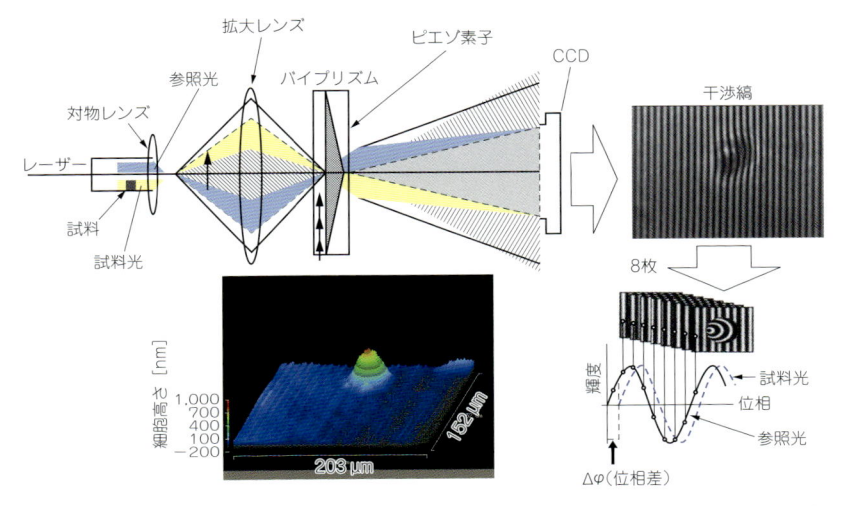

[1.1.4] 図3 位相シフトレーザー顕微鏡により得られる細胞立体形状 （p.38）

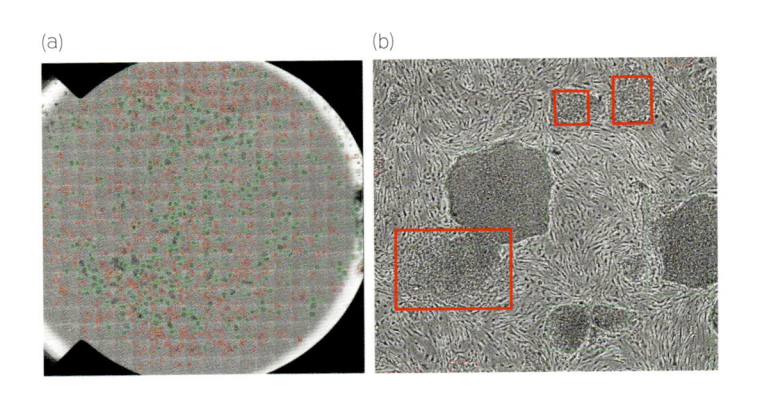

[1.1.5] 図4 細胞画像解析ソフトを用いた細胞認識の例 （p.47）

(a)培養ディッシュ中の iPS コロニーの網羅的な自動認識, (b)細胞形態に基づく iPS コロニーの性質の違いの認識（四角で特徴のあるコロニーを自動認識）

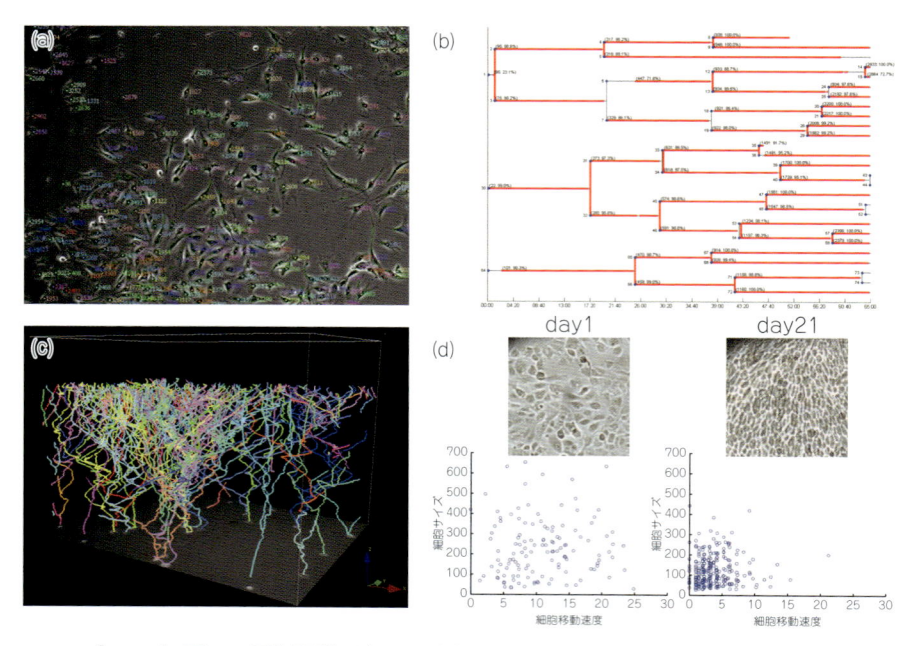

[1.1.5] 図5　細胞認識がもたらす新しい経時的な細胞評価情報 (p.48)

(a)細胞認識例．(b)認識細胞の 1 細胞トラッキングによる系譜図の例．(c)系付図の経時変化像，
(d) iPS 由来細胞の評価例

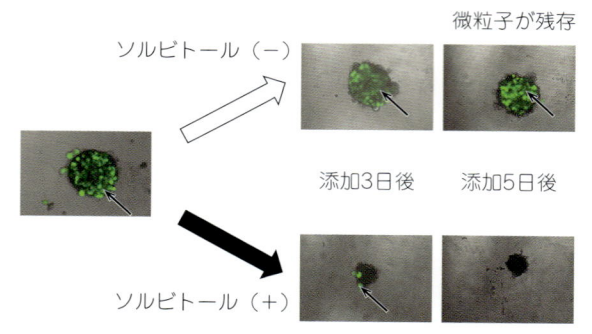

[1.2.1] 図5　通常の培養液，あるいはソルビトール含有培養
液を添加したときの細胞集合体の光学顕微鏡，
あるいは共焦点顕微鏡画像 (p.65)

ソルビトール濃度 10 mg/mL

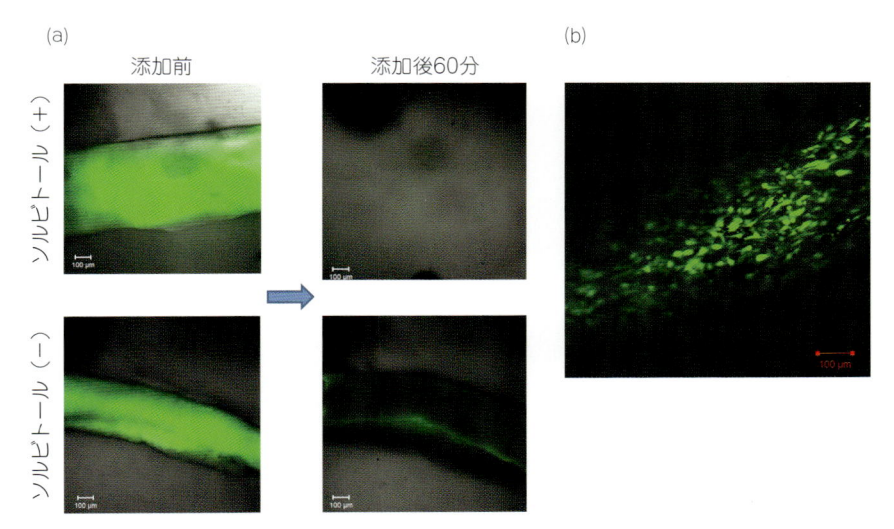

[1.2.1] 図6　糖応答分解性ハイドロゲル足場材料を用いた管腔構造の作製（p.65）

(a)ソルビトール添加前後におけるコラーゲンゲル内での糖応答分解性ハイドロゲル足場材料の共焦点レーザー顕微鏡写真．(b)管腔構造内で培養3日後の血管内皮細胞

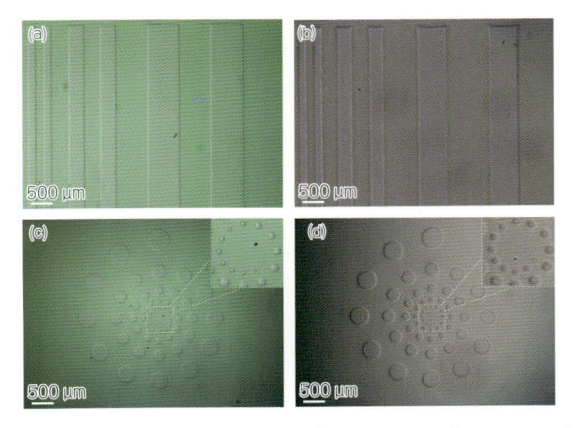

[1.2.2] 図2　アミノ末端四官能型ポリエチレングリコール（p.70）

(a)(c)およびゼラチン(b)(d)より作製した光分解性ハイドロゲル上における
パターン分解（XY平面分解能）（参考文献38）より転載）

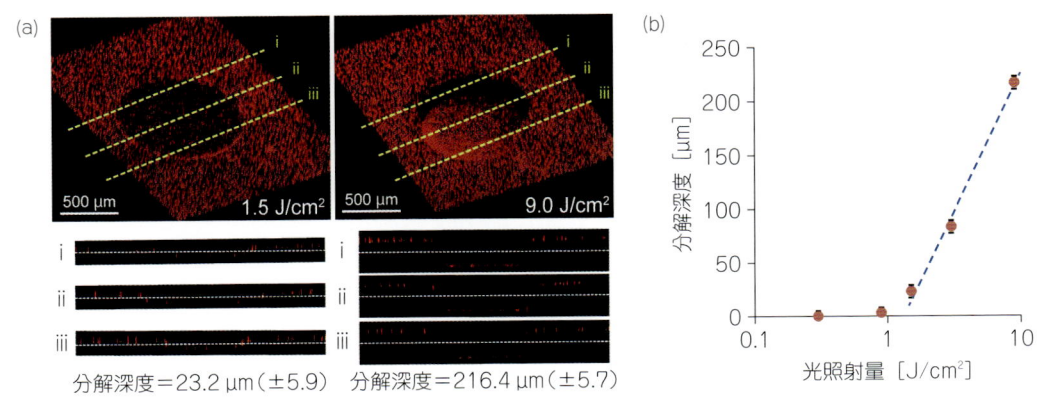

分解深度＝23.2 μm（±5.9）　分解深度＝216.4 μm（±5.7）

[1.2.2] 図3　四官能型ポリエチレングリコールにより作製した光分解性ハイドロゲルの深さ方向(Z軸)分解能（p.70）

(a)パターン光照射（1.5 or9.0J/cm²）後のハイドロゲル共焦点画像．(b)光照射量とZ軸分解能の相関関係（参考文献38）より転載）

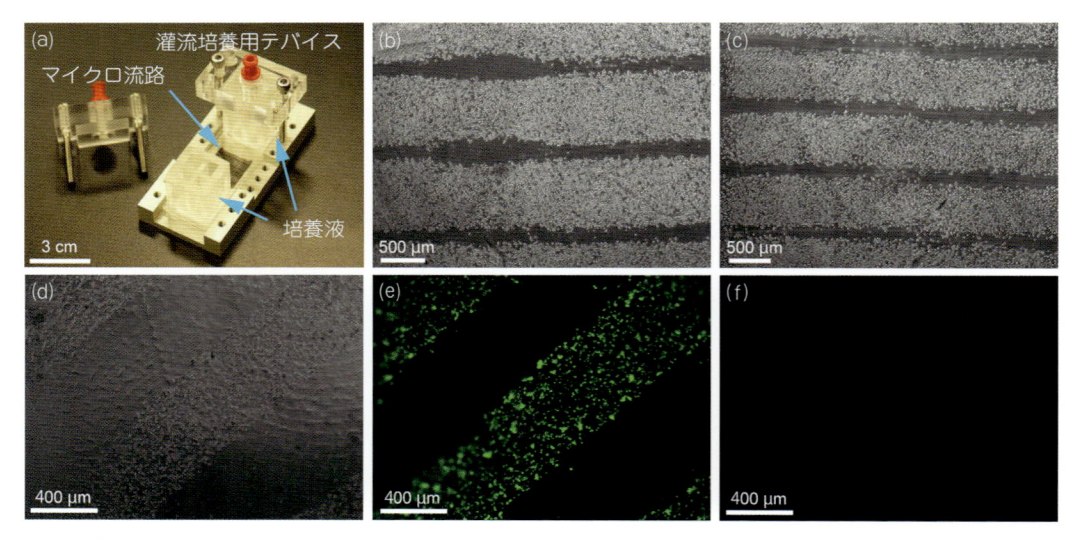

［1.2.2］図4 ゼラチンより作製した光分解性ハイドロゲルへ HepG2 細胞を内包化した
三次元灌流培養モデル（p.71）

(a)マイクロ流路を利用した灌流培養用デバイス，(b)(c)パターン光照射後の光分解性ハイドロゲル，(d)〜(f)Live/
dead 染色による細胞障害性の評価〔(d)位相差画像，(e)生細胞，(f)死細胞〕

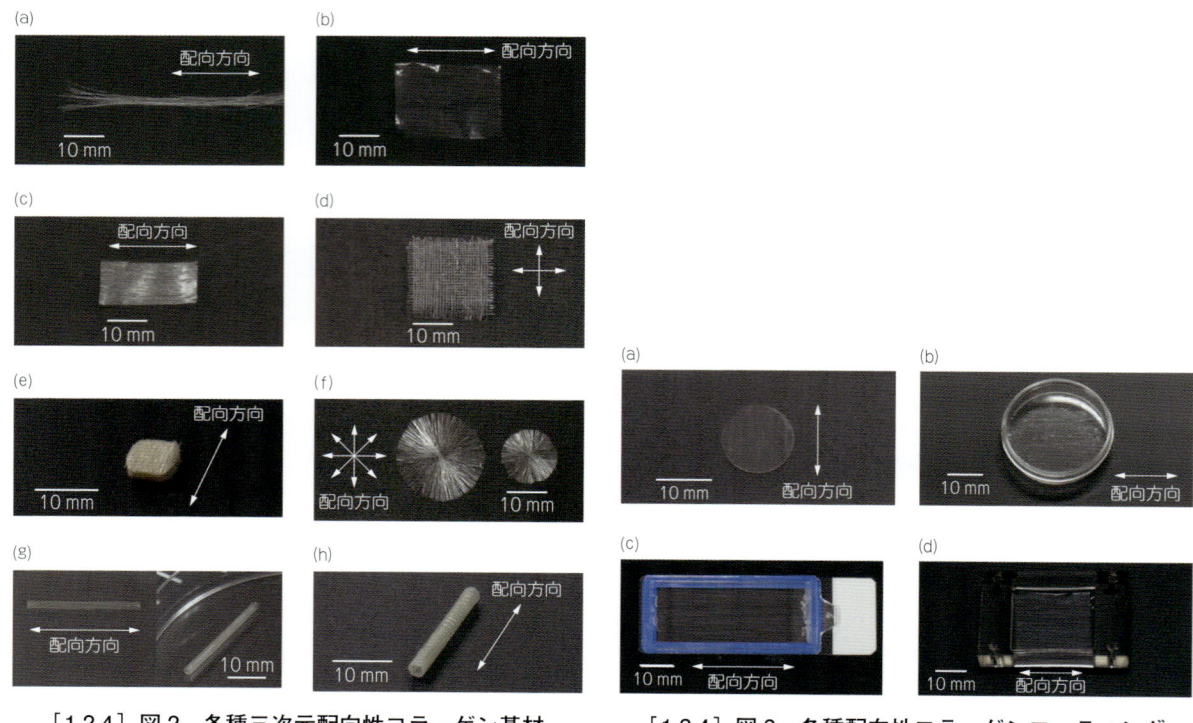

［1.2.4］図2 各種三次元配向性コラーゲン基材
（乾燥状態）（p.82）

(a)ファイバー，(b)シート，(c)高配向ポーラスシート，(d)メッシュシート，(e)高配向ポーラスブロック，(f)放射状高配向ポーラスシート，(g)シームレスチューブ（内径：1 mm），(h)複合型シームレスチューブ（中間層：メッシュシート）

［1.2.4］図3 各種配向性コラーゲンコーティング
試験片（乾燥状態）（p.83）

(a)カバーグラスコーティング，(b)ディッシュコーティング，(c)カルチャースライドコーティング，(d) PDMS（Polydimethylsiloxane）ストレッチチャンバーコーティング

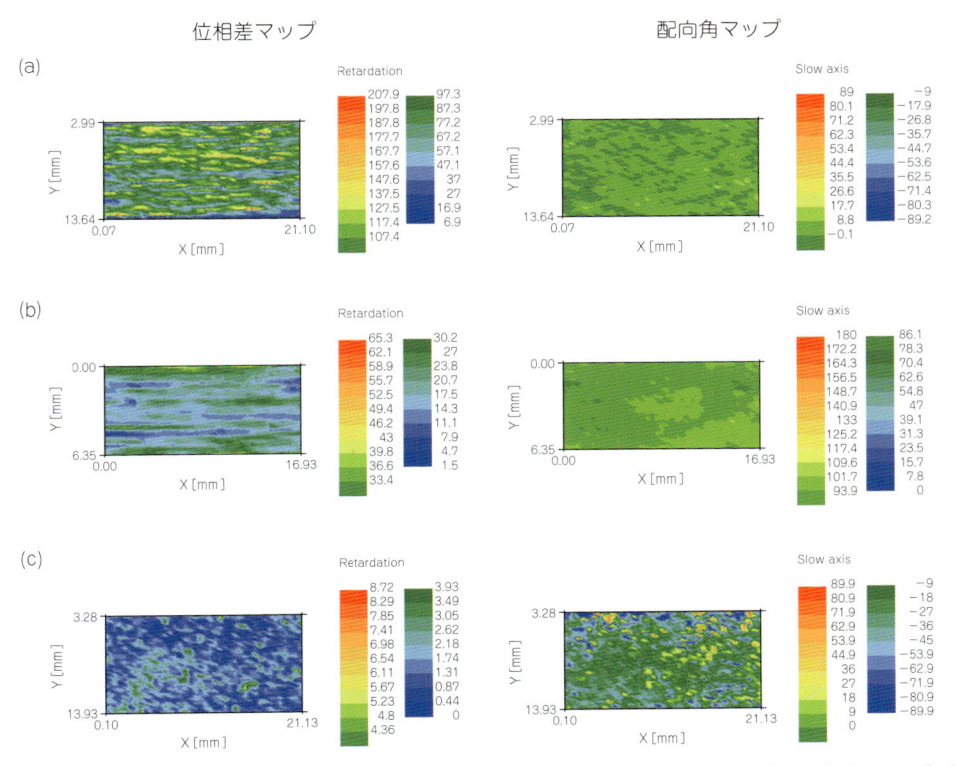

位相差マップ 　　　　　　　　　　　配向角マップ

[1.2.4] 図5　平行ニコル回転法を用いた配向性コラーゲンシートの位相差マップと配向角マップ（p.84）

(a)配向性：高，(b)配向性：中，(c)配向性：無，位相差マップは数値が高いほど配向性が高い。配向角マップは試料の長軸もしくは短軸方向が0°

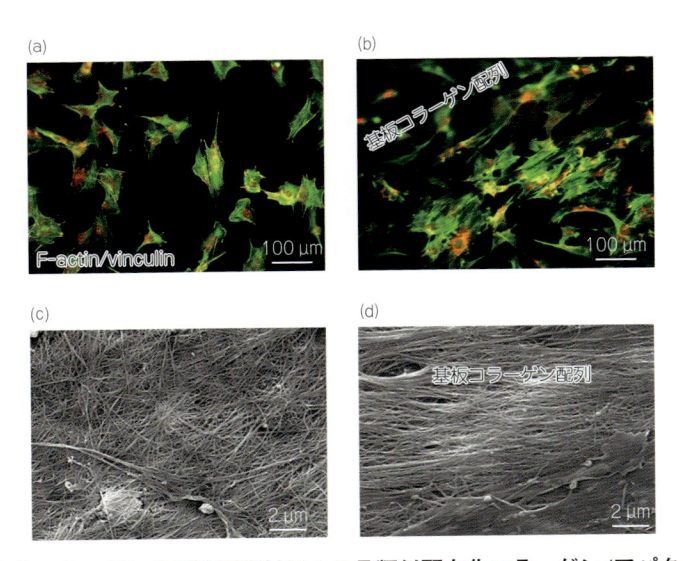

[1.2.4] 図7　配向化コラーゲン分子配列基材による骨類似配向化コラーゲン/アパタイトの創製（p.86）

(a)無配向コラーゲン基材上での骨芽細胞の無秩序配列，(b)配向化コラーゲン分子配列基材上にて骨芽細胞が基材コラーゲン走行方向に沿って一方向に配列，(c)無配向コラーゲン基材上では，産生コラーゲン線維は無秩序に産生，(d)配向化コラーゲン分子配列基材上では，基材コラーゲン走行方向に沿って一方向に産生コラーゲンが配列。その上，石灰化物であるアパタイト結晶のc軸がコラーゲン方向に沿って配列し，長管骨類似一軸配向性を持った再生骨の構築が可能となる

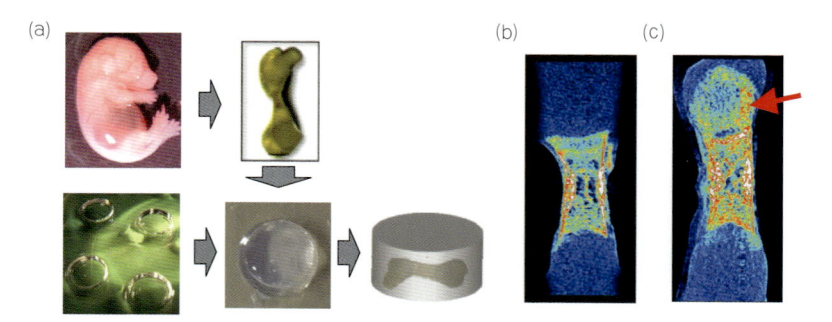

[1.2.5] 図3　ゲルを基盤とした異なる堅さ環境の実験室での再現，および
　　　　　　　その環境を利用した骨組織成長変化（p.90）

(a)実験で用いた培養系，(b)(c)異なる堅さ環境に依存した骨組織成長変化。ゲル外浮
遊環境と比較し，40 kPa のゲル内環境において，著しい石灰化の促進が認められ
る（矢印部）

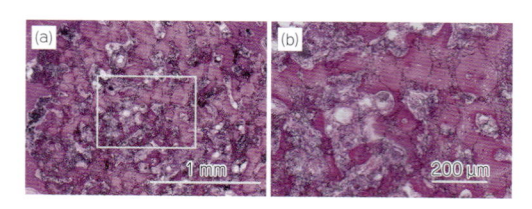

[1.2.7] 図4　高強度化 AFS の組織学的評価（p.109）

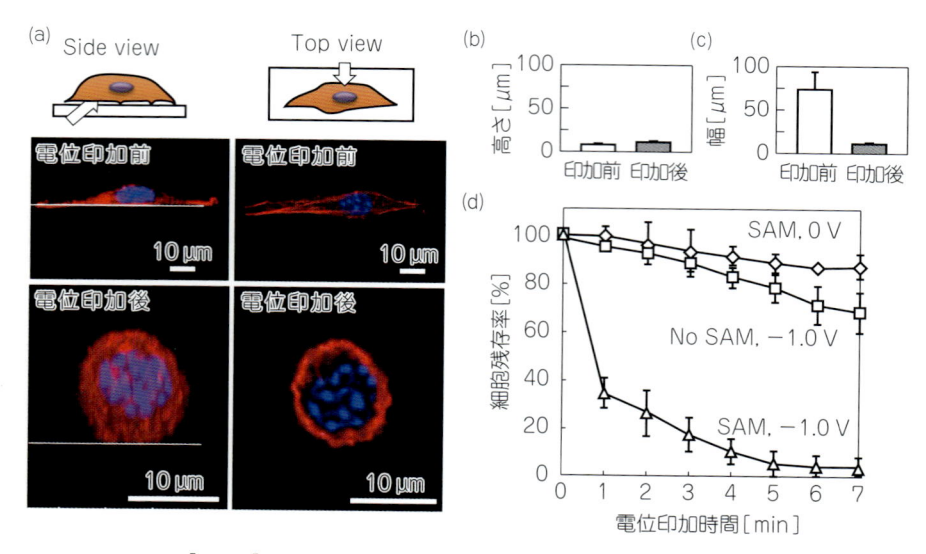

[1.3.3] 図3　電位印加前後の細胞形態の変化（p.132）

(a)電位印加前後での細胞形態の変化，(b)(c)細胞高さと幅の変化，(d)電位印加時間による細胞残存率の変化

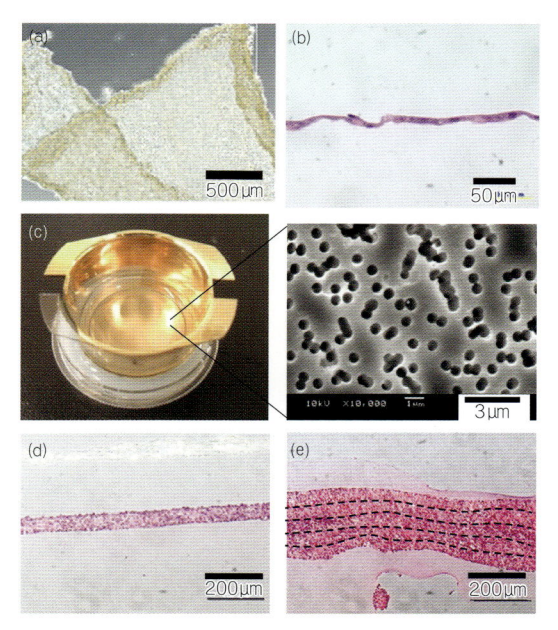

[1.3.3] 図5　電気化学細胞脱離によって回収した線維芽細胞シート（p.134）

(a)(b)単層細胞シート，(c)セルカルチャーインサートを用いた細胞脱離，(d)厚みのある
細胞シートと(e)積層化させた細胞シート

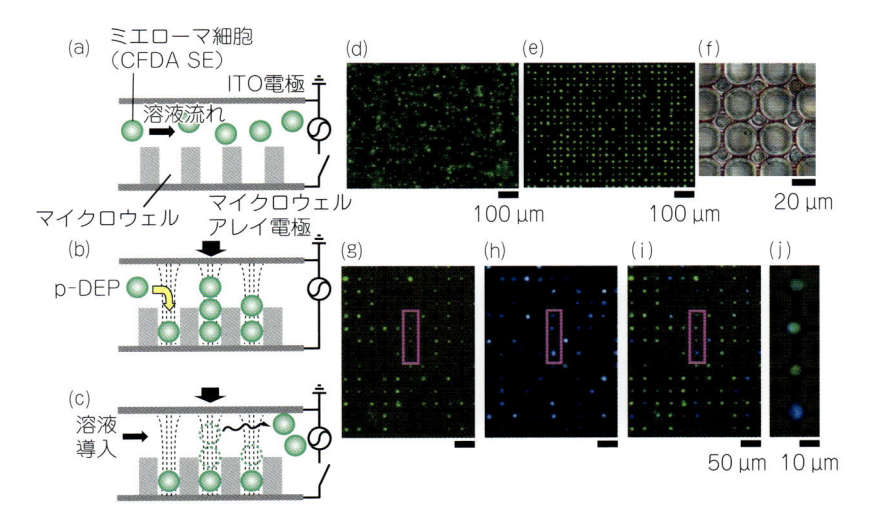

[1.3.5] 図2　p-DEP を用いた細胞アレイの作製と異種細胞ペアリング（p.152）

(a)～(c)p-DEP を用いたマイクロウェル内への細胞誘導の模式図。(d)(e)電圧印加前後の緑
色蛍光染色細胞。(f)ウェルアレイに捕捉された細胞の光学顕微鏡写真。(g)(h)ウェルに捕
捉された細胞ペアの蛍光顕微鏡写真。(i)(g)および(h)の合成写真。(j)(i)の長方形で囲まれ
た部分の拡大。Reprinted with permission from Ref. 30. Copyright 2014, American
Chemical Society.

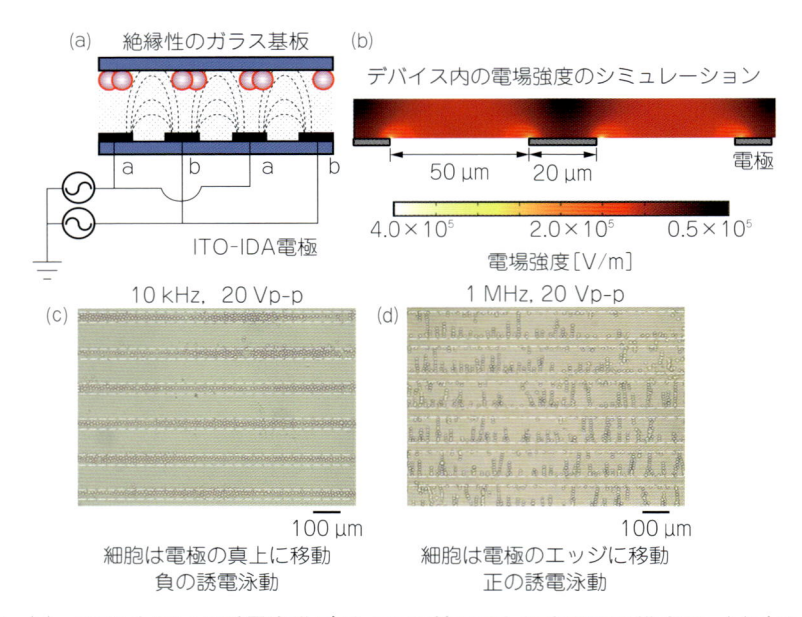

[1.3.5] 図3 (a)n-DEP を用いた誘電泳動デバイスの断面図と細胞配列の模式図。(b)デバイス内に形成される電場強度のシミュレーション。(c)n-DEP により形成された細胞のラインパターン。(d)p-DEP により形成された細胞のパールチェーン。Reprinted with permission from Ref. 33. Copyright 2014, シーエムシー出版 （p.153）

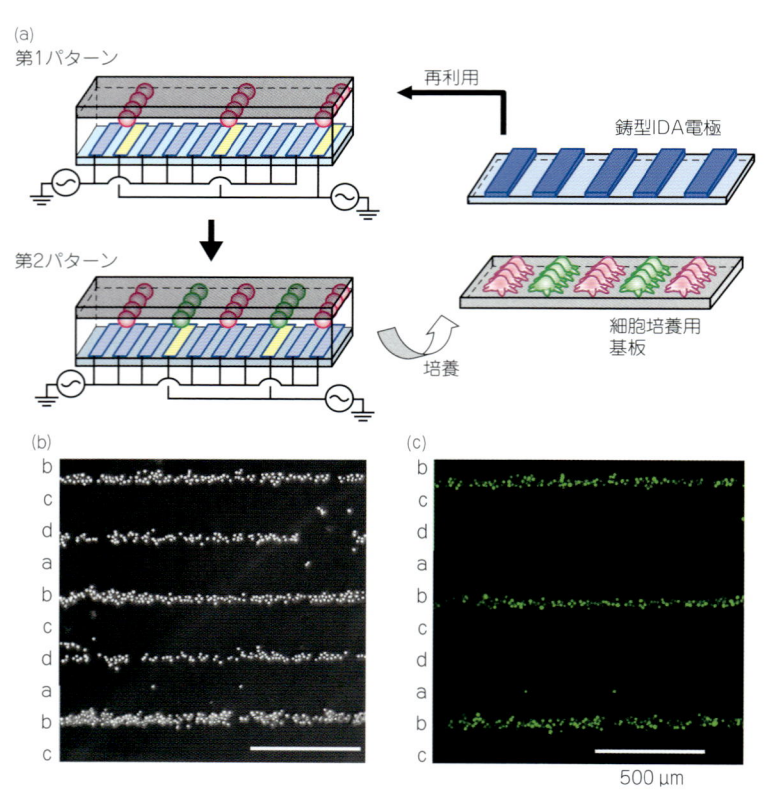

[1.3.5] 図4 (a)四重極電極を用いた異種細胞の交互ライン配列体の作製。(b)異種細胞交互配列体の光学顕微鏡写真。(c)異種細胞交互配列体の蛍光顕微鏡写真。Reprinted with permission from Ref. 32. Copyright 2014, エルゼビア （p.155）

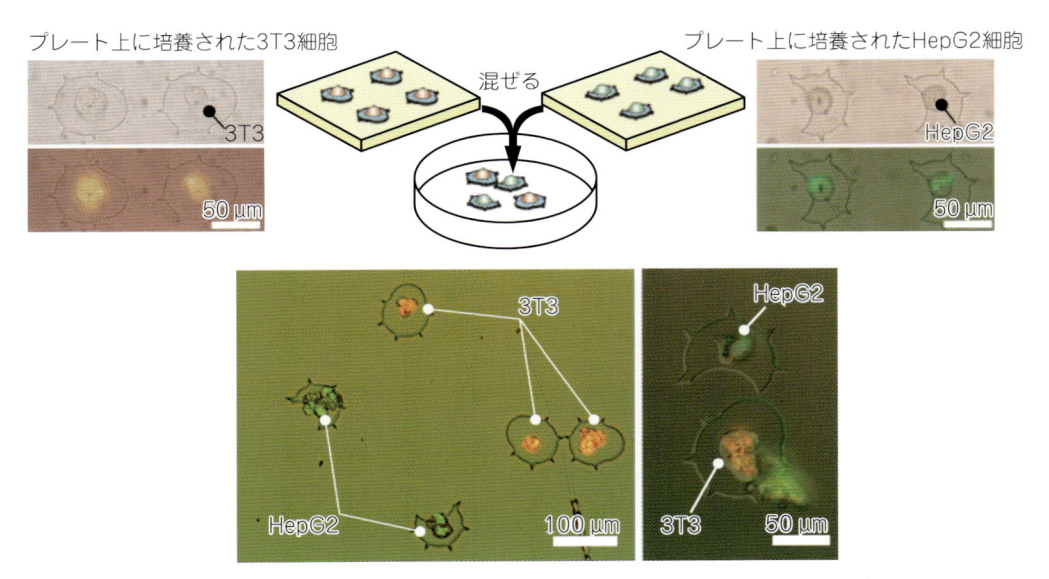

プレート上に培養された3T3細胞　　プレート上に培養されたHepG2細胞

混ぜる

3T3

50 μm

HepG2

50 μm

3T3

HepG2

100 μm

HepG2

3T3

50 μm

[1.3.6] 図1　SiO₂ で作製したマイクロプレートと異種細胞のハンドリング[4]（p.160）

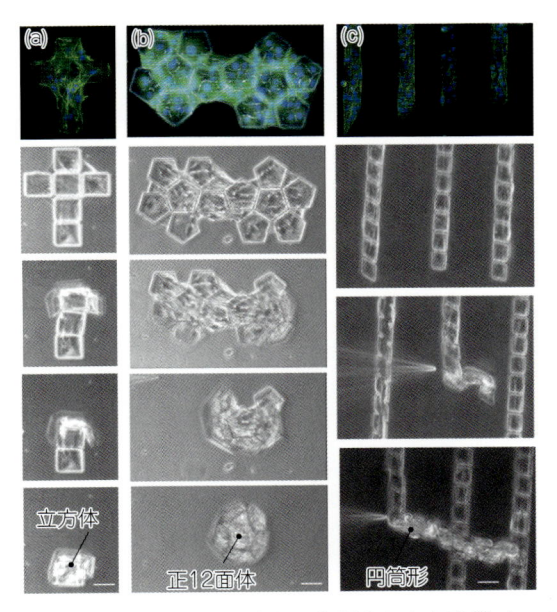

立方体

正12面体

円筒形

[1.3.6] 図6　細胞折り紙技術で作製された細胞[13]（p.162）

(a)立方体，(b)正 12 面体，(c)円筒形。スケールバー50 μm

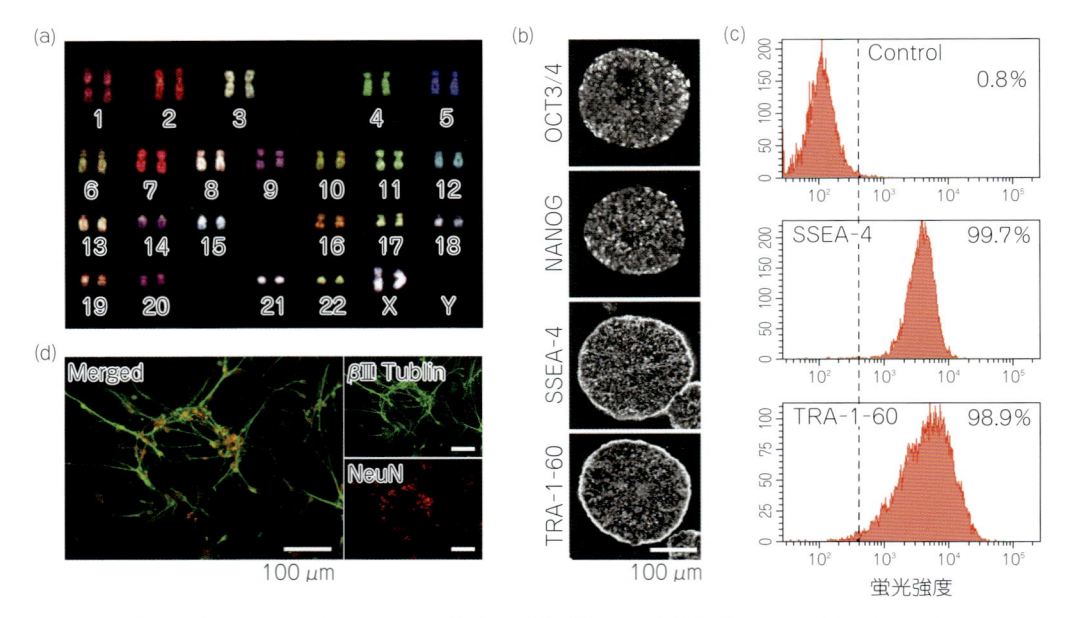

[1.4.1] 図5 三次元スフェア培養で継代維持した多能性幹細胞の性質（p.170）

(a)マルチカラーFISH法による核型解析，(b)免疫染色法による多能性マーカーの発現確認，(c)フローサイトメトリー解析による多能性マーカーの発現確認。文献9）より引用して改変

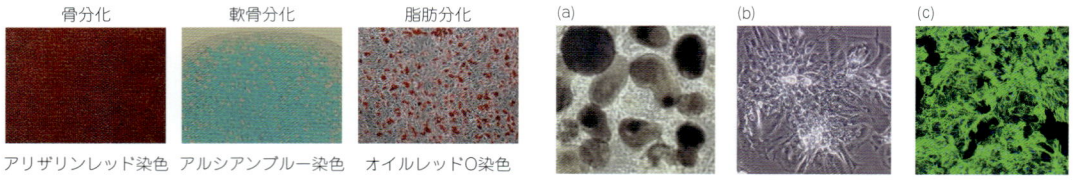

骨分化　軟骨分化　脂肪分化

アリザリンレッド染色　アルシアンブルー染色　オイルレッドO染色

[1.4.2] 図7 分化誘導（p.176）

[1.4.3] 図2 三次元浮遊撹拌懸濁培養装置で分化誘導された心筋細胞（p.184）

(a)細胞凝集塊。(b)細胞凝集塊を酵素処理にて単一細胞とし，再播種した心筋細胞。(c)心筋細胞に対する免疫染色。緑：cardiac troponin T，青：DAPI

初代ラット肝細胞　マウスES細胞　マウス神経幹細胞　HepG2＋HUVEC

Day 0

Day 5

200 μm

[2.1.1] 図3 マイクロウェルチップによる各種細胞のスフェロイド形成（p.191）

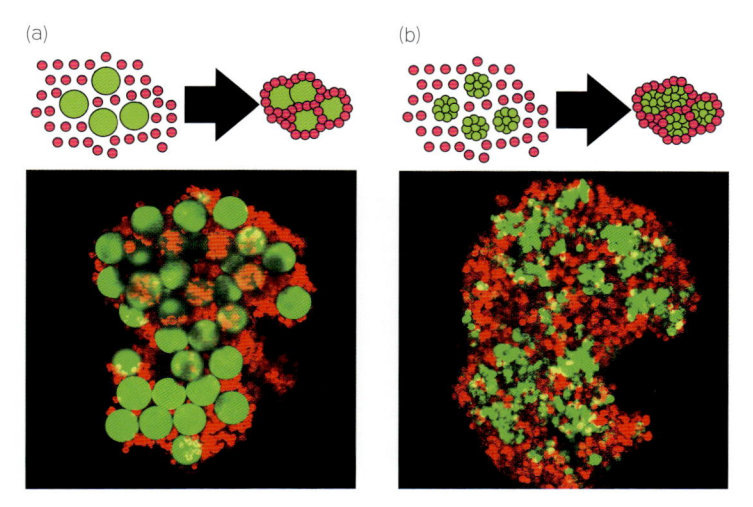

[2.1.2] 図2　多段階ステップによるスフェロイドの微細構造化（p.198）

(a)メチルセルロース培地を用いて直径 100 µm の蛍光ビーズと動物細胞とを凝集させた様子。(b)(a)の蛍光ビーズの代わりに，あらかじめ用意した凝集体と，別の動物細胞とを，メチルセルロース培地を用いて凝集させた様子

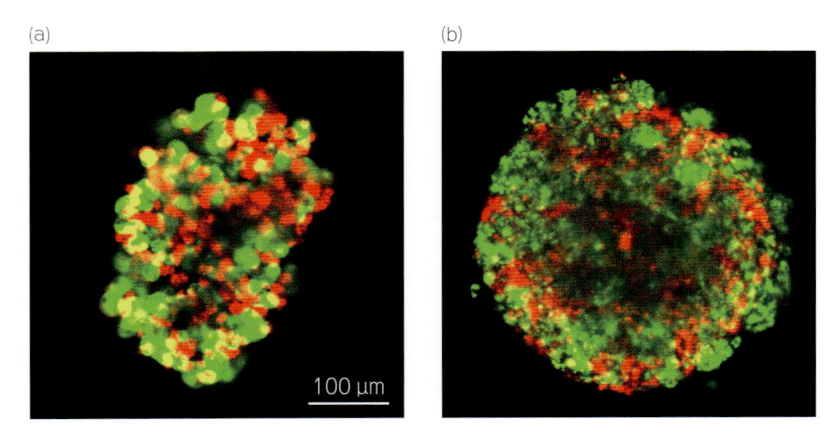

[2.1.2] 図3　自己組織化的なスフェロイドの微細構造化（p.199）

(a)メチルセルロース培地を用いて肝細胞（Hep G2）と血管内皮細胞（TMNK-1）を凝集させた様子。吐出から 10 分後に共焦点顕微鏡で観察を行った。(b)(a)のようなヘテロな凝集体を 1 日培養すると，自発的な細胞の移動が生じた。Hep G2 とTMNK-1 の組み合わせの場合は TMNK-1 がネットワーク状構造を形成した

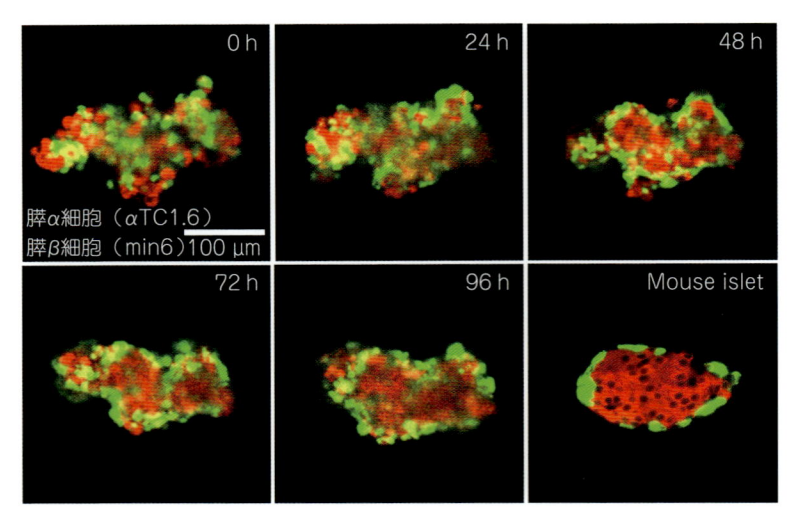

[2.1.2] 図6　膵島様組織の再構築（p.202）

マウス膵α細胞と膵β細胞のセルラインを混合して 2,000 個分をメチルセルロースに吐出・凝集させると，48 時間かけて膵島様の構造（外側がα細胞，内側がβ細胞）を再構築した。その後，少なくとも 96 時間目までは構造が安定していた。同様の実験をハンギングドロップや U 字ボトムの 96 穴プレートで行ったが，48 時間経っても細胞が凝集しなかった

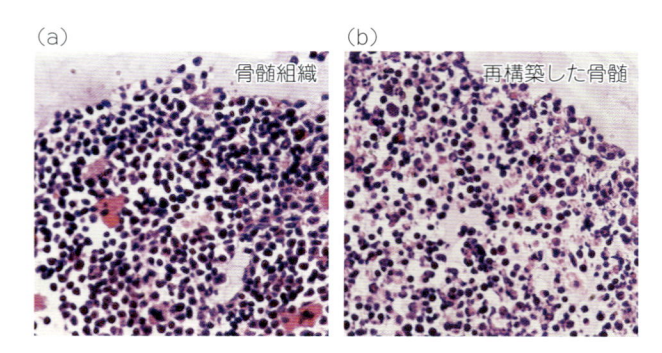

[2.1.2] 図8　骨髄様組織の再構築（p.204）

(a)マウスの骨髄組織を薄切しヘマトキシリン・エオシン染色したもの。(b)骨髄組織から骨髄細胞を単離し，メチルセルロース培地を用いて凝集状態とし，1 日間培養したものをヘマトキシリン・エオシン染色したもの。死細胞が散見され，核の密度は低いものの，三次元的な形状を保ったスフェロイドとして培養できることから，骨髄の高次機能を反映させたアッセイなどに応用できる可能性がある

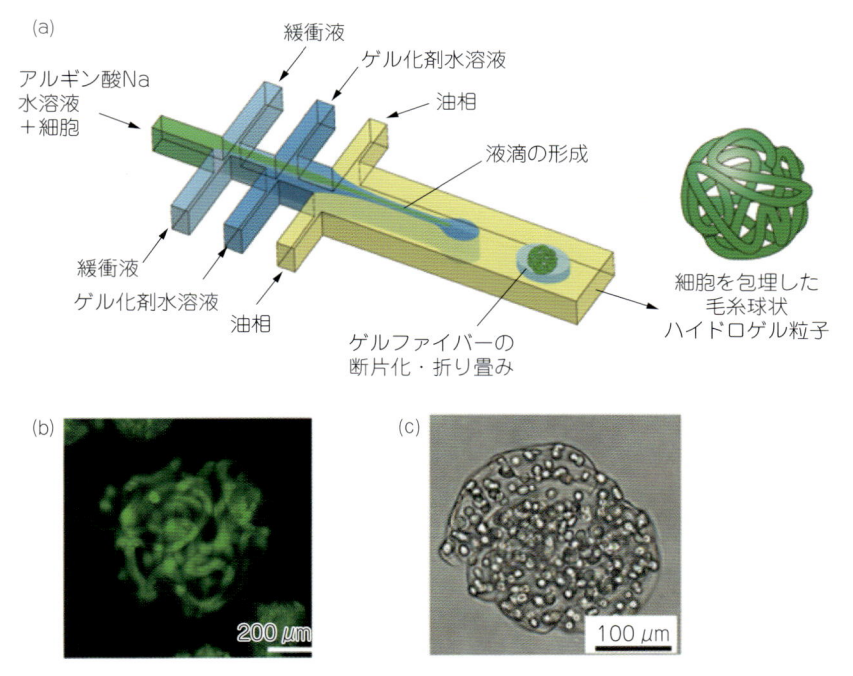

[2.1.3] 図3　(a)毛糸球状ハイドロゲル粒子を作製するためのマイクロ流体プロ
　　　　　　セスを示した概略図，(b)蛍光粒子を含む毛糸球状ゲル粒子の蛍光
　　　　　　顕微鏡像，(c)HeLa 細胞を包埋した毛糸球状ハイドロゲル粒子の
　　　　　　位相差顕微鏡像（p.210）

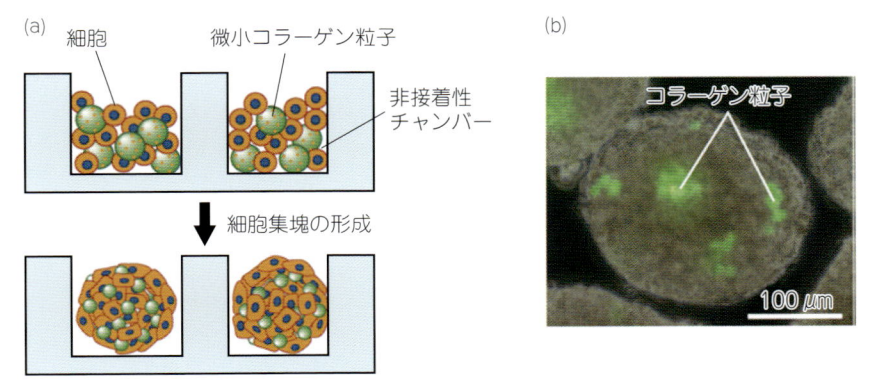

[2.1.3] 図4　(a)コラーゲン微粒子を内包する細胞集塊の形成の様子を示した模式
　　　　　　図，(b)FITC-コラーゲンを添加して作製したコラーゲン微粒子を内
　　　　　　部に含む，HepG2 スフェロイドの顕微鏡像（p.211）

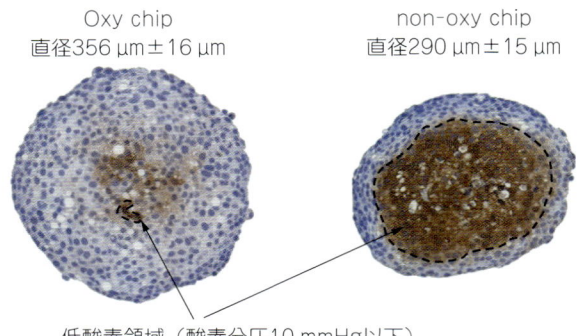

Oxy chip
直径356 µm±16 µm

non-oxy chip
直径290 µm±15 µm

低酸素領域（酸素分圧10 mmHg以下）
が茶色く染色

［2.1.4］図4　Oxy chip および non–Oxy chip 上で 7 日
間培養した HepG2 スフェロイドの低酸
素プローブ染色像（組織切片）(p.217)

（文献 17）より許可を得て一部改変の上転載）

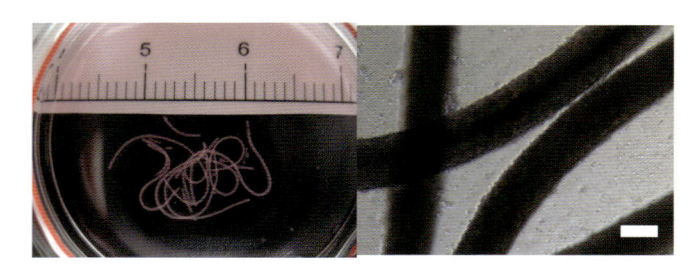

［2.1.6］図3　中空糸から回収した ES 細胞シリンドロイド（p.229）
スケールバー＝200 µm

1）内皮細胞に被覆されたスフェロイドの作製

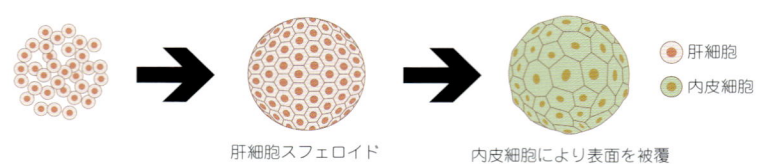

肝細胞スフェロイド　　　内皮細胞により表面を被覆

● 肝細胞
● 内皮細胞

2）中空糸内部へのスフェロイド充填と再組織化

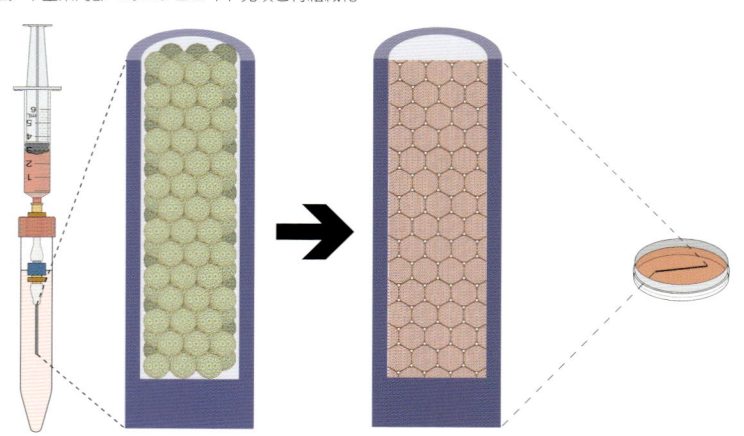

［2.1.6］図5　スフェロイドのボトムアップ法による血管化シリンドロイド構築（p.232）

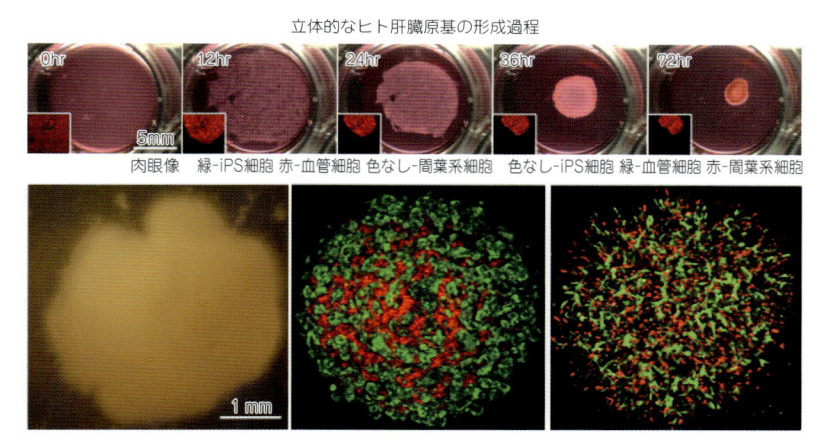

立体的なヒト肝臓原基の形成過程

0hr　12hr　24hr　36hr　72hr

5mm

肉眼像　緑-iPS細胞 赤-血管細胞 色なし-周葉系細胞　色なし-iPS細胞 緑-血管細胞 赤-周葉系細胞

1 mm

［2.2.1］図6　iPS 細胞からヒト肝臓の原基（肝芽）を創出することに成功[8]（p.248）

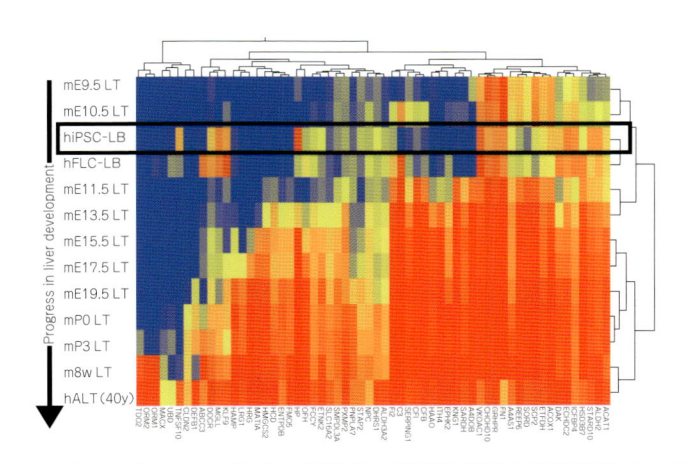

［2.2.1］図7　ヒト iPS 細胞由来肝芽の網羅的遺伝子発現解析（p.248）

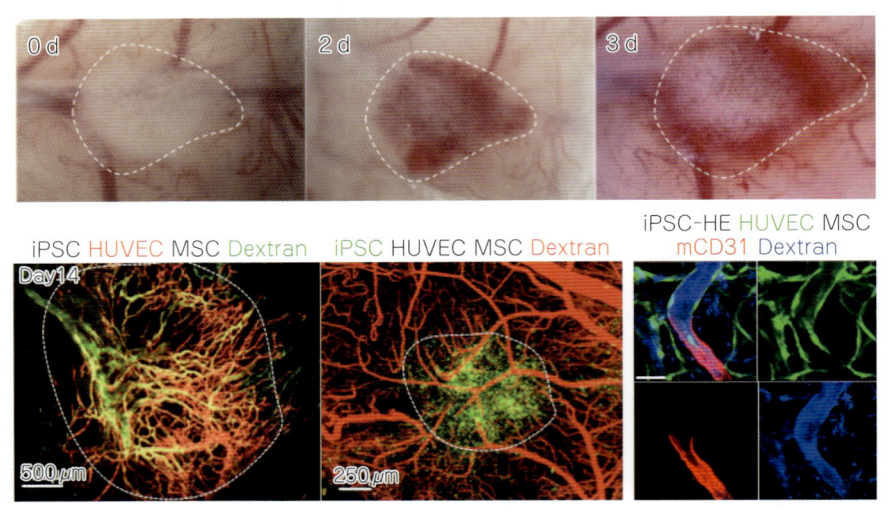

[2.2.1] 図8 ヒト iPS 細胞由来肝芽の成熟過程 （ライブ観察）（p.248）

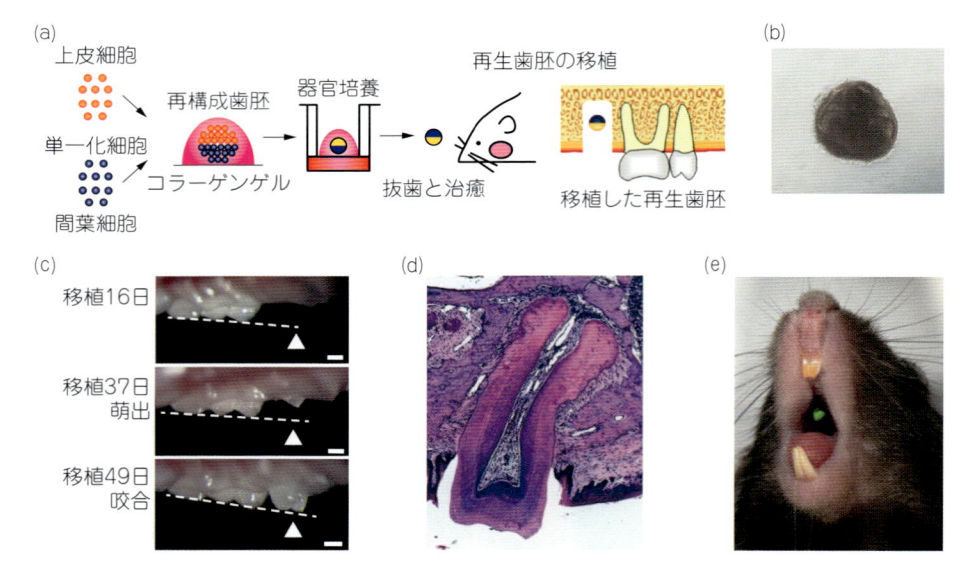

［2.2.3］図2 再生歯胚の同所性移植による機能的な歯の再生 （p.262）

(a)歯胚幹細胞を単一化し，器官原基法により再生した再生歯胚をマウス歯欠損モデルに同所性に移植した。(b)器官原基法により再生した再生歯胚。(c)歯の喪失部位へ移植した再生歯胚の萌出と咬合。スケールバー：200 μm (d)再生歯の組織像。(e)GFP マウスより採取した歯胚の上皮性ならびに間葉性幹細胞を器官原基法により再生した歯胚を同所性に移植することにより萌出した再生歯(口腔内の緑色の歯)

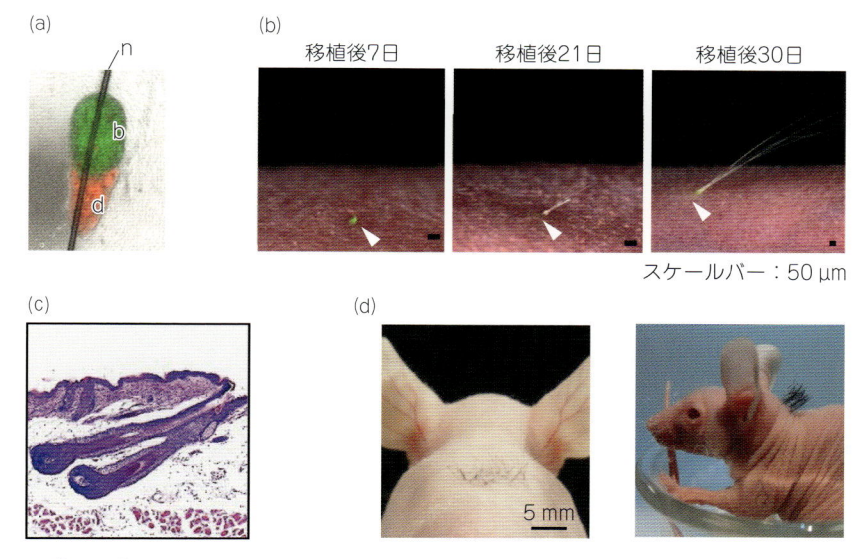

［2.2.3］図3　再生毛包原基の同所性移植による機能的な毛の再生（p.263）

(a)器官原基法により再生した再生毛包，n：ナイロン糸，b：バルジ領域上皮細胞，d：培養毛乳頭細胞。(b)再生毛包原基を移植したヌードマウス背部からの再生毛幹の萌出と成長。(c)再生毛包の組織像。(d)再生毛包原基をマウス後頭部皮膚内へ高密度移植して発毛した再生毛

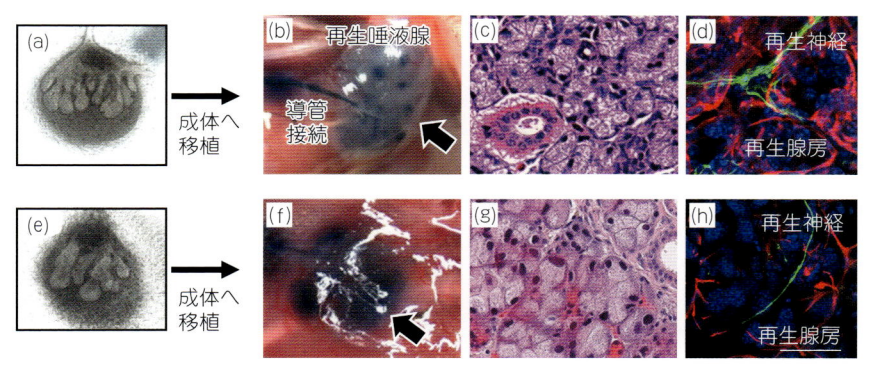

［2.2.3］図4　再生唾液腺原基および再生涙腺原基の同所性移植による機能的な唾液腺，涙腺の再生（p.264）

(a)器官原基法により再生した唾液腺原基（生体外培養後3日目）。(b)再生唾液腺原基の同所性移植により再生した唾液腺。導管接続を青色色素注入により確認した。(c)再生唾液腺の組織像。(d)再生唾液腺の免疫組織化学染色像。再生唾液腺に神経（緑）の侵入が認められた。(e)器官原基法により再生した涙腺原基。(f)再生涙腺原基の同所性移植により再生した涙腺。青色色素注入により涙腺分泌のための導管が接続されていることが確認された。(g)再生涙腺の組織像。(h)再生唾液腺の免疫組織化学染色像。再生涙腺に神経（緑）の侵入が認められた。

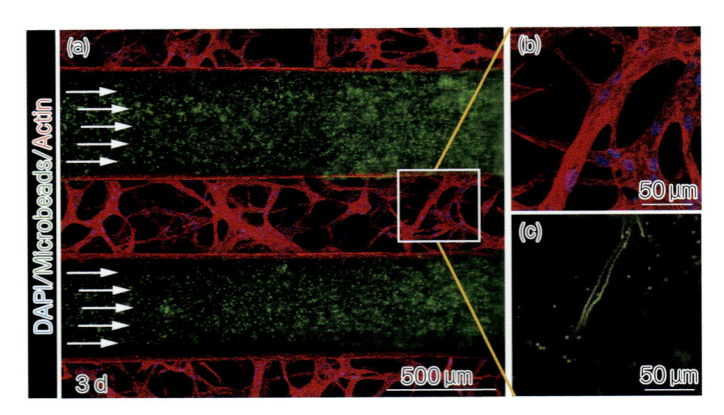

［2.2.5］図3　血管内皮細胞による微小血管構造（p.276）

(a)2本の並列した血管構造とそれらを繋ぐ微小血管構造.
(b)微小血管構造とその管腔構造に流れる蛍光ビーズ（φ：1μm）

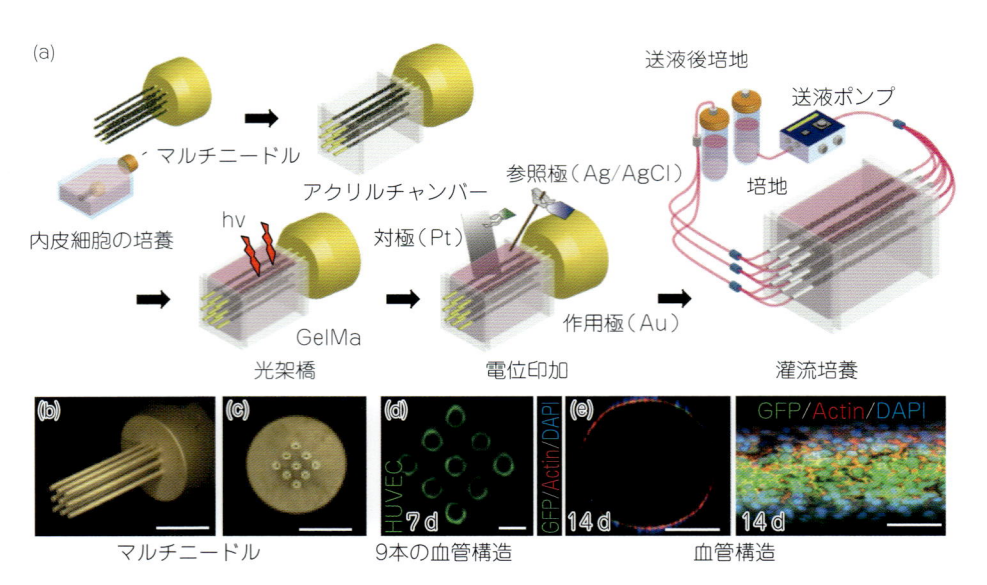

［2.2.5］図4　マルチニードルを用いた血管様構造の一体成型（p.277）

(a)マルチニードルを用いた血管構造のモールディング，(b)(c)9本マルチニードル（直径500μm，間隔：500μm），(d)(e)作製した9本の血管構造と送液培養後の血管構造

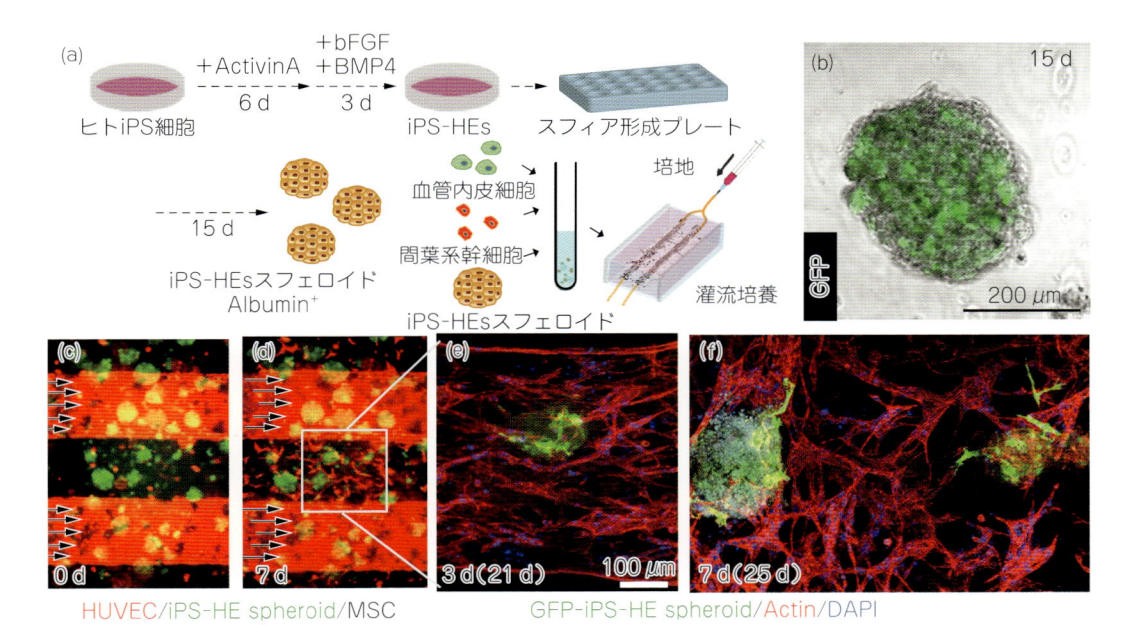

(a)

+ActivinA 6 d

+bFGF +BMP4 3 d

ヒトiPS細胞

iPS-HEs

スフィア形成プレート

15 d

iPS-HEsスフェロイド Albumin⁺

血管内皮細胞

間葉系幹細胞

iPS-HEsスフェロイド

培地

灌流培養

(b) 15 d

GFP

200 μm

(c) 0 d (d) 7 d

HUVEC/iPS-HE spheroid/MSC

(e) 3 d(21 d)

(f) 7 d(25 d)

100 μm

GFP-iPS-HE spheroid/Actin/DAPI

[2.2.5] 図5　送液可能な血管構造を有する，組織化された肝類似組織（p.278）

(a)iPS 由来肝芽細胞と血管構造モールディングを用いた肝組織作製，(b)肝芽スフェロイド，(c)肝組織作製 1 日目と(d)7 日目，(e)血管内皮細胞による微小血管ネットワークとその間に配置された iPS 肝細胞スフェロイド，(f)送液培養 7 日目

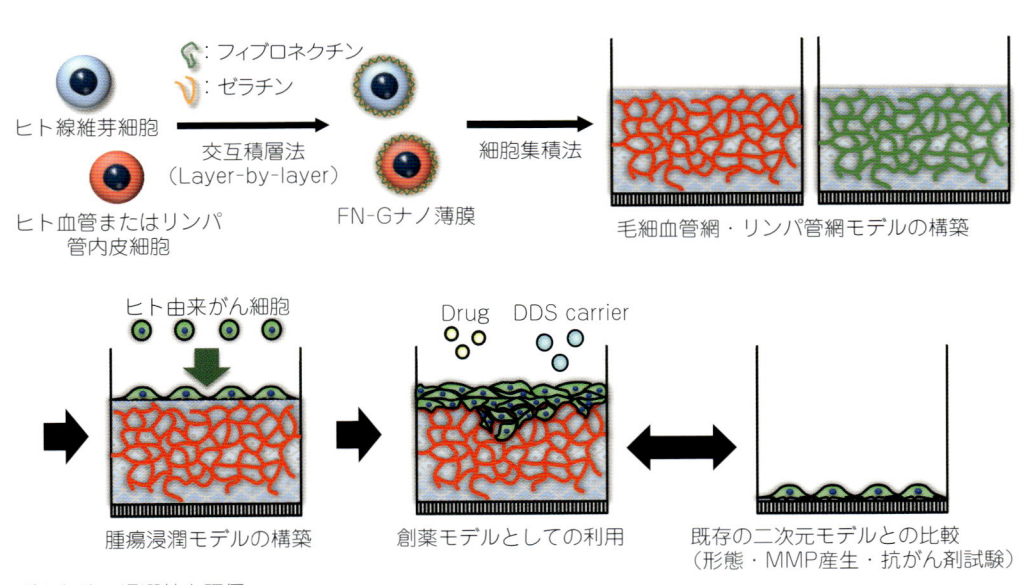

ヒト線維芽細胞

: フィブロネクチン

: ゼラチン

交互積層法 （Layer-by-layer）

FN-Gナノ薄膜

細胞集積法

ヒト血管またはリンパ 管内皮細胞

毛細血管網・リンパ管網モデルの構築

ヒト由来がん細胞

腫瘍浸潤モデルの構築

Drug　DDS carrier

創薬モデルとしての利用

既存の二次元モデルとの比較 （形態・MMP産生・抗がん剤試験）

がん細胞の浸潤性を評価

がん細胞と血管網・リンパ管網の相互作用を評価 （侵襲性・アポトーシス誘導・腫瘍血管新生・転移能の評価）

[2.2.6] 図1　ECM のレイヤーバイレイヤーに基づく細胞集積技術と三次元ヒト腫瘍浸潤モデル への展開（p.282）

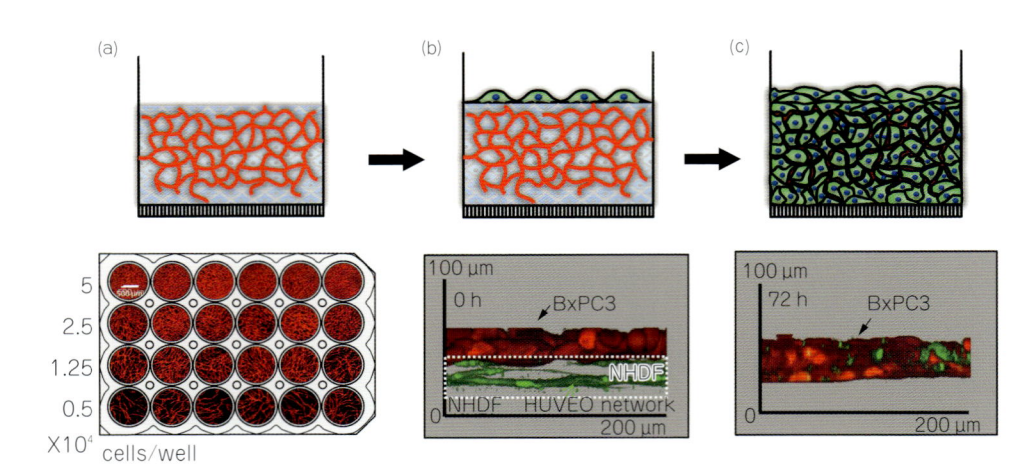

[2.2.6] 図2 (a)毛細血管網モデルのイメージとさまざまな密度の内皮細胞ネットワーク構造の蛍光画像，(b)(c)BxPC3 播種直後または 72 時間後の腫瘍浸潤モデルのイメージと CLSM 画像（p.284）

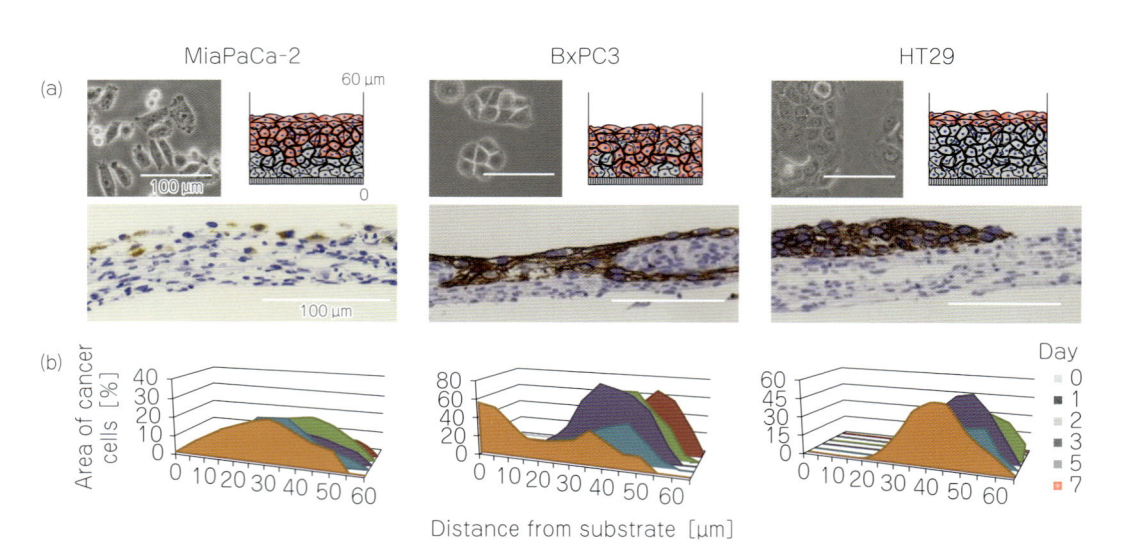

[2.2.6] 図3 (a)各がん細胞の二次元環境での形態と腫瘍浸潤モデルの組織切片の免疫染色画像，(b)浸潤過程におけるがん細胞の各プレーンでの面積の定量（p.284）

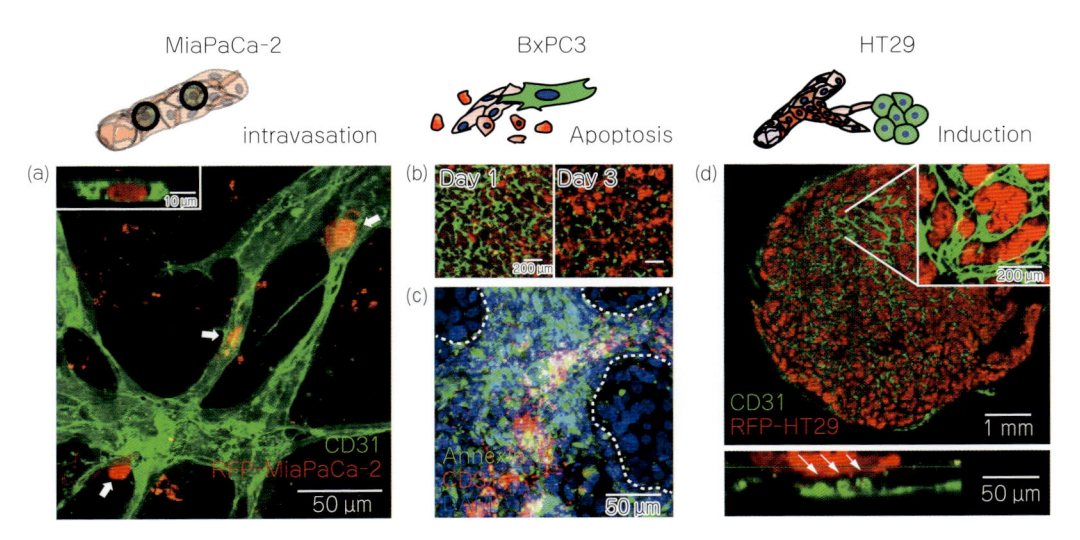

[2.2.6] 図4　CLSM 観察による各腫瘍浸潤モデルにおける血管構造との相互作用評価（p.285）
(a)MiaPaca-2 モデルにおける intravasation 挙動，(b)(c)BxPC3 モデルにおける正常組織のアポトーシスの誘導，(d)HT29 モデルにおける腫瘍血管新生挙動

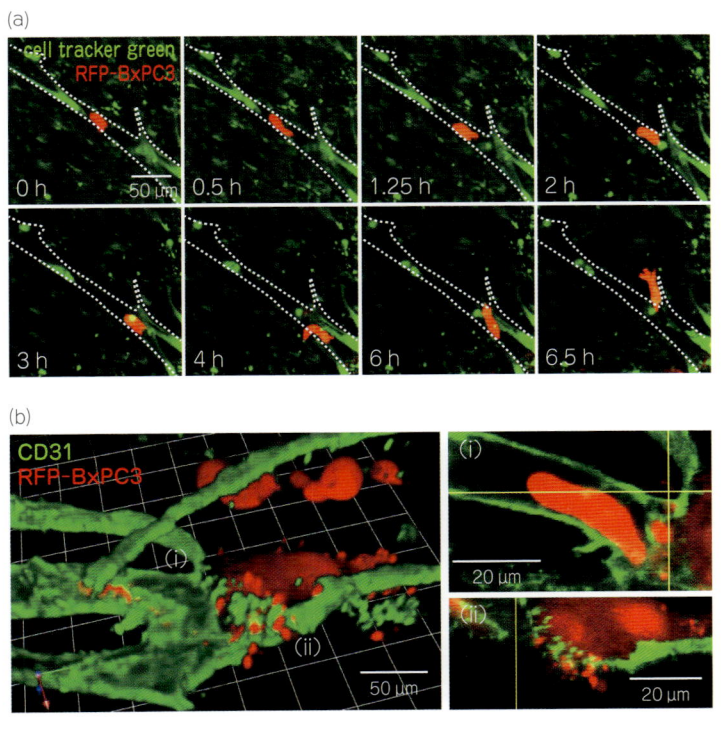

[2.2.6]　図5　(a)リンパ管構造に沿って遊走する BxPC3 のタイムラプス観察，(b)リンパ管内部へ侵入する BxPC3 の挙動（p.286）

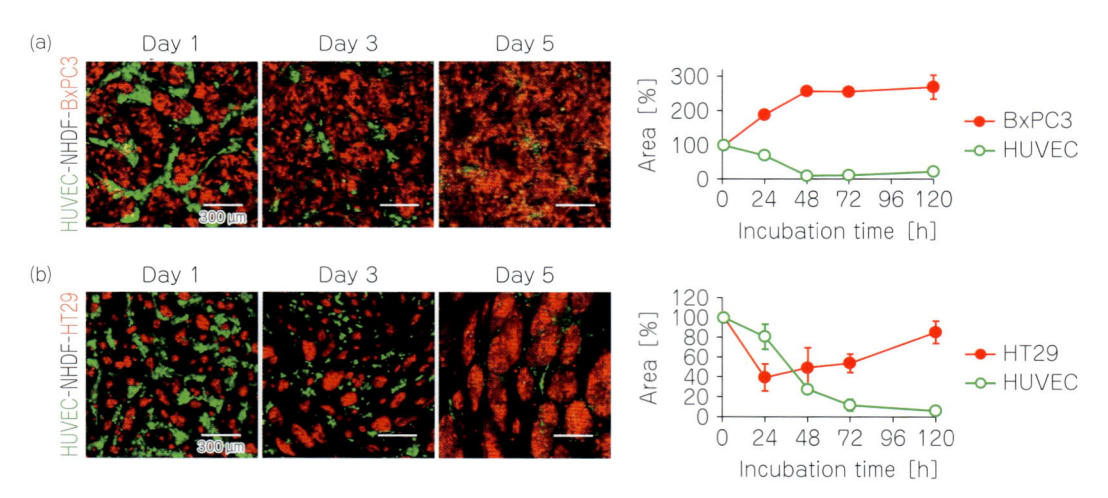

[2.2.6] 図7 各細胞の平面共培養による二次元モデルの作製と経時的な構造観察 （p.288）

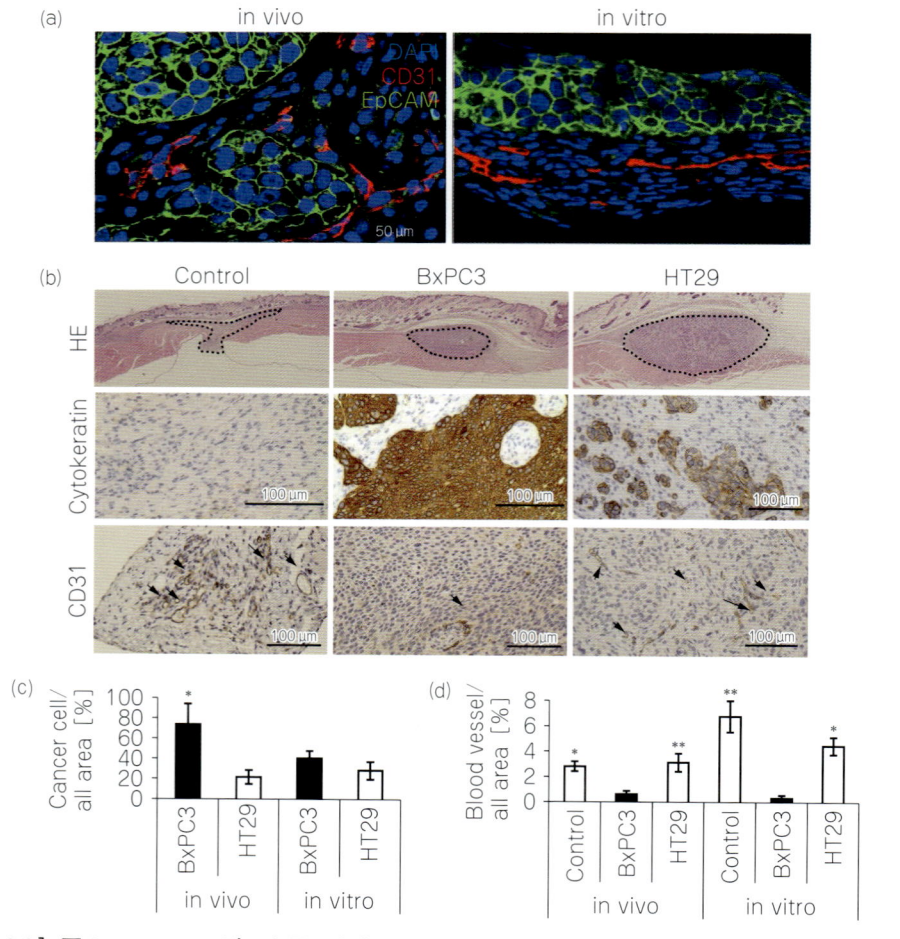

[2.2.6] 図8 in vivo モデルを用いた各がん細胞の浸潤性および血管形成能の評価 （p.290）

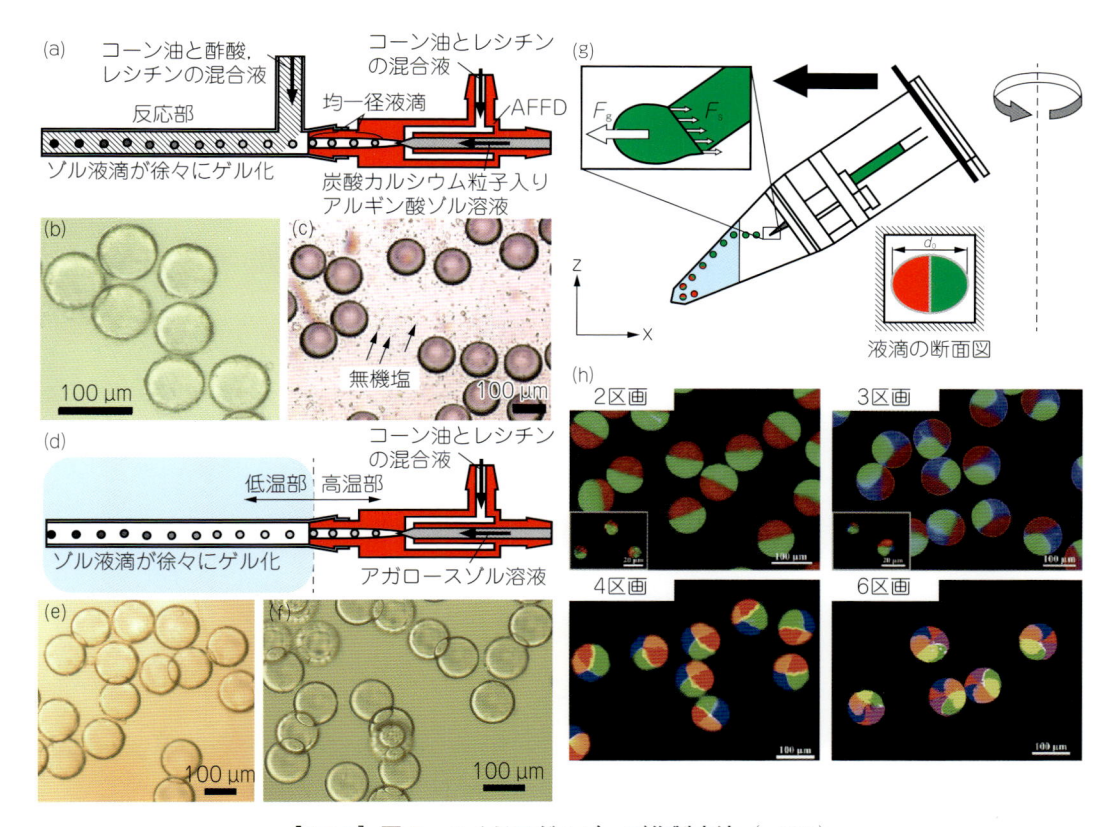

[2.2.7] 図2　ハイドロゲルビーズ作製方法（p.296）

(a)酢酸と炭酸カルシウム粒子を用いた均一径アルギン酸ゲルビーズ作製方法[6]。レシチンはコーン油内で界面活性剤として液滴同士の融合を防ぐ。(b)均一径アルギン酸ゲルビーズの写真[6]。(c)無機塩を用いて作製された均一径ポリペプチドビーズの写真[7]。(d)温度変化を用いたアガロースゲルビーズ作製方法[6]。(e)均一径アガロースゲルビーズの写真[6]。(f)温度変化を用いて作製された均一径コラーゲンゲルビーズの写真[9]。(g)遠心力駆動デバイスによるハイドロゲルビーズ作製法[10]。(h)異種材料で区画化された均一径ハイドロゲルビーズ[10]。本ビーズ内では異なる蛍光色を持つマイクロビーズによって色分けされている

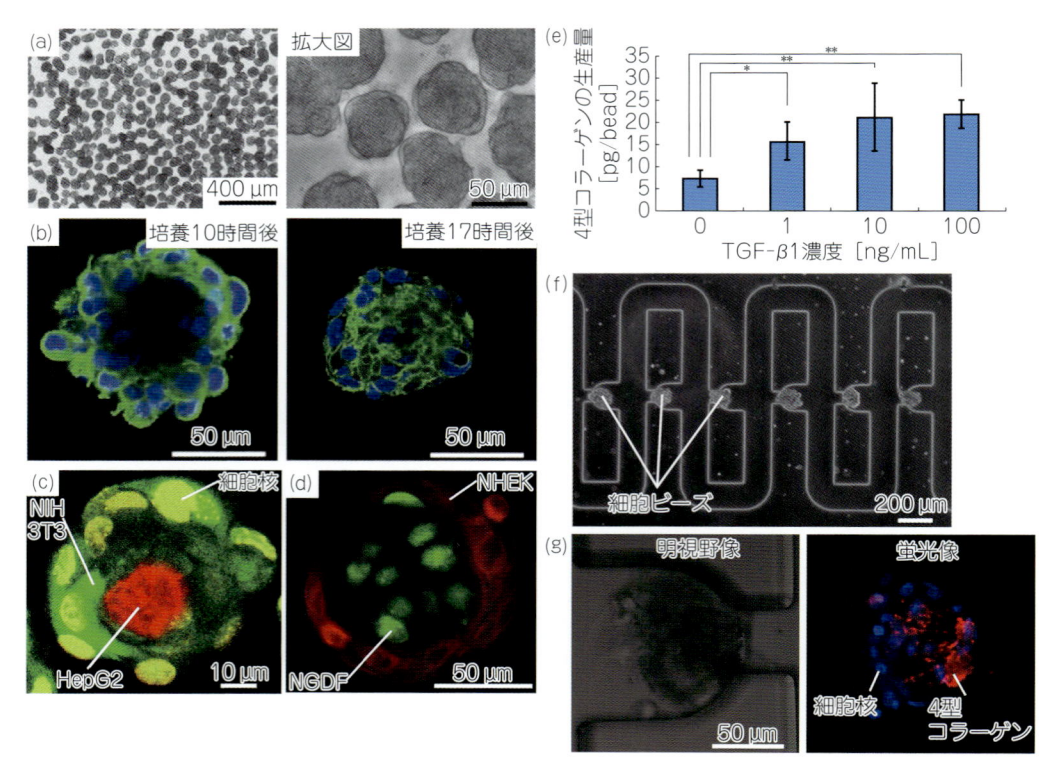

［2.2.7］図3　細胞ビーズの特性（p.297）

(a)コラーゲンビーズに NIH3T3 を接着させた細胞ビーズの写真[9]。均一径のコラーゲンビーズを使用することで，均一径の細胞ビーズを作製可能になる。(b)コラーゲンビーズ上に接着した NIH3T3 がビーズ内部へ浸潤する様子[9]。培養 17 時間後にビーズ中心にまで細胞が浸潤する。(c)NIH3T3 と HepG2 が階層的に共培養された細胞ビーズ[9]。(d)NHEK と NHDF が階層的に共培養された皮膚様細胞ビーズ[11]。(e)皮膚様細胞ビーズにおける TGFβ-1 に対する 4 型コラーゲンの生産特性[11]。生体機能と同様に TGFβ-1 の添加量に応じて 4 型コラーゲンの生産量が増加する（**p＜0.01，*P 0.05）[11]。(f)マイクロ流路を用いた皮膚様細胞ビーズ整列の様子[11]。(g)マイクロ流路中での皮膚様細胞ビーズの免疫染色像[11]

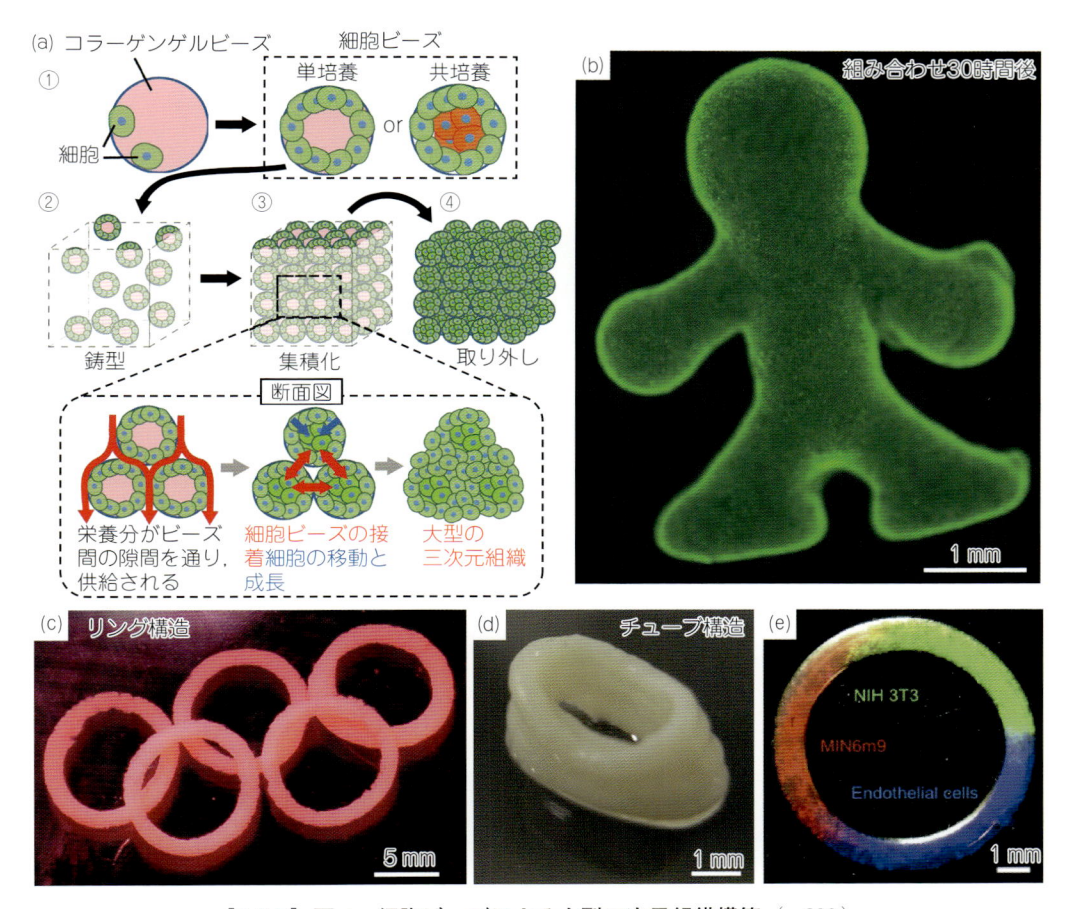

[2.2.7] 図4　細胞ビーズによる大型三次元組織構築（p.299）

(a)ゲルビーズを用いた大型三次元組織構築方法の概念図[9]。①②細胞ビーズを PDMS モールド内に入れる。③細胞ビーズ同士が接着し大型の三次元組織が構築される間，培養液はビーズ間の隙間を通り組織の内部まで供給される。④大型の三次元組織を PDMS モールドから取り出す。(b)人型形状を有した大型の三次元組織の蛍光写真[9]。本組織は生死判定キットにより染色されており，ほとんどすべての細胞が生きていることが確認されている。(c)(d)細胞ビーズのバイオプリンティング法によるリング形状とチューブ形状の三次元組織構築の様子[9]。(e)異種細胞から成る細胞ビーズのバイオプリンティング法で作製されたリング形状の三次元階層共培養系の写真[9]（NIH3T3：線維芽細胞，MIN6m9：膵島 β 細胞，Endothelial cells：血管内皮細胞）

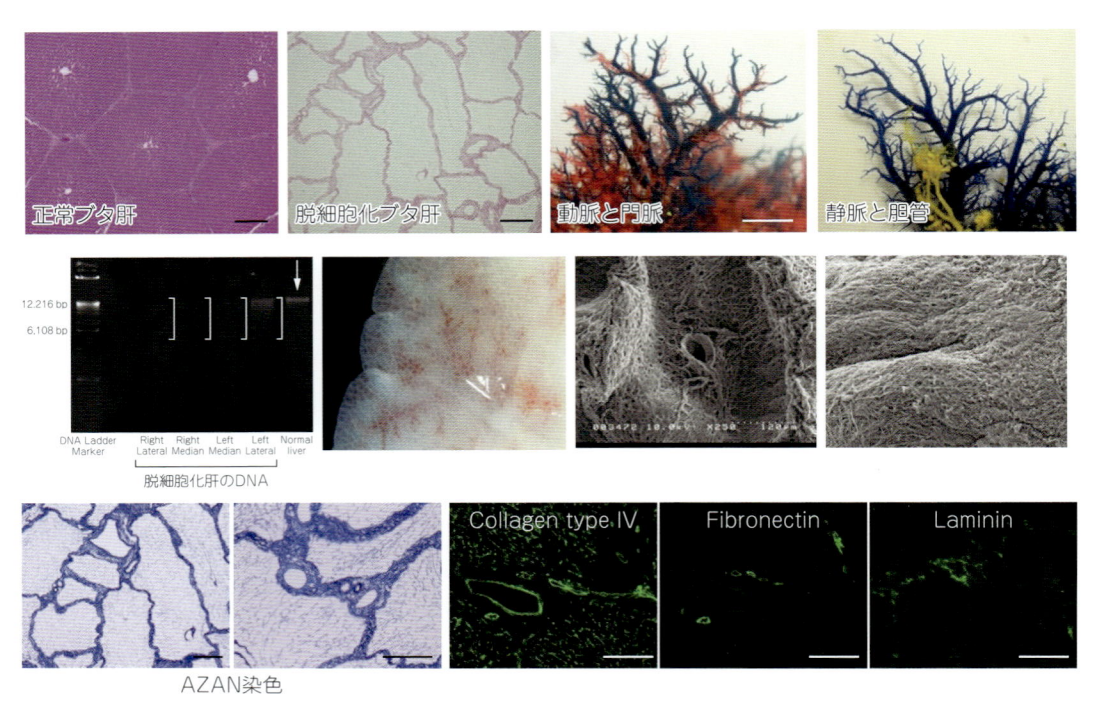

[2.3.1] 図1 ブタ肝臓の脱細胞化 （p.304）

文献12）より引用

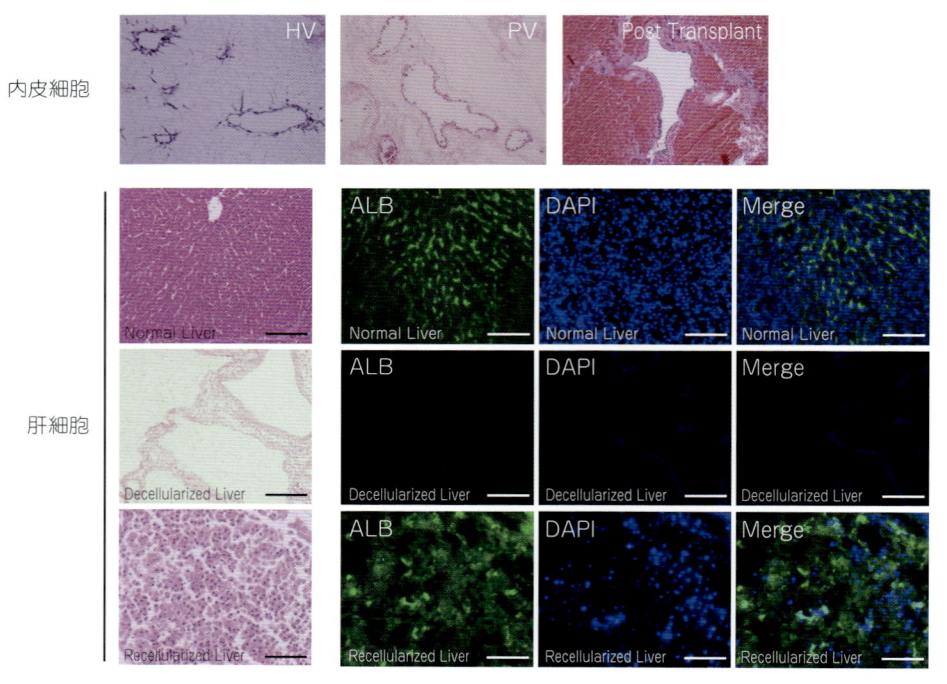

[2.3.1] 図2 ブタ血管内皮細胞と肝細胞の充填 （p.305）

一部文献12）より引用

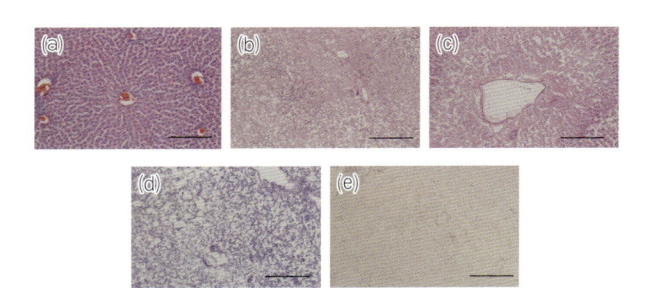

[2.3.2] 図4 各条件における脱細胞化肝の組織学的評価（HE 染色）（p.311）

(a)正常肝，(b) 0.5% Triton X-100，(c) 1% Triton X-100，(d) 4% Triton X-100，(e) 4% Triton X-100＋DNase/RNase 処理。スケールバー＝200 μm

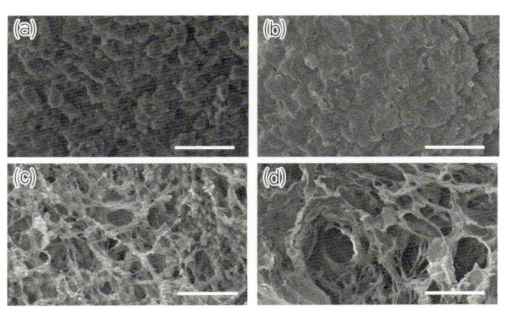

[2.3.2] 図5 各条件における脱細胞化肝の内部構造（SEM 観察画像）（p.311）

(a)正常肝，(b) 0.5% Triton X-100，(c) 1% Triton X-100，(d) 4% Triton X-100＋DNase/RNase 処理。スケールバー＝50 μm

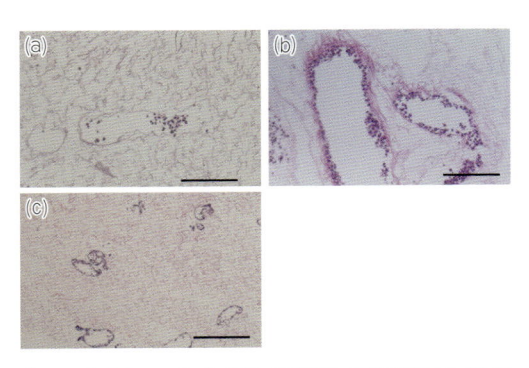

[2.3.2] 図7 内皮細胞培養時の脱細胞化肝の組織学的評価（HE 染色）（p.312）

(a) 6 時間後，(b) 1 日後，(c) 3 日後。スケールバー＝200 μm

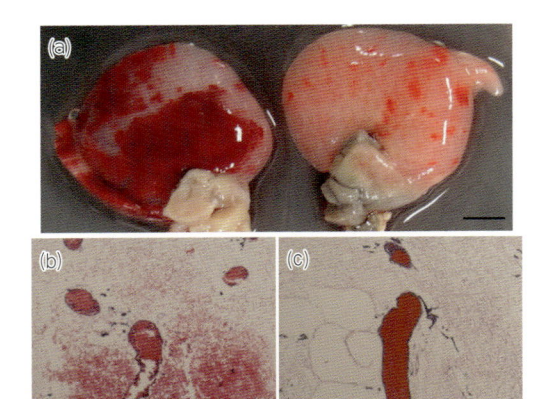

[2.3.2] 図8 血液流入時の脱細胞化肝と内皮化した脱細胞化肝（p.312）

(a)脱細胞化肝（左）と内皮化した脱細胞化肝（右）の外観，(b)脱細胞化肝の組織学的評価，(c)内皮化した脱細胞化肝の組織学的評価。((a)スケールバー＝5 mm，(b)(c)スケールバー＝500 μm）

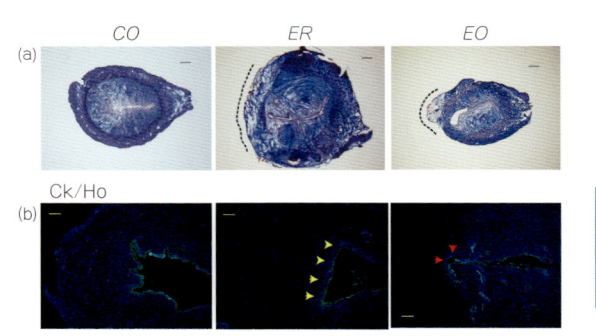

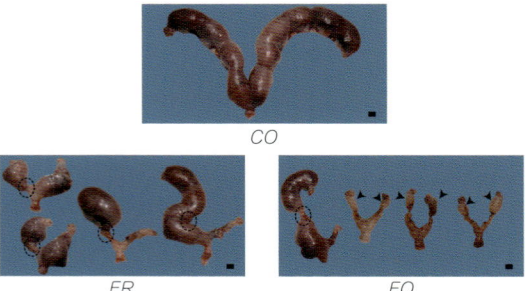

[2.3.3] 図3　DUM 被覆による子宮角再生（文献 11）より改変引用）（p.319）

(a)マッソントリクローム染色。Scale bar＝300 μm。(b)免疫蛍光染色。CO では正常子宮が認められる（(a),(b)左）。ER では DUM に再細胞化が起こり，EO（(a),(b)右）と比較して上皮の再生が良好である（(a),(b)中央）。Scale bar＝100 μm

[2.3.3] 図4　ラット子宮角部分切除モデルの各群における妊娠子宮（文献 11）より改変引用）（p.320）

CO については代表的な図のみ示し，ER と EO についてはすべての子宮角を示す。EO の非妊娠子宮角は，部分切除部より遠位側の水腫を認める（矢印）。EO の再生部位（点線）は，ER の当該部位（点線）と比較して狭窄している。Scale bar＝2 mm

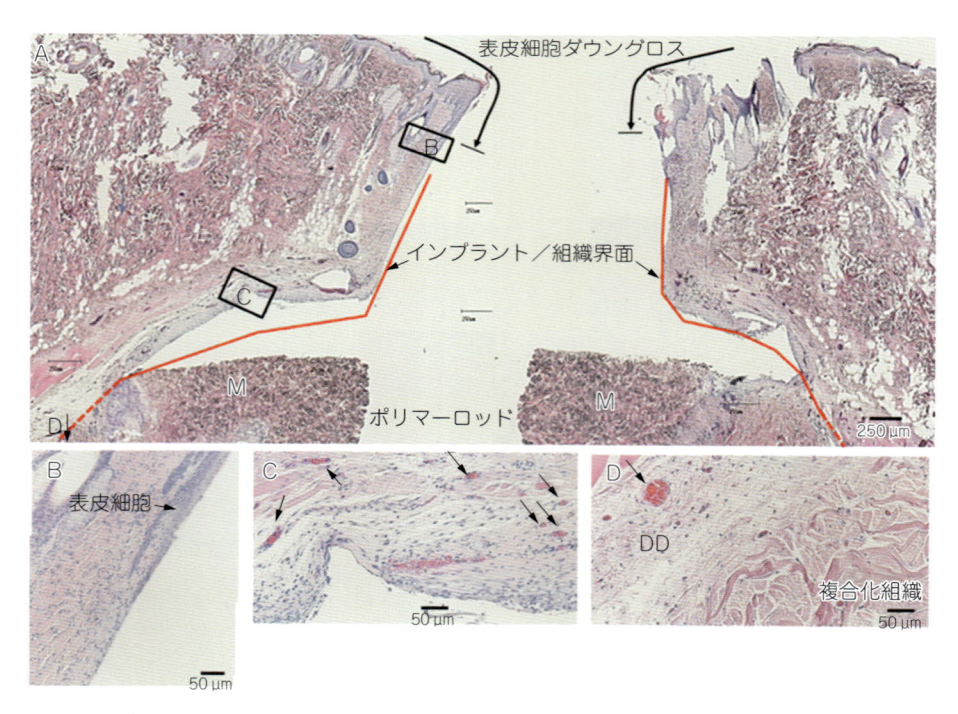

[2.3.4] 図6　経皮デバイスのプロトタイプによる生体反応[12]（p.327）

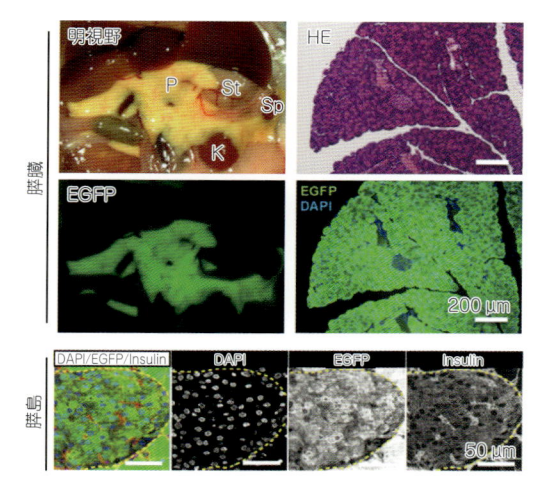

[2.4.1] 図1 Pdx1$^{-/-}$マウス体内で作製された
マウスiPS細胞由来膵臓[8]（p.333）

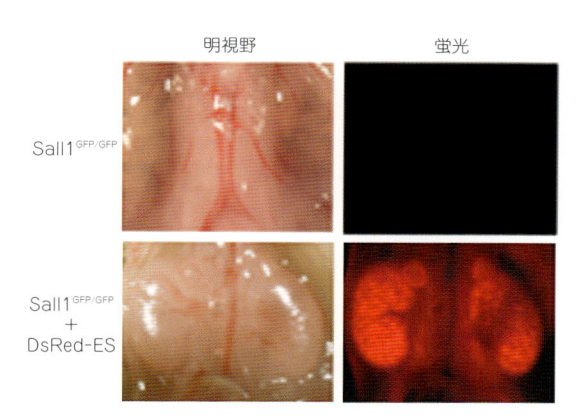

[2.4.1] 図3 腎臓欠損マウス体内で作製されたマ
ウスES細胞由来腎臓（p.334）

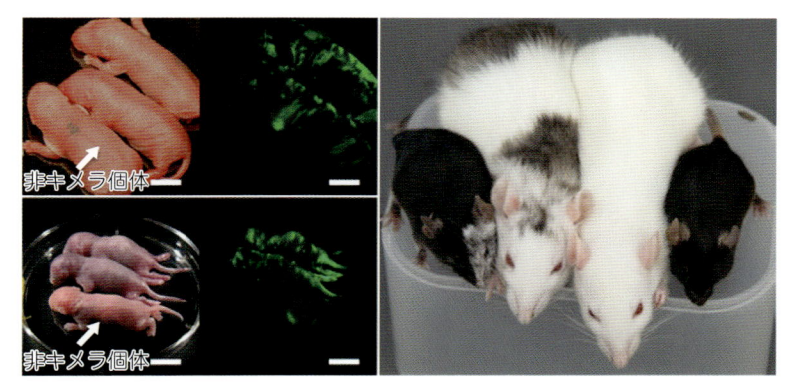

[2.4.1] 図4 作出されたマウス-ラット異種キメラ[8]（p.334)

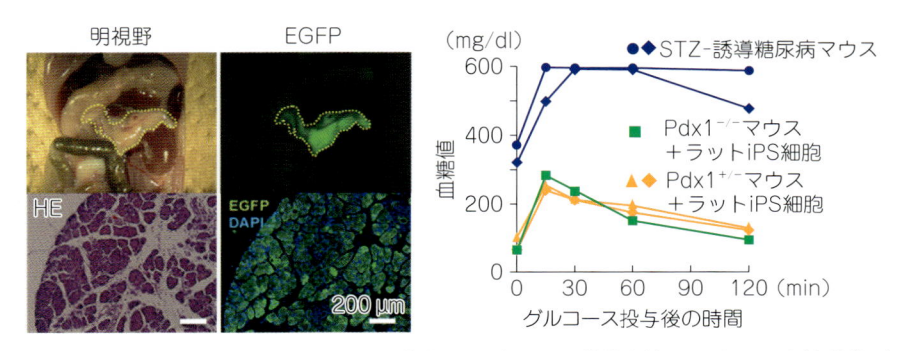

[2.4.1] 図5 マウス体内に作製されたラット膵臓およびラット膵臓を持つマウスの血糖値[8]（p.335）

執筆者一覧

【監修者】

大政　健史　　徳島大学大学院ソシオテクノサイエンス研究部　教授/大阪大学大学院
　　　　　　　工学研究科　招へい教授

福田　淳二　　横浜国立大学大学院工学研究院　准教授

【執筆者】（掲載順）

大政　健史　　徳島大学大学院ソシオテクノサイエンス研究部　教授/大阪大学大学院
　　　　　　　工学研究科　招へい教授

宮崎　　浩　　大阪大学大学院基礎工学研究科　准教授

松﨑　賢寿　　埼玉大学大学院理工学研究科

吉川　洋史　　埼玉大学大学院理工学研究科　准教授

岡嶋　孝治　　北海道大学大学院情報科学研究科　教授

髙木　　睦　　北海道大学大学院工学研究院　教授

加藤　竜司　　名古屋大学大学院創薬科学研究科　准教授

清田泰次郎　　株式会社ニコンマイクロスコープ・ソリューション事業部　事業部付

備瀬　竜馬　　大日本印刷株式会社 AB センター開発本部開発第 5 部　エキスパート

小沼　泰子　　独立行政法人産業技術総合研究所幹細胞工学研究センター　主任研究員

伊藤　弓弦　　独立行政法人産業技術総合研究所幹細胞工学研究センター　研究チーム長

山本　雅哉　　京都大学再生医科学研究所　准教授

田畑　泰彦　　京都大学再生医科学研究所　教授

柳川　史樹　　独立行政法人産業技術総合研究所幹細胞工学研究センター
　　　　　　　産総研特別研究員

杉浦　慎治　　独立行政法人産業技術総合研究所幹細胞工学研究センター　主任研究員

高木　俊之　　独立行政法人産業技術総合研究所幹細胞工学研究センター　主任研究員

須丸　公雄　　独立行政法人産業技術総合研究所幹細胞工学研究センター　上級主任研究員

金森　敏幸　　独立行政法人産業技術総合研究所幹細胞工学研究センター　研究チーム長

水町　秀之　　九州大学工学府/日本学術振興会　特別研究員

中村晋太郎　　九州大学工学府/日本学術振興会　特別研究員

井嶋　博之　　九州大学大学院工学研究院　教授

礒部　仁博　　株式会社アトリー奈良開発本部　技術顧問

佐久　太郎　　株式会社アトリー　代表取締役

松本　卓也　　岡山大学大学院医歯薬学総合研究科　教授

武田　宏明　　岡山大学大学院医歯薬学総合研究科　助教

鳥井　康弘	岡山大学大学院医歯薬学総合研究科　教授
中野　貴由	大阪大学大学院工学研究科　教授
河原　正浩	東京大学大学院工学系研究科　講師
長棟　輝行	東京大学大学院工学系研究科　教授
相澤　守	明治大学理工学部　教授/学科長
松浦　知和	東京慈恵会医科大学臨床検査医学講座　教授
本田みちよ	明治大学研究・知財戦略機構　研究員
古賀　晴香	北九州市立大学大学院国際環境工学研究科
中澤　浩二	北九州市立大学国際環境工学部　教授
井藤　彰	九州大学大学院工学研究院　准教授
大﨑　達哉	筑波大学大学院数理物質科学研究科/日本学術振興会　特別研究員
福田　淳二	横浜国立大学大学院工学研究院　准教授
唐　中嵐	東京女子医科大学先端生命医科学研究所　特任助教
秋山　義勝	東京女子医科大学先端生命医科学研究所　講師
安川　智之	兵庫県立大学大学院物質理学研究科　准教授
水谷　文雄	兵庫県立大学大学院物質理学研究科　教授
繁富(栗林)香織	北海道大学大学院保健科学研究院　特任助教
竹内　昌治	東京大学生産技術研究所　教授/ERATO バイオ融合プロジェクト　研究総括
尾辻　智美	京都大学物質－細胞統合システム拠点（iCeMS）　研究員
中辻　憲夫	京都大学物質－細胞統合システム拠点（iCeMS）　教授/設立拠点長
刀禰　宏司	株式会社カネカ医療器事業部　主任
秋山　裕和	株式会社カネカメディカルデバイス開発研究所
瀬田　博允	東京女子医科大学先端生命医科学研究所
松浦　勝久	東京女子医科大学先端生命医科学研究所　准教授
宮本　大輔	北九州市立大学大学院国際環境工学研究科
小島　伸彦	横浜市立大学大学院生命ナノシステム科学研究科　准教授
山田　真澄	千葉大学大学院工学研究科　准教授
関　実	千葉大学大学院工学研究科　教授
穴田　貴久	東北大学大学院歯学研究科　准教授
鈴木　治	東北大学大学院歯学研究科　教授
篠原満利恵	東京大学生産技術研究所　特任研究員
肖　文晋	東京大学生産技術研究所　特任研究員
小森喜久夫	東京大学生産技術研究所　助教
児玉　亮	ベセル株式会社　代表取締役
酒井　康行	東京大学生産技術研究所　教授
水本　博	九州大学大学院工学研究院　准教授
梶原　稔尚	九州大学大学院工学研究院　教授

尾上　弘晃	慶應義塾大学理工学部　専任講師
武部　貴則	横浜市立大学大学院医学研究科　准教授
谷口　英樹	横浜市立大学大学院医学研究科　教授
賀来　祐介	熊本大学大学院医学教育部
太口　敦博	熊本大学発生医学研究所　助教
西中村隆一	熊本大学発生医学研究所　教授
手塚　克成	株式会社オーガンテクノロジーズ研究開発部　部長
辻　　　孝	独立行政法人理化学研究所多細胞システム形成研究センター チームリーダー
坂口　勝久	早稲田大学理工学術院　次席研究員
清水　達也	東京女子医科大学先端生命医科学研究所　教授
西口　昭広	大阪大学大学院工学研究科
松崎　典弥	大阪大学大学院工学研究科　助教
明石　満	大阪大学大学院工学研究科　教授
森本　雄矢	東京大学生産技術研究所　助教/ERATO バイオ融合プロジェクト 研究総括補佐
八木　洋	慶應義塾大学医学部　助教
北川　雄光	慶應義塾大学医学部　教授
白木川奈菜	九州大学大学院工学研究院　助教
宮﨑　薫	慶應義塾大学医学部　助教
丸山　哲夫	慶應義塾大学医学部　講師
南　　広祐	東京医科歯科大学生体材料工学研究所　助教
岸田　晶夫	東京医科歯科大学生体材料工学研究所　教授
山口　智之	東京大学医科学研究所　特任准教授
中山　泰秀	国立循環器病研究センター研究所医工学材料研究室　室長

目　次

序　論　三次元ティッシュエンジニアリングの産業応用への現状と未来展望 （大政健史）

第1編　細胞の計測・操作のための要素技術

第1章　細胞特性の計測

第2章　分化制御と組織構築のための培養基材

第3章　細胞マニピュレーション技術

第4章　幹細胞の大量培養技術

第2編　三次元組織化に向けた最新研究

第1章　細胞組織体の形成

第2章　立体組織・臓器の構築

第3章　脱細胞化による臓器作製

第4章　生体を利用した臓器・組織の作製

序　論

三次元ティッシュエンジニアリングの産業応用への現状と未来展望

徳島大学　大政　健史

1 はじめに

Tissue Engineering（ティッシュエンジニアリング）という用語を初めて世に大きく知らしめたのは，Robert Langer と Joseph P. Vacanti の Tissue Engineering という 1993 年の Science の論文[1] からであると言えよう。この論文では，著者らは Tissue Engineering を，「Tissue engineering is an interdisciplinary field that applies the principles of engineering and the life sciences toward the development of biological substitutes that restore, maintain, or improve tissue function.」と定義している。すなわち，学際的な領域であるティッシュエンジニアリングとは，ライフサイエンスと工学の原理を応用し，組織の機能を復元，維持，さらにはより良くするための生物学的代替えを開発する学問領域であると述べている。

ここで注目したいのは，生物学的代替えを行うために，「工学」の手段を用いるということである。読者の方は，工学（エンジニアリング）と技術（テクノロジー）の違いについて十分には認識されてはいないかもしないが，単なる応用手法の開発（技術）ではなく，工学，すなわち，さまざまな技術を開発するだけでなく，応用するための技術を統合し，一般的な学問体系として体系化することが必要となる。

20 世紀のライフサイエンスは，ヒトの生体を細胞レベルや分子レベルでの素過程にまで分解，単純化することにより，個々の要素を解明し，生体の機能・生命の本質に迫ろうとする学問と位置づけることができる。ティッシュエンジニアリングとは，これらによって得られた知識を統合化・体系化することにより，組織の機能を代替えする手段を提供し，これらを社会実装する学際的な学問と位置づけられるであろう。

三次元ティッシュエンジニアリングとは，この対象を「三次元ティッシュ」，すなわちヒトの生体を構成する三次元で構成された組織へ応用した学問と位置づけられる。実際の生体では，血液内に存在する細胞を除いては，細胞は個々のバラバラの状態で存在しているわけではなく，多数の細胞が協同で機能することにより，生体を組織している。**図 1** は，生体内最大の臓器（成人で約 1.5 kg）である肝臓を構成する肝小葉の模式図である[2]。肝臓は，約 50 万の肝小葉と呼ばれる構造体から構成されており，

1 つの肝小葉には 50 万個の肝細胞があり，これらの細胞が放射状に配置され，効率良く血液と接することにより，その機能を発揮できるようになっている。すなわち，実際の肝臓の機能的な代替えを行うためには，個々の構成要素である細胞の機能や細胞内の役割を解明し，制御するだけでなく，全体として臓器・組織を形成するこれらの三次元構造体の機能を再

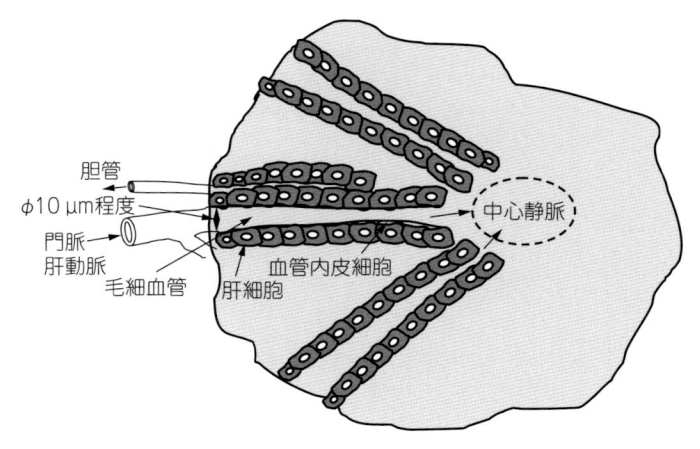

胆管
φ10 μm程度
門脈
肝動脈
毛細血管
肝細胞
血管内皮細胞
中心静脈

図 1　肝小葉の構造（模式図）[2]

構成する必要がある。

❷　動物細胞の産業応用の現状

　実際に三次元の組織・臓器を機能的に再構成し，社会実装するためには，まず生体組織において，最も重要かつ欠かせない構成要素である細胞の産業応用についての歴史的経緯が参考になると考えられる。

　動物細胞の産業応用技術は，現在，大きく2つに大別できる（**図2**）。1つは，細胞そのものを利用するのではなく，細胞を媒介として，さまざまな細胞から生み出される生産物を主に医薬品として利用する手段である[3]。生産物とは生体内微量物質や，遺伝子組換えによって生み出される抗体などの糖タンパク質，さらにはワクチン粒子のようなものとなる。これらの物質を生産する媒介の手段として必要な細胞をいかに大量にかつ品質を一定にして生産するかがポイントとなる。現在では，本分野は抗体医薬やワクチンに代表されるように製薬産業の成長エンジンとして位置づけられており，細胞によって生産されるバイオ医薬品は，世界の医薬品売上ベスト10のうち，6品目を占めるようになってきている[4]。

　一方，もう1つの細胞を産業応用する技術は，細胞そのものを利用する手段である。細胞を用いて疾病のメカニズムを解明したり，細胞を用いて医薬品の評価を行ったり，細胞そのものを治療の手段として用いる手法である。細胞そのものを利用する手段は，残念ながら期待は先行しているが，産業規模として大きく社会実装されているわけではなく，これからの大きな発展が期待される分野である。

　動物細胞の細胞培養技術は，Harrisonによる1900年代初頭のオタマジャクシの細胞培養にそのルーツはさかのぼることができるが，当初は試行錯誤的な，かつ職人技の技術が半世紀以上用いられてきた。産業規模での生産は，ワクチンの生産がまずは引き金となり，その後，生体由来微量物質，そして，組換えタンパク質へとニーズが広がってきた。それに伴い，家内制手工業のレベルから，高品質大量生産が可能な産業技術まで一般化かつ体系化がなされてきており，現在

　　動物細胞の産業応用　動物細胞の利用法は大きく2つに分かれる
1.　細胞の生産する物質を利用する用途
　　次世代の製薬産業を支える屋台骨として成長，さらに市場は拡大中
　　　　アウトプットは細胞の生み出す生産物…医薬品
　　　　タンパク質医薬品の生産手段として
　　（各種リンフォカイン，生体内微量物質，抗体，ワクチンなど）
　　利用細胞：CHO，BHK，Hek293細胞など主に遺伝子組換え細胞を用いて

2.　細胞自身を利用する用途
　　期待は大きいが実際の産業規模はまだ小さい
　　　　アウトプットは細胞自身…医療器材・再生医療製品など
　　細胞自身を治療に用いたり，解析や評価の手段として利用する用途
　　各種診断，バイオ人工臓器，細胞療法，再生医療など
　　利用細胞：初代細胞，幹細胞，ES細胞，iPS細胞など
　　　　　薬事法改正案と再生医療安全性確保法案が成立
　　　　　　大政　日本生物工学会誌（照井賞受賞論文）（2005）

図2　細胞の産業応用

では産業規模で数千Lスケールでの大量培養が行われている[5]。

　下記の生体内での反応式を見ていただきたい。これは，細胞の主たるエネルギー源であるグルコースを代謝してTCA回路にて完全酸化する場合の一般式である。

　　$C_6H_{12}O_6 + 6O_2 = 6CO_2 + 6H_2O$

　この式に，大きなヒントが隠されている。グルコース1モルを酸化してエネルギーを得るためには，6モルの酸素を必要とする。通常，細胞を培養するためには液体の培地を用いる。グルコースの水への溶解は非常に大きく，100 g/Lの濃度も実現可能である。もちろん，実際には浸透圧が高くなりすぎるため，そこまでの濃度が利用されることはないが，10 g/L程度の濃度は現在利用されている。一方，酸素に関しては，通常の大気圧の条件下では，37℃でせいぜい7 mg/L程度の酸素しか水に溶けることはない。これはすなわち，細胞がエネルギーを得るためには常時水中に無菌的に空気を供給し続ける必要があるということになる。この無菌的な酸素供給が，大規模の細胞培養の大きなポイントとなる。すなわち，実験室レベルの低濃度で細胞を培養しているときには問題にならない酸素供給が，大規模かつ大量にスケールを大きくする（これをスケールアップと呼ぶ）場合には大きな問題点となり，この点を解明・解決することにより細胞の大規模生産が発展してきた。

　三次元的に系を大きくする場合にも，本観点は細胞の組織構造上大変重要な点である。栄養源については，培地中に溶かし込み，利用させることにより供給可能であるが，酸素については，培地中に連続的に供給する技術的な解決策が必要となる。また，三次元的に系を大きくすることにより，小スケールとは異なる問題点（重力，水圧，不均一性など）も解決する必要がある。現在の三次元培養はまだまだ試験管スケールの延長線上にしかなく，さらに三次元化を推し進めるためには三次元化へのスケールアップを可能にするためのさまざまな基礎技術を積み重ね，体系化をする必要がある。

■3 三次元ティッシュエンジニアリングの未来展望

　では，どのような技術が，三次元化を推し進め，社会実装するのに必要なのであろうか。経済産業省では，ロードマップの形にて，再生医療を産業化するために必要な技術的な集積について，シーズとなる基礎技術から，出口の再生医療までをとりまとめている。このロードマップでは，再生医療のみがターゲットとなっているが，細胞そのものを利用する観点からは，再生医療だけでなく，細胞を評価に用いる手法も含まれる。

　そこで，このロードマップを元にして，細胞そのものを利用する視点から補足し，それに関わる技術的事項について，筆者が取りまとめたのが図3である。出発点となる細胞の供給や基礎研究は同じであるが，出口としての社会実装へ向かう道筋においては，細胞を治療に用いる手段とは別のさまざまな技術的集約が必要となる。

　では，産業規模で細胞を調製するための問題点とは何であろうか。現在，考えられる問題点は4点ほどあると考えられる（図4）。

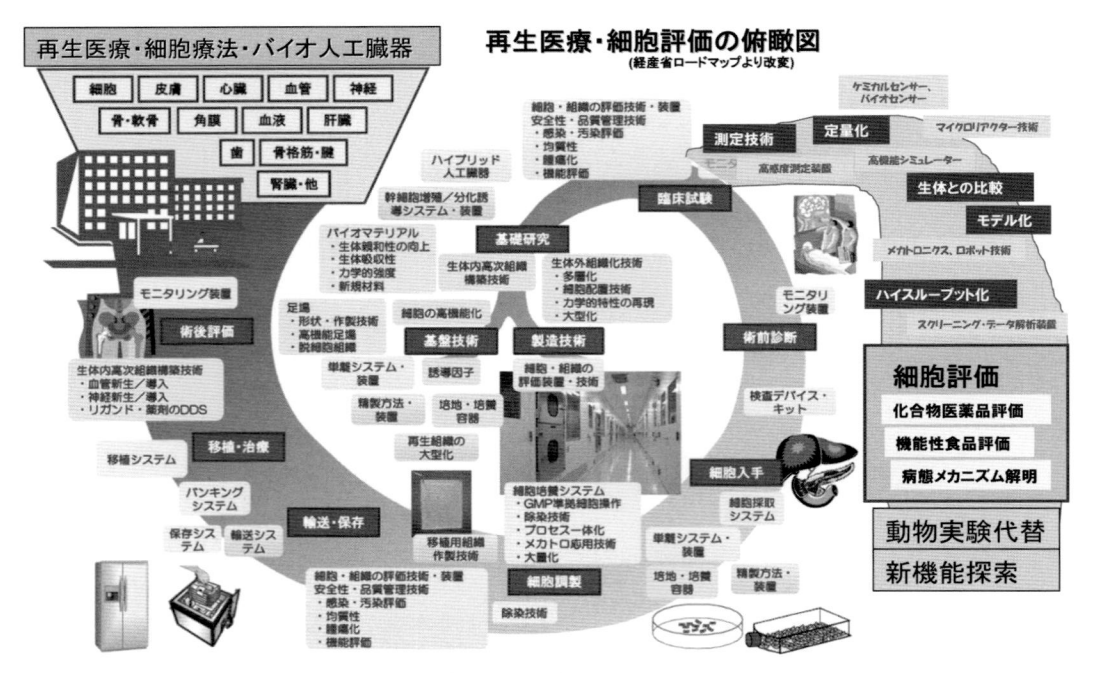

図3　再生医療・細胞評価に向けた技術的集積

文献6）より改変

●治療用細胞を産業規模で調製する上でのエンジニアリング上の問題点

プロセスとしては，多品種，少量生産

　　…患者由来の個別な細胞によるよく似たプロセス

　大規模細胞培養といっても，産業規模から見ると小スケール。ただし，高密度化が図られる必要がある場合が多い。

調製に時間がかかる

　細胞の増殖（ダブリングタイム）は，せいぜい1日に2倍程度。したがって，調製するのに非常に時間がかかる。細胞療法として用いる場合に比べて，組織を構築して移植するためには，予め準備期間が必要。

　例：通常のT-フラスコ等ではせいぜい1×10^6cell／mLの濃度。例えば10 mLのT-フラスコから出発して，100 gの組織を作成しようと思うと，1万倍に増やす必要がある（計算上は10日以上かかる）。

構造体作成は困難である

　細胞を3次元で培養し，生体内高次組織（構造体）を作成することは実に難しい。特に複数の細胞の組み合わせや構造体内では，物質移動が律速となり，酸素，栄養源が不足する。

品質管理の方法が明確でない

　細胞・組織の評価技術・方法が明確でない。非侵襲が望まれるが，それで評価がよしとされるかどうか不透明。分化も含めて，細胞の性能が移植してみないとわからない。

図4　現在の治療用細胞を産業規模で調製するうえでの問題点

① プロセスとしては，多品種，少量生産である

個々の患者由来の細胞を用いるために，個別な細胞によるよく似たプロセスがいくつも構築される必要がある。大規模培養といっても，産業規模でこれまで行われてきたバイオ医薬品生産に比較しては小スケールである。また，産業規模としては，今まで以上の高密度化培養が行われる必要がある。

② 調製に時間がかかる

細胞の増殖速度は，倍加時間にて半日から1日以上が必要となる。細胞を必要とする量まで準備するには，あらかじめ十分な時間が必要となる。

③ 細胞を三次元で培養し，構造体を構築することは困難である

細胞の組み合わせを生体内と全く同じような形で組み立てる手法は現在の技術ではまだ完成していない。一方，細胞の自己組織化を利用する手法を用いれば，一定の割合で細胞を調製することにより，三次元組織化は可能と考えられる。だが，依然として物質移動が律速になり，酸素・栄養源の不足が懸念される。

④ 品質管理の方法が明確ではない

細胞自身や，三次元の構造体を形成した場合は，構造体そのものでの評価がされることが必須であるが，最終的に医療応用を目指す場合は，分化も含めて，構築した細胞・組織・臓器の性能が移植してみないとわからない。また，実際に利用するユーザーサイドも，工業製品と異なり，品質の要求が明確でない。

では，これらの問題点を解決するためにはどのような方法が考えられるであろうか。まず，①プロセスとしては多品種少量生産ではあるが，よく似たプロセスでもある。現在，細胞培養を用いたバイオ医薬品生産においては，プラットフォーム製造という概念が用いられている。よく似

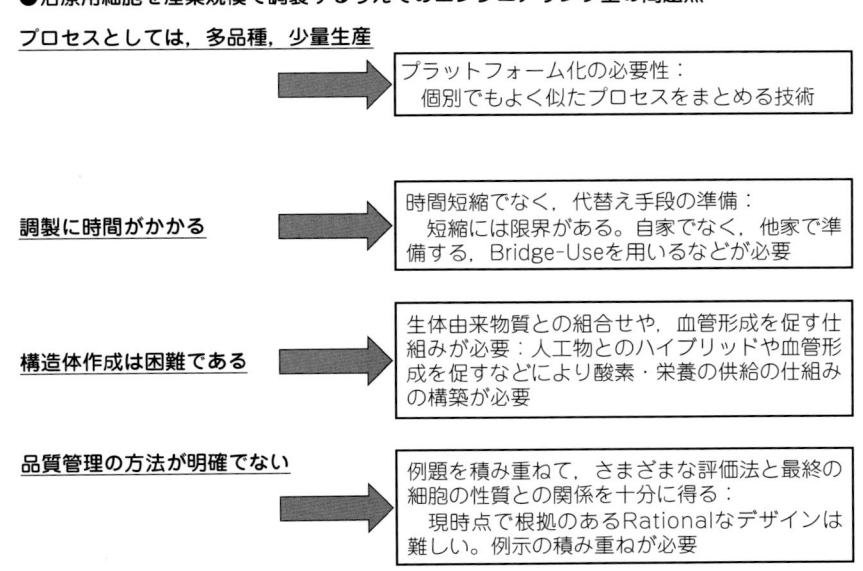

図5 産業規模での問題点に対する解決法

た性質のものを生産する場合には，このよく似たプロセスをまとめてプラットフォーム化することにより，プラットフォーム製造が可能となり，個別バラバラのプロセスを構築するより効率良く生産することができる。②調製に時間がかかるということであるが，残念ながら，時間短縮は，細胞自身の持つ性質のため，限界がある。自家でなくて他家細胞を用いるなど，代替えの手段を準備することにより，問題点の解決を図る必要がある。③構造体作成が困難である。この問題点には，生体由来物質との組み合わせや，血管形成を促す仕組み，さらには，構造体を人工的に作製するなどのさまざまな工夫が可能であろう。④品質管理の方法が明確でない。これは最も難しい点である。例題を積み重ねてさまざまな評価法と最終の細胞の性質，さらには目的物（治療なのか，医薬品評価なのか，化合物評価なのか）として利用した場合の性質との関係を積み重ねる必要がある。その点では，評価を一元化するシステム・手法が最も必要であろう。残念ながら，現在は，開発した課題を個別バラバラのところで評価しており，一元化は難しい。

❹　おわりに

　現在のところ，三次元ティッシュエンジニアリングは各要素技術としての模索が始まっている段階であり，学問としての体系化がなされているわけではない。これらの問題点を解決するために，現在，日本生物工学会内に，細胞の産業応用を指向し，細胞プロセスに関わるさまざまな問題点を解決するために，セルプロセッシング計測評価研究部会[7] を設けており，筆者が代表を務めている。この研究部会は若い研究者がこの若い分野を活性化するために集まり，さまざまな討議を行っている。本書においても多数の部会所属の先生方にご参加いただいている。学会員・学会員以外の皆様にも大きく門戸を開いており，希望される方はぜひご参画いただきたい。

　本書では，本分野を大きく，①組織を構成する要素である細胞の計測・操作のための要素技術と，②三次元構造を形成するための組織化に向けた技術開発に大別している。上記のような問題点に対してのそれぞれの最新の技術開発・研究について紹介する。皆様方の本分野への関心を高め，さらなる発展の一助となれば幸いである。

文　献

1）R. Langer and J. P. Vacanti : Tissue engineering, *Science* **260**, 920–926（1993）.

2）大政健史：4-15 マイクロリアクタを用いた薬物代謝系の構築，マイクロリアクタテクノロジー−限りない可能性と課題−，343–353，エヌ・ティー・エス（2005）.

3）大政健史：セル＆ティッシュエンジニアリング−細胞から臓器までのネットワーク−，日本生物工学会誌，83, 331–333（2005）.

4）セジデム・ストラテジックデータの調査による https://www.utobrain.co.jp/news/20140613.shtml

5）大政健史，濱窪隆雄監修：1-2-5 大量調製−細胞培養，2-4-1 培養技術の進歩，新機能抗体開発ハンドブック，36–40, 213–216，エヌ・ティー・エス（2012）.

6）経済産業省技術戦略マップ 2010　バイオテクノロジー　再生医療分野 http://www.meti.go.jp/policy/economy/gijutsu_kakushin/kenkyu_kaihatu/str2010/a4_3.pdf

7）日本生物工学会セルプロセッシング計測評価研究部会 http://www.sbj.or.jp/division/division_dcpeng.html

第 1 編

細胞の計測・操作のための要素技術

第1節　組織と細胞の相互作用における
バイオメカニクス

大阪大学　**宮崎　浩**

◼1　はじめに

　血液中を循環している細胞を除いて，正常な細胞が正常に機能を発現するためには適切な細胞外基質（Extracellular matrix；ECM）に接着している必要がある。細胞が接着している組織局所の微小環境は細胞の振る舞いを制御する重要な役割を担っている。ECM の組成や生化学的因子が細胞の機能に大きな影響を及ぼすことは広く知られているが，細胞は周囲の力学的環境を感知し応答する能力を有しており，ECM の局所的な力学的特性や ECM を介して細胞に作用する外力などの力学的因子も，細胞の伸展，遊走，増殖や分化など機能に大きな影響を与える。また逆に，細胞が発生する力が ECM のリモデリングを引き起こして組織を発達させ，組織構造を維持させるなど，細胞と ECM との力学的な相互作用は生体にとって極めて重要な役割を果たす。

　本稿では，細胞と ECM との相互作用について，報告されている知見を紹介しつつバイオメカニクスの観点から概説する。

◼2　細胞の接着とメカノトランスダクション

2.1　細胞と細胞外基質との接着

　細胞の接着については観察が容易な二次元培養系で詳細に調べられている。ECM をコーティングした培養皿など二次元基質上で培養すると，細胞は基質表面に接着・伸展し，細胞と基質との接点には焦点接着斑（Focal adhesion；FA）が形成される（**図1**）。また，アクチンフィラメントと非筋 II 型ミオシンからなり収縮性の束状細胞骨格であるストレスファイバーが，FA を連結するように発達する。ストレスファイバーの収縮力により個々の FA には数十 nN 程度の張力が働いており[1]，この張力によって基質を牽引しつつ細胞は形態を維持している。また，ストレスファイバーの一部は細胞核上を通過しており，細胞核を扁平に圧縮している[2,3]。

　細胞と基質との接着を仲介するのはインテグリンである。インテグリンは，α と β の2つのサブユニットが非共有結合で会合した膜貫通型受容体で，α サブユニットは18種類，β サブユニットは8種類が知られており，それらの組み合わせによってリガンドに対する特異性をもつ24種類のヘテロ二量体が形成される[4]。タリン[5]およびキンドリン[6]が β サブユニットの細胞質ドメインに結合することによりインテグリンは活性化され，折りたたまれた細胞外ドメインがコンフォーメンション変化を起こしてリガンド（フィブロネクチンなど）と結合できるようになる[7]。さらに，細胞外の Ca^{2+}，Mg^{2+}，Mn^{2+} の濃度およびこれらイオンのインテグリンへの結合が基質

(a)

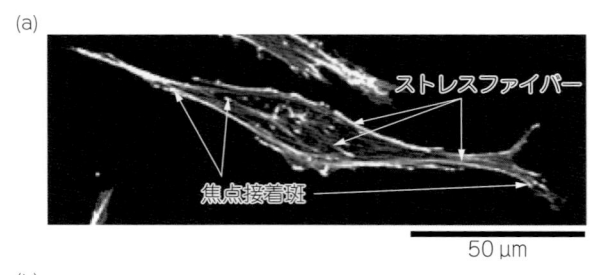

(b)

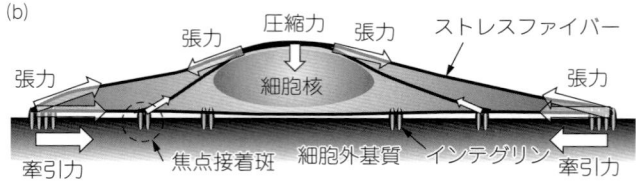

図1　基質への細胞の接着と細胞内外の力

(a)培養下におけるウシ血管内皮細胞のストレスファイバーと焦点接着斑の蛍光標識画像。焦点接着斑はビンキュリンの蛍光標識によって可視化している。(b)細胞外基質と細胞との力学的相互作用。細胞は焦点接着斑で細胞外基質に接着し，ストレスファイバーの発生する張力によって細胞外基質を牽引しつつ細胞の形態を維持している。細胞核はストレスファイバーの張力により生ずる圧縮力を受けて扁平になっている

への親和性を調節する[7]。タリンはインテグリンとアクチンフィラメントを連結し，ビンキュリン，パキシリン，テンシン，フォーカルアドヒージョンキナーゼ（Focal adhesion kinase；FAK）など多数のタンパク質が集積してFAを形成する。

軟組織のような軟らかい三次元基質内における細胞の接着（3D基質接着）は，二次元の培養皿上で見られるようなFAとは少し異なる[8,9]。3D基質接着ではビンキュリンの集積が少なく，また，FAではパキシリンとFAKのリン酸化がみられるが，3D基質接着ではパキシリンのみリン酸化されている。しかし，基質を硬くすると三次元基質内においても二次元基質上で見られるような接着を示すと報告されている[8]。

2.2　メカノトランスダクション

　細胞は周囲の力学的環境を感知し応答する能力を有する。細胞が自身に作用する力を感知し，その力を細胞応答へと導くための生化学的シグナルに変換するメカノトランスダクションは，細胞の機能発現にとって極めて重要なプロセスである。組織との相互作用において，メカノトランスダクションは細胞とECMとの接点であるFAを中心に生じる。FAは，ECMの力学的情報を細胞内に伝達し，また，細胞内の力学的情報をECMに伝えるという細胞内外で力学的情報をやり取りする場でもある。

　ECMと細胞との相互作用において力を感知するメカノセンサーとして，いくつかの分子が発見されており，それらはFAおよびその近傍に存在する。例えば，インテグリンとアクチンフィラメントを連結するタリンは無負荷状態では折りたたまれているが，力により伸展させられるとビンキュリン結合部位が順次露出して，ビンキュリンが結合できるようになる[10]。ビンキュリン分子はタリンとアクチンフィラメントに結合してFAを安定させる。ビンキュリンは力依存的にFAに集積することが知られており[11]，タリンとビンキュリンとの結合はFAの発達に重要な役割を果たすと考えられている。

　細胞表面のインテグリンと細胞核が物理的に連結していることが実験的に示されていた[12]が，近年，ECMと細胞核とのリンクの様子が分子レベルで明らかにされてきた[13]。FAと核膜を裏打ちする核骨格である核ラミナは，細胞骨格およびLINC複合体（Linker of nucleoskeleton and

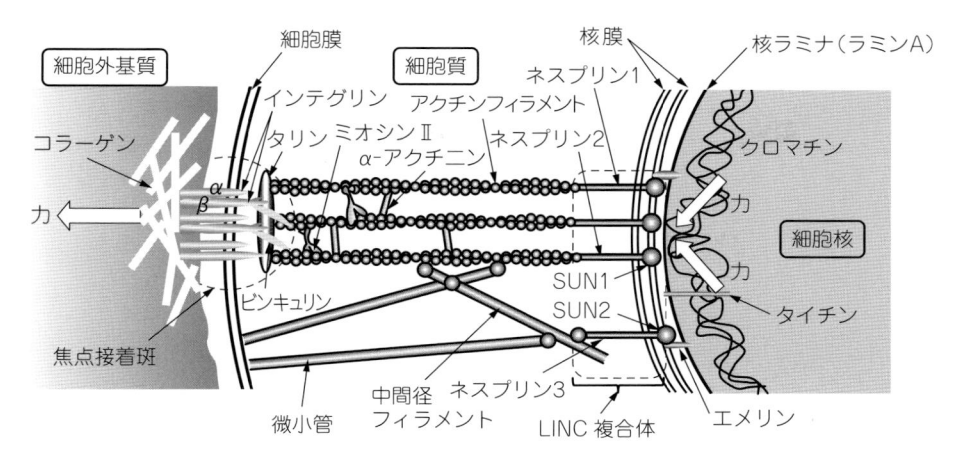

図 2　細胞骨格と LINC 複合体による細胞外基質と細胞核との物理的連結
（文献 13）を参考に作成）

cytoskeleton complex）と呼ばれるリンカータンパク質を介して連結されている（**図 2**）。細胞核上を通過しているストレスファイバーの一部と細胞核との間には力学的相互作用があり，そのストレスファイバーに沿ってネスプリン 1 と DNA の集積が見られる[14]。これらのことは，FA に作用した力学的負荷がこれらの構造体を介して細胞核に直接的に迅速に伝達されて，細胞核を変形させるとともに核膜直下のクロマチンの構造を変化させることによって，遺伝子発現の調節が行われている可能性を示唆している。また，単離した細胞核表面のネスプリン 1 に繰り返し力をかけると核ラミナとエメリンに依存的に細胞核が硬くなり，細胞核においてもメカノトランスダクションが起こることが示されている[15]。

3　基質の力学的特性が接着細胞に及ぼす影響

　近年，細胞は接着基質の力学的特性を常に感知しており，局所の力学的特性に応じて振る舞いを決定することが明らかにされてきた。接着基質の硬さは，細胞の形態や内部構造[16,17]，遊走[18]，増殖やアポトーシス[19]，分化[17,20] などに大きな影響を及ぼす。

　硬い基板上の細胞はストレスファイバーを発達させて伸展し扁平な形態となるが，弾性率が 2 kPa 以下の軟らかいゲル上の細胞は丸みを帯びた形状でストレスファイバーも発達しない[16]。硬軟のポリアクリルアミドゲル（それぞれ弾性率 30 kPa，14 kPa）が隣接する基質上で培養した 3T3 細胞は，軟らかいゲルから硬いゲルには移動するが反対方向には移動せず[18]，軟らかいゲル（弾性率 14 kPa）上の細胞は増殖率の低下とアポトーシスの増加を示す[19]。Engler ら[20] は，間葉系幹細胞を脳組織と同程度の軟らかい基質（弾性率 1 kPa）上で培養すると神経細胞の，筋組織と同程度の弾性率の基質（11 kPa）上で培養すると筋芽細胞の，骨組織のコラーゲンを模擬した硬い基質（34 kPa）上で培養すると骨芽細胞の分化マーカーを発現することを見出し，この現象にはストレスファイバーの収縮力が関与することを示した。これは，接着基質の局所的な力学的特性が細胞の分化運命の決定に影響を及ぼすことを示す重要な発見であった。

４　細胞の牽引力

　基質に接着している細胞は，アクトミオシンからなるストレスファイバーの収縮により張力を発生している。この張力の一部は細胞内で微小管[21]と細胞核が受け止め，残りは牽引力として接着基質に伝達される[22]（図１）。細胞の牽引力は，自身の接着や形態の

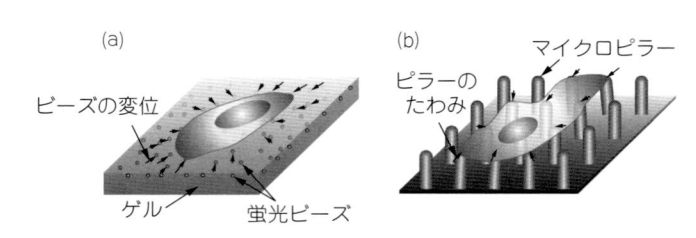

図３　二次元培養における細胞の牽引力の計測手法

(a)蛍光ビーズを埋め込んだゲル表面に細胞を接着させて，表面近傍のビーズの変位から牽引力の方向と大きさを求める。(b)シリコーン樹脂製のマイクロピラー上に細胞を接着させて，マイクロピラーのたわみから牽引力の方向と大きさを求める

維持，遊走，増殖，機能発現などのさまざまな細胞活動や，創傷治癒や胚発生において必須のものである。また，コラーゲンゲル内で細胞を培養するとゲルが収縮する現象も細胞の牽引力によるものであり，細胞の牽引力はECMのリモデリングにも大きな影響を与え，組織の構築および構造の維持に極めて重要な役割を果たす。そのため，細胞の牽引力について詳細を理解することは，組織の機能や病理，発達を理解するためにも重要である。

　接着細胞の牽引力を調べる主な方法として，蛍光ビーズを含む弾性ゲルを利用する牽引力顕微鏡法（Traction force microscopy；TFM）と，シリコーンゴム製のマイクロピラーを利用する方法がある[23]（**図３**）。

4.1　基質表面に接着した細胞の牽引力計測

4.1.1　牽引力顕微鏡法（TFM）

　TFMは，蛍光ビーズを含むポリアクリルアミドゲルの表面に細胞を接着させ，細胞が発生する力によって表面付近のビーズに生じる変位を共焦点蛍光顕微鏡観察と画像解析により測定し，細胞の力学場を画像化する方法である[23-25]（図３(a)）。ポリアクリルアミドゲルには，透明度が高いことに加えて，添加する架橋剤の濃度を変えることによりさまざまな弾性率のものを容易に作製できるという利点がある。表面にコラーゲンなどのECMを結合させてから使用する。まず，ゲル上で細胞を培養し，細胞が接着・伸展した状態でビーズの蛍光画像を取得する。次に，アクチンフィラメント脱重合剤や界面活性剤などを投与して細胞の牽引力を解放させてから同様に画像を取得する。これらの画像におけるビーズの変位から細胞周囲のひずみ場を求め，ひずみ場とゲルの弾性率から応力場および牽引力を求める。弾性率の高いゲル上の細胞は大きな牽引力を発生させる[18]。

　この方法では，細胞から離れた位置の基質の力学場も知ることができるが，細胞と基質との接着点である個々のFAにおける牽引力を正確に知ることは難しい。

4.1.2　マイクロピラーアレイの利用

　マイクロピラーを配列させたマイクロピラーアレイを培養基板として用いる方法[1]では，細胞の発生する牽引力はピラーのたわみとばね定数から求められる（図３(b)）。ピラーはシリコーン

膜上に垂直に並んでおり，その直径や長さを変えることによってピラーのスティフネスを調節することができる。ピラーの頂上にのみフィブロネクチンなどを付着させ[26]，側面には細胞の接着を抑える処理をしておく。細胞を播種すると，細胞はピラーの頂上に接着してFAを形成し，ピラーを橋渡しするように伸展する。細胞の牽引力によって生じるピラーのたわみは，顕微鏡下でピラー先端の変位として観察される。この状態の画像を記録した後に酵素処理などにより細胞を除去して，ピラーを元の位置に戻した画像を記録し，これらの画像からピラーのたわみを求める。この方法では，個々のピラーの動きは独立しているため，個々のFAにおける牽引力を正確に知ることができ，また，細胞集団を対象にしても計測できる利点がある。FAにおける細胞の牽引力は数十nNのオーダーで，FAの面積が$1\ \mu m^2$以上の場合ではFAの面積に比例して牽引力が大きくなる[1]。また，ピラーのばね定数と牽引力の大きさは比例し，細胞は接着基質の硬さによらず同じ変位が生じるように牽引力を発生させることが報告されている[27]。硬い基質上の細胞はFAとストレスファイバーを発達させて伸展し大きな牽引力を発生するが，軟らかい基質上の細胞はあまり伸展せず発生する牽引力が小さいのは，そのためのようである。ピラーの径を変えて牽引力を計測した研究から，細胞は，接着初期に細胞内局所の複数のFAで基質を摘まむようにして基質の硬さを調べていることが示唆されている[28]。

4.2　細胞の牽引力の三次元計測

　細胞の牽引力など細胞と細胞外基質との力学的相互作用に関するほとんどの研究は，観察や解析が容易な二次元培養系で行われてきた。しかし，三次元基質内における細胞の接着は二次元培養系におけるものとは少し異なる[8,9]ことから，三次元基質内の細胞における研究が進められてきている[29]。

　三次元TFMは，微小な蛍光ビーズを含む三次元基質内の細胞について，基本的には二次元の場合と同様の手順で行う。蛍光ビーズの三次元変位から求めたひずみ場と基質の弾性率から細胞周囲の三次元応力場を求めて細胞の牽引力場を得る[29]。TFMでは基質が均質かつ等方性であると仮定して解析を進めるため，生体組織と同様に不均質で異方性を持つコラーゲンゲルを用いた計測は行うことができない。

　コラーゲンゲル内の細胞が発生する牽引力を評価するために，共焦点反射顕微鏡法の利用も提案されている[30]。この方法は，照明光を試料が反射した反射光を共焦点顕微鏡で検出することによって，無染色の試料の三次元構造を可視化するものである。牽引力によりコラーゲン原線維が細胞にたぐり寄せられることから，細胞近傍のコラーゲン原線維の密度と配向も細胞の牽引力の指標となる。

5　接着基質の変形に対する細胞の応答

　生体内において，細胞は常に重力，身体運動，組織の動き，体液の流動などに起因する力学的刺激を受けており，各種組織に存在する細胞は，それぞれの組織に特有の力学的環境下で特有の機能を発現している。培養下での研究により，各種力学的負荷が細胞の形態や機能にさまざまな

影響を及ぼすことが明らかにされている。ここでは，接着基質の変形に対する細胞の応答について簡単に紹介する。

5.1　二次元基材の繰り返し伸展に対する細胞の応答

　シリコーン膜のような弾性膜上に細胞を培養して膜を伸展させることにより，細胞に一軸あるいは二軸の引張負荷を与えることができる。国内ではストレックス㈱，海外では Flexcell International Corporation（米国）から細胞用伸展負荷装置が市販されており，細胞応答の研究に広く利用されている。

　血管内皮細胞，血管平滑筋細胞，線維芽細胞などほとんどの細胞種では，繰り返し伸展刺激が作用するとストレスファイバーが再構築され，続いて細胞が形態と配向の変化を起こす。ストレスファイバーも細胞もいずれも弾性膜の伸展方向に対して垂直方向に配向を示すが，この応答は伸展ひずみの大きさや繰り返しの周波数に依存的である[31]。また，細胞が配向の変化を起こすためにはストレスファイバーの存在が必須である。このような細胞の配向変化は，細胞の長軸方向に作用する伸展ひずみを小さくするように起こることが示されている[32]。

　繰り返し伸展負荷は細胞の増殖や物質産生など機能にも影響を及ぼす[31]。繰り返し伸展刺激により血管内皮細胞と線維芽細胞の増殖は促進され，血管平滑筋細胞については増殖を促進するという報告と抑制するという報告がある。コラーゲンの産生量は血管内皮細胞では低下するとの報告があるが，線維芽細胞では繰り返し伸展刺激により増加すると報告されている。繰り返し伸展負荷は血管平滑筋細胞に対して分化促進的に働き，合成型から収縮型へのフェノタイプ変換を引き起こし，また，収縮型フェノタイプを維持させるが[31]，これらの応答は接着基質の種類の影響を受ける[33]。

　以上のような細胞の応答は，細胞種により異なる場合があり，また，繰り返し伸展の振幅，周期，期間などの影響を受ける点に注意を要する。

5.2　三次元基質の変形が内部の細胞に及ぼす影響

　生体組織に負荷が作用すると，負荷は組織内部に伝わり ECM に包まれた細胞に伝達される。組織に作用した負荷が細胞にどのように伝達され，細胞がどのような応答を起こすかを把握することは，組織のリモデリングのメカニズムを明らかにするうえでも，効率良く再生組織を構築させるうえでも非常に重要である。

　［5.1］で述べたように，弾性膜上で培養した血管平滑筋細胞は膜の伸展方向に対して垂直な方向に配向するが，平滑筋細胞を含むコラーゲンゲルを培養下で繰り返し伸展させると，コラーゲン線維の配向に導かれるように平滑筋細胞が伸展方向に配向し，血管壁内の平滑筋細胞と同様の挙動を示す[34]。

　Guilak ら[35] は，膝関節から採取した軟骨片の ECM を蛍光染色した後に，軟骨片に生理的な大きさの圧縮負荷（圧縮ひずみ 15%）を作用させて軟骨細胞の変形を顕微鏡下で観察している。軟骨組織の中間層および深層に生じた局所的ひずみは約 15% であったが表層には約 19% のひずみが生じ，また，表層の軟骨細胞には他の層の細胞よりも大きな変形が生じていた。これらのこ

とから，軟骨組織の力学的特性は深さ方向に不均一であるとともに，歩行時には表層の軟骨細胞に大きなひずみが生じることがわかる．また，Roberts ら[36] は，関節軟骨細胞を含むアガロースゲルに生理的圧縮負荷を作用させたところ，多くの細胞で細胞内カルシウムイオン濃度の上昇を観察しており，生理的負荷環境下において軟骨細胞は力学的刺激を受け取っており，何らかの応答を起こしていることが示唆される．

　組織の変形に伴って細胞に生じるひずみの計測も行われている．Arnoczky ら[37] は，ラット尾腱に引張ひずみを与えながら腱細胞の細胞核の蛍光観察を行って細胞核のひずみを調べ，引張方向への細胞核のひずみは組織局所のひずみよりも大きい傾向があると報告している．筆者らも，**図4**のような試験装置を利用して，家兎前十字靱帯（ACL）組織および ACL 線維芽細胞を内

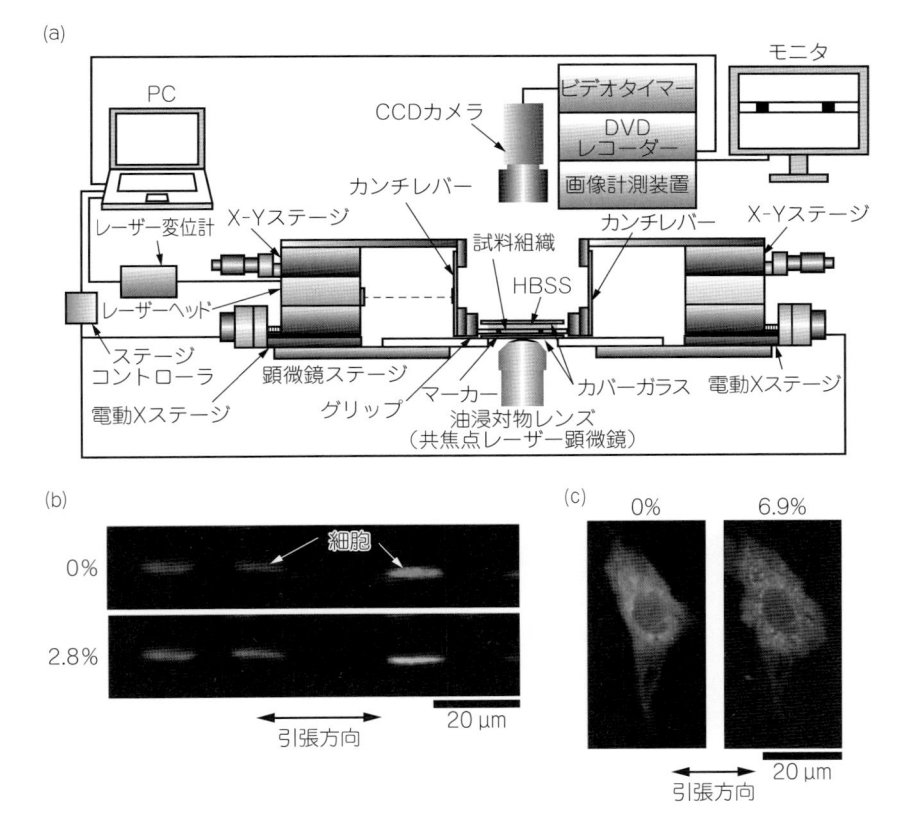

図 4　引張負荷の作用による靱帯組織とコラーゲンゲル内の細胞の変形観察

(a)生体軟組織用引張負荷試験装置．細胞を蛍光染色した試料の両端をグリップで把持し，電動 X ステージによりグリップを同時に反対方向に動かして試料に引張負荷を与える．試料上方に設置された CCD カメラで試料に付着させたマーカーを撮像し，マーカー間距離の変化から試料に生じるマクロなひずみを求める．また，左右のグリップはばね定数の等しいカンチレバーに固定されており，一方のカンチレバーのたわみをレーザ変位計で計測することによって，試料に与えた荷重を知ることができる．(b)家兎膝前十字靱帯（ACL）から摘出した線維束の蛍光観察像．内部の線維芽細胞の細胞質と細胞核を蛍光染色した後，線維束の長軸方向に2.8％の伸展ひずみを負荷する前後に観察を行っている．線維束の伸展に伴い細胞が細長く変形している．(c)コラーゲンゲル内の ACL 線維芽細胞の細胞質とミトコンドリアを蛍光染色したのち，ゲルに6.9％の伸展ひずみを与えた．この細胞には約20％のひずみが生じている

部で培養したコラーゲンゲル構造体に引張負荷を与え，靱帯組織[38]あるいはゲル構造体[39]に生じたマクロなひずみと細胞に生じたひずみを比較したところ，いずれも細胞に生じたひずみの方が大きい傾向を得ている。

さらに，組織内の細胞の DNA 発現を観察する研究もなされている。Henderson ら[40]は，関節軟骨組織片にせん断ひずみを与えながら軟骨細胞の DNA の蛍光観察を行って細胞核内のひずみ分布を調べるとともに，新たに合成された RNA の蛍光観察を行っている。細胞核内のひずみは不均一で，核内位置によっては組織に与えたひずみの約 5 倍の大きさのひずみが生じており，ひずみ分布パターンと新たに合成された RNA の分布との間に相関があったと報告されている。

6 おわりに

細胞は，接着基質の局所的な力学的特性を常に感知しており，接着基質の力学的特性に応じて振る舞いを決定する。また，接着基質から細胞に作用する力は細胞の機能に影響を及ぼす。ティッシュエンジニアリングにおいて，組織再生の場の生化学的環境が重要なのは言うまでもないが，機能的な再生組織を構築するためには，細胞が存在する局所の力学的環境を細胞種にとって最適なものに整えることが重要である。

文　献

1）J. L. Tan et al. : *Proc. Natl. Acad. Sci. U S A,* **100**, 1484（2003）.

2）H. Miyazaki et al. : *Abstract Int. Symp. Mechanobiol.,* 2014, 126（2014）.

3）Q. Li et al. : *Biomaterials,* **35**, 961（2014）.

4）A. van der Flier and A. Sonnenberg : *Cell Tissue Res.,* **305**, 285（2001）.

5）D. A. Calderwood : *Biochem. Soc. Trans.,* **32**, 434（2004）.

6）D. S. Harburger et al. : *J. Biol. Chem.,* **284**, 11485（2009）.

7）I. D. Campbell and M. J. Humphries : *Cold. Spring. Harb. Perspect. Biol.,* **3**, a004994（2011）.

8）E. Cukierman, R. Pankov, D. R. Stevens, K. M. Yamada : *Science,* **294**, 1708（2001）.

9）D. Harjanto and M. H. Zaman : *Org. Biomol. Chem.,* **8**, 299（2010）.

10）A. del Rio et al. : *Science,* **323**, 638（2009）.

11）C. G. Galbraith et al. : *J. Cell Biol.,* **159**, 695（2002）.

12）A. J. Maniotis et al. : *Proc. Natl. Acad. Sci. U S A,* **94**, 849（1997）.

13）N. Wang et al. : *Nat. Rev. Mol. Cell Biol.,* **10**, 75（2009）.

14）K. Nagayama et al. : *J. Biomech.,* **47**, 1422（2014）.

15）C. Guilluy et al. : *Nat. Cell Biol.,* **16**, 376（2014）.

16）T. Yeung et al. : *Cell Motil. Cytoskeleton,* **60**, 24（2005）.

17）D. E. Discher, et al. : *Science,* **310**, 1139（2005）.

18）C. M. Lo, et al. : *Biophys. J.,* **79**, 144（2000）.

19）H. B. Wang et al. : *Am. J. Physiol. Cell Physiol.,* **279**, C1345（2000）.

20）A. J. Engler et al. : *Cell,* **126**, 677（2006）.

21）D. Stamenovic et al. : *Am. J. Physiol. Cell. Physiol.,* **282**, C617（2002）.

22）A. K. Harris et al. : *Science,* **208**, 177（1980）.

23）J. H. Wang and J. S. Lin : *Biomech. Model. Mechanobiol.,* **6**, 361（2007）.

24）S. Munevar et al. : *Biophys. J.,* **80**, 1744（2001）.

25）J. P. Butler et al. : *Am. J. Physiol. Cell Physiol.,* **282**, C595（2002）.

26）C. S. Chen et al. : *Biotechnol. Prog.,* **14**, 356（1998）.

27）A. Saez et al. : *Biophys. J.,* **89**, L52（2005）.

28）S. Ghassemi et al. : *Proc. Natl. Acad. Sci. U S A,* **109**, 5328（2012）.

29）M. S. Hall et al. : *Exp. Cell. Res.,* **319**, 2396（2013）.

30）C. M. Kraning-Rush et al. : *Phys. Biol.,* **8**, 015009

（2011）.

31）林紘三郎ら：生体細胞・組織のリモデリングの
バイオメカニクス，コロナ社，pp.148–162（2003）.

32）C. Neidlinger-Wilke et al. : *J. Orthop. Res.*, **19**,
286（2001）.

33）E. Wilson et al. : *J. Clin. Invest.*, **96**, 2364（1995）.

34）K. Kanda and T. Matsuda : *Cell Transplantation*,
3, 481（1994）.

35）F. Guilak et al. : *J. Orthop. Res.*, **13**, 410（1995）.

36）S. R. Roberts et al. : *J. Appl. Physiol.* ,**90**, 1385

（2001）.

37）S. P. Arnoczky et al. : *J. Orthop. Res.*, **20**, 29
（2002）.

38）岩根広幸ら：日本機械学会第 21 回バイオエンジ
ニアリング講演会講演論文集，113（2009）.

39）H. Miyazaki et al. : *Proc. 4th Asian Pacific Conf.
Biomech.*,**172**（2009）.

40）J. T. Henderson et al. : *Biophys. J,*. **105**, 2252
（2013）.

第2節 細胞–ゲル間接着の定量的可視化

埼玉大学 **松﨑 賢寿** 埼玉大学 **吉川 洋史**

1 はじめに

　ハイドロゲルは，組織工学における細胞の足場材料として広く用いられている。しかし，細胞の組織化や機能化に適したハイドロゲルの選択は試行錯誤による部分が大きく，経験論に依存しているのが現状である。ハイドロゲルの選択を困難にしている原因の1つとして，細胞とハイドロゲル間の親和性（接着性）を定量的に評価する手法が確立されておらず，組織形成に最適な細胞–外部環境間の接着相互作用に関する情報が欠けていることがある。細胞と外部環境との接着強度は，細胞接着分子の密度や種類のみでなく，クーロン力や分子間力などさまざまな引力・斥力相互作用に依存するため，細胞とゲル材料との接着性を分子構造のみから定量的に予測することは難しい。また，近年では，外部環境の"硬さ[※]"がさまざまな細胞機能に影響を与えることが明らかになり[1,2]，組織形成においても，乳腺や筋肉の組織が生体内に近い硬さ環境で効率的に形成されることも報告されている[3,4]。このことから近年では，ゲルの硬さも組織工学において考慮すべき要素となっており，最適なゲルの選択をするための複雑性が増している。

　そこで，近年筆者らは，細胞–ハイドロゲル間接着を定量化するための要素技術として，反射干渉顕微法（Reflection Interference Contrast Microscopy；RICM）に着目して研究を行ってきた。RICM は，蛍光分子を用いず，ラベルフリーに細胞–基板界面を可視化する技術である。その原理は光干渉に基づいており，細胞の場合には，細胞膜–基板間距離に応じて像のコントラストが変化する（詳しくは［2.1］参照）。また，ガラスを基板として用いた場合には，極めて高い Z 軸（高さ方向）分解能（〜2 nm）を示すことが知られている[5]。これまで細胞–基板界面接着分子を可視化する手法としては，全反射照明蛍光顕微法（Total Internal Reflection Fluorescence microscopy；TIRF）が広く用いられてきた。しかし，TIRF は基板近傍の接着分子を検出する手法としては有用であるが，その Z 軸分解能（100〜200 nm）では細胞–基板間の物理的接触を判別することはできない。また，蛍光により接着分子を検出したとしても，接着分子の存在は必ずしも細胞とゲルとの物理的な接触を意味しない。さらに接着分子の蛍光観察では，クーロン力や分子間力など，リガンド–レセプター結合を介さない他の物理的相互作用による接着を可視化することは不可能である。一方，RICM 法では，細胞膜と基板との物理的接触に基づき，接着領域を可視化することが可能である。しかし，RICM では，ゲルを基板として用い

※　硬さの物性値としてはヤング率 E［Pa］が用いられている。細胞実験で用いられるハイドロゲルの場合，ヤング率の測定は原子間力顕微鏡（AFM）を用いて行われることが多い。

た場合には，ゲル–溶液界面の反射率が極めて低いため，細胞–ゲル界面を高コントラストで可視化することが困難であった。そこで筆者らは，これまでガラス基板に限られていた RICM を光学的に改良し，ハイドロゲル基板においても適用可能な新規干渉法を構築した[6]。本稿においては，まず RICM の原理とその精度について述べる。次に RICM をベースに構築した新規干渉法の装置概要を述べ，従来までの RICM との比較を行う。最後に，硬さの異なるハイドロゲル基板上での細胞接着様式の違いを評価した例について紹介する。

② 反射干渉顕微鏡（RICM）

2.1 原　理

　基板背面より単色光 I を入射させると，基板/溶液界面で反射する I_1 と物質/溶液界面で反射する I_2 による干渉パターンが形成する（**図1**(a)）。ガラス基板上にあるポリスチレンラテックスビーズ（直径100 μm）を例にとると，干渉パターンは同心円状のニュートンリングになる（図1(b)）。ここで溶液の屈折率，光の波長，光の入射角が既知であれば，理論式を用いて光強度を高さに変換することができる（図1(c)）[5]。細胞の場合には，I_2 として細胞膜/培養液界面からの反射光を得ることにより，細胞膜と基板間の接着を可視化することができる。なお RICM の理論は文献5）に詳しいので，必要があれば参照されたい。

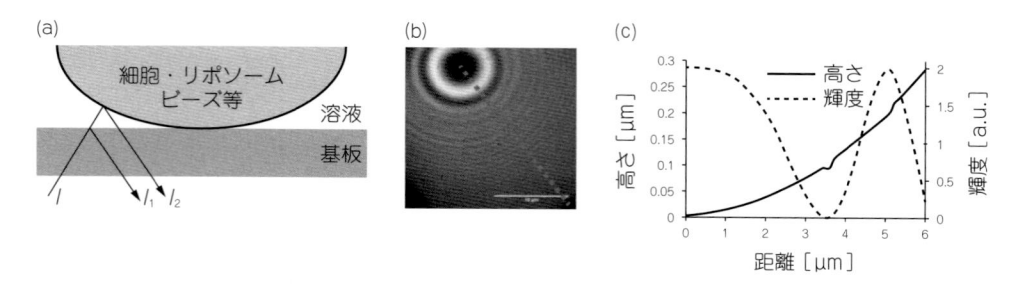

図1　(a)RICMの原理，(b)ガラス基板上のポリスチレンビーズ（直径100 μm）のRICM像，スケールバー：10 μm，(c)(b)の点線上の輝度と変換した高さのプロファイル，距離原点は(b)の左上の点線上である

2.2 装置構成

　一般的な RICM の装置構成を**図2**に示す。光源としては水銀ランプが広く用いられ，そこから単色の直線偏光を得る。そしてハーフミラーを通して対物レンズに入射し，試料に照射する。最後にハーフミラーを通過した試料からの反射光をカメラにより検出する。ここで，λ/4 板入りの対物レンズとクロスニコル光学系を組み合わせることで，試料観察面以外からの迷光を大幅に減らすことができる。

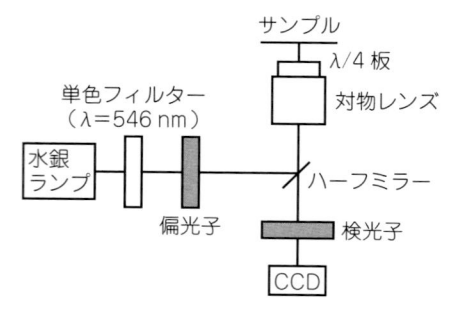

図2　一般的な RICM の装置図
（文献6）より一部改変後，許可を得て転載）

2.3　Z 軸精度

　ガラスを基板として用いた場合，RICM の Z 軸分解能は～2 nm に達すると報告されている[5]。これは一般的な接着タンパク質の膜外ドメインのサイズ（～10 nm）と比較しても十分小さく，RICM によりさまざまな細胞膜のナノ構造を検出できる。その一例として，フィブロネクチンでコートしたガラス基板に接着したヒト類表

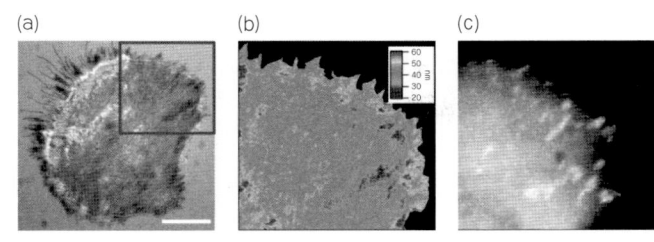

図 3　フィブロネクチンでコートしたガラス基板に接着した類表皮ガン細胞の(a) RICM 像と(b)再構築した高さプロファイル，および(c)ビンキュリンの TIRF 像。緑色蛍光タンパク質でラベルされたビンキュリンを細胞に発現させた。スケールバー：10 μm

皮ガン（A431）細胞の RICM 像を示す（**図 3**(a)）。RICM 像では，暗のコントラストを持つ領域は細胞-基板間の距離が小さいこと示している。ここで干渉光強度から高さプロファイルを算出すると，細胞膜と基板間距離は均一ではなく，10 nm オーダーで変化していることがわかる（図 3(b)）。さらに興味深いことに，同一細胞のビンキュリンを蛍光イメージングにより可視化すると，細胞膜-基板間距離が 20 nm 以下の領域と，ビンキュリンからの強い蛍光が検出された領域に良い一致が見られることがわかった（図 3(c)）。ビンキュリンは，接着班と呼ばれる細胞接着構造に発現するタンパク質である。よってこの結果は，RICM の距離情報によっても接着班を検出可能であることを示している。

3　新規干渉法

3.1　装置構成

　上記で示したように，ガラスを基板として用いた場合には，RICM は極めて高い Z 軸分解能を有し，細胞膜のナノ構造をラベルフリーに可視化できる。しかしハイドロゲルを基板として用いた場合には，ゲルの屈折率が水に極めて近いため，ゲル基板/溶液界面からの反射光（I_1）が極めて弱くなる（例：コラーゲン/水界面の反射率～0.006％，ガラス/水界面の反射率～0.4％）。そのため，高コントラストで細胞-ハイドロゲル界面の RICM 像を取得することが難しかった。そこで，近年筆者らは RICM の入射・検出系を大幅に改良した新規干渉システムを構築した。その装置構成を**図 4**(a)に示す。改良点として，まず，従来までの水銀ランプ光源に代わり，高輝度の Super Luminescent Diode（SLD，$\lambda = 680$ nm，5 mW，可干渉長～10 μm，ASLD68-050-B-FA，中国 Amonics 社）およびレーザー（$\lambda = 532$ nm，300 mW，SAPPHIRE 532-300-CWCDPH，米国 Coherent 社）を光源として用いた。コヒーレント長が極めて長いガスレーザーを光源として用いると（例：He-Ne レーザー）干渉性能は高まるが，一方でスペックルと呼ばれる干渉ノイズが大幅に増加する。今回光源として用いた固体レーザーや SLD は，ガスレーザーよりもコヒーレント長が短く，顕微観察には適している。さらに，ポリマーコートの偏光子の代わりに高透過率の銀コート偏光子（colorPol VISIR CWO2，CODIXX AG）や，ハーフミラー

と検光子の代わりに偏光ビームスプリッタ（オリンパス㈱特注品）を使用することで，入射・検出光強度を大幅に増加させることに成功した。また，共焦点光学系を採用したことで，図4(b)で示すように細胞内にある核からの散乱光や，ハイドロゲル基板の下にあるガラス基板からの散乱光を大幅に除去することにも成功した。

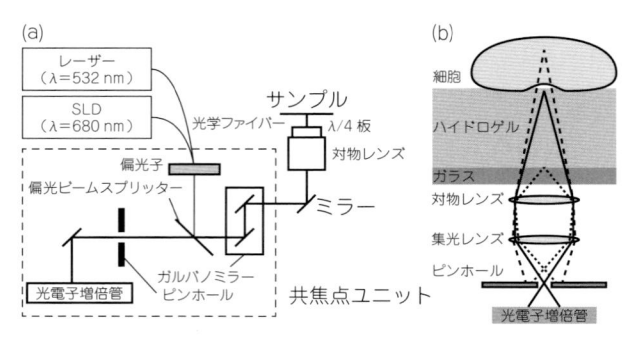

図4　(a)新規干渉法の装置構成と(b)共焦点システムによる迷光除去の原理

（文献6）より一部改変後，許可を得て転載）

3.2　RICMと新規干渉法との比較

従来までのRICMと筆者らの干渉法との比較のために，ポリアクリルアミドゲル上にあるポリスチレンビーズ（直径100 μm）の干渉像を取得した。従来のRICMに比べて，筆者らの干渉法ではニュートンリングの高次の干渉縞まで，コントラストよく検出できていることがわかる（図5(a)～(d)）。また，干渉光強度から高さ情報への変換も可能であった（図5(e)）。

次にポリアクリルアミドゲル上に接着したマウスメラノーマガン細胞（B16-F10）の干渉像を取得した。図6(b)に示すように，従来光学系でのRICM像はコントラストが極めて不明瞭である。一方，筆者らの干渉法を用いると，フィロポディアのような細胞の微小構造も明瞭に可視化できていることがわかった。さらに，共焦点ピンホールのサイズを小さくすると，像のコントラストが増加したことから，共焦点光学系により迷光を効率的に除去できていることを確認した（図6(c)～(e)）。

3.3　硬さの異なるハイドロゲル基板上へのガン細胞接着の定量評価

これまでの結果から，筆者らの開発した光干渉法により，細胞−ハイドロゲル間の接着を高コントラストで可視化できることが明らかとなった。そこで本手法を用いて，ハイドロゲルの硬さに対する細胞接着の応答性を調べた。硬さの異なるポリアクリル

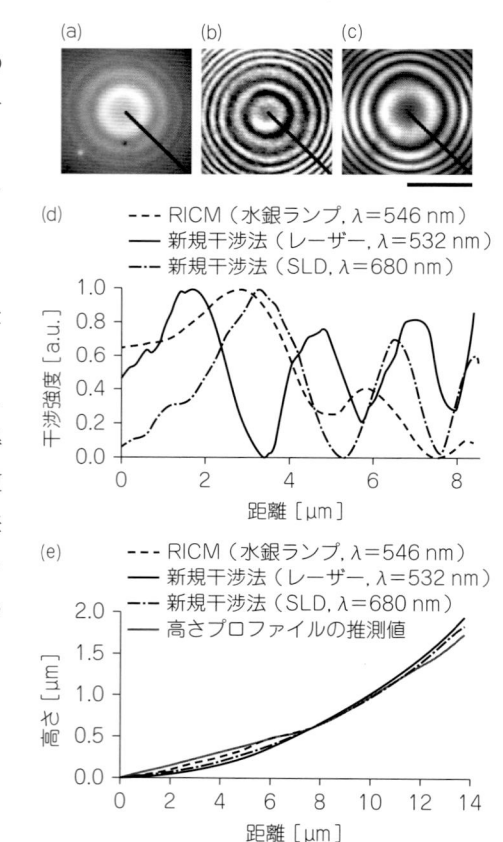

図5　ポリアクリルアミドゲル上のポリスチレンビーズ(直径100 μm) のRICM像(光源;(a)水銀ランプ(λ=546 nm)，(b)固体レーザー(λ=532 nm)，(c)スーパールミネッセントダイオード(SLD)(λ=680 nm)、(d)対応する輝度分布と(e)変換した高さプロファイル。RICM像の中心を距離原点とした。スケールバー：10 μm

（文献6）より一部改変後，許可を得て転載）

アミドゲル上に細胞（マウスメラノーマ）を播種したところ，透過像からはゲル硬さの増加とともに，細胞がより大きな領域に伸展している様子が観察された（**図7**(a)）。しかし，細胞−ハイドロゲル間の物理的な接触領域がどのように変化しているかについては，透過像からは検出することができない。そこで，筆者らの開発した光干渉法を用いたところ，細胞とハイドロゲル間の接着領域を黒いコントラストとして検出することに成功した（図7(b)）。ここで，最高輝度の20％で閾値をかけ，その領域を接着領域として抜きだしたものを図7(c)に示す。この領域の面積を比較すると，ゲル硬さに応じて単調増加していることがわかる。また興味深いことに，接着領域の形状も，ハイドロゲル基板の硬さに応じて極めて異なることがわかる。このように，本手法により細胞−ハイドロゲル間の接着領域を面積や形状として検出することにより，接着様式の違いを定量的に評価することができる。

4 おわりに

　細胞−ハイドロゲル界面を定量的に可視化可能な新規光干渉法を紹介した。筆者らは本手法を用いることで，ガン細胞のゲルへの接着様式が，その転移能に応じて変化するということも見出している[7]。将来的には本手法を用いて，細胞−ハイドロゲル間の接着性を系統的に定量化することも可能であると考えられ，組織工学における新たな定量的指標を創出することを目指

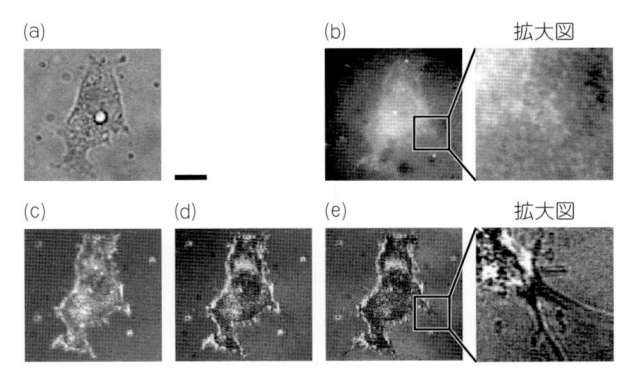

図6　ポリアクリルアミドゲル（$\underline{E}$＝13.2±0.5 kPa）上に接着した細胞（マウスメラノーマ）の(a)明視野像(b)従来のRICM装置構成で取得した干渉像。新規干渉法において，ピンホールサイズ(c)300 µm (d)150 µm (e)60 µm として得られた干渉像。スケールバー：10 µm
（文献6）より一部改変後，許可を得て転載）

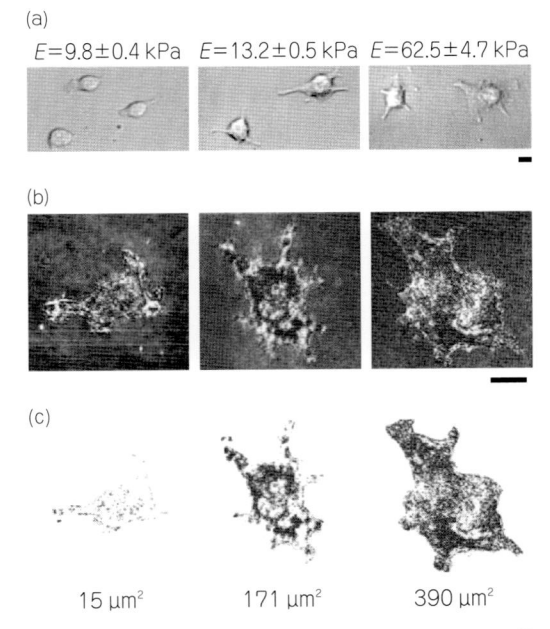

図7　硬さの異なる3つのアクリルアミドゲル基板に接着した細胞（マウスメラノーマ）の(a)明視野像(b)干渉像，および(c)(b)より決定した接着領域と接着面積（最高輝度の20％以上の領域）。スケールバー：10 µm
（文献6）より一部改変後，許可を得て転載）

し，現在さらに研究を進めている。

〈謝辞〉

　本稿で紹介した光干渉法の開発にあたり，多数のご助言をいただいた北海道大学（低温研）の佐崎元教授，ハイデルベルク大学の田中求教授に心より感謝申し上げます。また，細胞を分与していただいた日本大学（医学部）日台智明講師，國分眞一朗教授，埼玉県立がんセンター（臨床腫瘍研）菅沼雅美博士にも心より感謝いたします。

文　献

1）J. R. Pelham et al.：*Proc. Natl. Acad. Sci. USA*, **94** 13661（1997）.
2）A. J. Engler et al.：*Cell*, **126**, 677（2006）.
3）M. J. Pazek et al.：*Cancer Cell*, **8**, 241（2005）.
4）M. Horning et al.：*Biophys. J.*, **102**, 379（2012）.
5）L. Limozin et al.：*Chem. Phys. Chem.*, **10**, 2752（2009）.
6）T. Matsuzaki, H. Y. Yoshikawa et al.：*J. Phys. Chem. Lett.*, **5**, 253（2014）.
7）T. Yamazaki, T. Matsuzaki, H. Y. Yoshikawa et al.：第 52 回日本生物物理学会年会（2014）.

第3節　原子間力顕微鏡を用いた細胞レオロジー特性の計測

北海道大学　岡嶋　孝治

1 はじめに

　細胞の力学物性は，①牽引力と②弾性率に大別される。これらの力学物性は，細胞の機能やその状態に依存して変化することが知られている。本稿では，原子間力顕微鏡法（atomic force microscopy；AFM）を用いた細胞の弾性率の定量計測法について述べる。

2 弾性率

　物質の弾性率は，物質に加えられる外力（応力）と物質の歪みの比例係数として定義される。

　　応力＝弾性率×歪み

　弾性率が大きい物質は「硬く」，小さい物質は「柔らかい」ことを意味する。

　物質は，（完全）弾性体と粘弾性体に大別される。弾性率が「一定」である物質を完全弾性体と呼ぶ。完全弾性体に，時刻 $t=0$ から一定の歪み（応力）を加え続けると，時刻 $t>0$ の応力（歪み）も一定値を示す性質を持つ（**図1**(a)）。

　一方で，細胞のような柔らかい物質は，弾性と粘性とを合わせ持つ粘弾性体である。粘弾性体に，時刻 $t=0$ から一定の応力を加え続けると，時刻 $t>0$ の歪みは時間とともに増大し（図1(b)），これをクリープ現象と呼ぶ。また，時刻 $t=0$ から一定の歪みを加え続けると，時刻 $t>0$ の応力は時間とともに減少し（図1(c)），これを応力緩和現象と呼ぶ。このように，粘弾性体では，その弾性率は時間の関数になる。このような流動性を持つ物性を，レオロジーと呼ぶ。

　同時に，粘弾性体の弾性率は周波数の関数でもある。粘弾性体に周期的な正弦波の歪みを加えると，粘弾性体に生じる応力の位相は歪みのそれからずれ，応力の振幅と位相のずれは周波数に依存し

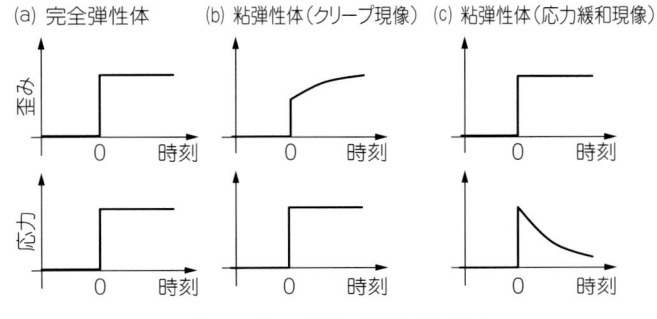

図1　応力-歪み応答の概念図

(a)完全弾性体。(b)粘弾性体のクリープ現象。応力一定条件下の歪み応答測定。(c)粘弾性体の応力緩和現象。歪み一定条件下の応力応答測定

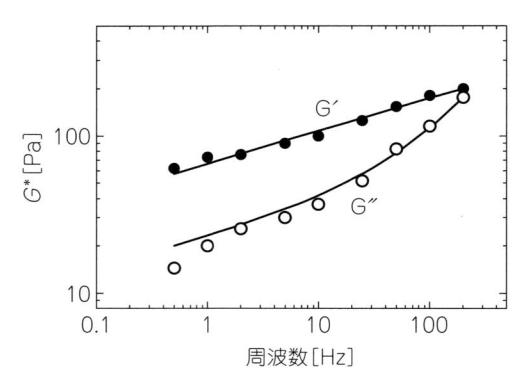

図 2　線維芽細胞（NIH3T3 細胞）の貯蔵弾性率 G'（黒丸）と損失弾性率 G''（白丸）の周波数依存性

て変化する。この位相のずれた弾性率を，同位相成分と逆位相（$\pi/2$ のずれ）成分の弾性率に分離したとき，前者を貯蔵弾性率（G'），後者を損失弾性率（G''）と呼ぶ。数学的な便宜上，複素弾性率 G^* は，$G^* = G' + iG''$ と記述される。ここで，i は虚数単位である。

　周波数 10^1 Hz 周辺における，生細胞の複素ずり弾性率（貯蔵弾性率と損失弾性率）の 1 例を**図 2** に示す[1]。複素弾性率の大きさは，細胞の種類や状態によって変化することが知られている。一方で，細胞の貯蔵弾性率と損失弾性率は周波数に対して単調に増加し，次の 3 つの普遍的なべき乗則を持つことが知られている[2]。

① 　G' が単一べき乗則を示し（$G' \sim f'$），一般に，べき指数 α は 0.1〜0.4 程度の値をとる

② 　低周波数領域において，G'' も単一べき乗則を示す（$G'' \sim f'$）

③ 　高周波数領域において，G'' のべき指数は 1 に近づく

　図 2 に示される細胞レオロジーのべき乗則は，バネとダッシュポットの要素を想定する線形粘弾性モデルとは異なり，たくさんのエネルギー極小値を持つエネルギーランドスケープの中を，細胞の弾性率に関与する"要素（主にアクチンフィラメント）"のネットワーク構造の配位が極小値のポテンシャル井戸を遷移しながら変化する描像として考えることができる[2]。べき指数 α は，極小値にトラップされて抜け出すことができない弾性状態（$\alpha = 0$）と極小値にトラップされないニュートン粘性状態（$\alpha = 1$）の中間の値を持つ。そのようなレオロジーは，ガラス状態のアナロジーから，ソフトガラスレオロジー（soft glassy rheology）と呼ばれている[2,3]。

❸　原子間力顕微鏡（AFM）

　原子間力顕微鏡（AFM）は，生細胞を高分解能でイメージングできる顕微鏡である。また，局所的な細胞の力学特性を計測できる計測装置としても広く用いられている[4,5]。

　AFM を用いて，完全弾性率を有する物質を精密に測定することができる。その手法は，フォースカーブ測定と呼ばれる。フォースカーブ測定では，AFM カンチレバーの先端に装着した探針・プローブをサンプル表面に押し付けて，カンチレバーのたわみ量から細胞に加える力と細胞の変形量を測定する。通常，吸着力を無視した微小変形近似の接触理論であるヘルツモデルを用いて，物質の弾性率（ヤング率）を見積もることができる。

　前述のように，細胞は完全弾性体とは大きく異なる粘弾性体であるが，細胞の弾性率は，フォースカーブ測定から広く見積もられている。ここで，注意すべき点は，細胞は粘弾性体であるため，フォースカーブの関数形が押し込み速度に依存する点である。速度が増加するとフォースカーブは急峻になり，速度が減少するとフォースカーブは緩やかに変化する（**図 3**(a)）。した

がって，フォースカーブ測定から
見積もられる細胞の弾性率は，測
定条件に依存した "見かけの
（apparent）" 弾性率である。ま
た，細胞の弾性率は時間的に緩和
するため，フォースカーブの押し
込みと引き抜きの間にヒステリシ
スが生じる（図3(b)）。ヒステリ
シスのカーブから細胞の粘弾性を

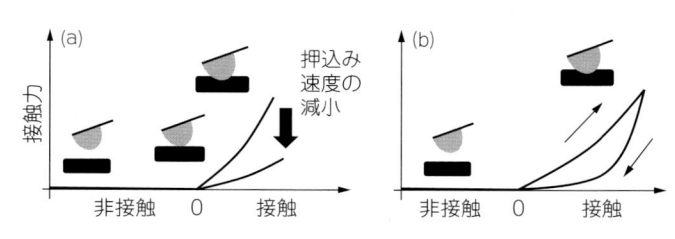

図3　粘弾性体のフォースカーブ測定
(a)押し込み速度に依存する。(b)押し込みと引き抜きの曲線にヒステリシスが生じる

見積もることは原理的には可能であるが，実験的には定量化できていない。

　したがって，細胞レオロジーの定量化には，細胞力学特性の周波数・時間応答の直接測定が欠かせない。

　周波数領域の測定法は，フォースモジュレーション法[6]と呼ばれる。この方法では，ある振動周波数で振動させたAFMカンチレバープローブを細胞に接触させ，カンチレバー変位の振動振幅と位相差から細胞の複素弾性率を算出する。AFMの高い空間分解能を利用して，特定の周波数における細胞の粘弾性イメージング[6]が可能である。また，細胞の複素弾性率の周波数測定法は，Alcarazなどにより確立された[7]。先程示した図2の細胞の複素ずり弾性率は，フォースモジュレーション法で測定した結果である。

　AFMを用いて時間領域測定であるクリープ測定[8,9]と応力緩和測定[9-11]も可能である。クリープ測定では，探針と細胞表面との間に働く力を一定に保ち，カンチレバー・基板間距離の時間変化を計測する。AFMプローブと細胞表面の接触面積が時間の関数であることを考慮して弾性率を見積もることができる[8,9]。

　AFMによる応力緩和測定法では，細胞の押し込み量を一定に維持し，カンチレバーに働く力の緩和過程を測定する。カンチレバーのたわみ量が変化すると，押し込み量（歪み）は一定ではないので，厳密な応力緩和測定をAFMで実現することは難しいが，応力緩和過程におけるカンチレバーのたわみ量の変化は，細胞全体の押し込み量の1%程であるため，良い近似で応力緩和測定を実現することができる[9-11]。

　図4は，AFMによる応力緩和測定とクリープ測定の結果を示している[9]。細胞の緩和挙動はべき関数挙動を示し，べき指数はフォースモジュレーション法から予想される値と良い一致をする。時間領域測定では，カンチレバー変位の直流成分を測定するため，周波数領域測定と比べて，AFM装置などのドリフトの影響を受けやすいことに注意する必要がある。

　AFM探針先端にコロイド粒子を装着したコロイドプローブカンチレバー[8-12]は，弾性率の測定精度を向上させ，また，カンチレバーと試料表面との溶液によるダンピングを軽減させることができる。そのため，細胞レオロジーの計測に，コロイドプローブカンチレバーが広く用いられている。

４ 多数細胞のレオロジー測定

　細胞の物性計測において問題になるのが，細胞ごとの個性である。細胞レオロジーの計測においても例外ではない。同じ培養ディッシュ内の細胞であっても，その粘弾性は無視できないほど大きくばらつく。そこで，細胞レオロジーの統計解析技術が重要になる。多数の細胞の粘弾性を測定できる方法には，主に，MTC法（magnetic twisting cytometry）[2,3]，光ストレッチャー法（optical stretcher）[13]，AFM法[1,14]の3種類がある（**図5**）。

　MTC法は，細胞表面に接着した磁気ビーズに，変動磁場を加え，磁気ビーズの変位量から細胞の弾性率を換算する[2,3]。光学顕微鏡の視野内の多数の細胞を同時に計測することができるため，弾性率のアンサンブル平均を高精度に決定できる。一方で，磁気ビーズは細胞表面上のランダムな位置に接着するので，細胞間のばらつきの評価には適さない。

　光ストレッチャー法は，マイクロ流路内で浮遊した細胞をレーザー光圧により捕捉し，その捕捉力による細胞の変形量から弾性率を算出する[13]。本手法は，単一細胞全体の弾性率を測定できるという利点を持つ。一方で，接着細胞を浮遊させてから測定しなければならないため，接着状態の細胞の

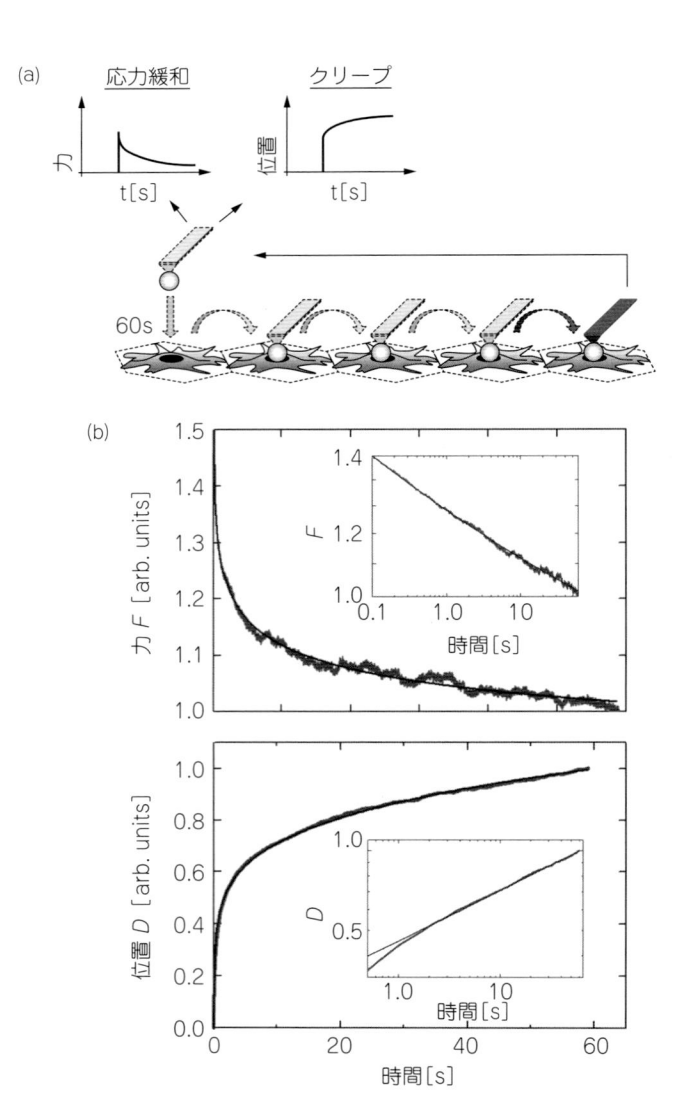

図4　(a)AFMによる応力緩和測定とクリープ測定の概念図。(b)応力緩和測定（上段）とクリープ測定（下段）の実験結果。単一べき関数でフィットできることがわかる

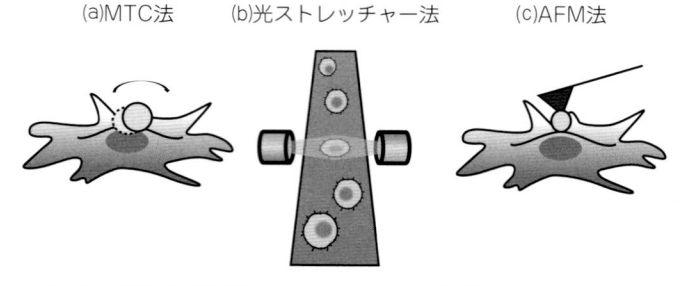

図5　細胞の粘弾性（レオロジー）の各測定方法の概念図

30

弾性率とは異なる可能性がある。

　一般に，AFM は操作性が煩雑であり，多数細胞計測に不向きであるが，AFM の精密な位置決め機構を利用して，マイクロアレイ上に配列した多数の細胞を高速に計測することができる（**図 6**）[1,14]。マイクロアレイ基板上の細胞は，ランダムに培養した細胞よりも，個々の細胞の位置が高く制御されていて，形態も整っている。したがって，AFM の位置制御機構を用いることにより，多数の細胞を容易に計測することが可能になる。

　細胞マイクロアレイを用いた AFM 測定により，細胞の貯蔵弾性率 G' と損失弾性率 G'' の細胞数分布に関して，いくつかの普遍的な性質が明らかになった[1-14]（**図 7**）。① G' と G'' は対数正規分布を示す。したがって，細胞の弾性率の平均値は幾何平均になる。②対数正規分布の標準偏差は，周波数の増加とともに，減少する[9]。そして，対数正規分布の標準偏差が，周波数の対数に対して線形である。これは，細胞レオロジーの標準偏差においても，べき乗則モデルが半定量的に成り立つことを示している[14]。

　マイクロ加工基板上に播種した細胞のレオロジー特性の個性を**図 8**の模式図として示す[14]。細胞の弾性率（貯蔵弾性率）のばらつきが細胞の中心付近で最大になり，核の縁に向かうにしたがって減少することがわかった。また，細胞骨格の一種であるアクチン線維を破壊すると，その細胞の弾性率だけでなく，弾性率の標準偏差も減少することがわかった。このように，AFM とマイクロ加工基板技術を用いることによって，細胞レオロジーの空間的な個性を定量化することが可能である。マイクロ加工基板技術はさまざまな細胞に適用可能である。今後，細胞選別や細胞診断の AFM 技術が飛躍的に進歩すると期待される。

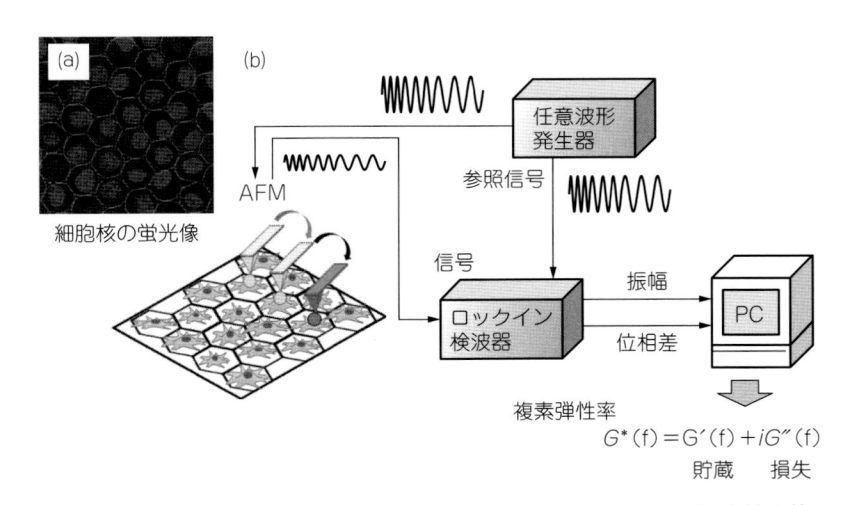

$$G^*(\mathrm{f}) = G'(\mathrm{f}) + iG''(\mathrm{f})$$

図 6　(a)**細胞マイクロアレイ上の配列化した細胞の顕微鏡写真。細胞核を染めて観察している。**(b)**細胞マイクロアレイを用いた AFM 測定の概念図。AFM のフォースモジュレーションモードを用いて，個々の細胞レオロジーを測定する**

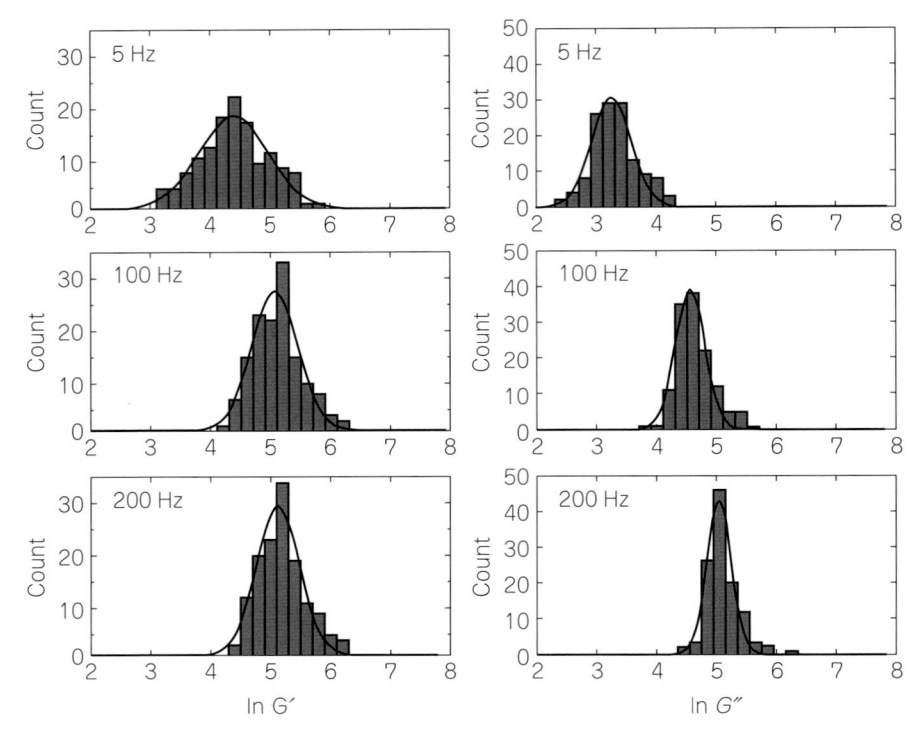

図 7　線維芽細胞（NIH3T3 細胞）の貯蔵弾性率 G'（左）と損失弾性率 G''（右）の細胞数分布

　　周波数は，上から，5，100，200 Hz である。対数正規分布に近い分布を示す

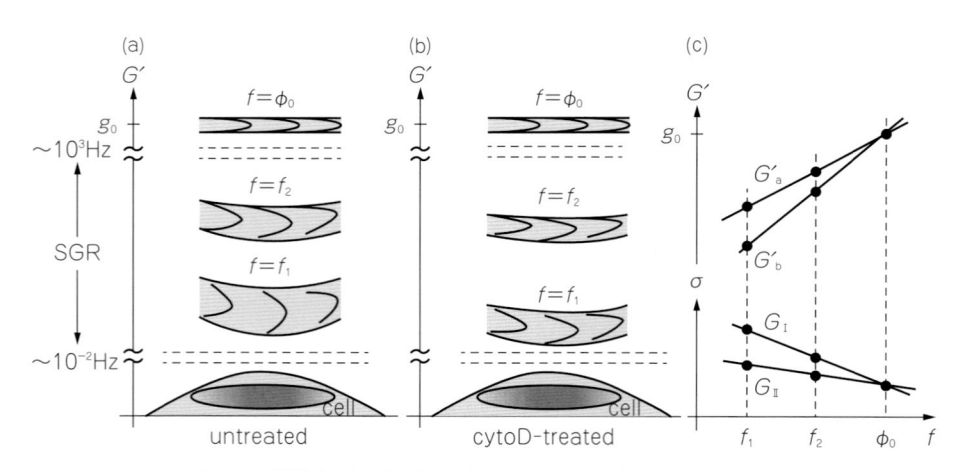

図 8　細胞の弾性率（貯蔵弾性率）の標準偏差（ばらつき）の模式図

帯状の幅が細胞弾性率の分布幅を示している。細胞の中心付近でばらつきが最大になり，核の端に向かうにつれて減少する。ある高周波数 g_0 において，細胞弾性率の空間依存性は消滅する。(a) 未処理の細胞。(b)細胞骨格の一種であるアクチン線維を破壊した細胞。(c)弾性率と弾性率の標準偏差（個性）σ の周波数依存性の模式図。アクチン線維を破壊すると，弾性率も標準偏差も減少することを表している

5 まとめ

　AFM とマイクロ加工基板技術を組み合わせることで，細胞固有の弾性率を定量化できる。現在，この AFM は，ティッシュエンジニアリング分野に特化した高速な細胞選別技術および細胞診断技術へ発展している。

　細胞の力学特性の理解には，分子レベルのミクロな物性と細胞単位レベルの物性（弾性率）の両方のアプローチが不可欠である。本稿では，後者について述べたが，AFM の優れた点は，これら両方のスケールを計測することができる点である。細胞・組織の力学計測において，AFM は今後ますます重要な計測技術になるであろう。

文　献

1) S. Hiratsuka, Y. Mizutani, M. Tsuchiya, K. Kawahara, H. Tokumoto and T. Okajima : *Ultramicroscopy*, **109**, 937 (2009).

2) P. Kollmannsberger and B. Fabry : *Ann. Rev. Mater., Res.*, **41**, 75-97 (2011).

3) B. Fabry, G. N. Maksym, J. P. Butler, M. Glogauer, D. Navajas and J. J. Fredberg : *Phys. Rev. Lett.*, **87**, 148102 (2001).

4) A. Ikai : The World of Nano-Biomechanics: Mechanical Imaging and Measurement by Atomic Force Microscopy, Elsevier Science (2007).

5) V. J. Morris, A. R. Kirby and A. P. Gunning : Atomic Force Microscopy for Biologists, Imperial College Press 2nd. Ed. (2009).

6) M. Radmacher, R. W. Tillmann and H. E. Gaub : *Biophys. J.*, **64**, 735 (1993).

7) J. Alcaraz, L. Buscemi, M. Grabulosa, X. Trepat, B. Fabry, R. Farre' and D. Navajas : *Biophys. J.*, **84**, 2071 (2003).

8) H. W. Wu, T. Kuhn and V. T. Moy : *Scanning* ,**20**, 389 (1998).

9) S. Hiratsuka, Y. Mizutani, A. Toda, N. Fukushima, K. Kawahara, H. Tokumoto and T. Okajima : *Jpn. J. Appl. Phys.*, **48**, 08JB17 (2009).

10) E. M. Darling, S. Zauscher, J. A. Block and F. Guilak : *Biophys. J.* , **92**, 1784 (2007).

11) T. Okajima, M. Tanaka, S. Tsukiyama, T. Kadowaki, S. Yamamoto, M. Shimomura and H. Tokumoto : *Nanotechnology*, **18**, 084010 (2007).

12) Y. Mizutani, M. Tsuchiya, S. Hiratsuka, K. Kawahara, H. Tokumoto and T. Okajima : *Jpn. J. Appl. Phys.*, **47**, 6177 (2008).

13) J. Guck, S. Schinkinger, B. Lincoln, F. Wottawah, S. Ebert, M. Romeyke, D. Lenz, H. M. Erickson, R. Ananthakrishnan, D. Mitchell, J. Kaˇs, S. Ulvick and C. Bilby : *Biophys. J.* , **88**, 3689 (2005).

14) P.G. Cai, Y. Mizutani, M. Tsuchiya, J. M. Maloney, B. Fabry, K. J. Van Vliet and T. Okajima : *Biophys. J*, **105**, 1093 (2013).

第4節　細胞分化状態等の非侵襲的計測

北海道大学　髙木　睦

■1 移植用細胞の非侵襲的評価の必要性

　移植用の細胞は主としてプラスチック容器の底面に接着して培養されるが，移植用細胞の培養にはセルプロセッシング工学[1] が必要である。このセルプロセッシング工学には，細胞設計，培地設計，担体設計を含む従来の"動物細胞大量培養技術"に加えて，分化を含めた不均一な細胞集団を制御するための細胞分離法，三次元培養法などの"移植用細胞の効率的培養技術"が必要である。しかし，培養で得られた細胞や組織を臨床応用し，それが普及する，すなわち再生医療の産業化のためには，培養工程の自動化[2] とともに品質管理システムの構築が求められているが，これには製品である細胞の品質評価技術が不可欠である。しかも，移植に供しようとする細胞や組織が培養器に入ったままで，かつ移植成績に影響を与えない非侵襲的な方法で短時間に品質評価する必要がある。

　細胞や組織の品質の中でも，移植に際して特に重要なのは細胞の分化度，増殖活性，ガン化の有無，未分化 iPS 細胞の残存有無などと考えられる。ヒトを対象とした臨床研究以前の基礎研究段階では，染色後の顕微鏡下での計数，フローサイトメトリーや免疫不全動物への移植実験により測定される。しかし，細胞染色を伴う評価法は侵襲的である。また実験動物へ細胞を移植して新たな組織形成や細胞の生着を調べる方法は，細胞に対して破壊的な測定であるだけでなく，診断結果を得るまでに移植後数週間から数カ月を要する。このように従来の品質評価方法は侵襲的，破壊的で長時間を要するため，移植用自家細胞や組織の品質評価には適用できない。したがって，細胞および組織の非侵襲的品質評価技術が新たに必要となる。

　本稿ではこれらのうち，培養上清の分析による分化度の推定，細胞形態解析による分化度の推定，および位相シフトレーザー顕微鏡の利用による細胞周期や増殖活性の推定，ガン化細胞の有無の診断，未分化 iPS 細胞の残存有無の診断などを紹介する。

■2 培養上清の分析による分化度の推定

　培養液上清の分析も非侵襲的に行えることに注目し，脱分化した軟骨細胞の再分化培養およびヒト骨髄間葉系幹細胞（Mesenchymal Stem Cells：MSC）から軟骨細胞への分化誘導培養において，軟骨細胞から特異的に分泌されるメラノーマ阻害活性タンパク質（Melanoma inhibitory activity；MIA）の比生産速度と軟骨細胞への分化度（アグリカン遺伝子の発現率）との間の相関関係を調べ，MIA 定量による分化度の非侵襲的推定の可能性を検討した。すなわち，ヒト膝関節

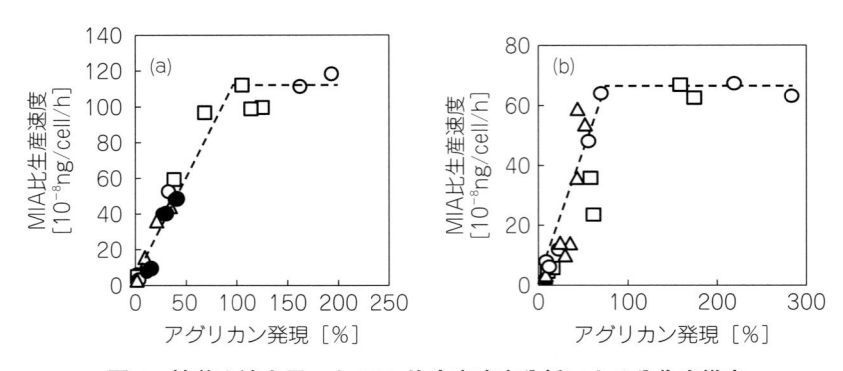

図 1　培養上清を用いた MIA 比生産速度分析による分化度推定
(a)軟骨細胞の再分化培養。(b) MSC の軟骨分化培養

　軟骨細胞およびヒト骨髄由来 MSC を，軟骨分化用培地を用いてペレット培養を行い，7 日または 2 日毎の培地交換で得られる培養上清中の MIA 濃度を ELISA 法により測定した。また，約 1 週間毎にペレットを酵素処理して得られる細胞を，トリパンブルー染色法により計数するとともに，定量的 RT–PCR によりヒト軟骨組織における発現に対するアグリカン遺伝子発現率を定量した。

　その結果，軟骨細胞の再分化培養において，培養時間の経過に伴いアグリカン発現率が増加するとともに，上清中の MIA 濃度も増加する傾向が見られた。アグリカン発現率と MIA 比生産速度をプロットすると，アグリカン発現率が約 100% まではアグリカン発現率と MIA 比生産速度との間には正の相関関係が認められ，それ以上の発現率では MIA 比生産速度はほぼ一定になる傾向が見られた。（**図 1**）Ⅱ型コラーゲン発現率においても同様の相関が得られた。また，MSC の軟骨分化培養においてもアグリカン発現率と MIA 比生産速度との間には同様の相関が認められた。以上から，MSC または脱分化した軟骨細胞から軟骨細胞への分化・再分化度合を，培養上清を用いた MIA 定量により非侵襲的に推定できる可能性が示された[3]。

❸　二次元接着培養での細胞形態解析

　細胞の機能や分化状態の変化は細胞形態の変化に表れる場合が多い。例えば，分化誘導因子として TGF–β3，デキサメタゾン，IGF を添加した 10% FCS DMEM 培地を用いて，ヒト骨髄間葉系幹細胞（MSC）から軟骨細胞への分化誘導培養を行うと，軟骨に特有な細胞外マトリックスであるアグリカンの遺伝子発現割合は経時的に増大した[4]。この際に位相差顕微鏡を用いて観察すると，分化誘導因子無添加の培養では細胞形態は元の繊維芽状のままでほとんど変化しなかったが，分化誘導因子存在下では多角形様の細胞が多くなった（**図 2**）。

　そこで，これらの位相差顕微鏡画像中の各細胞の面積 A および長径 L を計測した。細胞の短径は長径に対する面積の比率に相関すると考え，個々の細胞について次式で定義する多角形度 PI を算出した。

$$PI = A/L^2 \tag{1}$$

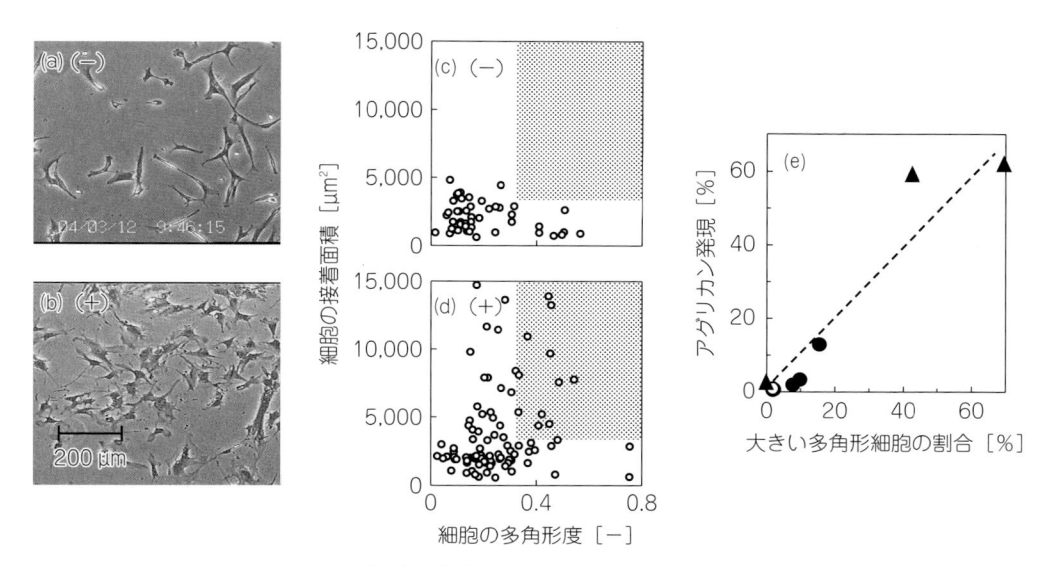

図2　細胞の接着形態解析による分化度推定

(a), (c)分化誘導因子無添加培養。(b), (d)分化誘導因子添加培養。(a), (b)培養96hにおける顕微鏡観察。(c), (d)培養96hにおける細胞形態プロット（右上の網掛け部分が「大きい多角形細胞」）。(e)「大きい多角形細胞の割合」と分化度の関係

　MSCから軟骨細胞への分化培養において，顕微鏡画像中の各細胞について多角形度 PI に対して接着面積 A をプロットすると，接着面積と多角形度の両方が大きい細胞が分化培養では経時的に増大することがわかった（図2）。さらに，接着面積と多角形度の両方が大きい細胞（大きい多角形細胞）が含まれる割合とアグリカンの遺伝子発現との間に相関が認められた（図2）[5]。

　これらのことから，顕微鏡観察画像を用いた細胞形態の解析により軟骨細胞への分化度（遺伝子発現）を非侵襲的に推定できる可能性が示された。

■4　位相シフトレーザー顕微鏡の利用

4.1　二次元接着培養での細胞透過光位相差と立体形状の非侵襲的定量

　プラスチック容器の底面に接着培養中の動物細胞の立体形状を非侵襲的に測定できる方法はなかった。位相シフトレーザー顕微鏡（Phase Shift Laser Microscope；PLM，㈱エフケー光学研究所）[6] では，光軸の片側に置いた観察対象物を透過するレーザー光と光軸の反対側の観察対象物のない部分（媒質）を透過したレーザー光との間で生じる干渉縞画像を8枚取得し，対象物の厚みと屈折率に起因する位相差を視野内の1画素毎に定量できる（**図3**）。すなわち，対象物の厚みを d，対象物の屈折率を n_C，媒質の屈折率を n_0 とすると，位相差 $\Delta\Phi$ は次式で表される。ただし，λ はレーザー光の波長である。

$$\Delta\Phi = (2\pi/\lambda) \times (n_C - n_0) \times d \tag{2}$$

　この位相差 $\Delta\Phi$ から d を求め視野内の1画素ごとにプロットすると，細胞の立体形状が得られ

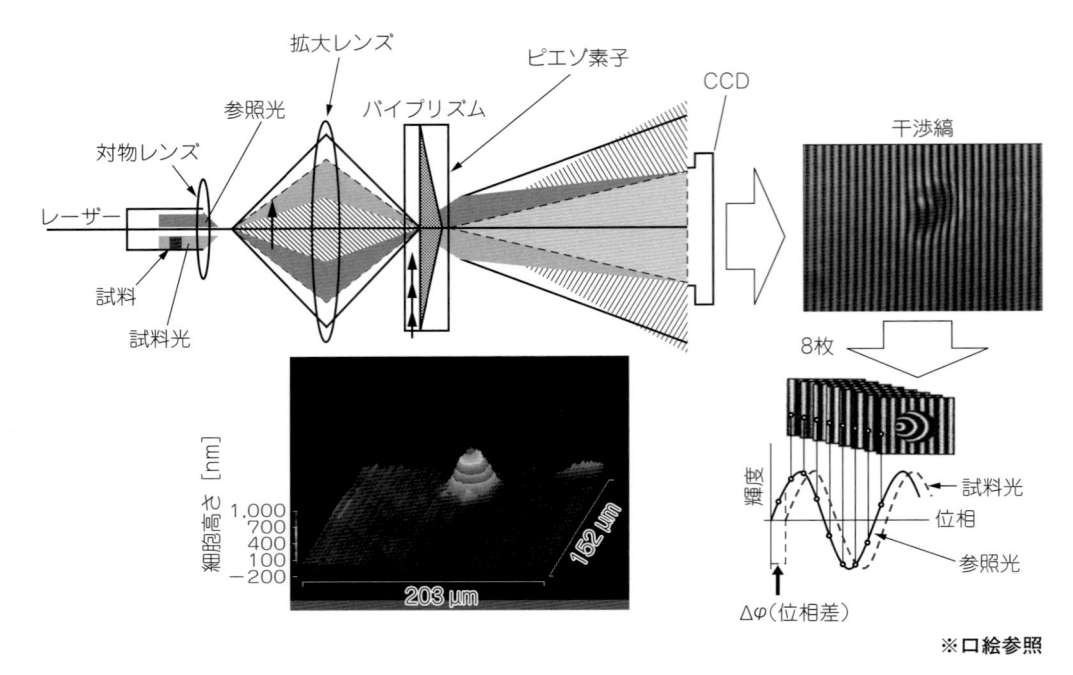

※口絵参照

図3　位相シフトレーザー顕微鏡により得られる細胞立体形状

る。屈折率は異なるが，生理的浸透圧を有する2種類の液でそれぞれ培養液を置換し，それぞれ位相差測定を行うことにより，細胞の屈折率と高さ（厚さ）も測定できる[7]。

　2種類の浸透圧で培養したチャイニーズハムスター卵巣ガン（CHO）細胞[8]を用いてPLMで測定した細胞高さと原子間力顕微鏡（AFM）で測定した細胞高さを比較した結果，いずれの浸透圧でも，両方法による細胞高さ測定値はほぼ同じ値となった[7]。また，ディッシュに接着培養したヒト臍帯静脈内皮細胞，MSCおよびCHO細胞について，固定後にAFMで測定した細胞高さとPLMで測定した非固定細胞の高さはほぼ一致した。さらに，ディッシュ中の浮遊CHO細胞のPLMによる高さ測定値は同一細胞の直径に近い値を示した。このようにPLMでは，細胞を固定することなく，培養中に30秒程度の短時間で細胞の立体形状を非侵襲的に定量できることから，移植用細胞の品質評価に利用できる可能性が示された。

4.2　二次元培養での細胞の細胞周期および増殖速度の非侵襲的推定

　細胞品質項目の中で増殖活性は基本的項目であるが，非侵襲的に推定できる方法はなかった。CHO細胞およびMSCを37℃，5% CO_2雰囲気下で二次元同調または非同調培養した。BrdUとDAPIで染色し各細胞の細胞周期を決定するとともに，PLMで各細胞の位相差を定量した。その結果，同調培養，非同調培養ともに，G2/M期（分裂期）の細胞の位相差は他の周期（間期）の細胞の位相差に比べて有意に高かった。また，細胞集団における平均位相差と平均世代時間の間には明確な負の相関が認められた。以上から，MSCの細胞周期および増殖速度をPLMを用いて非侵襲的に推定できることが示された（**図4**）[9,10]。

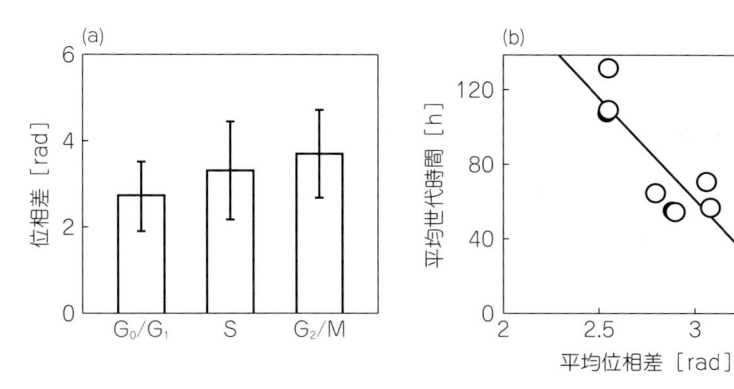

図4 位相シフトレーザー顕微鏡による細胞周期および増殖速度の推定
(a)各細胞周期の細胞の位相差。(b)平均位相差と平均世代時間の関係

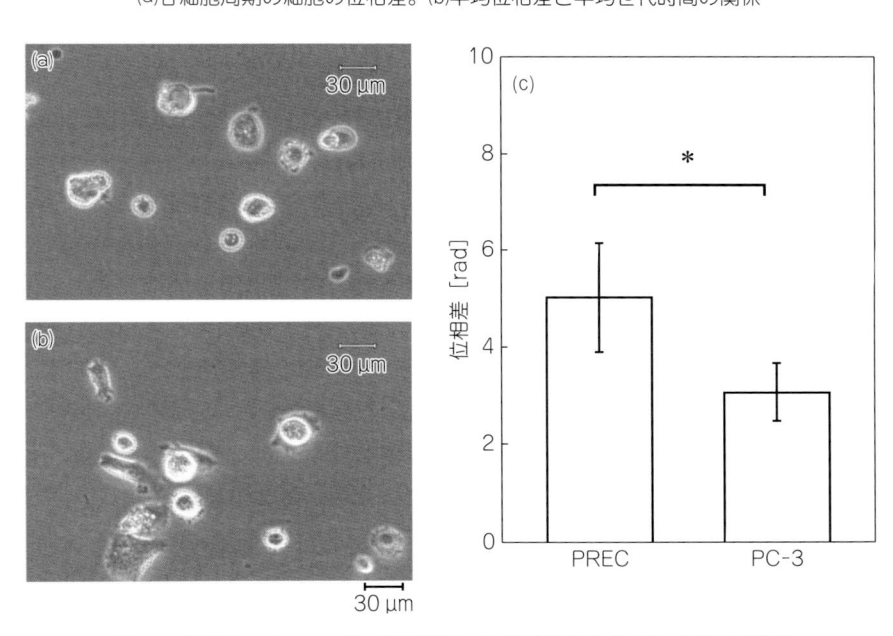

図5 位相シフトレーザー顕微鏡による正常細胞とガン細胞の識別
(a)正常ヒト前立腺上皮細胞（PREC）の形態。(b)ヒト前立腺上皮ガン細胞（PC-3）の形態。
(c) PREC 細胞と PC-3 細胞の位相差の比較

4.3 二次元培養での正常細胞とガン細胞の非侵襲的識別

　長期間培養された細胞はガン化する可能性があるため，細胞品質項目の中でガン化細胞の有無は重要な項目であるが，非侵襲的に推定できる方法はなかった。二次元培養した正常ヒト前立腺上皮細胞（PREC）およびヒト前立腺上皮ガン細胞（PC-3）の細胞形態に差異は認められなかったが，PLM で測定した PC-3 の位相差は PREC の位相差に比べて明らかに小さかった（**図5**）。同様にヒト肝ガン細胞株（Hep3B, HLF, Huh-7, PLC）の位相差は，ヒト凍結肝細胞の位相差に比べて顕著に小さかった。このようにガン細胞と正常細胞は PLM による位相差測定により識別可能と考えられた。実際に，PREC 細胞に PC-3 細胞が 10％混入した細胞集団の位相差を測定した結果，

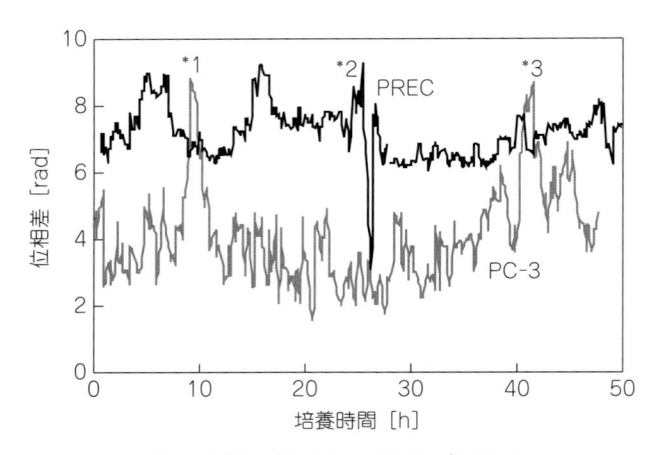

図 6　細胞位相差のタイムラプス計測

*1, *3：ヒト前立腺上皮ガン細胞（PC-3）の分裂期
*2：ヒト前立腺上皮正常細胞（PREC）の分裂期

PC-3 細胞の混入が検出できた[11]。PC-3 ガン細胞は PREC 正常細胞に比べて細胞骨格（アクチン）密度が低く，細胞が低くなるため位相差が小さくなることも確認された[12]。

PREC 細胞，PC-3 細胞の位相差をそれぞれ PLM を用いてタイムラプス定量した結果，いずれの細胞も分裂期に一時的に位相差が高くなることが確かめられ（**図 6**），上記 [4.2] の結果と一致した。このことから，約 10 時間間隔で数回位相差を定量すれば，PREC 細胞と PC-3 細胞を高確率で識別できると考えられた[13]。

文　献

1）高木睦：セルプロセッシング工学，コロナ社（2007）.

2）K. Nakajima et al. : *Inflam. Regen.*, **29**（2），133（2009）.

3）K. Onoue et al. : *J. Biosci. Bioeng.*, **111**（5），594（2011）.

4）C. Matsuda et al. : *Cytotechnol.*, **47**，11（2005）.

5）M. Takagi et al. : *Biotechnol. Letters*, **30**（7），1189（2008）.

6）J. Endo et al. : *Appl Opt*, **41**（7），1308（2002）.

7）M. Takagi et al. : *J Biomed Opt*, **12**（5），54010-

1-5（2007）.

8）M. Takagi et al. : *Cytotechnol.*, **32**，171（2000）.

9）S. Ito et al. : *Biotechnol. Letters*, **31**，39（2009）.

10）A. Tokumitsu et al. : *Cytotechnol.*, **59**（3），161（2009）.

11）A. Tokumitsu et al. : *J. Biosci. Bioeng.*, **109**（5），499（2010）.

12）M. Takagi et al. : *J. Biosci. Bioeng.*, **115**（3），310（2013）.

13）M. Takagi et al. : *J. Biosci. Bioeng.*, **114**（5），556（2012）.

第5節　細胞画像情報処理解析を用いた培養細胞の品質評価

名古屋大学　**加藤　竜司**　　株式会社ニコン　**清田　泰次郎**　　大日本印刷株式会社　**備瀬　竜馬**

1　はじめに

　近年，細胞（本書においては動物細胞であり，特にヒト細胞）の培養技術は，急速なニーズの発展に応じて大きな変革と進歩が要求されつつある。

　細胞培養は，工業的には医薬品や有用物質の生産のため，研究の面では様々なライフサイエンスの機構解明や新しい医療技術の進歩に向けて，約半世紀もの間盛んに技術開発と進歩が行われてきていた。特に幹細胞における培養技術の革新は，胚性幹細胞と体性幹細胞が切り開いてきた細胞応用の可能性や夢を，我々の生活や科学に現実的なものとして急速に近づけつつある[1]。その最たるものは人工多能性幹細胞（induced Pluripotent Stem Cell；iPS 細胞）をはじめとした細胞のリプログラミング技術の進歩である。特にヒト細胞は，これまでは「限られた種類や数の中から仕方なく選ぶしかない製品」であったため，そのバリエーションの低さに対する手間とコストのアンバランスから，応用範囲には大きな限界があった。しかし，細胞のリプログラミング技術は「好きな種類を好きなだけ入手できる製品」という現実を実現しつつあり，細胞の科学史においても，産業革命に近い劇的な変化であると言えよう。すなわち，今まさに時代は，無限の細胞アプリケーションの可能性を手に入れつつあるのである。

　このような細胞培養技術の進歩は，特に再生医療や組織工学の分野に大きな発展をもたらしつつある。さまざまな系譜の細胞が，自家のみに限らず多家由来の細胞源としての調製工程が確立されつつある現在，本書が取り上げる「より生体に近い三次元組織を構築するための細胞培養技術」の進歩は，さまざまなクロスオーバーの技術融合を生み出しつつある。

　本稿では，このような細胞培養技術の技術融合の中で生まれた，再生医療や組織工学のような「構築後に生きた状態で応用することを目的として調製される細胞製品」における品質評価技術について取り上げ，その可能性と有効性について論じたい。

2　細胞製品の品質管理

　細胞を原料として医療用・研究用の「製品」を大量生産しようとするとき，最終的な細胞製品（細胞または組織）の品質管理は非常に重要である。

　医療応用を想定するとき，細胞製品の品質は移植する患者の安全性に直結するばかりか，治療効果の確実性や安定性をも大きく左右する。また，創薬開発・安全性評価・機能解明などの研究応用であっても，細胞製品の品質の均質性や安定性は，実験や検証の成功率や再現性を大きく左

右する。

　しかしこれまで，細胞の品質管理について明確な規定はない。さらに，その品質管理のための技術は大幅に不足しているのが現状である。実際には，何を細胞の品質として管理すべきか，という細胞製品におけるものづくりの考え方自体がまだ議論の最中にある。細胞の品質管理を考えるときの難しさやポイントは何なのか。細胞培養技術を総合的に進化させるためには，この原因について整理して理解することが重要である。特に，三次元培養を行って製造する細胞製品は，長期間の人為的な操作を経ていることが多く，生産の経済性ひいては産業としての実現性を視野にいれて研究が進展するとき，品質評価の技術と有無やその精度は致命的な課題となる可能性が高い。

2.1　細胞の品質管理における課題

　まず，細胞製品（本項では「その後の利用を前提とした細胞製品」を対象とし，その後破壊・破棄してかまわない細胞製品は対象としない）の生産を考えるとき，品質管理技術がバランスを取らねばならないいくつかのポイントについて考えたい（**表 1**）。

　現在，細胞製品を製造しようと考えたとき，品質管理を限定的，または困難にさせている原因には，大きく次の 2 つがある。

　1 つは単純に，さまざまな品質を評価するための技術の不足である。

　「細胞の品質」とは非常に広い概念であり，その評価を行うための意義は 2 つに分けて考えることができる。1 つは患者の安全性確保であり，もう 1 つは治療効果の増大である。しかし実は，現在細胞製品に対して行われている品質検査は，このうち「細胞外のリスクの否定」に該当するウイルス否定試験などが主であり，「細胞そのもののリスクの否定」や「細胞の機能性」に関わる品質試験項目は極端に少ない[2]。患者の安全性を守るための検査として，この現状は検査とし

表 1　細胞製品の品質管理における課題と画像情報処理の可能性

現在の細胞製品の品質管理における課題						
原因	品質評価技術の不足					経済性の悪さ
課題内容	最終細胞の危険性		最終細胞の同一性	最終細胞の機能性		生産コスト
検討されている/検討したい項目の例	細胞外のリスク（ウイルス等）	細胞のリスク（癌化）	・体外培養の悪影響 ・他細胞の混入	・死細胞率 ・寿命	・増殖率 ・分化度 ・成熟度 ・未分化度	・原材料費 ・検査費 ・人件費 ・設備費
評価を目的とする意味	患者の安全性の確保				治療効果の増大	治療費低下 再生医療拡大
現場の要望	現状で充分	最終細胞を評価したい 可能な限り多項目評価したい				現在の 10 分の 1 までコストダウンしたい
現在の対応	検査会社への受託	部分検査・事前検査しか技術的に不可能				設備・人件費への投資増大
画像情報処理を用いた品質管理	メリットが少ない	全品検査＋治療時間の直前まで経時評価が可能				検査費・人件費の大幅削減が可能

ては最低限でしかなく，本来の目的である再生医療そのものの成功を考えると，その品質検査はごく一部をカバーしているに過ぎない。さらに，多くの検査は治療用細胞そのものを評価するのではなく，同一ロットと考えられる一部の細胞（別容器や取り分けた集団）を評価しているに過ぎない。その最大の理由は，「評価したくても技術的にできないから」である。

　実際多くの細胞研究者は，細胞そのものの変異や変化によるリスク，そして細胞の機能性についての評価を多種類かつ最終製品で行いたいと考えている。しかし，細胞研究を支えてきた多くの細胞評価技術（ゲノム，遺伝子発現，タンパク質発現の計測技術など）は，長い歴史と実績があるにもかかわらず，破壊的な試験であるために最終製品そのものを評価することができないことや，同一細胞の多項目を同時に検査することが難しいという課題を秘めている。特に三次元培養した高次構造を持つ細胞製品では，物理的な大きさやその複雑性から，その非破壊評価はより難しい。現状では，多くの施設は細胞製品に関して，細胞のそのもののリスクや機能性を評価しようと努力しているが，まだその検査項目は限定的である。特に，細胞という，ナマモノであり，かつヘテロ性に富む材料において，従来の化合物などからなる医薬品製造で用いられる「ロット＝同一」という概念を適応してよいのかは，議論の分かれるところである。すなわち，2014 年現在まだ，細胞の品質を多項目同時に，現品検査できる評価技術はほとんどないのである。

　細胞品質の管理を困難にしているもう 1 つの原因として，経済性の悪さ（すなわちコスト）があることを忘れてはいけない。特に医療用に用いる細胞製品であれば，品質管理に求められる基準の高さや精度は，コスト（生産や運用のコストが反映される治療費）とベネフィット（治療効果）のバランスで決定される。治療効果が得がたいものであれば高コストも許容されるが，治療効果の優位性がまだ低ければ，低コストでなければ多くの患者に対する治療として普及する可能性は低くなる。組織工学などを用いるような再生医療は新しい医療であるため，治療効果の優位性に関わる知見はまだ少なく，このバランスはまだ極めて悪い。

　現在の再生医療は，採算は度外視して安全性確保を優先するため，汚染リスク回避のために設備・装置や人件費に大きな投資を行っている。また，品質検査をまかなうことができる施設内部署や設備の不足から，品質検査の多くは外注が多くを占めている。このため，現在市販されている再生医療製品の多くは，治療に必要な量に数百万円が必要とされている。また，臨床研究レベルであっても，細胞の生産コストは設備費や人件費を含めると 1 患者あたり数百万円という例もあり，現在の少なくても 10 分の 1 までコストダウンしなければ医療ビジネスとしての成立は難しいという試算もある。このような細胞生産コストの中，特に経費を増大させる 1 つは「検査費」である。本来細胞研究者が検査したい項目数から比べれば，ごく一部の検査であるにもかかわらずそのコストは割高であり，費用的な観点からもこれ以上の品質検査は導入しづらいというのが現状である。逆説的に言えば，検査をできるだけ増やして安全な医療を提供したいという医療現場の本来の要望を支えるには，細胞製品の品質管理技術は低コストでなければ現実味が低いとも言える。もちろん，ラボレベルでの細胞培養であっても，細胞品質を現在の技術で細かく管理することは，労力・コスト共に非現実的である。すなわち，細胞の品質管理は，技術が少ないだけでなく，現存する評価方法を用いるのではまだコストが高すぎる。

　では，実際の細胞培養の現場では，毎日どうやって細胞の品質をメンテナンスしているのだろ

うか。どうやって安定した細胞研究の成果が生み出されているのだろうか。答えは，分子生物学的な細胞評価と，経験的な細胞観察との併用である。このとき，「毎日の顕微鏡観察」が細胞培養の有史以来，世界共通の重要なスキルであることは注目すべき事実だといえる。日々の細胞の形の観察は，マーカー染色に勝る評価法だ，という声すら少なくない。また，手間やコストの面からいっても，最も現実味が高い方法がこの「非破壊での観察」というメンテナンス方法なのである。

2.2　細胞の品質管理における画像情報処理の可能性

　筆者らは，細胞培養技術の進化が進む中で，この「観察のスキル」こそ，最新の工学技術の融合によって実現できるのではないかと考え，細胞の顕微鏡画像を用いた画像情報処理技術の品質管理への応用に取り組んでいる。

　筆者らの提唱する画像情報処理とは，「細胞の目利き」というこれまで人間が担ってきた細胞評価スキルを，工学技術によって分解して実装するものであり，最新の光学技術・画像処理技術・データ解析技術の 3 つの技術を組合せることによって，人間を超える安定性と精度を達成しようとする工学技術開発である（**図 1**）。

　画像情報処理には，表 1 に示す課題を同時に解決できる可能性がある。すなわち画像撮影とコンピュータ解析のみで行うことができる本評価法は，全品（究極的には全細胞）の治療時間ギリギリまでの経時連続評価を可能にするポテンシャルがある。また，消耗品をほとんど必要とせず，簡単な操作や自動培養装置などで実装することが可能な本評価法は，品質評価の検査費の削減や，細胞培養に縛られていた労働力の解放にも寄与できる可能性があると考えている。

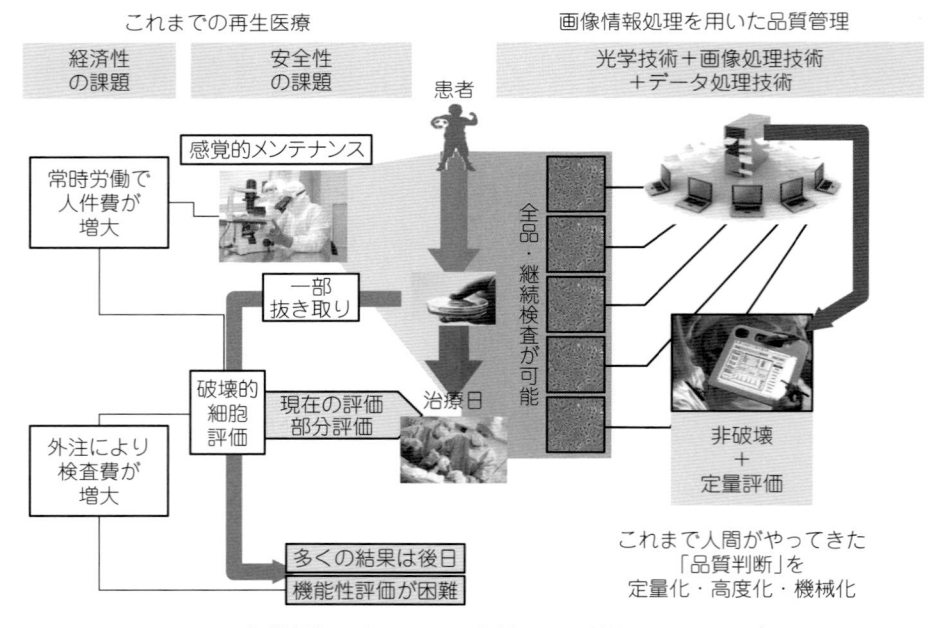

図 1　画像情報処理を用いた細胞製品の品質管理のイメージ図

❸　細胞製品品質管理のための画像情報処理

「細胞の目利き」という視覚情報を用いた細胞評価スキルは，大きく 3 つの行動「目を向ける＝撮影」「見極める＝認識」「判断する＝評価」という工学技術の組合せであると捉えることができ，その要素技術の流れと連動性を理解することが重要だといえる（**図 2**）。

3.1　細胞に目を向ける（撮影）

　細胞観察という作業は，顕微鏡の中の細胞に「目を向ける」ことからスタートする。工学的に考えると，これは「頻度（顕微鏡を覗く）」「範囲（目を動かして見渡す）」「ピント（焦点を合わせる）」という 3 つの動作設定を最適化した「撮影」という作業である。

　撮影の「頻度」と「範囲」の設定を，オートメーション装置の強みである「網羅性」でカバーする試みは，蛍光染色細胞のハイコンテントアナリシス（High Content Analysis；HCA）研究において数多く成功している。すべての視野と高頻度の画像撮影を行う HCA において，画像情報は人智をはるかに超えている。そして，人間に記憶も処理もできないような膨大な細胞の情報を（時には 1 細胞レベルまで）解析することで，新しい発見が可能なことを数多くの研究が証明している[3]。

　同様なコンセプトのもと，大量の画像取得による「ライブセルイメージング」を可能にする装置が細胞を染色しない顕微鏡の分野においても出現しつつある。国内では，㈱ニコンの BioStation シリーズ，コアフロント㈱のセルウォッチャー，㈱ ASTEC の CCM–MULTI，パナソニック㈱の MCOK シリーズ，ソニー㈱の Cell Motion Imaging System，国外では ESSEN

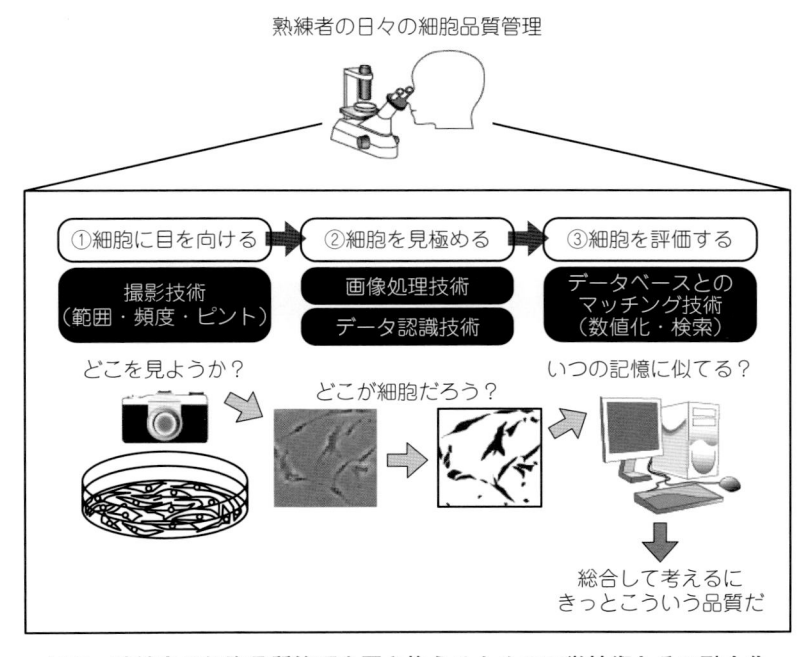

図 2　熟練者の細胞品質管理を置き換えるための工学技術とその融合化

Bioscience 社の IncuCyte，Cytemate Technologies BV の Cytemate など，従来の「細胞撮影」を，スナップショットからムービーへと進化させようとする装置が多く登場している。これは，ベストショットばかりを探し続けてきた「従来の細胞の撮影」というコンセプトを大きく変えるものであり，人が見落としていた深夜のイベント，培養容器内の包括的な変化，動画再生して初めてわかる細やかな細胞の挙動など，多くの発見をもたらすパワーを持っている。

　ただし，本来追求すべき撮影は，人間の作業の中ではもう 1 つの動作設定も合わせた複合作業として最適化されていることを忘れてはならない。それは「ピント」である。蛍光染色した細胞画像を量産する場合と比べ，非染色の細胞画像は後述する画像処理が難しい。このため，「撮影した画像を後でどうするのか」を考えることなしにムービーを量産しても，「結局後で雰囲気しかわからないにもかかわらず，保管や管理が大変な情報」となってしまうリスクが高い。このため，オートフォーカスは，大量に撮影した画像を後で活用するために極めて重要な機能である。「細胞研究者が見たい細胞の様子」をいかに全画像で再現できるかによって，装置が人を超えられるかは大きく左右されてしまう。

　筆者らは，㈱ニコンの細胞培養観察装置 BioStation CT を用いて，位相差顕微鏡で網羅的に撮影した細胞画像が，細胞品質の評価技術として有効であることを示してきている[4-6]。最大 30 枚のプレートストッカーを有するインキュベータの中に位相差顕微鏡と自動搬送システムを同居させたこの装置は，閉鎖された安定な撮影空間とオートフォーカス機能によって，人の「目を向ける」作業に近い網羅的な撮影を可能としている。さらに，スケジューリング機能による多サンプルの並列撮影は，人力を超える効率的な情報収集を可能にしている。

　バラツキの多い細胞サンプルの評価において，この「撮影の安定性」と「多検体評価」は，網羅性とともに極めて重要である。具体的には，未分化 iPS 細胞の培養容器の中には，通常細胞メンテナンスの対象となることが多いコロニーの他に，その数百倍もの数の「見おとしてしまうほど小さいコロニー」があることを数量的に突き止めることなどに成功している（図 3）。これは，

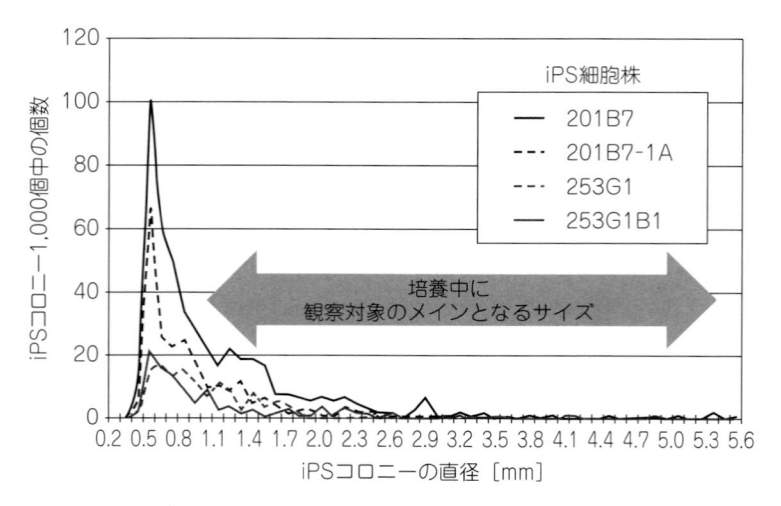

図 3　網羅的撮影がもたらすこれまで見えてこなかった情報の一例
（iPS 細胞株におけるコロニーサイズの分布）

撮影技術によって，人間の観察以上の情報を細胞評価のために取得することができる可能性を示唆するものである。

3.2　細胞を見極める（認識）

　細胞を観察する（見る）ことは，実は前述の「目を向ける」行動とともに，「細胞を見極める」能力によって瞬時に達成されている。

　目の前にある視覚情報の中から，細胞を培養する人間はいとも簡単に「これは細胞」「これは背景」「これはゴミ」という見極めを行うことができる。しかし，当たり前ではあるが，同じ視覚情報があっても「1回も細胞を扱ったことがない人間」には，この行動はできない。目の前にあるたくさんの粒々や線を細胞として認識できないのである。すなわち，「見極める」という行動は，「見極める行動」よりもさらに経験に支配されている。しかし厄介なことに，経験の多くは文字や数字として記述することが難しい。このため，この能力を，技術的達成目標として数式化・定義化することは難しいのである。結果的に，この能力を代替する技術は研究例は少なく，ゴールデンスタンダードはまだない。

　工学的に考えると，「見極める」という行動は，「細胞を見つける」技術と，「細胞だと判断する」技術に分解できる。これは「画像処理技術」と「データ認識技術」である。

　これまで多くの細胞画像の研究では，画像というシグナル情報の塊を扱うとき，シグナル・ノイズ比の高い蛍光染色画像や，二次元的特徴量や色素的特徴量の多い染色画像が用いられてきた。これらの画像は，画像処理技術的に「細胞を認識（＝細胞と思われる画像中のエリアを定義）」することが容易なのである。しかし，医療用・研究用に製品として提供する細胞は，染色することが望ましくない。このため，新しい画像処理技術が求められているが，世界的にも，非染色の細胞画像において細胞を見極めるための画像処理技術は，まだ発展途上である。

　加藤と清田らは，ソフトマッチングと呼ばれる画像中の細胞の「画像テクスチャ情報（＝輝度分布などの多次元情報）」を機械学習させる画像処理アルゴリズムを搭載した細胞画像解析ソフトウェア CL-Quant の開発を進め，「細胞を見つける」「細胞だと判断する」という両方の作業を実装するに至っている。この認識能は，現在では細胞だけでなく，コロニーを見分け，さらに「品質の異なるコロニー」をも見分けられる性能にまで近づきつつある（図4）

　また，備瀬らはカーネギーメロン大学・金出らとの共同開発によって，このような細胞を見極める画像処理技術を「1細胞

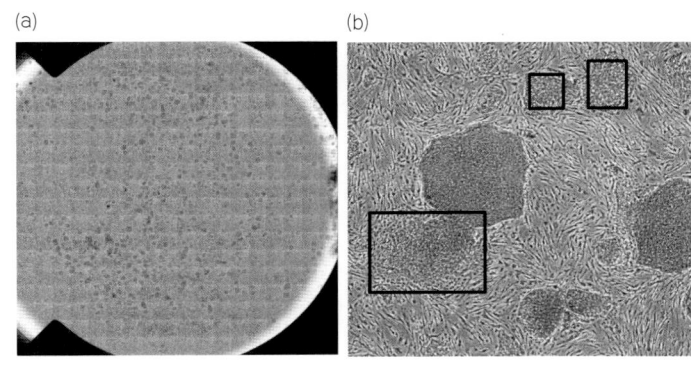

(a)　　　　　　　　　　(b)

※口絵参照

図4　細胞画像解析ソフトを用いた細胞認識の例

(a)培養ディッシュ中のiPSコロニーの網羅的な自動認識，(b)細胞形態に基づくiPSコロニーの性質の違いの認識（四角で特徴のあるコロニーを自動認識）

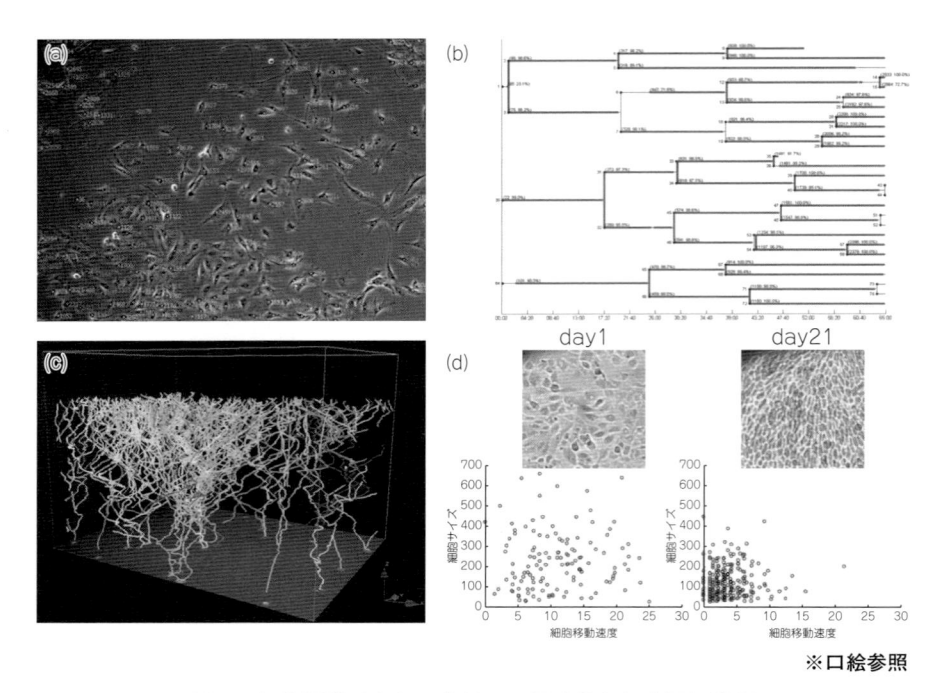

※口絵参照

図 5　細胞認識がもたらす新しい経時的な細胞評価情報
(a)細胞認識例，(b)認識細胞の 1 細胞トラッキングによる系譜図の例，(c)系付図の経時変化像，
(d) iPS 由来細胞の評価例

ごとの細胞トラッキング」と「細胞系譜図の作成」という機能まで進化させている（**図 5**(a)〜
(c)）[7,8]。この技術は，培養細胞のタイムラプス画像から「個々の細胞がどこに移動したのか」「い
つどの細胞が分裂したか」「いつどの細胞が細胞死を起こしたか」などの詳細プロファイルを評価
結果として得ることができる。このようなトラッキングアルゴリズムは，JST S イノベ「網膜細
胞移植医療に用いるヒト iPS 細胞から移植細胞への分化誘導に係わる工程および品質管理技術の
開発」の中で，現在最も iPS 細胞の臨床応用に近い iPS 由来網膜色素上皮細胞の解析へと応用さ
れ，個別にトラッキングした細胞の遊走速度が RPE 細胞の成熟マーカーの 1 つである ZO-1 の
染色結果と相関することを確認している（図 5 (d)）。

　このような 1 細胞レベルでの画像評価は，人が把握しきれない数の細胞の挙動を把握すること
で「細胞集団」という不均一かつ相互作用しあう集団の深い理解に繋がる可能性を示している。

3.3　細胞を判断する（評価）

　細胞培養者は，細胞を見た（目を向け，認識した）後，その細胞が今どんな状態か，またどう
なるかを判断している。この総合行動が細胞の目利き（＝品質評価）である。

　まず，細胞培養の熟練者の頭の中には，膨大な量の「成功例」「失敗例」の事例が経験として蓄
積されている。そして，日々の観察で得られた細胞の「見た目」という情報を元に，過去の「同
じような見た目」を思い起こすのである。また，単に見た目を思い起こすだけではなく，「その
ときの事例（成功・失敗）」という紐付いた記憶までも呼び起こし，「あのときはこうだったから，

今回もきっとそうなる」という品質の推定を行っている。これは，技術的には「データベースとのマッチング情報処理技術」であると解釈できる。

　このような画像のデータ化や情報処理は，実はたくさんの分野ですでに身の回りの技術として実用化されている。個人情報を守る指紋認証，高速での車のナンバープレートの解読，痛んだ果物や欠陥製品の工場におけるライン上での高速選別，カメラの笑顔認識，衛生画像からの物体特定など，その実用例は数限りない。しかし，培養細胞（特に非染色）においてこのような「画像のデータ化」を実現している例は非常に少ない。筆者らは，その理由は画像中の細胞が多様すぎるという生物的な難しさ，非染色細胞に良い特徴量が少ないという画像的な難しさ，そして，上述の 2 つの技術との融合が難しいという実現プロセスの難しさに起因していると考察している。このため，筆者らは「撮影」「認識」「評価」の各技術の連動性を踏まえた開発を行うことで，2014 年より NEDO「再生医療の産業化に向けた細胞製造・加工システムの開発」に挑戦している。

　筆者らは，これまで 2009～2013 年度 NEDO 産業技術研究助成事業（若手グラント）（加藤），2011～2013 年 NEDO「ヒト幹細胞産業応用促進基盤技術開発/ヒト幹細胞実用化に向けた評価基盤技術の開発」プロジェクト（加藤，清田，備瀬）や共同研究を通じ，細胞画像の「数量データ化」を通じて「情報解析による品質判別・予測」に成功している。加藤は，ヒト間葉系幹細胞では，分化培養さえ行っていない培養開始後たった 4 日の位相差画像をデータとして活用するだけで，1 カ月後の骨，軟骨，脂肪への分化の度合いを定量的に予測できることを実証している（**図 6**）。このような初期画像からの将来の分化能予測は，長期ペレット培養した軟骨分化の予測でも成功しており（**図 7**），三次元培養する細胞塊や組織の品質評価の 1 つの方法として，平面での拡大培養中の細胞の画像との相関性を用いる品質予測の可能性を強く示唆するものである。また，ヒト iPS 細胞の未分化培養中の画像からは，未分化状態を維持したコロニーと，この状態を逸脱してしまったコロニーとの分類アルゴリズムを開発している。これらの成功事例は，画像中

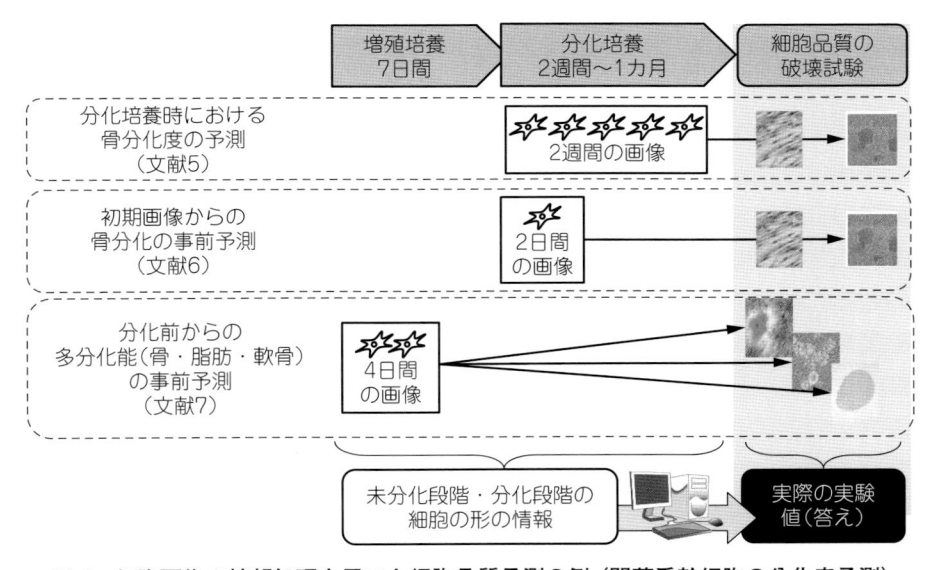

図 6　細胞画像の情報処理を用いた細胞品質予測の例（間葉系幹細胞の分化度予測）

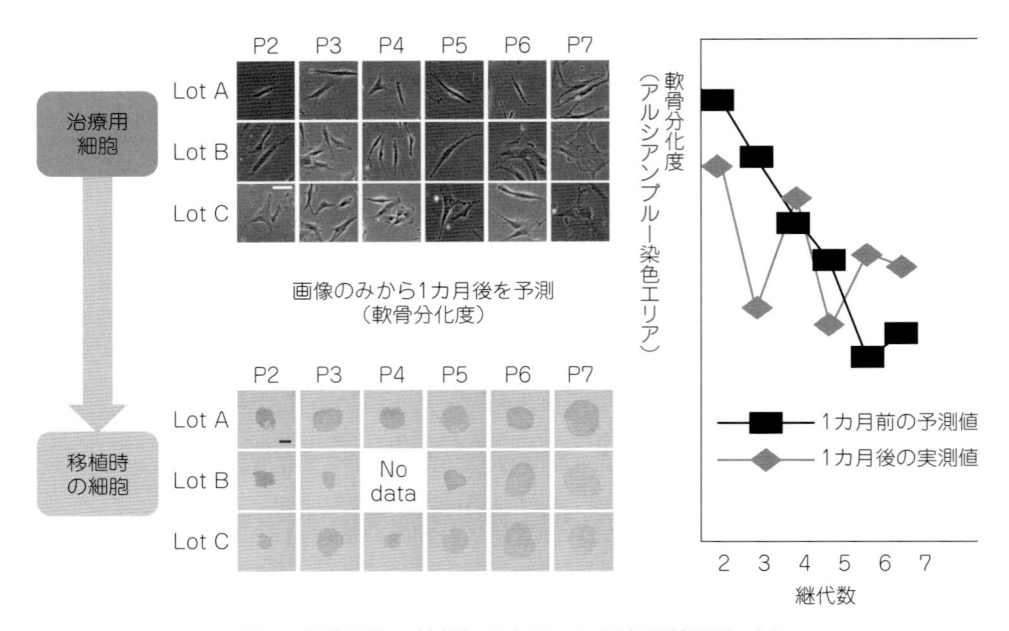

図 7　細胞画像の情報処理を用いた細胞品質予測の例

間葉系幹細胞の軟骨分化度予測の例。画像は二次元培養時で，予測は 1 カ月後のペレット培養後のサンプル

の細胞の形を「多数の形のパラメータ」へと変換したデータと，「実験的に評価した実際の品質データ」とをセットとして機械学習を行うという手法を用いたものであるが，これはすなわち，細胞画像を効果的に数量的なデータとして変換・処理することができれば，身の回りにある画像処理技術の成功例のように，膨大なビッグデータの強みを活かして「人間には不可能な評価」を行うことさえも可能であることを示唆している。また，重要なポイントとして，これらの品質評価や予測は，先述の「目を向ける技術」「見極める技術」をすべて高度化して初めて達成できていることを特筆することで，分野融合的な技術開発の重要性を喚起したい。

　さらに加藤・清田らは，スフェロイド培養している細胞塊においても，顕微鏡画像からその形態的特徴量を算出し，活性や状態の異なるスフェロイド塊をリアルタイムにトラッキング解析できる技術を開発している（**図 8**）。この画像解析例は，三次元組織を二次元画像に投影した情報から得られる情報のみを用いている解析であるが，ここにおいてもその非破壊観察による経時的変化の定量化が，1 つひとつのスフェロイドの特性曲線としての評価データを与えてくれることがわかる。すなわち，図 8 の例および図 9 の例からわかることは，三次元組織という非常に複雑な物理的構造を持つ細胞製品であっても，「経時的に観察すること」と「その特徴量をできる限り多次元で取得すること」を実現すれば，その品質を数量的に評価できる数値データやスコア化情報を抽出することが可能であるという重要な一例である。細胞表面タンパク質や生産物質の液性因子においても，目標とする機能性や活性との相関性の立証を行うことができれば細胞評価の有用なマーカーとなり得る。細胞を完全非破壊で取得できる画像情報には，このような品質インジケーター情報が含まれている可能性が高く，今後より多くの先端的技術との融合によってその可能性は大きく広がると考えられる。

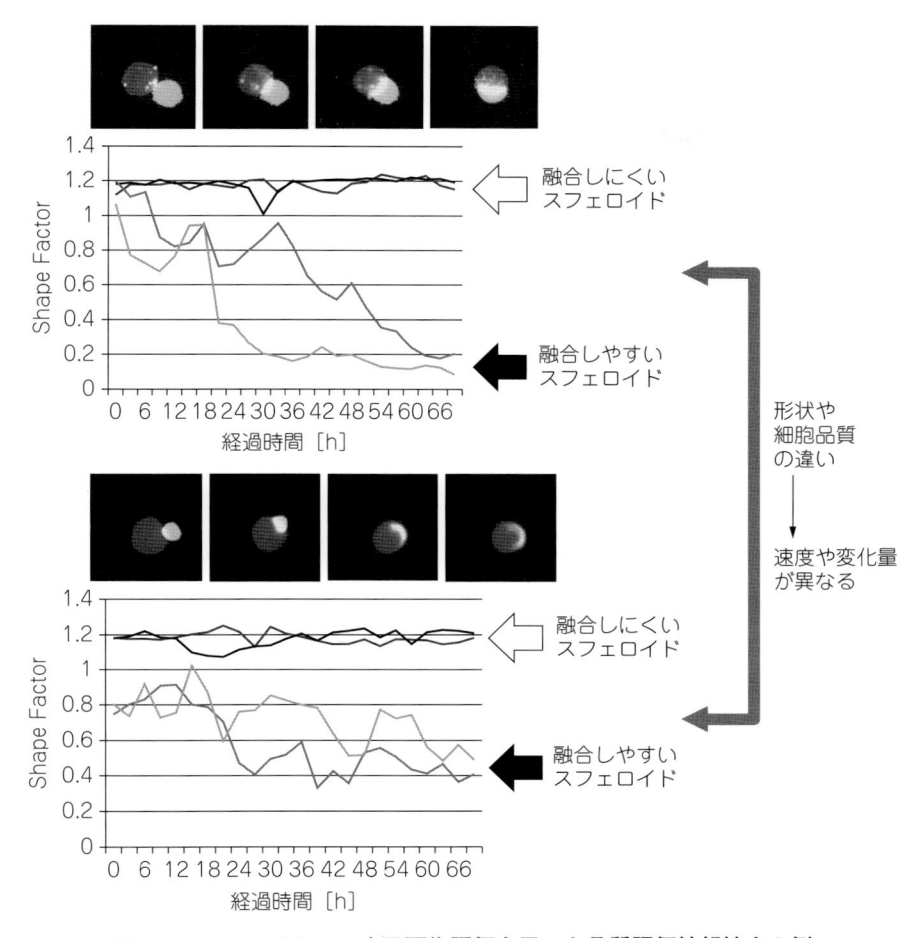

図 8　スフェロイドの二次元画像評価を用いた品質評価情報抽出の例

４　結　言

　画像細胞を用いた細胞評価は，細胞培養の歴史を支えてきた蓄積的な経験と実績を工学的に実装し，細胞生産という新しい産業へと繋げる挑戦である。もちろん，細胞の表面的な画像情報が全ての品質を評価できることはなく，従来の生物学的な品質検証手法がなくなることもあり得ない。現状としてこのような画像評価技術は，信じるに値しないと感じられる細胞研究者の方も多く存在することは否めない。

　しかし，我々の生活の中には，過去には想像などしえなかった日常的な行動を画像解析技術が支えている事例が数限りなく存在していることは，大きな証明的事実である（例：車の走行サポート，銀行の指紋認証，二次元バーコードなどの情報認識，カメラの笑顔認識，Google Goggle などの画像検索，錠剤生産ラインなどでの欠品検査，人工衛星からの建物認識，コンテナ等の積み荷管理，工場のラインにおける作業者の行動の定量化，人や交通の流れ情報の定量分析など）。まだこれらの画像解析技術がきちんと応用されていない細胞培養において，品質管理と画像情報解析の技術融合の可能性は非常に大きいのではないだろうか。本稿を通じて，その技

術コンセプトとその有効性，そしてその可能性をより多くの方々に共感していただければ幸いである。

〈謝辞〉

　本稿における成果の一部は，NEDO 産業技術研究助成事業（若手グラント）09C46036a（2009〜2013），JST S イノベ（2010〜2013），NEDO「ヒト幹細胞産業応用促進基盤技術開発/ヒト幹細胞実用化に向けた評価基盤技術の開発」(2011〜2014)，NEDO「再生医療の産業化に向けた細胞製造・加工システムの開発」(2014〜)，科研費挑戦的萌芽 23650286（2011〜2013），26630427（2014〜），野口遵研究助成金（2014）の支援のもとで遂行されました。この場を借りて感謝申し上げます。また，研究を支えて下さった名古屋大学大学院創薬科学研究科細胞分子情報学分野のみなさま，名古屋大学工学研究科本多研究室のみなさま，医薬基盤研究所の古江美保先生，木根原匡希様，柳原佳奈様，菅三佳様には深く御礼申し上げます。

文　　献

1）長森英二，宮本義孝：生物工学会誌，**92**，468-499（2014）.
2）畠賢一郎：生物工学会誌，**88**，654-656（2010）.
3）A. E. Carpenter et al. : Genome Biol., **7**, R100 (2006).
4）F. Matsuoka et al. : *PLoS One*, DOI:10.1371/journal.pone. 0055082（2013）.
5）F. Matsuoka et al. : *Biotech. Bioeng*, DOI:10.1002/bit.25189（2014）.
6）H. Sasaki et al. : *PLoS One*, DOI:10.1371/journal.pone.0093952（2014）.
7）R. Bise et al. : IEEE ISBI（2011）.
8）園井理恵ら：化学工学会第 44 回秋季大会要旨集（2012）.

第6節　幹細胞の品質評価指標の開発

独立行政法人産業技術総合研究所　**小沼　泰子**　　独立行政法人産業技術総合研究所　**伊藤　弓弦**

1 はじめに

　幹細胞の品質評価指標は，学術的なテーマとして研究する場合と，幹細胞あるいは幹細胞由来細胞・組織を再生医療に用いるために開発する場合とで大きく異なることがあり得る。例を挙げるならば，再生医療で ES 細胞を組織「A」の治療に使用する目的であれば，組織「A」への分化能を評価できることが重要であり，組織「B」への分化能は必須の品質評価指標にならないかもしれない。一方，学術的な目的で ES 細胞の品質評価指標を策定するのであれば，組織「A」や組織「B」を含んだすべての身体を構成する細胞への分化能を判別できることが要求されることも多々あろう。このように品質評価指標は同じ ES 細胞に関してでも 1 つの決まった形とならない点に留意することが重要であり，使用目的に応じてその指標を策定する必要がある。臨床応用では最終産物の種類に応じて，原料となる幹細胞に求められる品質評価指標が定められるのが望ましく，規制当局のガイドラインに従って選定を行わなければならない。

2 幹細胞の品質評価

　一般的な工業製品あるいは生物学的製剤と比べても，個人から摘出された細胞あるいは加工や培養された細胞の持つ多様性は非常に大きく，厳密な均質性を前提として品質評価をすることは難しい。しかしながら，目的ごとに許容される多様性の幅を理解し，その尺度となる代替マーカーを選定し，それを品質評価に役立てることで，実験結果の再現性，細胞治療の有効性や安全性を確保することができる。2008 年に International Society for Stem Cell Research（ISSCR）から発表された細胞の臨床応用に関するガイドラインにおいても，「幹細胞由来産物を開発していく際には，細胞産物が均質であることや機能的であることを示す代替マーカーをまず評定する必要がある」ことが提唱されている[1]。

　幹細胞の特徴である分化能を直接的に確認する方法としては，培養中の一部の細胞を用いて目的の細胞への分化実験を行い，実際に分化したかどうかを評価する試験が一般的である。しかし，細胞分化にはある程度の時間がかかるため，分化系に持ち込んだ細胞がその時点で分化能があったかどうかを過去のこととして評価することになる。ES 細胞や iPS 細胞のように通常株化する幹細胞ではマスターセルバンクを作製することで，時間と細胞数がかかってもより多くの検査を行うことができるが，間葉系幹細胞では，培養数継代を経ると増殖能，分化能ともに低下するため，細胞の品質評価に使える時間と細胞数に大きな制限がある。そのため，分化能を示す代

替マーカーの評定とその確認方法の開発がより重要な課題として挙げられている。代替マーカーとしては，形態学的特徴，生化学的特徴，免疫学的特徴，特徴的産生物質等の開発が進められている。代替マーカーの確認試験が簡便であればあるほど，評価に必要な時間とコストの大幅な削減ができる。現状では，直接的な分化能の確認と代替マーカーの確認試験が併用されており，評価指標は幹細胞の種類や目的によってさまざまなものが用いられている。

❸ ヒト ES 細胞および iPS 細胞の評価指標

ES 細胞および iPS 細胞は通常の樹立の過程で株化され，細胞株として維持することができるため，全世界的にバンキングが進んでおり，The International Stem Cell Banking Initiative（ISCBI）により，細胞バンクとしての品質評価指標の策定が行われている[2,3]。これらの指標は，国際的な協力の下で行われた，11 カ国 17 研究室の 59 種類のヒト ES 細胞を用いた免疫学的特徴や遺伝子発現解析の比較や，長期培養後の細胞のジェノタイプの変化の解析を含む大規模な解析に基づくものである[4,5]。この中で，ヒト ES 細胞のマスターセルバンクに求める試験として，元の細胞との同一性，微生物汚染，核型，凍結ストックからの解凍後の生存，多分化能，増殖能，免疫学的特徴，遺伝子発現，一塩基レベルでのゲノムの安定性を含む 10 個の項目が提案されている[3]。ES 細胞および iPS 細胞の特徴である多分化能の確認については，免疫不全マウスに移植してテラトーマ形成を確認することがゴールデンスタンダードとされており，この確認試験を各細胞株が樹立されてから少なくとも一度は実施するべきであり，さらにバンクにおいても作業工程によって多分化能が失われていないことを保証するために実施努力するべきであると述べられている。また潜在的な多分化能の確認のためには，in vitro での胚様体形成および分化誘導による試験が利用可能であるとされている。免疫学的な指標としては 70% 以上の細胞が未分化マーカー陽性であることが挙げられ，例としてはフローサイトメトリー解析で SSEA-3，SSEA-4，TRA-1-60，TRA-1-81，Oct-3/4 などがポジティブであり，SSEA-1 がネガティブであることが挙げられている。

さらに ES 細胞および iPS 細胞を再生医療に使用する場合では，これらの細胞を分化させて移植用細胞を作製し使用するため，移植用細胞の安全性指標の開発が進められている。前述のとおり ES 細胞および iPS 細胞にはテラトーマ形成能があるため，未分化な細胞が移植用細胞に残存していると，患者体内で腫瘍を形成する危険性があることが指摘されている。この点に配慮した安全性評価に関しては，分化させた細胞を免疫不全マウスに移植して造腫瘍性を直接的に確認する方法が取られている。またその代替試験の開発も進められており，iPS 細胞から分化誘導した網膜色素細胞の中に残る未分化細胞の検出方法としては，LIN28 遺伝子発現を指標とした qRT-PCR による確認試験により 0.002% 以下の細胞の混入まで検出できることが報告されている[6]。また，さまざまな種類の細胞の中に含まれる未分化細胞の検出のために，laminin-521 および Essential 8 medium を用いた未分化 iPS 細胞のコロニー形成試験の有効性が報告されている[7]。

筆者らも，未分化な ES 細胞および iPS 細胞を検出できる新規プローブ rBC2LCN およびその関連技術の開発を進めている。rBC2LCN は，未分化状態のヒト ES/iPS 細胞表面に特異的に存

在する糖鎖（Fucα1-2Galβ1-3GlcNAc/GalNAc）に結合するレクチンであり，ヒト ES/iPS 細胞を生きたまま簡便に染色したり，フローサイトメトリーで用いたりすることができる[8]。さらには，この糖鎖で修飾された膜貫通型タンパク質ポドカリキシンの一部が，培養液中に分泌されていることを明らかにし，ES/iPS 細胞培養中の培地をこのプローブを用いたサンドウィッチアッセイ系で測定することで培養細胞中に含まれる未分化な ES 細胞および iPS 細胞を検出する技術の開発を行っている[9]。これらの技術を用いることで，貴重な移植用細胞を消費せずに安全性の評価ができるようになることが期待される。

４　間葉系幹細胞の評価指標

　間葉系幹細胞あるいは間葉系幹細胞様細胞（以下，ここではまとめて間葉系幹細胞と記載する）は，骨髄を筆頭に脂肪や胎盤などさまざまな組織から発見され，医療応用が進んでいる。しかしながら，前述のとおり培養を数継代経ると増殖能，分化能ともに低下することが，その品質評価を行ううえでハードルとなっており，少ない細胞数で時間をかけずに品質を評価できる代替マーカーの開発が強く望まれているのが現状である。The International Society for Cellular Therapy（ISCT）から，間葉系幹細胞を規定する 3 つの最小限の基準が提唱されており，標準的な培養条件でプラスティックに接着して培養できること，免疫学的特徴として CD105，CD73，CD90 陽性の細胞が 95％以上あり，CD45，CD34，CD14 または CD11b，CD79a または CD19，HLA class II の陽性細胞が 2％未満であること，in vitro 分化系で骨芽細胞，脂肪細胞，軟骨芽細胞への分化能を示すことが挙げられている[10]。現在ではこれ以外にも数多くの表面マーカーが報告され，プラスティックに接着して培養できる性質の代替マーカー，あるいは間葉系幹細胞の中でも細胞によって差のある増殖能や分化能の代替マーカーを評価する目的で開発が進められている[11]。この中でも特に，Stro-1，CD271，SSEA-4，CD146 の 4 つの抗原が間葉系幹細胞マーカーとして注目されており，これらの免疫学的特徴に基づいた細胞選別は，プラスティックへの接着での細胞選別と同等あるいはより優れた間葉系幹細胞の選別方法であることが報告されている。このことは，これらの表面抗原が提唱されている基準の 1 つであるプラスティックに接着して培養できる性質の代替マーカーとして機能する可能性を示している。しかしながら一方で，それぞれの抗原は細胞の由来組織ごとに発現に大きな違いがあることも知られている。Stro-1 は骨髄，歯，滑膜，壁側脱落膜由来の間葉系幹細胞で発現しているが，脂肪組織，臍帯血，臍帯，末梢血由来の間葉系幹細胞では発現していないか，わずかな発現にとどまっている。CD271 は，骨髄，脂肪組織，歯根膜由来の間葉系幹細胞には発現しているが，胎盤由来細胞では低発現であり，滑膜，末梢血，臍帯，臍帯血由来細胞では発現していない。SSEA-4 は，骨髄，胎盤，歯根膜，歯髄，滑膜由来細胞で発現が見られ，脂肪組織，臍帯，臍帯血由来の間葉系幹細胞では発現していない[11]。CD146 に関しても発現が観察されない事例も報告されており，これらのことから将来的に共通して発現する品質評価マーカーが開発されるまでは，間葉系幹細胞は由来組織ごとに区別して品質評価することが望ましいといえる。

　また，これらのマーカーの発現と分化能との相関性についても多くの報告がある。例えば，骨

髄由来の間葉系幹細胞において，骨，脂肪，軟骨の 3 つの組織への分化能を持つ細胞群は，1 つの組織への分化能しか持たない細胞群よりも CD146 の発現量が高いことや，CD271 を発現する滑膜由来細胞は軟骨分化能が高いことが知られている[12,13]。より多くの組織由来細胞において，これらのマーカーの発現量とその細胞の性質（増殖能，分化能，サイトカイン産生能など）の関連が整理されれば，マーカーに基づいて，組織から得られる均質でない細胞集団の中から必要な間葉系幹細胞を分取したり，今あるいは将来の細胞の性質を予測したりすることができるようになると期待される。これらのマーカーと間葉系幹細胞の種類および性質との関係がさまざまな組織において網羅的に理解されるよう今後さらなる研究が必要であろう。また，将来的に培養技術の進歩により間葉系幹細胞の長期の維持培養が可能になれば，妥当なサイズでマスターセルバンクを作製することができ，より詳細な品質評価ができるようになると期待される。

⑤　まとめ

　再生医療等の安全性の確保等に関する法律（略称は「再生医療等安全性確保法」：再生医療新法とも言われる）および医薬品，医療機器等の品質，有効性及び安全性の確保等に関する法律（略称は「医薬品医療機器等法」：改正薬事法ともいわれる）の施行により，国内の再生医療は大きく発展するものと期待され，幹細胞を元にして二次元や三次元構造を持つ組織として製造される再生医療等製品の開発/普及が期待される。最終製品の品質管理は最も重要であるが，原料となる幹細胞の品質評価を適切に行うことで，より安定した製品供給に繋げることができよう。また，ISSCR による幹細胞の臨床応用に関するガイドライン[1] で提唱されているように「培養細胞産物にとって最適な品質管理法を定義することは，現在の幹細胞研究のひとつの重要な目標と言える」ほど，品質管理法の開発は重要かつ基礎研究レベルでの知識の蓄積が現在も続いている分野である。臨床応用での品質管理のみならず，基礎研究や応用研究の分野に使用する場合であっても，最適な品質管理法の開発には今後の研究の発展が望まれ，ここに挙げた品質管理指標に関しても新しい知見に基づき常に見直されて行くべきである。さらに，再生医療の産業化を推進する上で欠かせない「国際標準化」に関しても，ISO に Biotechnology を扱う新 TC である TC276 が設置された。2014 年 12 月の時点では WG1（Terminology），WG2（Biobanks and bioresources），WG3（Analytical methods），WG4（Bioprocessing）の 4 つのワーキンググループから構成され，日本も議長国の一角として，特に再生医療関連のさまざまな標準化を推進すべく，精力的な活動を行っている。今後は，『研究』『規制』『標準化』といったさまざまな分野が連携して，幹細胞の品質評価技術を体系化していくことになろう。

文　献

1) International Society for Stem Cell Research : Guidelines for the Clinical Translation of Stem Cells（2008）.

2) J. M. Crook, D. Hei and G. Stacey : *In Vitro Cell.*

Dev.Biol.-Animal, **46**, 169（2010）.

3) The International Stem Cell Banking Initiative : *Stem Cell Rev. and Rep.*, **5**, 301（2009）.

4) The International Stem Cell Initiative : *Nat*

Biotechnol., **25**（7）, 803（2007）.

5）E. Närvä, R. Autio, N. Rahkonen, L. Kong, N. Harrison, D. Kitsberg, L. Borghese, J.Itskovitz-Eldor, O. Rasool, P. Dvorak, O. Hovatta, T. Otonkoski, T. Tuuri, W. Cui, O. Brüstle, D. Baker, E. Maltby, H. D. Moore, N. Benvenisty, P. W. Andrews, O. Yli-Harja and R. Lahesmaa : *Nat Biotechnol.*, **28**（4）, 371（2010）.

6）T. Kuroda, S. Yasuda, S. Kusakawa, N. Hirata, Y. Kanda, K. Suzuki, M. Takahashi, S. -I. Nishikawa, S. Kawamata and Y. Sato : *PLoS ONE*, **7**（5）, e37342（2012）.

7）K. Tano, S. Yasuda, T. Kuroda, H. Saito, A. Umezawa and Y. Sato : *PLoS ONE*, **9**（10）, e110496（2014）.

8）Y. Onuma, H. Tateno, J. Hirabayashi, Y. Ito and M. Asashima : *Biochem. Biopys. Res. Commun.*, **431**, 524（2013）.

9）H. Tateno, Y. Onuma, Y. Ito, K. Hiemori, Y. Aiki, M. Shimizu, K. Higuchi, M. Fukuda, M. Warashina, S. Honda, M. Asashima and J. Hirabayashi : *Sci Rep.*, **4**, : 4069（2014）.

10）M. Dominici, K. L. Blanc, I. Mueller, I. Slaper-Cortenbach, F. C. Marini, D. S. Krause, R. J. Deans, A. Keating, D. J. Prockop and E. M. Horwitz : *Cytotherapy*, **8**（4）, 315（2006）.

11）F. J. Lv, R. S. Tuan, K. M. C. Cheung and V. Y. L. Leung : *Stem Cells*, **32**（6）, 1408（2014）.

12）K. C. Russell, D. G. Phinney, M. R. Lacey, B. L. Barrilleaux, K. E. Meyertholen and K. C. O'Connor : *Stem Cells*, **28**（4）, 788（2010）.

13）M. C. Arufe, A. De la Fuente, I. Fuentes, F. J.de Toro and F. J. Blanco : *J Cell Biochem.*, **111**（4）, 834（2010）.

第2章　分化制御と組織構築のための培養基材

第1節　機能性ハイドロゲルを用いた三次元足場材料の開発

京都大学　**山本　雅哉**　　京都大学　**田畑　泰彦**

1 はじめに

　近年，細胞を立体的に配置させることによって，生体組織様の構造を体外で構築する技術が，再生医療や創薬研究へ応用されつつある。この目的のため，細胞を立体的に操作するためのさまざまな装置や材料が研究開発されてきた。本稿では，細胞を立体的に配置させるための技術の1つとして，機能性ハイドロゲルを用いた三次元足場材料について，筆者らの研究成果を中心に概説する。

2 足場材料

2.1 足場材料とは

　足場材料とは，細胞が機能するために接着する材料である。英語では，scaffold というが，本来の意味は建築現場に見られる"足場"である。したがって，足場材料は，細胞を立体的に配置するための枠組みと考えられる。**図1**には，三次元足場材料と細胞との組み合わせを示す。繊維，スポンジ，微粒子，ハイドロゲルなど，さまざまな足場材料と細胞とを組み合わせることによって，細胞を立体的に配置させることができる。一方，表面の微細構造やバルクの力学的特性を変化させた培養基材上に細胞を平面的に配置させ，細胞機能を修飾する試みが多数あるが，これらについては成書を参照されたい[1]。

2.2 足場材料の役割

　足場材料は，細胞を立体的に配置するための枠組みである。その役割は，体内，および体外でそれぞれ異なる。体内で生体組織を再生させる目的で使用される場合，足場材料が満たすべき要件は，①細胞が接着で

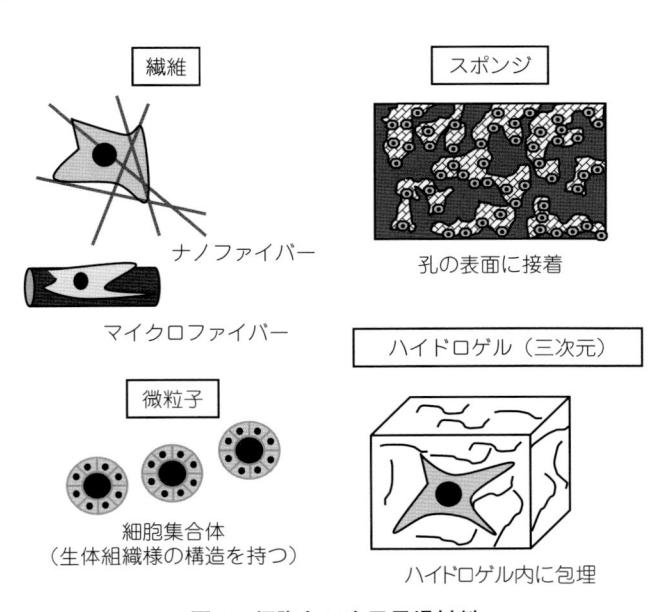

繊維

ナノファイバー

マイクロファイバー

スポンジ

孔の表面に接着

微粒子

細胞集合体
（生体組織様の構造を持つ）

ハイドロゲル（三次元）

ハイドロゲル内に包埋

図1　細胞と三次元足場材料

きること，②周囲からの細胞，栄養，酸素などの供給，ならびに老廃物の排出を可能とする構造であること，③再生組織の形態を決定できること，④生体組織の再生のためのスペースが確保できることなどである。一方，体外で使用される場合，足場材料は，少なくとも以下の2つの役割を持つ。すなわち，①治療に用いる細胞を確保するため，細胞を大量に培養し，効率良く目的の細胞へ分化させる役割，および②医学や創薬の研究ツールとしての役割である。前者では，上述の足場材料へ細胞を播種し，バイオリアクターなどを利用して効率良く培養する技術が必要となる。一方，後者では，足場材料は，主として，動物実験を代替する組織・臓器・病巣を模倣した実験モデルを作製するために使用される。より生体組織に近い構造を体外で構築するためには，細胞の立体的な配置や足場材料の幾何学的構造などを精緻に制御することができる三次元造形技術が必要である。

2.3　足場材料の作製に用いられる材料と加工技術

　生体組織が再生すれば足場材料は不要となる。このため，体内で使用される足場材料は，主として，生体吸収性材料で作製される。これまで，種々の生体吸収性材料が開発されているが，足場材料の作製には，ポリ乳酸，ポリグリコール酸，乳酸-ε-カプロラクトン共重合体などの合成高分子，コラーゲン，ゼラチン，フィブリン，アルギン酸，ヒアルロン酸などの天然高分子，リン酸三カルシウムなどのセラミックスが用いられている。一方，体外で使用される足場材料は，細胞と組み合わせて体内へ埋入する場合を除けば，生体吸収性である必要はない。したがって，上述の生体吸収性材料に加えて，ポリアクリルアミドハイドロゲル，ポリエチレングリコールハイドロゲル，シリコーンゴム，ガラス，金属など，非吸収性の材料も用いられている。この中で，高分子は加工性が高く，図1に示すように，繊維，スポンジ，微粒子，ハイドロゲルなど，さまざまな形状の足場材料が研究されている。

2.4　足場材料としてのハイドロゲル

　生体組織は，主として，細胞，細胞外マトリックス，ならびに液性成分から構成され，ハイドロゲルと同様に多くの水を含んでいるが水に不溶である。すなわち，体内では，細胞は，ハイドロゲルからなる細胞外環境に保持されている。しかしながら，通常，細胞培養では，多くの細胞は，ポリスチレン製培養基材に接着し，培養液から必要な生理活性物質，栄養，酸素などを得る。この培養環境は，体内における細胞外環境とは大きく異なる。さらに，体内では，細胞は，液性成分に加えて，細胞-細胞外マトリックス相互作用，細胞-細胞間相互作用，力学刺激などからなる細胞外環境と接触している。すなわち，細胞外環境は，体内における細胞機能の調節に重要な役割を果たしている。この細胞外環境に近い培養環境を体外で実現するための新しい技術の1つが足場材料である。例えば，Discher らは，貯蔵弾性率の異なるポリアクリルアミドハイドロゲルを用いることによって，足場材料の硬さが間葉系幹細胞（MSC）の分化に対して影響を及ぼすことを示した[2]。このことは，足場材料が幹細胞の運命決定に寄与することを示唆している。さらに，Anseth らは，光照射により弾性率を変化させることができるハイドロゲルを開発し，MSC の培養中に培養基材の硬さを変化させた。その結果，長期間，硬いハイドロゲル上で培養

されたMSCは骨分化しやすくなるが，硬いハイドロゲル上で培養された期間が短くなるにつれて，より脂肪分化しやすくなることを報告した[3]。このことは，細胞が培養基材の力学的特性を何らかの方法で記憶していることを示唆している。これらの知見は，体内のさまざまな細胞外環境の力学的特性を考慮した培養基材としてのハイドロゲルが，従来にはない新しい細胞培養技術として，今後の再生医療や創薬研究には必要不可欠であることを示している。このような状況の中，これまでに，筆者らは，細胞外環境を模倣した足場材料として，ゼラチンハイドロゲルを基盤とした足場材料を開発してきた。すなわち，ゼラチンハイドロゲルを利用した，①機能分子のドラッグデリバリーシステム（DDS）技術，および②足場材料に関する研究である。以下に，それぞれの研究例について紹介する。

❸ 細胞増殖因子を徐放化することができる多孔質足場材料

　筆者らは，骨形成を促進する細胞増殖因子である骨形成因子（BMP）-2をゼラチンハイドロゲルから徐放化することによって，骨再生を誘導することが可能であることを報告してきた[4-8]。しかしながら，腫瘍摘出後の放射線照射や抗ガン剤投与などによって荒廃した骨欠損では，骨欠損部周囲からの細胞浸潤を期待することは，細胞の質的および量的，いずれの面においても困難であり，このままでは十分な骨再生は期待できない。この問題を解決する方法として，筆者らは，細胞増殖因子の徐放化能，ならびに細胞の増殖・分化のための空間をあわせ持つ多孔質足場材料をデザインした。すなわち，上述のBMP-2の徐放化が可能なゼラチンと骨芽細胞に対して高い親和性を持つβ-リン酸三カルシウム（β-TCP）とを混合することによって，多孔質スポンジを作製した。得られたスポンジは孔径約180 μm，気孔率約96％であり，β-TCP粒子が均一に分布していた。また，BMP-2の徐放性は，β-TCPの含有率によらず，いずれのスポンジでも同じであった（図2(a)）[5]。一方，異なるβ-TCP含有率を持つスポンジを用いて骨髄から単離したMSCの骨分化培養を行ったところMSCはスポンジに接着した（図2(b)）。さらに，β-TCP

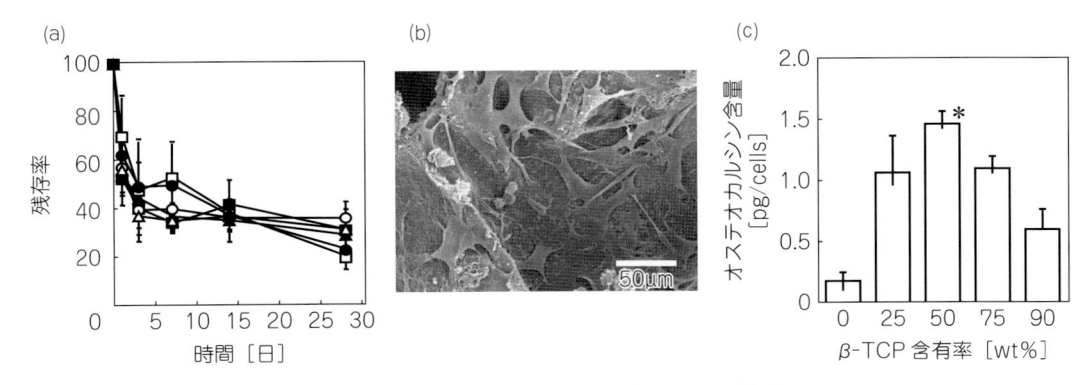

図2　BMP-2徐放化能を持つ多孔質足場材料

(a)異なるβ-TCP含有率を持つスポンジからのin vivoにおけるBMP-2の徐放。β-TCP含有率（○）0，（△）25，（□）50，（●）75，（▲）90 wt％，（■）β-TCPのみ。(b)β-TCP含有率50 wt％のスポンジ内に接着したMSCの走査型電子顕微鏡観察像。(c)異なるβ-TCP含有率を持つスポンジ内でのMSCの骨分化培養（骨分化培養4週後のオステオカルシン含量）

の含有率が 50 wt ％のスポンジを用いた場合，MSC の骨分化が最も高く誘導された（図 2(c)）[6]。以上の結果は，β-TCP 含有ゼラチンスポンジは，BMP-2 の徐放化能を持ち，かつ MSC の骨分化の足場材料として機能することを示している。

　次に，放射線照射によって血流や幹細胞が枯渇した骨欠損部に対する骨再生の誘導について，β-TCP 含有ゼラチンスポンジを用いて骨髄細胞と徐放化 BMP-2 とを組み合わせた骨再生誘導技術について検討した。その結果，徐放化 BMP-2 のみと比較して，骨髄細胞を播種したスポンジから BMP-2 が徐放化されることによって，通常の方法では治療効果が期待できない放射線照射骨欠損部において，骨再生の増強されることがわかった。一方，骨髄細胞ならびに BMP-2 を含まないスポンジでは，骨再生が誘導されなかった。これらの結果は，増殖分化ポテンシャルの高い幹細胞と細胞増殖因子の徐放化技術とを組み合わせることにより，放射線照射後の傷害された骨欠損部においても骨再生を誘導することができることを示している。一般に，腫瘍切除と併用される放射線照射によって，傷害された骨欠損部は再建が困難である。細胞増殖因子の徐放化技術と幹細胞とを組み合わせた骨再生誘導技術が，こうした臨床症例に対して応用可能な方法となりうると考えられる。

❹　生理活性物質の濃度傾斜を持つ傾斜機能化三次元足場材料

　個体発生において，細胞増殖因子の空間的な濃度勾配は，幹細胞に対して位置特異的に異なる増殖分化を誘導し，機能的な形態形成を決定づけている[9]。例えば，生体組織では，骨−軟骨界面，骨−軟組織結合部など，Chondromodulin-I[10] や Tenomodulin[11] の発現パターンが空間的に変化することにより，その構造が傾斜的に変化している。一方，ケモカインの濃度勾配に応じて，細胞が動員されることも知られており[12-15]，生理活性物質の空間的な濃度勾配は三次元足場材料の設計においても重要であると考えられる。

　近年，培養基材表面の生物学的性質ならびに物理化学的性質などを傾斜的に変化させることにより，細胞の増殖分化や機能をコントロールできることが明らかにされつつある[16,17]。しかしながら，これらの研究は，基本的に二次元の培養基材上での細胞の振る舞いをとらえたにすぎず，生体本来の三次元では細胞に対する濃度勾配の影響が異なる可能性がある。

　筆者らは，生理活性物質の濃度勾配に応答して細胞機能が傾斜的に変化する，傾斜機能化三次元足場材料を開発した[18]（**図 3**）。この足場材料は，生理活性物質の三次元の濃度勾配を持つため，二次元の濃度勾配に限定されていた従来の培養基材の問題を解決することができる。具体的には，ポリアクリルアミドハイドロゲル内に傾斜的に導入されたカルボキシル基を利用して I 型コラーゲンを傾斜的に固定化したハイドロゲル[18]，あるいは，塩基性線維芽細胞増殖因子や細胞接着分子（RGDS ペプチド）の濃度勾配を持つポリエチレンテレフタレート不織布やアルギン酸スポンジを，拡散チャンバーを用いて作製した[19]。例えば，アルギン酸ハイドロゲル内に N-ヒドロキシスクインイミドの濃度勾配を形成させた後，RGDS ペプチドを固定化したところ，RGDS ペプチドの固定化量が傾斜的に変化することがわかった（図 3(a)）。さらに，このハイドロゲルを凍結乾燥することによって得られた RGDS ペプチドの濃度勾配を持つアルギン酸スポ

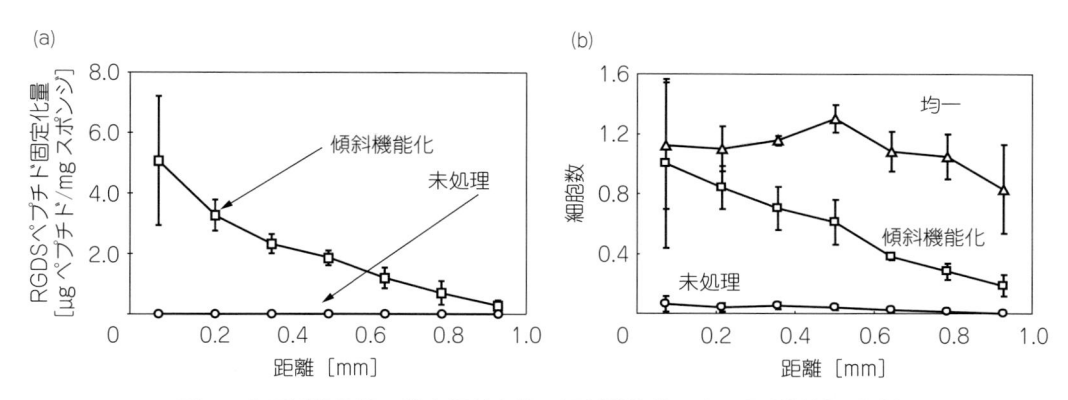

図3　生理活性物質の濃度傾斜を持つ傾斜機能化三次元足場材料の作製

(a)傾斜機能化三次元足場材料中の RGDS ペプチドの濃度傾斜，（□）RGDS ペプチドの濃度が傾斜機能化された三次元足場材料，（○）未処理の三次元足場材料。(b) RGDS ペプチドの濃度が傾斜機能化された三次元足場材料内での MSC の細胞数（培養 1 日後），（△）RGDS ペプチドの濃度が均一な三次元足場材料，（□）RGDS ペプチドの濃度が傾斜機能化された三次元足場材料，（○）未処理の三次元足場材料

ンジ内で，ラット骨髄由来の MSC の骨分化誘導を行ったところ，骨分化マーカーの 1 つであるアルカリ性フォスファターゼ活性が傾斜的に変化することがわかった（図3(b)）[19]。これらの結果は，生理活性物質の三次元濃度勾配を持つ傾斜機能化三次元足場材料を利用することによって，細胞の機能発現を傾斜的に変化させることが可能であることを示している。今後，生理活性物質を三次元的に傾斜機能化した足場材料が開発され，生体組織の再生における生理活性物質の濃度傾斜の役割が明らかにされることが期待される。また，生体組織は，生理活性物質の濃度を空間的に複雑かつ精緻にコントロールすることにより形成され，再生修復されている。このような観点からも，傾斜機能化三次元足場材料を利用した研究が与える知見は，生体組織の機能的な再生において，必要不可欠になるであろう。

5 細胞集合体作製のための生体吸収性ハイドロゲル微粒子からなる足場材料

　体内において，細胞は三次元集合体を形成し，細胞間相互作用に基づいて，その生物機能を維持，発揮している。このため，より高い生物機能を持つ細胞が必要となる再生医療ならびに創薬研究では，生体組織様の三次元細胞構造体が必要不可欠となる。しかしながら，細胞培養法で人為的に作られた細胞集合体では，集合体内部の細胞に対する栄養，酸素の供給が悪く，細胞の生存と機能が損なわれることが問題となっている。そこで，その 1 つの解決法として，細胞接着性を持ち，かつ物質拡散性を持つ，足場材料としてのゼラチンハイドロゲル微粒子を開発した[20-22]。得られた微粒子を細胞集合体内に組み込むことで，MSC の生存ならびに代謝活性を増強することに成功した（**図4**）。また，トランスフォーミング増殖因子（TGF）-β1 をゼラチンハイドロゲル微粒子へ同様に含浸させ，MSC と混合することにより，微粒子を含んだ細胞集合体を作製した[20,21]。その結果，細胞集合体内部から徐放化された TGF-β1 が細胞へ作用することによって，従来法である培養液に加えた場合と比較して，有意に高い軟骨細胞への分化が認められた。

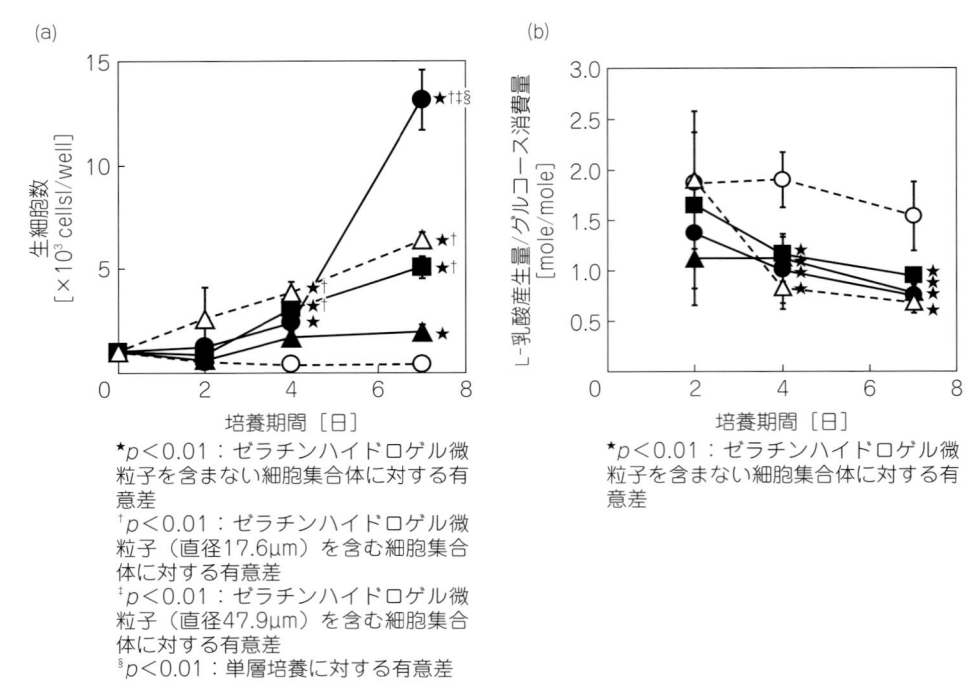

図4　ゼラチンハイドロゲル微粒子と MSC とからなる細胞集合体

(a)細胞集合体内の生細胞数，(b)細胞集合体内の MSC の代謝活性，細胞数 1×10⁴ cells/well，ゼラチンハイドロゲル微粒子の個数 1×10⁴，ゼラチンハイドロゲル微粒子の直径：（▲）17.6±7.4，（■）47.9±22.2，（●）106.8±17.8 μm，（○）細胞のみの細胞集合体，（▽）平面培養

一方，培養初期には足場材料として働き，細胞間相互作用を妨げず，かつ生体組織様構造の構築後には任意に除去できる足場材料があれば，効率良く細胞のみからなる細胞集合体を作製することができると期待される。そこで，筆者らは，このような足場材料として，細胞傷害性のない糖を添加することによって，糖応答性に水可溶化することができる，糖応答分解性ゼラチンハイドロゲル微粒子を作製した[23]。すなわち，糖の水酸基と共有結合を形成することができる m-アミノフェニルボロン酸（APBA）を，ゼラチンに化学導入することにより，糖との結合能を持つ APBA 導入ゼラチンを調製した[23]。得られた APBA 導入ゼラチンをポリビニルアルコール（PVA）と混合することによって，PVA により架橋された糖応答分解性ゼラチンハイドロゲル微粒子を作製した。**図5**は，得られたハイドロゲル微粒子と MSC との混合培養3日後の細胞集合体に対して，通常の培養液あるいはソルビトール含有培養液を添加した場合の細胞集合体の様子を示した共焦点レーザー顕微鏡画像である。図から明らかなように，ソルビトール含有培養液中では，ハイドロゲル微粒子は完全に分解した。また，ハイドロゲル微粒子の分解による体積減少に伴い，細胞集合体が収縮した。一方，ソルビトールを含まない培養液中では，ハイドロゲル微粒子は分解しないため，細胞集合体の直径は変化しなかった。これらの結果から，本ハイドロゲル微粒子は，細胞集合体から任意に除去可能な足場材料として機能することがわかった。

⑥ 血管網を構築するための糖応答分解性ハイドロゲル足場材料

体外で血管網を構築するためには，血管内皮細胞や血管平滑筋細胞を配置するための足場材料，ならびに細胞積層化やマイクロパターニングなどの細胞の配置を操作する技術などが必要不可欠である。上述したように，筆者らは，細胞傷害性のない糖を添加することにより除去可能な血管網のテンプレートとなる糖応答分解性ハイドロゲルを開発した。そのハイドロゲルを利用して直径約 300 μm のロッド状の足場材料を

ソルビトール（−）

微粒子が残存

添加3日後　　添加5日後

ソルビトール（＋）

細胞のみの集合体

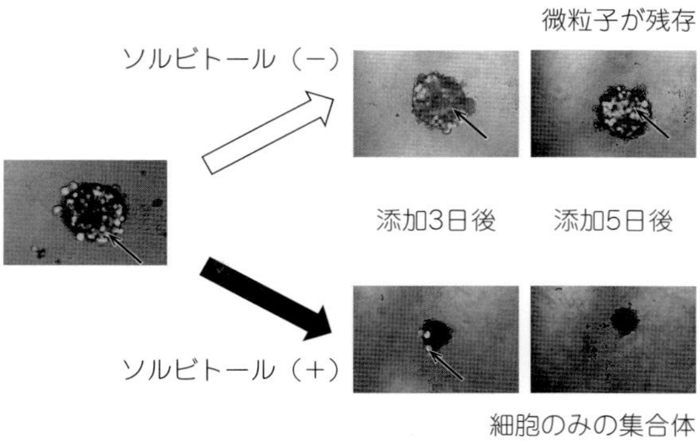

※口絵参照

図5　通常の培養液，あるいはソルビトール含有培養液を添加したときの細胞集合体の光学顕微鏡，あるいは共焦点顕微鏡画像

ソルビトール濃度 10 mg/mL

作製した。このロッドをコラーゲンゲル内に包埋し，糖応答性に分解除去することにより，コラーゲンゲル内に管腔構造を構築することができた。すなわち，糖応答分解性ハイドロゲル足場材料を含むコラーゲンゲルを，ソルビトールを添加した培養液に浸漬することにより，ロッドを溶解消失させた。得られたロッド状孔の中を培養液でフラッシュすることにより，管腔構造を持つコラーゲンゲルを作製した（**図6**(a)）。得られた管腔構造を持つコラーゲンゲルに蛍光標識した血管内皮細胞を播種後，マイクロポンプを用いて培養液を循環させることにより脈流下で培養した。その結果，コラーゲンゲル内に作製した管腔構造内部に血管内皮細胞が管状に接着している様子が確認できた（図6(b)）。これらの結果は，この糖応答分解性ハイドロゲル足場材料と三

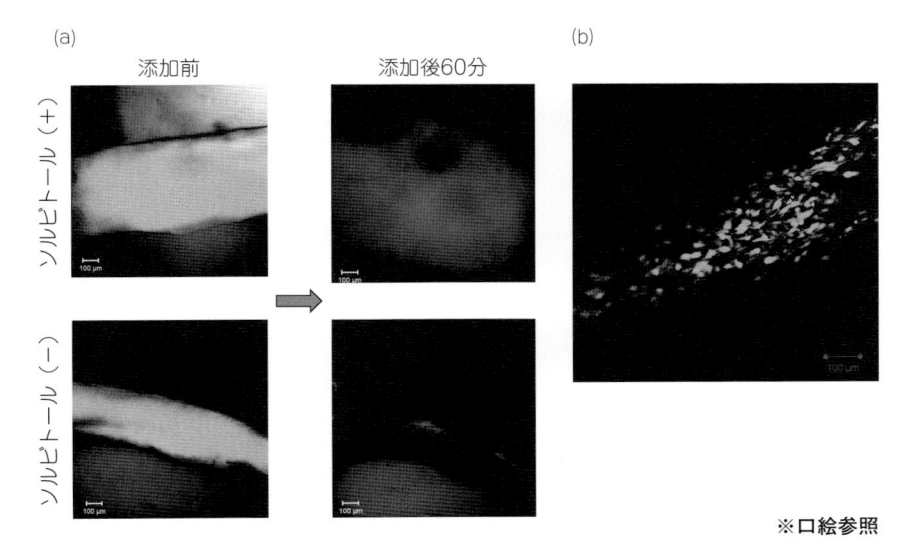

(a)　添加前　　添加後60分　　(b)

※口絵参照

図6　糖応答分解性ハイドロゲル足場材料を用いた管腔構造の作製

(a) ソルビトール添加前後におけるコラーゲンゲル内での糖応答分解性ハイドロゲル足場材料の共焦点レーザー顕微鏡写真，(b) 管腔構造内で培養３日後の血管内皮細胞

次元造形技術とを組み合わせることによって，血管様構造を持つ生体組織様構造を体外で構築することが可能であることを示唆している。

7　おわりに

　近年，半導体の微細加工技術を利用したマイクロ流体チップ（μTAS）技術が進歩している。今後，上述した機能性ハイドロゲルからなる三次元足場材料を利用した体外で生体組織様構造を構築する技術は，再生医療に加えて，より生体組織に近いμTAS技術の実現とその創薬研究への応用が期待される。

文　献

1）田畑泰彦編：ますます重要になる細胞周辺環境（細胞ニッチ）の最新科学技術，メディカルドゥ（2009）.

2）A. J. Engler, D. E. Discher et al. : *Cell*, **126**, 677 （2006）.

3）C. Yang, K. S. Anseth et al. : *Nat. Mater.*, **13**, 645 （2014）.

4）M. Yamamoto, Y. Tabata et al. : *Biomaterials*, **24**, 4375 （2003）.

5）Y. Takahashi, M. Yamamoto and Y. Tabata : *Biomaterials*, **26**, 4856 （2005）.

6）Y. Takahashi, M. Yamamoto and Y. Tabata : *Biomaterials*, **26**, 3587 （2005）.

7）M. Yamamoto, Y. Tabata et al. : *Tissue Eng.*, **12**, 1305 （2006）.

8）Y. Takahashi, M. Yamamoto, Y. Tabata et al. : *Tissue Eng.*, **13**, 293 （2007）.

9）J. D. Benazet et al. : Cold Spring Harb. Perspect. Biol. 1, a001339 （2009）.

10）C. Shukunami and Y. Hiraki : *Curr. Pharm. Des.*, **13**, 2101 （2007）.

11）C. Shukunami et al. : *Biochem. Biophys. Res. Commun.*, **280**, 1323 （2001）.

12）S. Boyden : *J. Exp. Med.*, **115**, 453 （1962）.

13）A. F. Brown : *J. Cell Sci.*, **58**, 455 （1982）.

14）R. D. Nelson et al. : *J. Immunol.*, **115**, 1650 （1975）.

15）D. Zicha et al. : *J. Cell Sci.*, **99**, 769 （1991）.

16）M. Singh et al. : *Tissue Eng Part B Rev*, **14**, 341 （2008）.

17）J. Genzer and R. R. Bhat : *Langmuir*, **24**, 2294 （2008）.

18）M. Yamamoto, Y. Tabata et al. : *Materials*, **3**, 2393 （2010）.

19）田畑泰彦編：ますます重要になる細胞周辺環境（細胞ニッチ）の最新科学技術，メディカルドゥ，pp.169–174 （2009）.

20）T. Ogawa, Y. Tabata et al. : *J. Biomater. Sci. Polym. Ed.*, **21**, 609 （2010）.

21）K. Hayashi and Y. Tabata : *Acta Biomater.*, **7**, 2797 （2011）.

22）S. Tajima and Y. Tabata : *J. Tissue Eng. Regen. Med.*, **7**, 801 （2013）.

23）稲生佳菜子，山本雅哉，田畑泰彦：日本化学繊維協会講演集，70. a16/1 （2013）.

第2節 光分解性ハイドロゲルを用いた組織の光造形

独立行政法人産業技術総合研究所　柳川　史樹　独立行政法人産業技術総合研究所　杉浦　慎治
独立行政法人産業技術総合研究所　高木　俊之　独立行政法人産業技術総合研究所　須丸　公雄
独立行政法人産業技術総合研究所　金森　敏幸

1 緒　言

　組織工学，細胞培養技術，バイオマテリアルの目覚しい進展により，培養細胞をさまざまな分野で活用する時代が到来しており，iPS および ES 培養細胞の移植医療への応用はもちろん，医薬品や化粧品等の開発における動物実験の代替など，多岐にわたる分野での応用が期待されている[1]。特に医薬品業界におけるリード化合物のスクリーニングの効率化・迅速化を図るうえで，ヒト由来の培養細胞を用いた医薬品アッセイへの期待は極めて大きい。

　これまで培養細胞の主流となっている"二次元平面培養モデル"は，生体組織や臓器における薬剤応答性や毒性をインビトロで評価するうえで簡便な手法であり，さらには分子生物学の進歩によって，特定の疾患や薬剤の体内動態に関して重要な働きをしているタンパク質や受容体を培養細胞へ発現させたうえで，薬効薬理の評価をすることも可能となっている。しかしながら，細胞は生体組織内において，液性因子（細胞増殖因子，細胞走性因子など），細胞−細胞間および細胞−細胞外マトリックス間相互作用といった細胞外刺激に応じた細胞内シグナル伝達を活性化させることで，増殖，遊走，分化といった挙動を制御しており，内因性および外因性のシグナルによってその挙動・機能を時間スケールで変化させている。したがって，二次元平面上で培養される細胞は，生物学的に生体内と大きく異なる挙動を示し，ゲル包埋培養などの三次元培養法を用いても，空間的に均一な環境では生体内の組織構造や階層構造を反映できないため，組織としての機能を再現できていないと考えられている[2,3]。それゆえに，現在汎用されている"二次元平面培養モデル"は，複雑な細胞間コミュニケーションを正確に反映した培養モデルでなく，実際の生体組織との機能的な乖離が否めないのが現状である[2,4]。その中でも特に組織形成，幹細胞分化，腫瘍細胞成過程といった，局所的な微小培養環境での細胞や組織の動的変化を再現することは容易ではなく[5]，より生体内に近い培養環境を合理的に構築したうえで，それに応じた細胞を時間的・空間的に配置するための組織化技術が必要不可欠である[6,7]。さらには，構築した三次元造形体内への酸素および培養液の供給，および細胞周辺の力学環境を動的に制御する技術が要求されてくる。

　このような観点から，生体適合性高分子を用いたトップダウン法およびボトムアップ法による三次元的な細胞足場構造の作製に注目が寄せられている[5,8,9]。その中でも特に，複雑な生体臓器・組織の構造を模倣するための光応答性高分子を用いた三次元光造形法が注目されており，本稿ではその代表例として光硬化性・光分解性ハイドロゲルによる生体組織の光造形法について概

説するとともに，筆者らの開発した活性エステル型光開裂性架橋剤について紹介する。

2　光硬化性ハイドロゲル

　光硬化性ハイドロゲルは，細胞特性に応じたハイドロゲル強度の制御および微細加工性に適していることから汎用性の高い材料であり，組織工学を目的とした基材として注目を集めている。その中でも特に，光硬化型ポリエチレングリコールジアクリレイト[10-12]，ポリサッカライド[13-15]，およびメタクリレートゼラチン[16,17]といった光応答性基材を用いた光造形法[17-19]が組織工学の分野で幅広く使われており，"マイクロパターン化されたハイドロゲルによる三次元組織構築"や"幹細胞の分化誘導を制御する三次元微小培養環境の制御"などの応用研究が報告されている[12,19-23]。

　上述したハイドロゲルを用いて三次元的に組織構築するには，さまざまな細胞を空間的に配置したうえで細胞が生存するために必要な酸素，および組織構築に必要な液性因子を提供する技術的なアプローチ，すなわち，多孔質な細胞足場構造や灌流培養環境の構築が要求される[12,17,20,24]。これらの光硬化性ハイドロゲルは，複雑な三次元組織をマイクロオーダーで構築するうえで，有用性の高い基材であるが，増殖した細胞と新規形成された細胞外マトリックスが組織化する工程で，人工的な足場構造を除去するためにも，組織形成に伴った分解制御が困難であるという問題も指摘されている。このような観点から，細胞培養液の灌流を可能とするための新たなアプローチとして，光分解性ハイドロゲルによる三次元培養環境の構築が注目され始めている。

3　光分解性ハイドロゲル

　近年，バイオマテリアルや組織工学の研究分野において，容易に物理・化学特性を制御できることに加え，微小培養構造の光造形が可能な細胞足場基材として，光分解性ハイドロゲルが注目を集めている[9,25,26]。光分解性ハイドロゲルの特徴の1つとして，光の照射量によりハイドロゲルの物理・化学特性を時間的・空間的に制御できることが挙げられ，各種細胞が要求する足場環境を提供することが可能である[25,27-33]。

　今日までに多くの研究機関においてラジカル反応[27,34]，マイケル付加反応[35]，および生体直交性クリック反応[29,31]を介した光分解性ハイドロゲルの合成法が報告されている。これらの合成法の大半は，二成分以上の溶液を混合することで自発的なゲル化が進行する反応系であり，ある一成分に新たな官能基を付加的に導入することで，機能性ハイドロゲルを容易に合成できること，ハイドロゲル特性が容易に調整できることを特徴としている。しかしながら上述した合成手法は，ハイドロゲルの合成前に"目的とする成分の官能基を修飾する反応前処理"が必要となるため，限局された条件下でのみ有効な合成法が多く見られる。さらに多くの光分解性ハイドロゲル合成に用いる高分子の基本骨格は，細胞非接着性のポリエチレングリコール[25]やポリサッカライド[35]が主流となっており，合成したハイドロゲルへ細胞接着性の官能基を付加的に導入する工程が不可欠である。そのため，ハイドロゲルに対する細胞認識性が欠如しており，細胞生存お

および代謝活性能に影響を及ぼすことが懸念されている。

　このような問題の改善を図り，より簡便に生物学的に有用な機能性光分解性ハイドロゲルを作製するために，細胞結合ペプチド配列（アルギニン-グリシン-アスパラギン酸）の導入[36]を目的とした「ホモ型・ヘテロ型二官能性架橋剤」[25,37]や，アミノを含有する生体適合性高分子と架橋構造を形成する「活性エステル型光開裂性架橋剤」[38]が開発されている。

④ 活性エステル型光開裂性架橋剤

　活性エステル型架橋剤によるゲル化反応は，第一級アミンと N-ヒドロキシスクシンイミド（NHS）活性エステル基の脱水縮合を利用した反応であり，アミノ基を有する生体適合性高分子（例：四官能型アミノ末端ポリエチレングリコール，ゼラチン，コラーゲンなど）とアミド結合による架橋形成が可能である。近年，筆者らは，この活性エステル型架橋剤へ，光による脱保護基として汎用される o-ニトロベンジル基を導入することで，光開裂性を付与した"活性エステル型光開裂性架橋剤"の開発に成功した[38,39]。開発した光開裂性架橋剤（NHS-PC-4armPEG）の構造式を図1に示す。この活性エステル型光開裂性架橋剤の特徴として，①基本骨格として多官能型ポリエチレングリコール（分子量10,000前後），②架橋形成を担うNHS活性エステル基，③光開裂性を有する o-ニトロベンジル基より構成（図1(a)）されている。この光開裂性架橋剤は，アミノ基を有する生体適合性高分子とアミド結合による架橋形成が可能であり，形成した架橋は光照射により開裂させることができる（図1(b)）。したがって，この光開裂性架橋剤の水溶液と，アミノ基を末端に有するポリエチレングリコールやゼラチンの水溶液とを混ぜるだけ

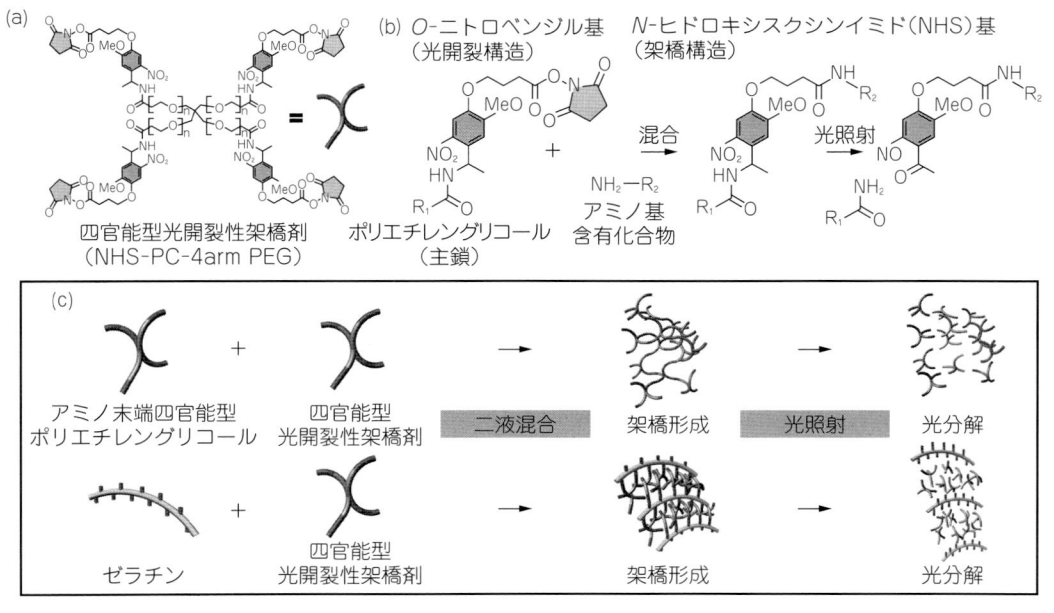

図1　四官能型光開裂性架橋剤によるハイドロゲル作製法

(a)四官能型光開裂性架橋剤の分子構造，(b)架橋形成および光開裂のメカニズム，(c)アミノ末端四官能型ポリエチレングリコールとゼラチンとの架橋形成および光分解工程（参考文献38）より一部修正して転載）

でゲルを形成し，光照射によってゲルを溶解させることが可能となる（図 1 (c)）。

　筆者らが目指している三次元光造形を実現するには，まず初めにハイドロゲルの光分解能について検証する必要がある。そこで"アミノ末端四官能型ポリエチレングリコール溶液"および"ゼラチン溶液"を調整した後，合成した四官能型光開裂性架橋剤を添加することで，二種類の光分解性ハイドロゲルを作製した。次に光分解性ハイドロゲルの XY 平面分解能について検証するために，フィルムマス

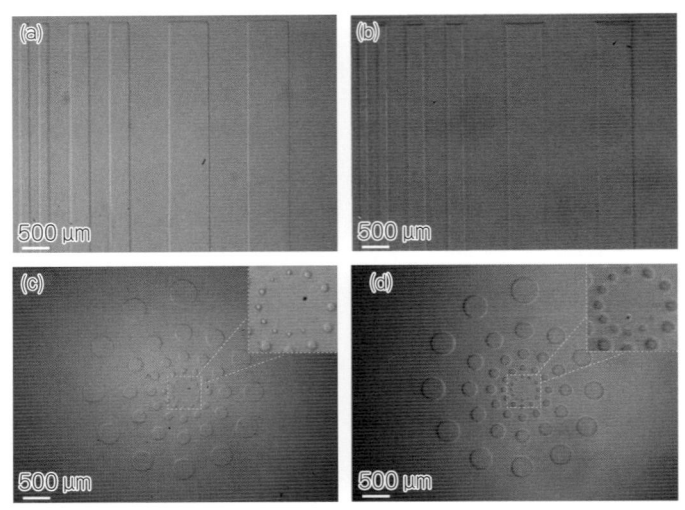

※口絵参照

図 2　アミノ末端四官能型ポリエチレングリコール

(a)(c)およびゼラチン(b)(d)より作製した光分解性ハイドロゲル上におけるパターン分解（XY 平面分解能）（参考文献 38）より転載）

クおよび結像光学系の光照射装置（365 nm）を用いた二次元パターン分解について検討した。その結果，アミノ末端四官能型ポリエチレングリコール溶液およびゼラチン溶液より合成した光分解性ハイドロゲルは，直径 20 μm まで XY 平面分解能を有することが明らかとなった（**図 2**）。また Z 軸分解能についても同様の検証を行うため，パターン分解したハイドロゲル表面に蛍光ビーズを局在化させ，共焦点レーザー顕微鏡にてハイドロゲル表面の分解形状および光照射量と分解深度の関係について評価を行った。その結果，光の照射量に応じてハイドロゲル内部 150 μm（膨潤後 271 μm）まで分解可能なことが明らかとなった（**図 3** (a)）。さらにハイドロゲルの分解深度は，光の照射量と直線的な相関関係を示すため，ランベルト・ベールの法則に従った精

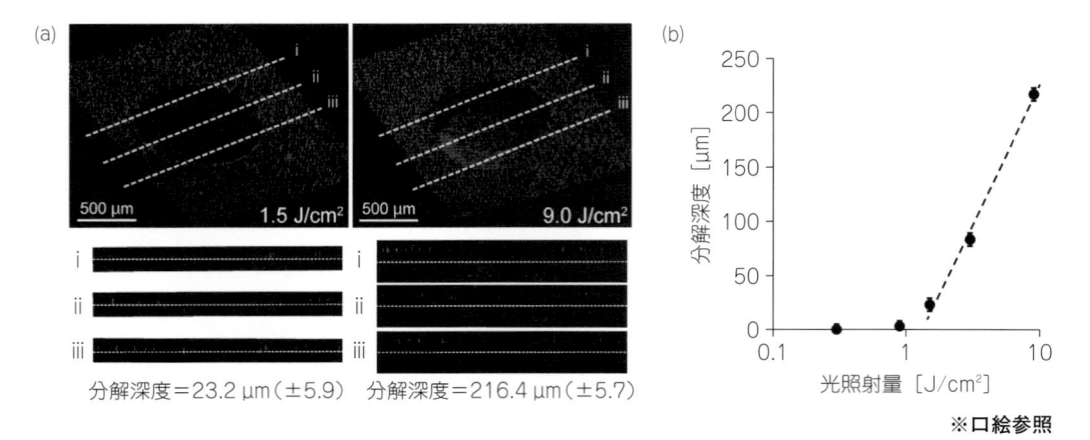

分解深度＝23.2 μm（±5.9）　分解深度＝216.4 μm（±5.7）

※口絵参照

図 3　四官能型ポリエチレングリコールにより作製した光分解性ハイドロゲルの深さ方向(Z 軸)分解能

(a)パターン光照射（1.5 or 9.0 J/cm²）後のハイドロゲル共焦点画像，(b)光照射量と Z 軸分解能の相関関係（参考文献 38）より転載）

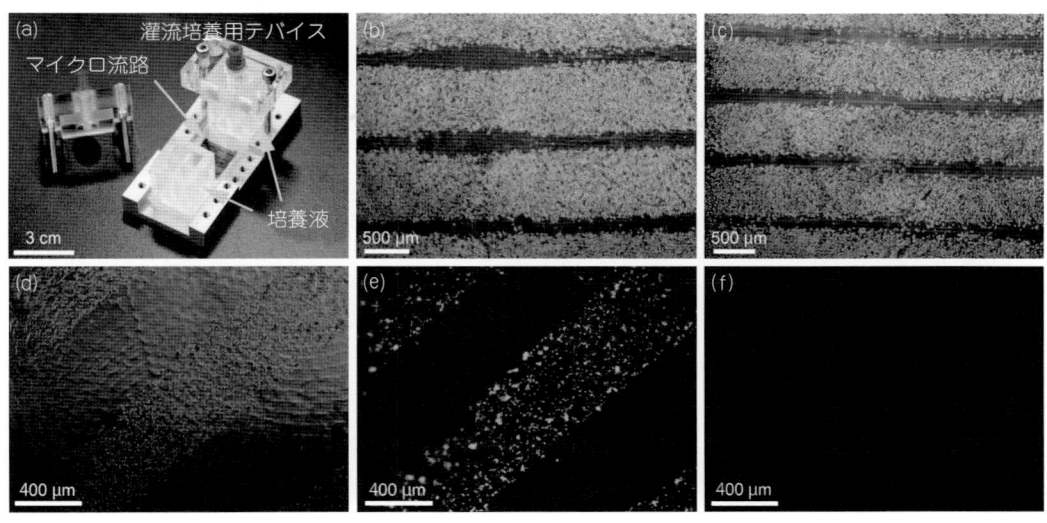

※口絵参照

図4　ゼラチンより作製した光分解性ハイドロゲルへ HepG2 細胞を内包化した三次元灌流培養モデル
(a)マイクロ流路を利用した灌流培養用デバイス，(b)(c)パターン光照射後の光分解性ハイドロゲル，(d)〜(f)Live/ dead 染色による細胞障害性の評価〔(d)位相差画像，(e)生細胞，(f)死細胞〕

密な光分解制御が可能であることが明らかとなった（図3(b)）。以上の検討結果より，今回作製した光分解性ハイドロゲルは，細胞の足場構造を時間的・空間的に制御するうえで有用な新規マテリアルである可能性が示唆された。冒頭で述べたように，生理学的機能を備えた組織構造体を作製するには，構築した三次元造形体内への培養液の供給，および細胞周辺の力学環境を動的に制御するための培養技術が要求される。

　そこで次に筆者らは，同様の光分解性ハイドロゲルへ細胞を内包化することで，マイクロパターン光の照射形状を反映した微細構造を有する三次元組織の加工を試みた。ゼラチンベースの光分解性ハイドロゲルへヒト肝ガン由来 HepG2 細胞を内包化した後，ポリジメチルシロキサンにより制作したマイクロ流体デバイスへハイドロゲルを組み込むことで，三次元組織の灌流培養手法の確立を試みた。細胞を内包化した光分解性ハイドロゲルのパターン分解および細胞障害性の結果を**図4**に示す。その結果，内包化した HepG2 細胞への障害を与えることなく，マイクロオーダーで流路構造を自在に変更できることが明らかとなった。

　今回紹介してきた光分解性ハイドロゲル・灌流培養技術を用いることで，構築した三次元造形体内への酸素・培養液の供給，および細胞周辺の力学環境を動的に制御する三次元灌流培養が可能となった。今後は，本技術をさらに発展させた，より長期的な培養・評価系の構築が期待される。

5　今後の展望と課題

　以上，光分解性ハイドロゲル・活性エステル型光開裂性架橋剤ついて述べてきた。微細加工技術や人工的な足場構造を利用して，三次元的な立体構造組織を再現するアプローチは数多く存在

するが，医薬品アッセイや臨床応用に有効な三次元組織構築の実現には至っていない。光分解性ハイドロゲル・活性エステル型光開裂性架橋剤を用いることで，血管様構造をはじめとした三次元的に複雑な細胞の足場構造の加工が可能になると期待される。そのためには，多光子レーザーによるハイドロゲル三次元微細構造の精密加工技術が必要になるであろう。

また，本稿で紹介した光開裂性架橋剤は，①前処理することなく溶液の混合にて，ハイドロゲルを作製できること，②第一級アミンを含む生体由来物質・生体適合性高分子（ゼラチン，コラーゲン，フィブリノーゲン，ペプチドなど）と反応できること，③マイクロオーダーの微細加工性に優れていることが大きな特徴であり，今後さまざまな研究分野において，有用性の高いマテリアルとして利用されることが期待される。さらに，将来的な応用研究の方向性（図5）としては，上述の三次元組織工学に加え，三次元培養系における細胞の光操作へ発展させる研究が可能である[39]。また最近では，細胞足場構造の弾性率によって，増殖・伸展・分化といった細胞挙動が変化することも報告されているた

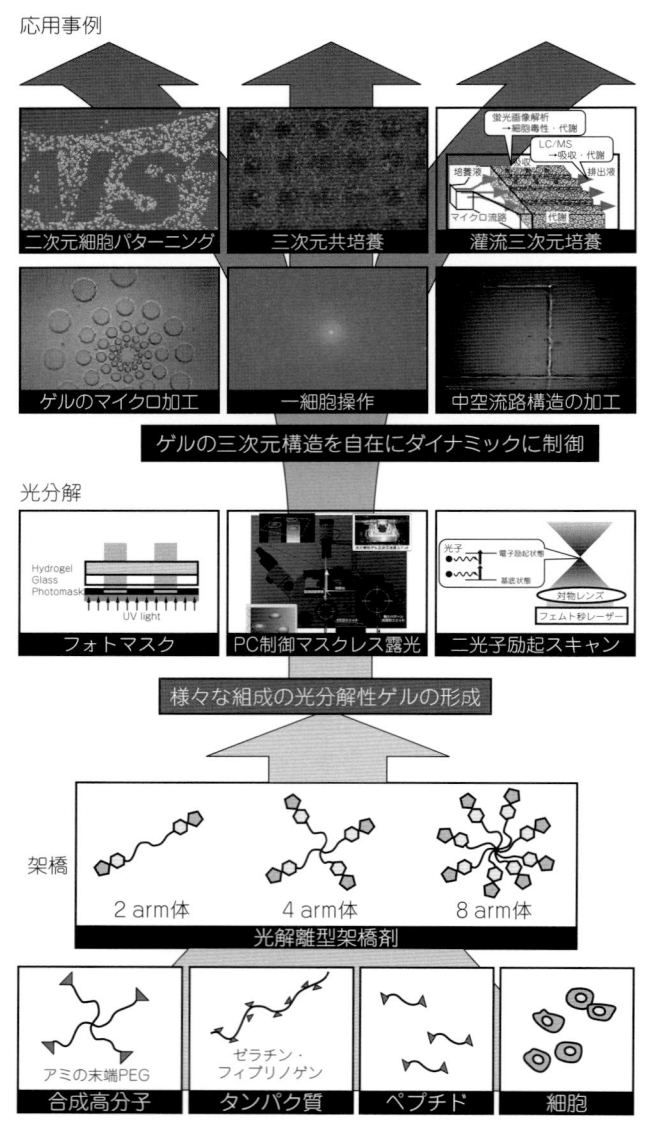

め[40-42]，細胞特性に応じた足場構造の弾性率マイクロパターン制御にも応用できる可能性を秘めている。

図5　光開裂性架橋剤・光分解性ハイドロゲルを用いた将来的な応用研究例

文　献

1）H. Inoue and S. Yamanaka : *Clin. Pharmacol. Ther.*, **89**, 655（2011）.

2）M. W. Tibbitt and K. S. Anseth : *Biotechnol. Bioeng.*, **103**, 655（2009）.

3）S. Zhang : *Nat. Biotechnol.*, **22**, 151（2004）.

4）F. Pampaloni, E. G. Reynaud and E. H. K. Stelzer : *Nat. Rev. Mol. Cell Bio.*, **8**, 839（2007）.

5）F. Guilak, D. M. Cohen, B. T. Estes, J. M. Gimble, W. Liedtke and C. S. Chen : *Cell Stem Cell*, **5**, 17（2009）.

6）W. P. Daley, S. B. Peters and M. Larsen : *J. Cell. Sci.*, **121**, 255（2008）.

7）J. I. Lopez, J. K. Mouw and V. M. Weaver : *Oncogene*, **27**, 6981（2008）.

8）N. Annabi, A. Tamayol, J. A. Uquillas, M. Akbari, L. E. Bertassoni, C. Cha, G. Camci-Unal, M. R. Dokmeci, N. A. Peppas and A. Khademhosseini : *Adv. Mater.*, **26**, 85（2014）.

9）M. P. Lutolf, P. M. Gilbert and H. M. Blau : *Nature*, **462**, 433（2009）.

10）B. V. Slaughter, S. S. Khurshid, O. Z. Fisher, A. Khademhosseini and N. A. Peppas : *Adv. Mater.*, **21**, 3307（2009）.

11）Y. Du, E. Lo, S. Ali and A. Khademhosseini : *Proc. Natl. Acad. Sci. U S A*, **105**, 9522（2008）.

12）F. Yanagawa, H. Kaji, Y. H. Jang, H. Bae, D. Yanan, J. Fukuda, H. Qi and A. Khademhosseini : *J. Biomed. Mater. Res. A*, **97A**, 93（2011）.

13）R. A. Marklein and J. A. Burdick : *Soft Matter*, **6**, 136（2010）.

14）G. Camci-Unal, D. Cuttica, N. Annabi, D. Demarchi and A. Khademhosseini : *Biomacromolecules*, **14**, 1085（2013）.

15）H. Shin, B. D. Olsen and A. Khademhosseini : *Biomaterials*, **33**, 3143（2012）.

16）B. B. An I. Van Den Bulcke, Nadine De Rooze, Etienne H. Schacht, Maria Cornelissen and Hugo Berghmans : *Biomacromolecules*, **1**, 31（2000）.

17）J. W. Nichol, S. T. Koshy, H. Bae, C. M. Hwang, S. Yamanlar and A. Khademhosseini : *Biomaterials*, **31**, 5536（2010）.

18）H. Qi, Y. Du, L. Wang, H. Kaji, H. Bae and A. Khademhosseini : *Adv. Mater.*, **22**, 5276（2010）.

19）H. Aubin, J. W. Nichol, C. B. Hutson, H. Bae, A. L. Sieminski, D. M. Cropek, P. Akhyari and A. Khademhosseini : *Biomaterials*, **31**, 6941（2010）.

20）R. Gauvin, Y. C. Chen, J. W. Lee, P. Soman, P. Zorlutuna, J. W. Nichol, H. Bae, S. Chen and A. Khademhosseini : *Biomaterials*, **33**, 3824（2012）.

21）P. Zorlutuna, J. H. Jeong, H. Kong and R. Bashir : *Adv. Funct. Mater.*, **21**, 3642（2011）.

22）V. Chan, P. Zorlutuna, J. H. Jeong, H. Kong and R. Bashir : *Lab Chip*, **10**, 2062（2010）.

23）S. Khetan and J. A. Burdick : *Biomaterials*, **31**, 8228（2010）.

24）L. E. Bertassoni, M. Cecconi, V. Manoharan, M. Nikkhah, J. Hjortnaes, A. L. Cristino, G. Barabaschi, D. Demarchi, M. R. Dokmeci, Y. Yang and A. Khademhosseini : *Lab Chip*, **14**, 2202（2014）.

25）A. M. Kloxin, A. M. Kasko, C. N. Salinas and K. S. Anseth : *Science*, **324**, 59（2009）.

26）M. P. Lutolf : *Nature*, **482**, 477（2012）.

27）D. Y. Wong, D. R. Griffin, J. Reed and A. M. Kasko : *Macromolecules*, **43**, 2824（2010）.

28）A. M. Kloxin, J. A. Benton and K. S. Anseth : *Biomaterials*, **31**, 1（2010）.

29）P. V. Chang, J. A. Prescher, E. M. Sletten, J. M. Baskin, I. A. Miller, N. J. Agard, A. Lo and C. R. Bertozzi : *Proc. Natl. Acad. Sci. U S A*, **107**, 1821（2010）.

30）M. A. Azagarsamy and K. S. Anseth : *Acs. Macro. Lett.*, **2**, 5（2013）.

31）C. M. Kirschner, D. L. Alge, S. T. Gould and K. S. Anseth : *Adv. Healthc. Mater.*, **3**, 649（2014）.

32）C. Yang, M. W. Tibbitt, L. Basta and K. S. Anseth : *Nat. Mater.*, **13**, 645（2014）.

33）S. M. Jay and W. M. Saltzman : *Nat. Biotechnol.*, **27**, 543（2009）.

34）B. D. Fairbanks, S. P. Singh, C. N. Bowman and K. S. Anseth : *Macromolecules*, **44**, 2444（2011）.

35）K. Peng, I. Tomatsu, B. van den Broek, C. Cui, A. V. Korobko, J. van Noort, A. H. Meijer, H. P. Spaink and A. Kros : *Soft Matter*, **7**, 4881（2011）.

36）H. Shin, S. Jo and A. G. Mikos : *Biomaterials*, **24**, 4353（2003）.

37）C. A. DeForest and K. S. Anseth : *Nat. Chem.*, **3**, 925（2012）.

38）F. Yanagawa, S. Sugiura, T. Takagi, K. Sumaru, G. Camci—Unal, A. Patel, A. Khademhosseini and T. Kanamori : *Adv. Healthc. Mater.*, in press（2014）.

39）M. Tamura, F. Yanagawa, S. Sugiura, T. Takagi, K. Sumaru, H. Matsui and T. Kanamori : *Sci. Rep.*, **4**, 4793（2014）.

40）S. Nemir, H. N. Hayenga and J. L. West : *Biotechnol. Bioeng.*, **105**, 636（2010）.

41）V. E. G. Diederich, P. Studer, A. Kem, M. Lattuada, G. Storti, R. I. Sharma, J. G. Snedeker and M. Morbidelli : *Biotechnol. Bioeng.*, **110**, 1508（2013）.

42）K. A. Mosiewicz, L. Kolb, A. J. van der Vlies and M. P. Lutolf : *Biomater. Sci.*, **2**, 1640（2014）.

第3節　増殖因子固定化細胞外マトリックスの設計

九州大学　**水町　秀之**　　九州大学　**中村　晋太郎**　　九州大学　**井嶋　博之**

1　はじめに

　生体内の細胞周囲環境に着目すると，組織を構成する細胞はほぼすべて細胞外マトリックス（Extracellular Matrix；ECM）と呼ばれる構造体に包まれた三次元環境で存在している。ECMは細胞間隙を充填するだけでなく，細胞接着のための足場としての役割，および生体内機能性分子の保持や供給の役割なども担い，能動的に包埋細胞の生きざまを決定している。生体外において生体内類似の細胞周囲環境を構築するためには，ECMの構造と機能を理解し，それらを模倣することが肝要である。

　ECMの構成成分としては，コラーゲン，ラミニン，フィブロネクチンなどのタンパク質成分，およびヘパラン硫酸やコンドロイチン硫酸，ヒアルロン酸などの糖成分が挙げられ，これらの成分のさまざまな組み合わせ，および各成分のさまざまなアイソフォームによりECM構造が組織特異的に構築されている。

　コラーゲンはECMの主要成分であり，細胞接着場の提供，三次元的な細胞配置および臓器構造の構築に寄与している。一方，糖成分の一種であるヘパラン硫酸は負電荷により増殖因子と特異的に結合し，これら分子の空間配置や機能を調節することにより，生体の恒常性維持に重要な役割を果たしていることがわかってきている[1,2]。また，糖質を介した足場基材への増殖因子の固定化は安定性向上効果[3,4]，および細胞への機能促進効果をもたらすことが確認されている[5]。

　本稿ではECMの主要機能を担うこれら二成分を用いた培養基材について紹介する。

2　ヘパリン導入コラーゲン

　ECMの主成分であるI型コラーゲンに，ヘパラン硫酸の一種であるヘパリンを導入したECM模倣ゲル基材を紹介する。ここで，ヘパリンはヘパラン硫酸よりもさらに硫酸化の度合いが強い酸性多糖類であり，ヘパラン硫酸と同様にさまざまな生理活性物質と結合することが知られている。さらにその結合機構は生体内ECM中のヘパラン硫酸と同様，硫酸基を介した静電的親和力によるものである[6]。よって化学架橋剤などを用いた既往の固定化法に比べ，細胞および固定化分子に対してより温和，かつより生体内に近い細胞周囲環境を達成できると期待される。

2.1　基材の作製と機能評価

　ヘパリン導入コラーゲン（Hep-colla）の合成には，タンパク質の修飾などに一般的に使用さ

れているスクシネートエステルとアミン間のアミド結合形成反応を用いた。具体的には，ヘパリンのカルボキシル基をカルボジイミドおよび N-ヒドロキシコハク酸イミド（NHS）により NHS エステル化し，余剰架橋剤を除去後にコラーゲンゾルと混合することでコラーゲンのアミノ基にヘパリンを導入した。本基材はコラーゲンと同様に生理的な pH と温度への移行による物理架橋でゲルを形成し，このことからコラーゲンの特徴を色濃く残した培養基材であることが期待された（**図 1**(a)）。Hep-colla のゲル，コラーゲンゲル，およびヘパリン混合コラーゲンゲルを形成後に洗浄を行い，ヘパリンを特異的に染色したところ，Hep-colla ゲルのみ強く染色され，ヘパリンの導入が確認された（図 1(b)）。

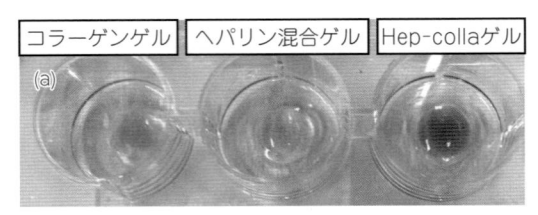

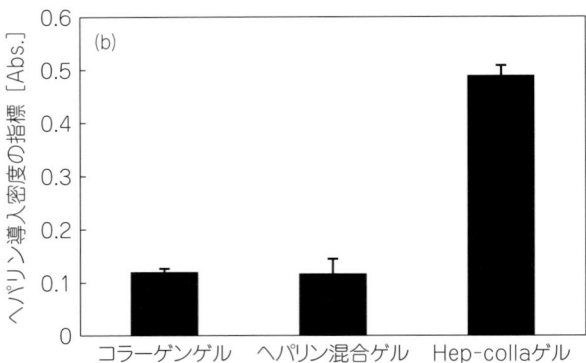

図1　Hep-colla ゲル構築の確認（n=3, bars＝S.D.）
(a)ゲル染色写真，(b)ゲル中から溶出させた色素（トルイジンブルー）の吸光度

　続いてヘパリン結合性増殖因子の一例として肝細胞増殖因子（HGF）をゲルに固定化し，ELISA により固定化された HGF 密度を評価したところ，Hep-colla ゲルは一般的なコラーゲンゲルと比較して多くの HGF が固定化されることがわかった（**図 2**(a)）。さらに HGF 固定化後のゲルを洗浄後，抗原抗体反応により固定化 HGF の検出を行った。するとコラーゲンゲルでは HGF がほぼ除去されてしまうのに対し，Hep-colla ゲルでは洗浄後でも HGF を保持していることが確認された（図 2(b)）。これらより，本基材に期待する増殖因子固定化能が確認できた。

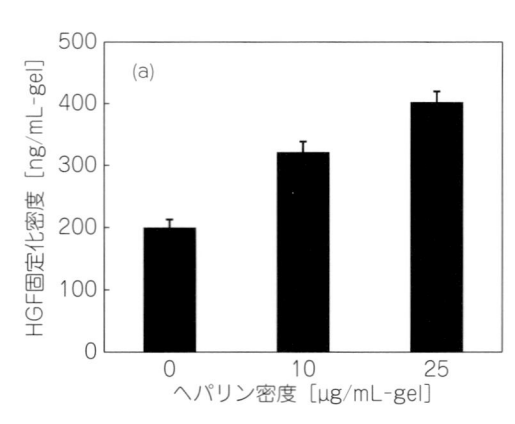

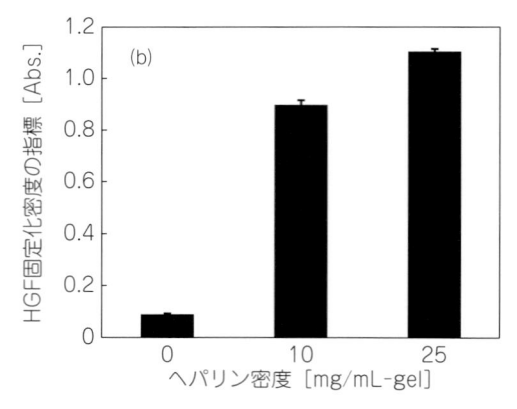

図2　コラーゲンゲル，および Hep-colla ゲルの HGF 固定化能（n=3, bars＝S.D.）
(a)添加した HGF の濃度変化に基づく定量評価，(b)洗浄後ゲル内に保持されていた HGF の検出

2.2　神経幹細胞を用いた培養評価

　遺伝子ノックアウト動物や分解酵素などを用いた動物実験により，生体内 ECM における糖質の重要性はさまざまな臓器，および組織において確認されている。その代表例として発達段階における中枢神経系が挙げられ，正常な細胞増殖，および神経系細胞への分化にはヘパラン硫酸と増殖因子が不可欠であることが報告されている[7]。そこで Hep-colla ゲルを用いて神経幹細胞を包埋し，神経系発達の際に重要な役割を果たす塩基性線維芽細胞増殖因子（bFGF）をゲルに混合することで，発達中枢神経系の模倣培養系を構築した。一週間の培養後に生細胞数評価を

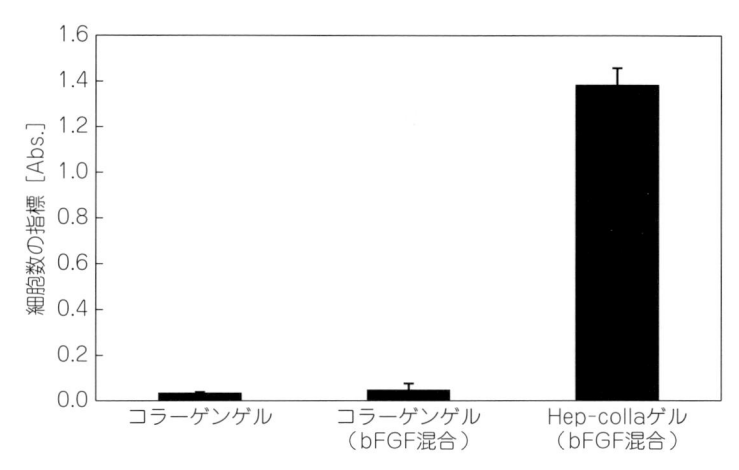

図3　神経幹細胞を用いた培養（n＝3, bars＝S.D.）
増殖因子不含無血清培地で培養

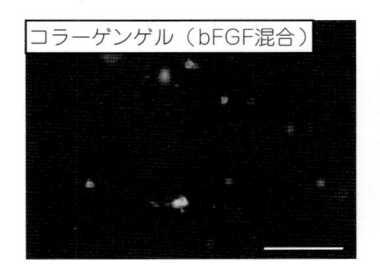 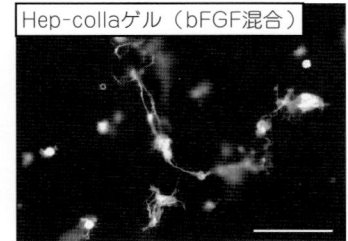

図4　ゲル包埋神経幹細胞に対する神経細胞マーカー（β–tubulin Ⅲ）の免疫染色写真（bars＝100 µm）

行ったところ，一般的なコラーゲンゲルと比較して神経幹細胞の増殖性が著しく増強されていることが確認された（図3）。加えて，免疫蛍光染色により神経特異的細胞骨格を染色したところ，増殖した神経幹細胞は神経細胞に分化し，ゲル内で三次元的なネットワークを構築している様子も確認された（図4）。これらは，①bFGF がヘパリンに固定化されたことでゲル内に長期間留まれたこと，②固定化により安定性が向上し生理活性が長期間維持されたことが要因の一部であると考えられる。加えて，本培養系は③コラーゲンゲル包埋による三次元的な細胞-ECM 結合の形成だけでなく，④生体内 ECM 中の糖質と bFGF，および神経幹細胞の三者間作用機構の再現までも考えられ，このことから従来のゲル包埋培養系よりもより生体内環境を模倣した培養系を構築できたと期待される。非常に複雑な構造を持つ ECM であるが，その機能，および成分から必要となる因子を抽出すると，数種類の要素で生体内模倣環境を構築できるかもしれない。

3　ヘパリン導入ゼラチン

　力学強度に優れ，かつ生体適合性である増殖因子固定化材料を開発するためにゼラチンとヘパリンを用いた。ゼラチンはコラーゲンを熱・酸処理することにより得られるタンパク質であり，

コラーゲンと比較して操作性が高く力学強度に優れるといった特徴を有する。また，ゼラチンは生体に対して穏和な材料であり，さまざまな組織の再生に対して有効であることが示されている[8]。一方，前述のようにヘパリンは細胞の増殖や機能発現に対して有効な各種増殖因子と親和性を有している。これらの成分を化学的に架橋することにより得られる材料は，増殖因子の固定化が可能であり生体に対して穏和，さらにはコラーゲンからなる材料よりも力学的に優れたECM 材料となり得る。

3.1　ヘパリン導入ゼラチンの開発および細胞培養への適応

　ゼラチンとヘパリンの架橋には $NaBH_3CN$ の還元的アミノ化反応（Borch 反応）を用いた[9]。本架橋法を用いることで，ゼラチンの側鎖アミノ基とヘパリンの還元末端アルデヒド基を結合してヘパリン導入ゼラチン（Hep-gela）を開発した[10]。開発した Hep-gela およびゼラチンの風乾フィルムに対して血管内皮細胞増殖因子（VEGF）を添加し，各フィルムに対する VEGF 固定化密度の算出を行った。また，これら VEGF 固定化フィルム上で細胞培養を行い細胞増殖に対する効果を調査した。

　Hep-gela およびゼラチンフィルムに対する VEGF の固定化効率はそれぞれ 54％および 29％であった（**図5**）。これは，前述のヘパリンと増殖因子が親和性を有することに起因する。一方，VEGF 固定化 Hep-gela フィルム上での HUVEC は良好な増殖を示したが，他の条件では細胞数の減少が見られた（**図6**）。以上のことから，Hep-gela は増殖因子の生物活性を保持したまま固定化可能であることが確認された。

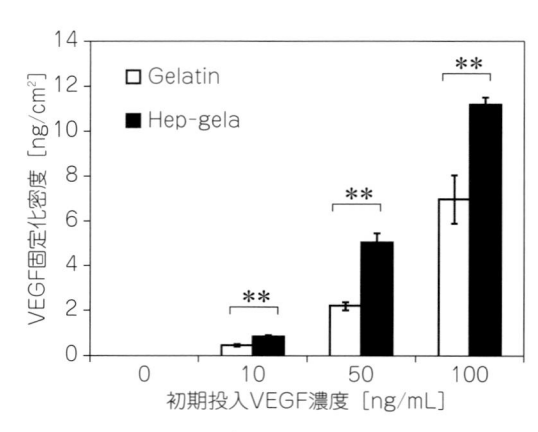

図5　ゼラチンおよび Hep-gela フィルムの VEGF固定化密度 （$n=3$, bars＝S.D. ** $p<0.01$）

3.2　材料物性評価

　Hep-gela およびゼラチンをグルタルアルデヒドにより架橋しそれぞれのゲルを作製した。これらのゲルをコラゲナーゼ溶液中で振とうし，経時的重量変化を測定することで分解挙動を調査した。また，荷重測定機により圧縮に対する応力を測定することで力学強度の調査を行った。同様の試験をコラーゲンゲルに対しても行った。

　Hep-gela およびゼラチンは濃度の増加に伴って分解速度が遅く，圧縮に対する応力が

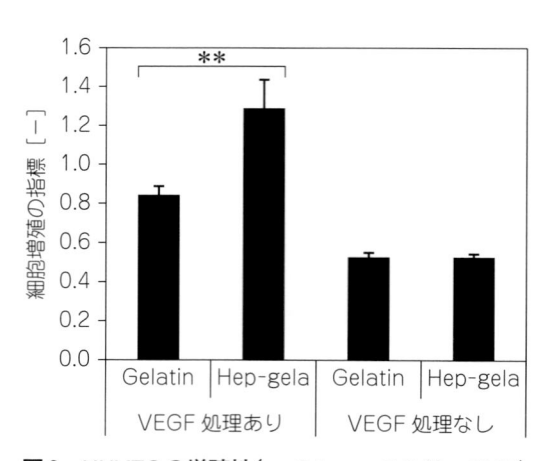

図6　HUVECの増殖性（$n=3$, bars＝S.D. ** $p<0.01$）
培養 5 日目のミトコンドリア活性を培養 1 日目のそれらで除した値

高くなった（**図7**，**図8**）。また，10%お
よび7.5%の Hep-gela ゲルは，同濃度に
おいてゼラチンゲルよりも分解は早く，圧
縮に対する応力は低い結果が得られた（図
7，図8）。このように，Hep-gela の分解
挙動や力学強度，他にもゾル-ゲル転移温
度や結晶構造がゼラチンのそれらとは異
なっていた。導入されたヘパリンはコラー
ゲンと混在することにより，コラーゲンの
ゲル形成や形成されたゲルの安定性に影響
を与える[11]。つまり，ヘパリンが導入され
たことで Hep-gela がゼラチンとは異なる
物性を示したと考えられる。一方で，コ
ラーゲンゲルとそれ以外のゲルを比較する
と，コラーゲンゲルは明らかに分解が早く
圧縮に対する応力が低かった（図7，図
8）。以上の結果から，Hep-gela は増殖因
子の固定化が可能であり，細胞に対して穏
和，さらにはコラーゲンからなる材料より
も力学的に優れた ECM 材料であるといえ
る。

　細胞培養や組織工学への応用を考えた場
合，足場材料の自在な成形性は重要であ
る。さらに，肝細胞をコラーゲンゲル内に
包埋し培養すると，肝特異的機能発現が亢
進されることが示されている[12]。本材料も

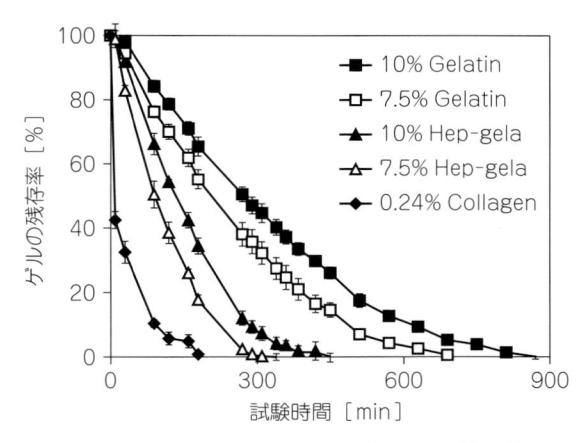

**図7　ゼラチン，Hep-gela およびコラーゲンゲルの
コラゲナーゼによる分解挙動**（*n*＝3, bars＝S.D.）

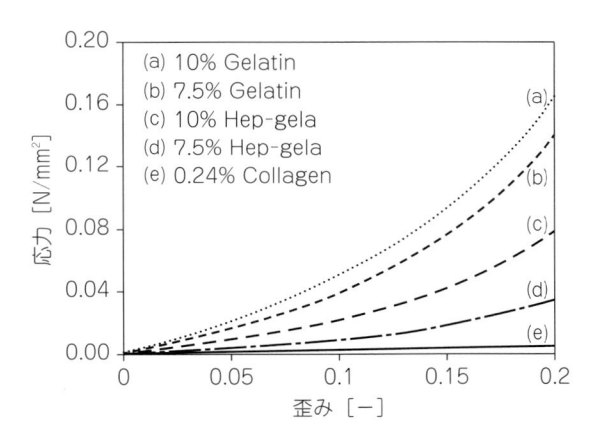

**図8　ゼラチン，Hep-gela およびコラーゲンゲルの
圧縮に対する応力**
それぞれの値は3サンプルの平均値を示している

ゲル形成が可能であることから多用途への応用が期待される。さらに，トランスグルタミナーゼ
などによるゲル形成を実現することにより，細胞に対して穏和なゲルを獲得することができ
る[13]。今後，ゲル化剤やヘパリン導入率などさまざまな検討を行い，再生医療分野においての有
効性評価が必要である。

4　まとめ

　本稿では増殖因子固定化可能な ECM 模倣基材として，独自に開発したヘパリン導入コラーゲ
ン（Hep-colla），ヘパリン導入ゼラチン（Hep-gela）について解説した。

　Hep-colla は基材としてのコラーゲンの有効性を保持しつつ，さらに生体内 ECM の特徴であ
る増殖因子固定化能が付加された培養基材であることが期待された。また神経幹細胞を用いて培

養評価を行ったところ細胞増殖，神経分化が増強され，これより固定化増殖因子の効果を確認できた。

　Hep-gela は VEGF を固定化でき，固定化された VEGF は細胞の増殖に効果を示した。一方，Hep-gela ゲルはコラーゲンからなるゲル材料と比較して，分解や圧縮に対する耐性に優れていることが示された。

　以上のように，開発した Hep-colla および Hep-gela は組織工学や細胞培養用の三次元足場材料として有用なものであると期待できる。

文　献

1）A. Yayon et al. : *Cell*, **64**（4）, 841（1991）.
2）J. L. Dreyfuss et al. : *An. Acad. Bras. Cienc.*, **81**（3）, 409（2009）.
3）H. Mizumachi et al. : *Adv. Biochem. Eng.*, **2**, 130（2013）.
4）T. Ishii et al. : *J. Biochem.*, **117**（5）, 1105（1995）.
5）H. Ijima et al. : *Biochem. Eng. J.*, **46**, 227（2009）.
6）K. Kamei et al. : *Anal. Biochem.*, **295**（2）, 203（2001）.
7）M. Inatani et al. : *Science*, **302**（5647）, 1044（2003）.
8）Y. Tabata et al. : *Tissue Eng.*, **5**（2）, 127（1999）.
9）R. F. Borch et al. : *J. Am. Chem. Soc.*, **93**, 2897（1971）.
10）S. Nakamura et al. : *J. Biosci. Bioeng.*, **115**（5）, 562（2013）.
11）K. Kar et al. : *J. Biol. Chem.*, **281**, 33283（2006）.
12）H. Ijima et al. : *Biochem. Eng. J.*, **45**, 226（2009）.
13）H. Ijima et al. : *Biochem. Eng. J.*, **52**, 276（2010）.

第4節　配向性コラーゲン基材の開発

株式会社アトリー　**礒部　仁博**　　株式会社アトリー　**佐久　太郎**

1　開発の背景

　再生医療，組織工学においてコラーゲンベースのバイオマテリアルは，細胞の挙動を支配する中心的な役割を担っている細胞外基質（extracellular matrix；ECM）として in vivo，in vitro を問わず広く研究されてきた。骨，歯，血管，皮膚，角膜，神経への応用はその例である[1]。ECM はその分子構成のみならず，その形態，配向性が細胞の接着，成長などに影響を与え，ひいては組織全体の物理的特性，機能にも影響を与えることはよく知られている[2,3]。そのため，生体内の ECM 構造に基づき，三次元空間において配向性コラーゲン基材を自由に設計・作製可能な技術の開発は重要となる。

　筆者らは豚皮，ラット尾由来等のタイプ I 型およびウシ関節由来のタイプ II 型コラーゲン溶液を用いて，ストリング形状の流動誘起配向性コラーゲンゲルを作製した後に[2,3]，配列，脱水することにより，シート，メッシュ，ブロック，チューブ形状などの三次元配向性コラーゲン基材を作製する技術を開発した[4]。作製したコラーゲン基材の配向性は，平行ニコル回転法を用いた偏光解析装置で複屈折を評価することにより確認した[4]。その結果，再生医療，組織工学において実用的なサイズ，形状と配向性を有する三次元コラーゲン基材を設計，製作することが可能となった。開発された三次元配向性コラーゲン基材は現在 in vivo，in vitro 試験で広く利用され[4-6]，iPS 細胞を用いた研究の ECM としても利用されている。

2　三次元配向性コラーゲン基材の設計・作製

　コラーゲンゲルはこれまで細胞培養の基材として 50 年近く製造されてきたが，体内に存在する多くのコラーゲンとは異なり，配向性を持たない状態であった。そこで配向性コラーゲンゲルを作製するために強力磁場を利用する方法などが研究されてきたが，商業ベースでの生産としては現実的ではなかった[2,3]。三次元配向性コラーゲン基材の特長は，生体内のコラーゲン組織と同様の配向性を有するため，生体内コラーゲンにより近い環境で細胞を培養することが可能なこと，また，配向性を有する結果，細胞の成長が配向方向に促進，制御されることにある。

　以下では，配向性コラーゲンとして二次元配向性コラーゲン薄膜のみならず，三次元配向性コラーゲン基材の作製について，主にブタ真皮由来 I 型アテロコラーゲン溶液を用いた場合について紹介する。

2.1　原材料

　コラーゲン溶液は pH 3.5，濃度 1%のブタ真皮由来 I 型アテロコラーゲン溶液（㈱ニッピ）を用い，コラーゲン溶液をゲル化するために，pH 7.4 の 10 倍リン酸緩衝生理食塩水（米国 Life Technologies Corporation 社）を用いた。

2.2　設計・作製方法

　最初に，コラーゲン溶液が充填されたシリンジを三次元ロボットにより高速移動させながら，コラーゲン溶液を 37℃ の 10 倍リン酸緩衝生理食塩水環境でガラス基板上に射出することによって，ストリング形状の流動誘起配向性コラーゲンゲルを作製した（**図 1** (a)(b)）[2,3]。その後，配向性コラーゲンゲルを配列，脱水することにより，シート，メッシュ，ブロック，チューブ形状等の各種三次元配向性コラーゲン基材を作製した（**図 2**）[4]。開発された作製技術によって，以下のような三次元配向性コラーゲン基材の設計が可能となった。

- ● ストリング形状の配向性コラーゲンゲルの作製，配列，脱水時の条件によって配向方向と強度の自由な設計
- ● シートの多層化，並びに各層の配向方向と強度の自由な設計
- ● ストリング，シート，メッシュ，ブロック，チューブ等の組み合わせで，サイズ，形状に制約のない各種三次元構造の自由な設計

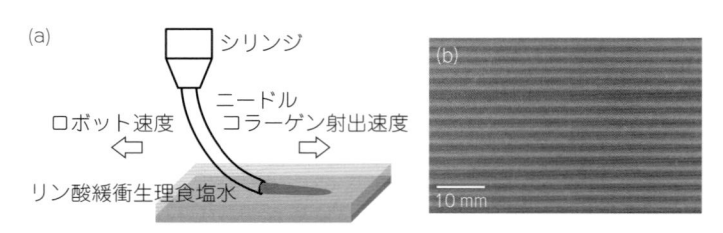

図 1　ストリング形状の流動誘起配向性コラーゲンゲルの作製

(a)作製の模式図，(b)作製されたストリング形状の流動誘起配向性コラーゲンゲル

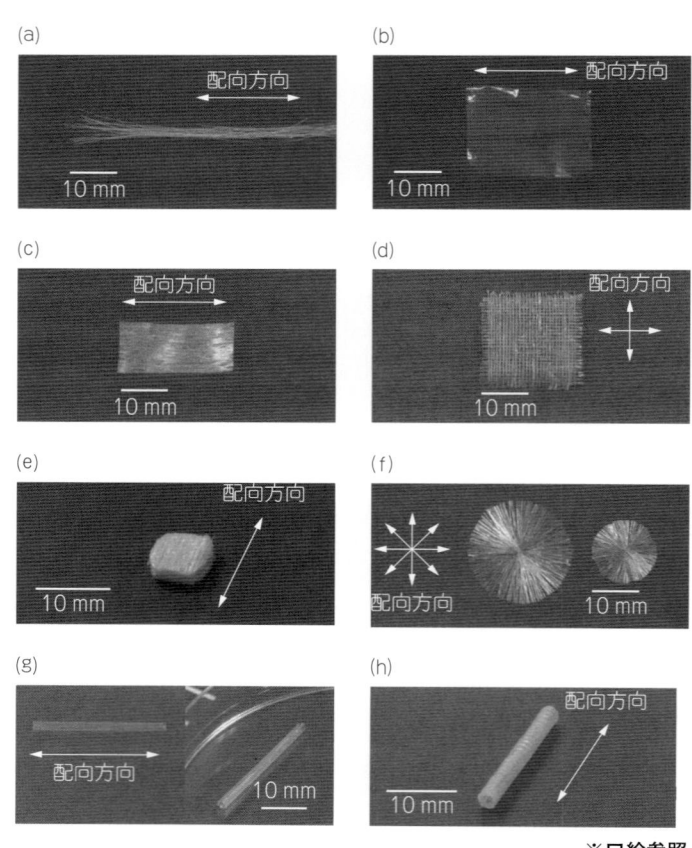

※口絵参照

図 2　各種三次元配向性コラーゲン基材（乾燥状態）

(a)ファイバー，(b)シート，(c)高配向ポーラスシート，(d)メッシュシート，(e)高配向ポーラスブロック，(f)放射状高配向ポーラスシート，(g)シームレスチューブ（内径：1 mm），(h)複合型シームレスチューブ（中間層：メッシュシート）

さらに，配向性コラーゲン基材をカバーグラス等にコーティングすることにより，細胞培養時のin-situ観察が可能となり，ストレッチチャンバーにコーティングすることにより，荷重負荷下の細胞培養も可能となった（図3）。

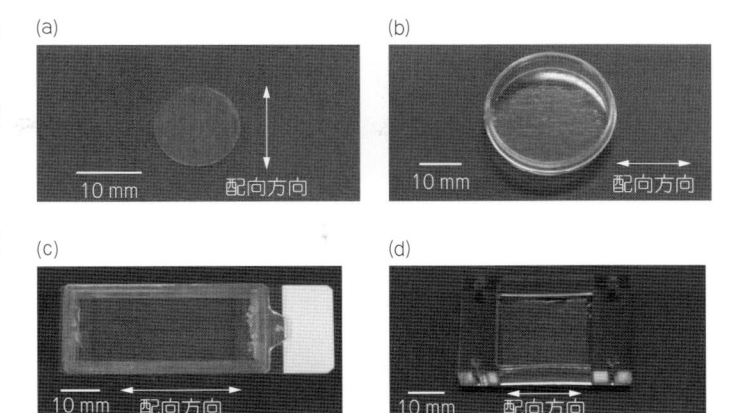

※口絵参照

図3　各種配向性コラーゲンコーティング試験片（乾燥状態）
(a)カバーグラスコーティング，(b)ディッシュコーティング，(c)カルチャースライドコーティング，(d)PDMS（Polydimethylsiloxane）ストレッチチャンバーコーティング

❸ 三次元配向性コラーゲン基材の配向性定量評価

3.1　平行ニコル回転法による偏光解析

作製された三次元配向性コラーゲン基材の配向性定量評価として，平行ニコル回転法を用いた偏光解析装置（KOBRA–CCD（王子計測機器㈱））によって複屈折を評価した（**図4**）。受光部の光の強度 $I(\theta)$ は光源の強度 I_0 によって次式で表現される。

$$I(\theta)=I_0\left(\alpha^2\cos^4(\theta-\phi)+\sin^4(\theta-\phi)\right.$$

$$\left.+\frac{1}{2}C\alpha\sin^2 2(\theta-\phi)\right)\quad(\text{式}1)$$

$$C=\cos\frac{2\pi R}{\lambda}\qquad(\text{式}2)$$

複屈折 ΔN は次式で求められる。

$$\Delta N=\frac{R}{d}\qquad(\text{式}3)$$

　　θ：（偏光子＋検光子）の回転角，
　　ϕ：試料の配向角（遅相軸方位），
　　α：振幅透過率比，R：位相差，
　　λ：波長，d：試料厚さ

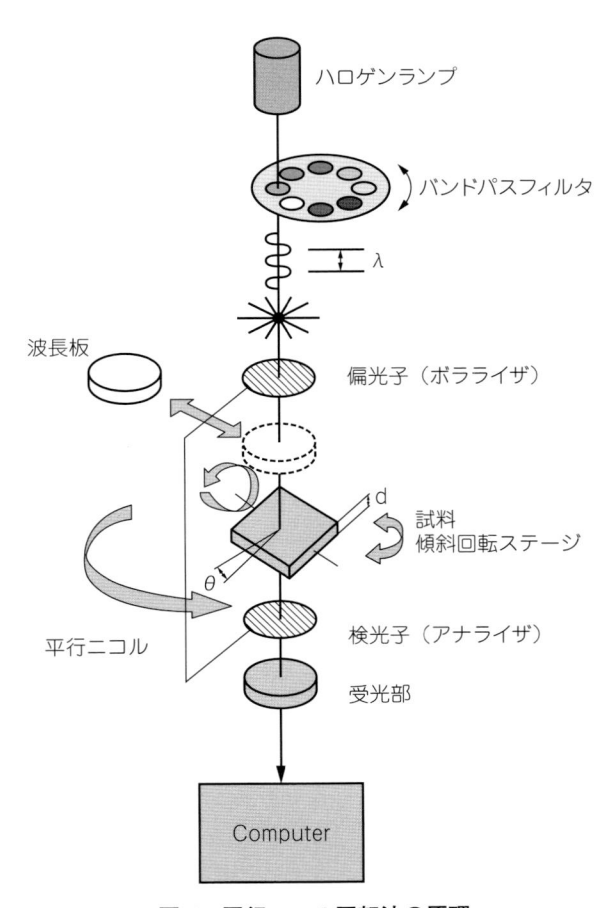

図4　平行ニコル回転法の原理

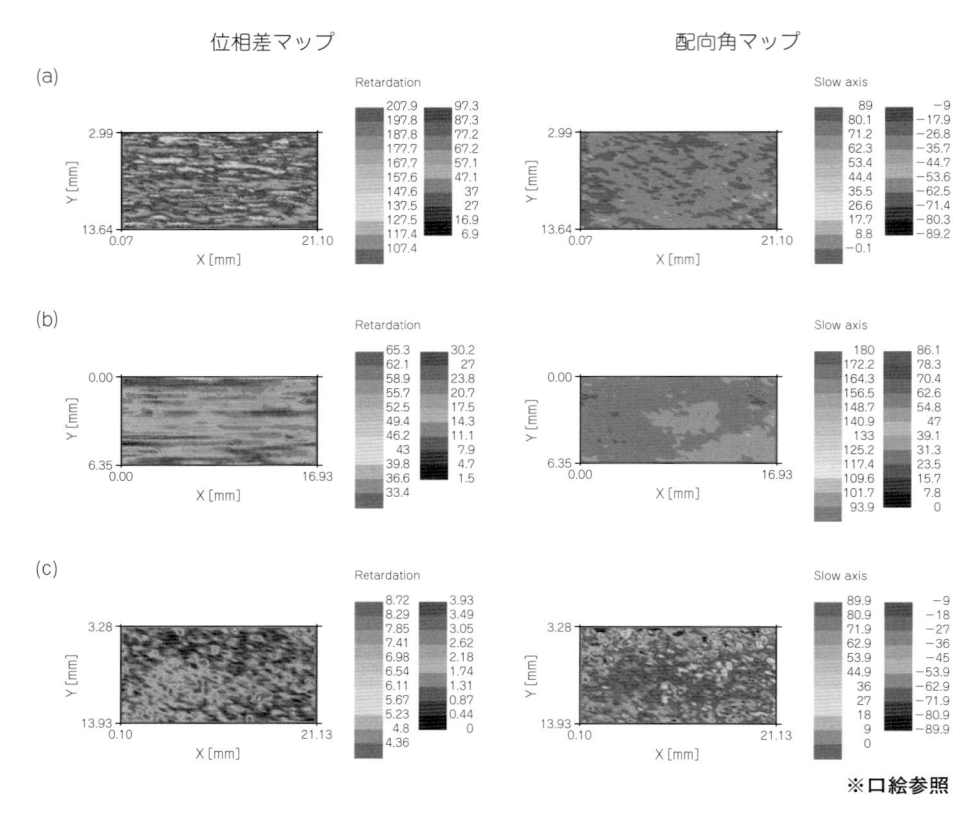

※口絵参照

図5　平行ニコル回転法を用いた配向性コラーゲンシートの位相差マップと配向角マップ

(a)配向性：高，(b)配向性：中，(c)配向性：無，位相差マップは数値が高いほど配向性が高い。配向角マップは試料の長軸もしくは短軸方向が0°

表1　配向性コラーゲンシートの複屈折計測（コラーゲン溶液：ラット尾由来タイプⅠ型）

	コラーゲン基材タイプ	位相差〔nm〕	試料厚さ〔μm〕	複屈折〔×10³〕
(a)	高配向性コラーゲンシート	127.0	62	2.0
(b)	配向性コラーゲンシート	17.5	16	1.1
(c)	無配向コラーゲンシート	1.7	12	0.1

3.2　評価結果

　配向性の強度が異なる2種類のシートと無配向シートを対象として，平行ニコル回転法によって計測した試料面内の位相差マップと配向角マップを**図5**に示す。また複屈折を計算した結果を**表1**に示す。配向性コラーゲンシートは無配向のコラーゲンシートと比較して，明らかに配向性を有していることがわかる。

4 三次元配向性コラーゲン基材の骨再生医療への応用

　骨組織はタイプⅠ型コラーゲン走行方向に対して六方晶系アパタイト結晶のc軸が平行に配列

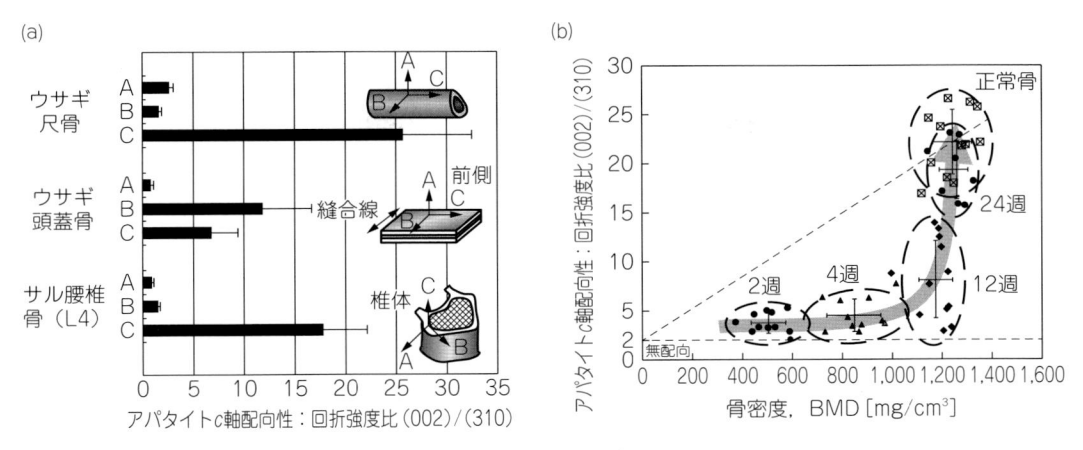

図6　骨の配向化挙動

(a)代表的な成熟皮質骨部位での生体アパタイト配向性，文献8）より改変．アパタイトｃ軸配向性は微小領域Ｘ線回折により（002）/（310）回折強度比で解析され，部位に応じたユニークな配向性を示す（無配向は2）．(b)rBMP2徐放により再生されたウサギ尺骨欠損骨再生部における骨密度（BMD）とアパタイト配向性変化，文献11）より改変

する結果[7]，部位特異的な異方的な力学機能を発揮する．例えば，**図6**(a)には代表的な皮質骨におけるアパタイト配向性を示すが，コラーゲン配列に関連したアパタイト配向度合いは，骨部位・骨軸方向に対して大きく変化する[8]．こうした配向性は荷重分布と深く関わり，特に強いｃ軸配向性を示す方位は，最大主応力方位と一致する[9]．

　ウサギ尺骨の欠損部位にて，ゼラチンハイドロゲルを用いてbFGF（basic fibroblast growth factor）やrBMP2（recombinant bone morphogenetic protein2）を徐放しつつ骨再生を行った場合では，アパタイト配向性の回復は骨密度に大幅に遅れて進行し（図6(b)），再生部の力学機能の回復は配向性に強く支配される[10,11]．すなわち最先端の骨再生手法を駆使しても，骨微細構造を短期間で健全化することは困難であり，骨配向性を再生初期から促すような技術・材料開発が必須となる．そこで，筆者らの開発した配向性コラーゲン基材が極めて重要な役割を発揮する．

　図7に示すように，骨芽細胞は配向性コラーゲン基材と強い相互作用を示し，異方性骨基質の構築につながる[6,12]．基材コラーゲンの分子配列を無配向と配向させた場合，骨芽細胞は無配向コラーゲン基材上では無秩序に並ぶのに対し，配向性コラーゲン基材上ではコラーゲン走行に沿った配向を示す（図7(a)(b)）．その上，産生コラーゲンも細胞伸長方向へ配向性コラーゲン線維を産生する（図7(c)(d)）．さらに興味深いことに，石灰化により形成されたアパタイト結晶は，コラーゲンに沿ってそのｃ軸が配列し，最終的には，配向性コラーゲン基材が骨類似の微細構造を持つコラーゲン/アパタイト配向化基質を創製する源になる．その効果は動物実験でも実証され，さらに配向性コラーゲン基材を三次元化することによって，骨に匹敵する厚みを持つ骨類似コラーゲン/アパタイト配向化基質を構築することも可能となる．

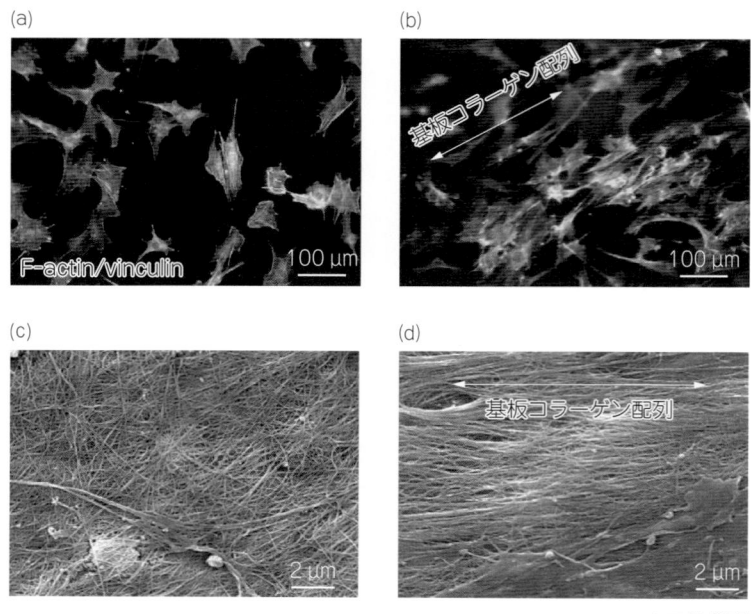

(a)　F-actin/vinculin　100 µm

(b)　基板コラーゲン配列　100 µm

(c)　2 µm

(d)　基板コラーゲン配列　2 µm

※口絵参照

**図7　配向化コラーゲン分子配列基材による骨類似配向化コラーゲン/ア
パタイトの創製**

(a)無配向コラーゲン基材上での骨芽細胞の無秩序配列．(b)配向化コラーゲン分
子配列基材上にて骨芽細胞が基材コラーゲン走行方向に沿って一方向に配列．
(c)無配向コラーゲン基材上では，産生コラーゲン線維は無秩序に産生．(d)配向
化コラーゲン分子配列基材上では，基材コラーゲン走行方向に沿って一方向に
産生コラーゲンが配列．その上，石灰化物であるアパタイト結晶のc軸がコ
ラーゲン方向に沿って配列し，長管骨類似一軸配向性を持った再生骨の構築が
可能となる

文　　献

1 ）R.Parenteau-Bareil, R.Gauvin and F.Berthod : *Materials*, **3**, 1863–1887（2010）.

2 ）E. S. Lai, C. M. Anderson and G. G. Fuller : *Acta Biomaterialia*, **7**, 2448–2458（2011）.

3 ）J. E. Kirkwood and G.G.Fuller : *Langmuir*, **25**, 3200–3206（2009）.

4 ）Y. Isobe, T. Kosaka, G. Kuwahara, H. Mikami, T. Saku and S. Kodama : *Materials*, **5**, 501–511（2012）.

5 ）H. Mikami, G. Kuwahara, N. Nakamura, M. Yamato, M. Tanaka and S. Kodama : *J Urology*, **187**, 1882–1889（2012）.

6 ）A. Matsugaki, Y. Isobe, T. Saku and T. Nakano : *Journal of Biomedical Materials Research Part A*, DOI:10.1002/jbm.a.35189（2014）.

7 ）W. J. Landis : *Bone*, **1616**, 533–544（1995）.

8 ）T. Nakano et al. : *Bone*, **31**, 479–487（2002）

9 ）Y. Noyama, T. Nakano, T. Ishimoto, T. Sakai and H.Yoshikawa : *Bone*, **52**, 659–667（2013）.

10）T. Nakano et al : *Bone*, **51**, 741–747（2012）

11）T. Ishimoto et al. : *Journal of Bone and Mineral Research*, **28**, 1170–1179（2013）.

12）中野貴由，松垣あいら，石本卓也，佐久太郎，礒部仁博：特開 2012-65742（2012）.

第2章　分化制御と組織構築のための培養基材

第5節　基材の力学特性と組織形態形成

岡山大学　**松本　卓也**　　岡山大学　**武田　宏明**　　岡山大学　**鳥井　康弘**　　大阪大学　**中野　貴由**

1　はじめに

　三次元生体組織を in vitro，すなわち実験室で作る試みが進められている[1-3]。この試みは従来からのマクロ生物学だけでなく，細胞生物学，分子生物学といった階層を超えた形で生体組織の理解が進んだことに加え，バイオマテリアル，組織工学といった工学的手法により細胞操作技術の確立が進んだ結果，生じた流れである。これら生物学の発展に伴い，我々はどういった部品が組織構築に必要であるか，それら部品が時間空間的にどのタイミングでどの部分に作用するかといったことを理解してきた。また，これら工学の発展に伴い，我々はどのように部品を組み立て，機能させることが可能かを理解してきた。これは，すなわち，生体組織という高機能に人間の営みを司る物体を人工的に構築できる土壌が整いつつある状況を示している。部品の理解，部品操作の理解が生体組織人工合成の第1フェーズであると捉えると，これからの実験的生体組織合成は第2フェーズ，すなわち，組立てを通して組織構築を理解するという段階に入ったといえる。残念ながらこの段階は巷で期待されているような，既存のものと置き換えられる生体組織がすぐにでもできるというものではない。組立てという作業を通して，まだ，わかっていない生体組織構築に必要なさまざまな因子，要素（物質のみならず条件を含む）を少しずつ理解するという段階である。しかし，単純な構成からなる単純な機能を持った"組織様組織"は作れるのかもしれない。また，この場合，生体組織の置き換えといった医療用途ではなく，薬剤スクリーニングなど動物代替実験としての応用，あるいは細胞を原料とした新しい機能性材料（Cell-based material）といった新しい応用として大きな可能性を有しているのかもしれない。本稿ではこの生体組織組立てにおける組織周囲環境/条件，特に物理的因子を用いた細胞/組織操作の試みについて，事例を挙げて解説する。

2　細胞と周囲物理的環境

　近年，生体組織の発生，成長，維持における物理的因子の影響に関する検討が盛んに行われている。元々1970年代の後半から始まっていた研究ではあるが[4]，さまざまな力学感受性遺伝子，タンパク質の発見，特別な刺激デバイスや新たな評価，検出方法に後押しされ，近年再注目されてきている[5-7]。当然ながらこれら物理的因子による影響に関して，研究領域はスケールに依存して階層的に分類される。大きなスケールから順に挙げると，①歩行や走行といった生き物の個体レベルのもの，②筋肉の収縮や骨の支持力といった組織レベルのもの[8]，③基質や石灰化物と

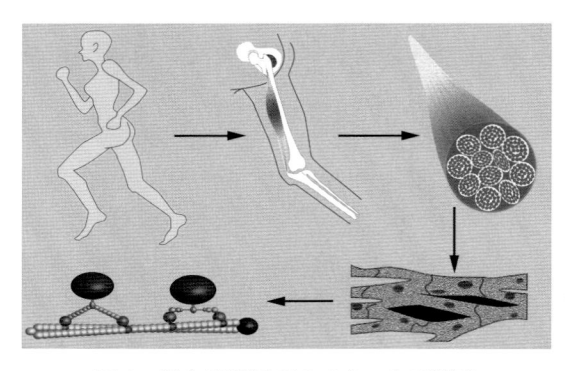

図1　異なる階層でのメカニクス研究

生体組織に関わる力学は，組織の種類およびサイズに
よって異なり，それぞれの階層において種々の異なるア
プローチでの研究が進められている

いった広域での分子/細胞集合体レベルのもの[9]，④細胞間接着や細胞/基質間接着，細胞単体の牽引力といった個々の細胞レベルのもの[10]，⑤細胞内のアクチン繊維，微小管や膜輸送といった複合分子レベルのもの[11]，⑥ミオシン，キネシンや ATP 分解酵素など単一分子レベルのものなどである[12]。それぞれの境界を明確にすることはもちろんできないが，それぞれの階層において，活発な研究が進められている（**図1**）。また，近年では合成生物学的手法[13,14]，in silico 的手法[15,16] など新しい技術の応用も盛んに進められている。

　これら物理的因子の中で，近年特に注目を集めていることの1つが細胞，組織周囲の堅さである。英語でいうところの "Stiffness（スティッフネス）" は，これまでもガン組織の堅さ研究などが広く行われてきたが，最近では基質分子および細胞からなる1個細胞周囲を取り巻く環境が主たる研究のターゲットである。生体組織において，細胞周囲を取り巻く力学環境は発生初期から経時的に変化し続ける。この特性は，マクロ的には個々の細胞の持つ堅さに加え，細胞数，密度，さらには細胞間接着，細胞/基質間接着，基質量，基質分布/密度，基質間接着/架橋など複数の因子により成立するバルクでの性質である。マウスを例に挙げていうと，各組織の堅さは，神経組織：0.1〜1.0 kPa，筋組織：8〜17 kPa，未成熟骨組織：50〜100 kPa と報告されている[17-20]。これら堅さ環境が細胞に対してどういった影響を及ぼすのか，2005 年 Mooney らのグループは堅さの異なるハイドロゲルを合成，前駆骨芽細胞を培養した結果，堅い環境では細胞増殖が進み，柔らかい環境では細胞分化が進むこと，また，堅さ環境により細胞のエンドサイトーシス，遺伝子導入に変化が生じることなどを報告した[21,22]。2006 年 Discher らのグループは堅さの異なるハイドロゲル上での骨髄間葉系細胞を培養した結果，堅さ環境の違いが幹細胞分化に影響を及ぼすことを示している[23]。これら堅さ環境による細胞の形質変化は細胞内牽引力（cell traction force）の変化に大きく依存するものと考えられている。この牽引力変化に繋がる要素として，細胞/基質間の接着状態が重要という発想のもと，インテグリンなど基質との接着分子はメカノセンサーとして広く認知されている[24,25]。また，細胞接着状態に依存した細胞質内のシグナル伝達系としては Rac や Rho といった small G タンパクの重要性が示されており[26-28]，核内転写調節系では Hippo や YAP，TAZ といった分子の関与が報告されている[29,30]。一方，同じ堅さ環境では基質に対する細胞接着状態を高めても，細胞の形質変化が起こらなかったため，細胞/基質間接着に関連する牽引力以上に堅さそのものが重要であるという報告もあり[31]，さらなる検討が必要である。

❸　生体組織の発生，成長と周囲堅さ環境

　上記のように周囲堅さ環境が細胞形質に影響を及ぼすということは，細胞よりも上の階層にある生体組織の発生，成長，維持にも何らかの影響を与えているはずである。こういった仮説のもと，筆者らは2008年頃より周囲堅さ環境が組織発生，成長に及ぼす影響を検討するための実験系構築を始めた。唾液腺組織は3つの大唾液腺と多数の小唾液腺からなり，咀嚼や嚥下といった口腔機能を円滑に行うためだけでなく，糖の分解など，消化に関与する唾液分泌を担う重要な組織である。大唾液腺の特徴は，上皮系細胞への間葉系細胞の侵入により生じる裂部（クレフト）形成が多数起こることで，発生段階に分岐形態形成（Branching morphogenesis）と呼ばれる，特徴的な形態変化を示すことである。この分岐形態形成は唾液腺以外にも肺，乳腺，腎，すい臓など多くの組織にも共通してみられる形態変化であり，その重要性は広く知られているが，一方でこの形成メカニズムは未だわからないことが多い[32-34]。一般的な生体組織の発生では，発生初期から徐々に基質沈着が進み，また，細胞数の増加とも相まってその堅さは堅くなっていく。こういった堅さ環境が組織の発生，成長，あるいは形態形成にどういった影響を及ぼしているのかといった検討はこれまでほとんど行われていなかった。

　具体的な実験としては，マウス顎下腺を実体顕微鏡下で胎児マウスから取り出し，堅さの異なるアルジネートゲル上で培養，顎下腺成長の変化を検討した（**図2**）。一般的なアルジネートゲル形成では，カルシウム溶液との反応時に収縮が起こりやすく，均一なゲルシートの作製が困難である。筆者らのグループではアルミナ多孔板を鋳型として用いることで，均一なゲルシートの作製に成功し，この実験が可能となった。単離した顎下腺組織の培養を72時間行ったところ，

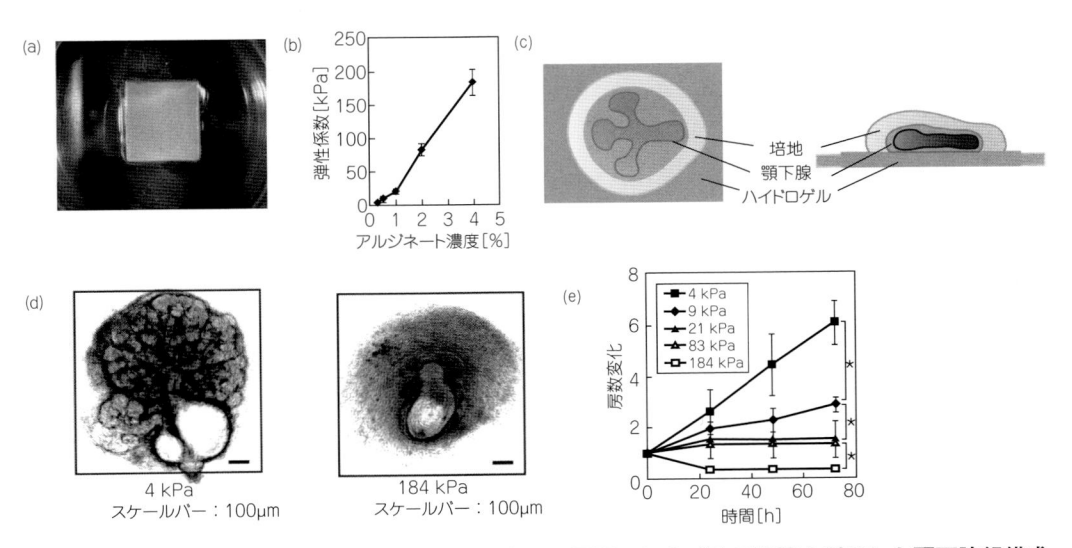

図2　ゲルを基盤とした異なる堅さ環境の実験室での再現，およびその環境を利用した顎下腺組織成長変化
(a)ルジネートハイドロゲルシート，(b)アルジネート濃度に伴うゲル弾性係数の変化，(c)実験で用いた培養系，(d)(e)異なる堅さ環境に依存した顎下腺成長変化。柔らかい環境で顎下腺成長は進み，堅い環境で顎下腺成長は抑えられる

184 kPa という堅いゲル上で培養した顎下腺組織は，単離時に存在した腺房（Acinus）が互いに融合し，房数の減少が認められたのに対し，4 kPa という柔らかいゲル上で培養した顎下腺組織は房数の有意な増加と組織成長が認められた。このメカニズムについて，種々の検討を行った。培養のために単離した唾液腺組織は上皮組織の周囲を間葉組織が取り囲む二層構造を有している。そこで，間葉組織を除去し，上皮組織のみの培養を先と同様の堅さの異なるゲル上で培養した。その結果，上皮組織の成長に堅さの影響は認められなかった。このことから，堅さ環境は間葉組織に影響していることが示唆された。そこで，FGF7，FGF10 といった顎下腺発生に重要な働きをするタンパク質の発現について検討を行ったところ，これらタンパク質がほぼ間葉組織に限局して発現していることがわかった。さらに発現量を検討したところ，堅さ環境の変化に伴うこれらタンパク質の発現変化が明らかとなり，特に柔らかい環境でこれらタンパク質の発現が増加していた。このようなことから，周囲の堅さ環境は顎下腺組織の間葉組織における増殖因子発現の変化を誘導し，結果として，柔らかい環境では顎下腺組織の成長促進に繋がることがわかった。部位および時期によって異なるが，マウス胎児における生体組織は非常に柔らかく，E12-14 あたりでは 1 kPa 程度であることから，正常な組織発生および発育において，この柔らかい環境は非常に重要であることを示している[35]。

　では硬組織の成長において堅さ環境はどのような影響を及ぼすのか。筆者らはマウス大腿骨組織の発生，成長についても異なる堅さ環境で検討を行っている。培養にはアガロースゲルを使用した。前述のアルジネートゲルの場合，ゲル化のために塩化カルシウム溶液との反応が必要であるが，アガロースゲルの場合，少し温度降下させることでゲル化させることができ，三次元ゲル内に組織を埋入するという点では組織に対して優しい環境を維持できる。2～60 kPa まで 4 種類のゲルを準備し，E15 で取り出したマウス大腿骨の組織をゲル内で培養した（**図 3**）。1 週間後，どのゲル内で培養したものも大腿骨組織は骨幹部において長さ，石灰化量ともに大きな変化は認められなかった。しかし，興味深いことに 2～40 kPa のゲル内で培養した大腿骨の骨端部二次骨化中心において，早期の石灰化および石灰化量の有意な増加が認められた．特に 10 kPa ゲル内

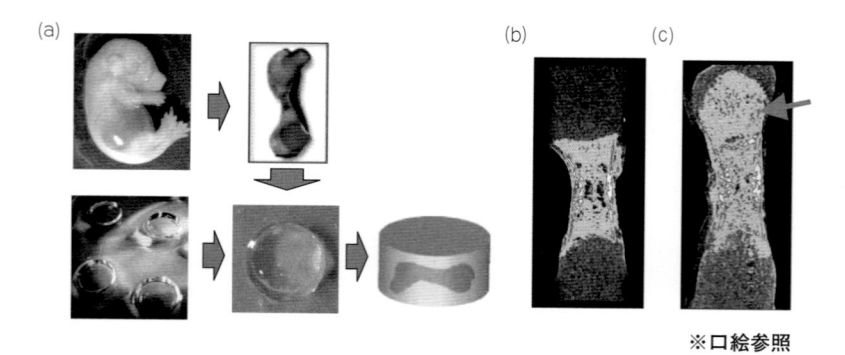

※口絵参照

図 3　ゲルを基盤とした異なる堅さ環境の実験室での再現，およびその環境を利用した骨組織成長変化

(a)実験で用いた培養系，(b)(c)異なる堅さ環境に依存した骨組織成長変化。ゲル外浮遊環境と比較し，40 kPa のゲル内環境において，著しい石灰化の促進が認められる（矢印部）

での培養で，この石灰化は顕著に認められた。そこで，このメカニズムについて検討を行った。まず，早期石灰化メカニズムの原因としてタンパク質発現の変化について検討を行った。骨系マーカー：I型コラーゲン，オステオポンチン，オステオカルシンの発現を検討したところ，オステオポンチンの発現以外すべて陰性であった。次に，軟骨系マーカー：II型コラーゲン，Sox9，アグリカンの発現を検討したところ，すべての基質の高度な発現が認められ，時間とともに変化が見られた。このことから石灰化の促進，石灰化沈着量の増加は主に細胞の軟骨分化進展に伴い生じることが考えられた。一方，懸念すべきこととして低酸素環境における骨髄間葉系細胞の軟骨細胞分化促進が考えられた。そこで準備したゲルの中心部分における酸素分圧を定量したところ，堅いゲル，すなわちアガロース濃度が最も濃いゲルで約 14.5% の酸素分圧（本来は約 20%）を示したが，培養中の早い段階で正常な酸素分圧にまで回復することが示された。このことから，実験で用いたハイドロゲル環境では，細胞にとっては極端な低酸素状態でないことが予測された。さらなる確認のため，骨端部での Hypoxia induced factor – alpha（HIF-1α）の発現について検討したところ，やはり，この部位での HIF-1α 発現はほとんど検出されなかった。これらのことから，骨端部二次骨化中心部周辺における石灰化促進は，その部位における軟骨細胞分化の促進により生じているが，この促進は低酸素環境によるものではなく，周囲の堅さ環境に依存していることが示された。このように，硬組織環境では堅さ環境の変化に伴い細胞分化の亢進が認められ，部位特異的に石灰化促進が認められた。また，石灰化促進に関与する最適な堅さがあることも示された[36]。

❹ ボトムアップアプローチでの生体組織生成に向けた周囲堅さ環境の応用

　ボトムアップアプローチでの in vitro における三次元生体組織生成は，まだ初期の試みの段階にある。実際の生体組織を作るということはすなわち，それぞれの組織が有する特有の形，サイズ，機能を再現することであり，それらを完全に実現するという意味では依然ハードルは高い。現段階では形やサイズは度外視した細胞の塊において，組織固有のタンパク質発現が認められた，あるいは，細胞の塊から組織様の形態が再現できたということで，生体組織が in vitro で作られたと報道がされる状況にある。筆者らが現在試みている基材を用いた組織成長制御は，ボトムアップアプローチである程度組織様構造ができた場合に，その組織をいかにして成長させるか，いかにしてターゲット組織の形態に似つかせるか，という問題の解決に繋がるものと考えている。つまり，ボトムアップアプローチにおける組織合成では，細胞集合塊を作る段階[37-39]，その集合塊細胞の分化誘導と組織化[40,41]，その組織の成長，成熟化といった各々の段階が必要になるが，各段階において，その周囲環境を制御することは有効な手段となり得る。先に述べた堅さ環境を利用したボトムアップアプローチでの組織成長制御の1つとして，筆者らは骨髄間葉系幹細胞からの骨系石灰化組織の構築を進めている。この研究ではあらかじめ伸展刺激を加えることで三次元配向したゲル内細胞に対して，異なる堅さ環境を付与，あるいは制御することで石灰化の早期誘導を確認している[42,43]（**図 4**）。

5　おわりに

　本稿では主に"堅さ"という物理的因子に着目して堅さ環境を利用した細胞/組織操作について述べてきた。一方で，堅さ以外の物理的因子として，周期的な伸展刺激を利用した組織生成研究なども報告されており[44,45]，今後これら物理的因子の応用はさらに多様化していくものと考えられる。また，物理的因子の作用における時間的因子（作用時間，作用タイミング）の影響は未だ十分に検討されていない。また，物理的因子を作用できるより適切な細胞周囲環境の構築（新規バイオマテ

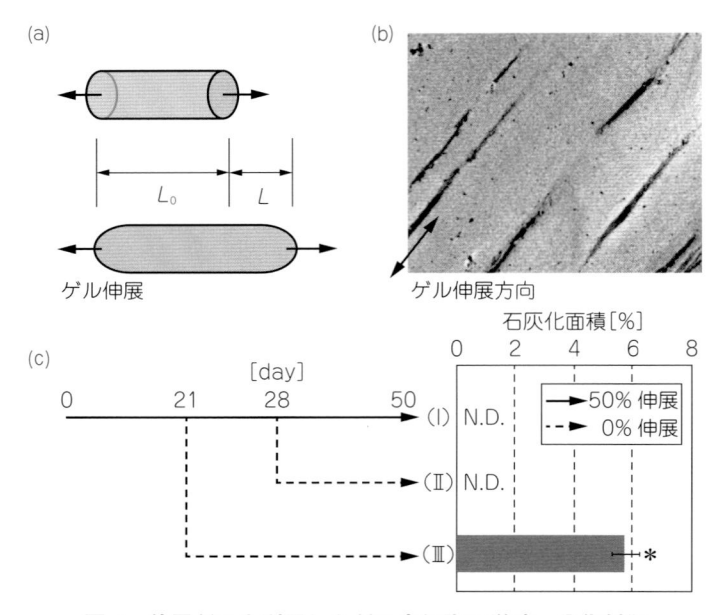

図4　伸展ゲルを利用したゲル内細胞の増殖，分化制御
(a)実験で用いた伸展ゲル（フィブリンゲル）培養系，(b)伸展ゲル内での三次元細胞配向（骨髄由来間質細胞）と石灰化，(c)適切な伸展環境（固さ環境）において，早期の石灰化が認められる

リアルの創製）も重要である。さらには増殖因子やサイトカインといった化学的因子とのより高次な組み合わせなど，物理的因子の作用を基本としたさらに複雑な環境構築および組織生成に向けた検討は今後ますます重要になるものと考えられる。

〈謝辞〉
　本文で紹介した研究の一部は，大阪大学大学院歯学研究科佐々木淳一博士，宮嶋宏行博士，岡山大学大学院医歯薬学総合研究科グルサン・サティ・アラ博士と共同で行ったものである。また，研究の遂行にあたり新学術領域研究（24106508, 26106718），基盤研究S（25220912），基盤研究B（25293402）による援助を受けた。

文　献

1）M. Eiraku : *Nature*, **472**, 51（2011）.
2）H. Suga : *Nature*, **480**, 57（2011）.
3）J. Sasaki : *Integr. Biol.*（*Camb*）, **4**, 1207（2012）.
4）M.J. Levesque : *J. Biomech. Eng.*, **107**, 341（1985）.
5）E. Tzima : *Nature*, **437**, 426（2005）.
6）N. Wang : *Nat. Rev. Mol. Cell Biol.*, **10**, 75（2009）.
7）J.L. Compton : *Nat. Photonics*, **8**, 710（2014）.
8）T. J. Burkholder : *Front. Biosci.*, **12**, 174（2007）.
9）C. A. Simmons : *J. Biomech.*, **36**, 1087（2003）.
10）J. Toyjanova : *Soft Matter.*, **10**, 8095（2014）.
11）Y. Wang : *Nature*, **434**, 1040（2005）.
12）M. Kikkawa : *Nature*, **411**, 439（2001）.
13）R. Watanabe : *Nat. Chem. Biol.*, **8**, 86（2011）.
14）H. Shuman : *Proc. Natl. Acad. Sci. U S A.*, **111**, 2116（2014）.
15）A.K. Nair : *Nat. Commun.*, **4**, 1724（2013）.
16）S. Matsushita : *J. Biomech.*, **44**, 1776（2011）.
17）A. J. Engler : *J. Musculoskelet. Neuronal Interact.*, **7**, 335（2007）.
18）P. M. Gilbert : *Science*, **329**, 1078（2010）.
19）P. A. Janmey : *J. Cell Sci.*, **124**, 9（2011）.
20）M. Iwashita : *Development*, **141**, 3793（2014）.

21）H. J. Kong : *Proc. Natl. Acad. Sci. U S A,* **102**, 4300（2005）.

22）H. J. Kong : *Nat. Mater.,* **4**, 460（2005）.

23）A. J. Engler : *Cell,* **126**, 677（2006）.

24）Y. Lad : *Methods Enzymol.,* 426, 69（2007）.

25）J. R. Gershlak : *Exp. Cell Res.,* doi:10.1016（2014）.

26）G. Civelekoglu-Scholey : *J. Theor. Biol.,* **232**, 569（2005）.

27）C. Tarricone : *Nature,* **411**, 215（2001）.

28）C.D. Nobes : *Cell,* **81**, 53（1995）.

29）S. Dupont : *Nature,* **474**, 179（2011）.

30）C. Yang : *Nat. Mater.,* **13**, 645（2014）.

31）J. H. Wen : *Nat. Mater.,* **13**, 979（2014）.

32）T. Sakai : *Nature,* **423**, 876（2003）.

33）R. J. Metzger : *Nature,* **453**, 745（2008）.

34）C. M. Karner : *Nat. Genet.,* **41**, 793（2009）.

35）H. Miyajima : *Biomaterials,* **32**, 6754（2011）.

36）G. A. Sathi : *Tissue Eng. Part C Methods.,* in press（2014）.

37）A. Kushida : *J. Biomed. Mater. Res.,* **45**, 355（1999）.

38）A. Nishiguchi : *Adv. Mater.,* **23**, 3506（2011）.

39）J. Sasaki : *Tissue Eng. Part A.,* **16**, 2497（2010）.

40）M. Hirayama : *Nat. Commun.,* **4**, 2497（2013）.

41）T. Mammoto : *Dev. Cell,* **21**, 758（2011）.

42）T. Matsumoto : *PLoS One,* **2**, e1211（2007）.

43）J. I. Sasaki : *Soft Matter.,* **6**, 1662（2010）.

44）B. S. Kim : *Nat. Biotechnol.,* **17**, 979（1999）.

45）T. Matsumoto : *Tissue Eng.,* **13**, 207（2007）.

第6節　造血幹細胞の増幅を指向した キメラ受容体の構築

東京大学　**河原　正浩**　　東京大学　**長棟　輝行**

1　はじめに

　近年，iPS 細胞の創製をきっかけとして，幹細胞の人為的創製と分化細胞の誘導を組み合わせた再生医療の実現が現実味を帯びてきた[1]。しかし，さまざまな系譜の幹細胞や前駆細胞を増幅・維持するのは未だに容易ではなく，再生医療の効率化・実用化に向けた大きなボトルネックとなっている。特に，造血幹細胞は血球系疾患治療のために必須ともいえる体性幹細胞であるが，造血幹細胞を体外で長期間，未分化維持しながら増幅する技術は未だに開発途上である[2]。ストローマ細胞や造血幹細胞ニッチに着目した研究も盛んに行われているが[3,4]，一般的に細胞の増殖はサイトカインによって制御されていることから，造血幹細胞に種々の可溶性のサイトカインを同時に添加し，複数のサイトカインの協同効果によって細胞増幅を試みる手法が従来から広く用いられてきた[2,5]。しかし，赤血球や血小板などの分化細胞を治療用に大量調製するためには，スケールアップ培養が必要であり，サイトカインは高価であることからその培養コストは非常に高価になってしまう。また，細胞増幅のみならず，分化誘導の際にもサイトカインは必須であり，増幅・分化誘導プロセスを含めた長期にわたる培養コストは莫大となる[6]。したがって，サイトカインを用いずに細胞の増殖・分化を安価に誘導することができれば，医療経済面での大きなブレイクスルーとなり，結果として血液系疾患に対する再生医療の進展に大きく寄与するであろう。

　我々はこれを達成するための一つの方法として，高価なサイトカインの代わりに，安価な物質に応答して増殖・分化シグナルを伝達するような「改変型サイトカイン受容体」を分子デザインし，造血幹細胞で発現させることを考案した。本稿では，造血幹細胞での増殖シグナル伝達に関わるトロンボポエチン受容体のリガンド認識部位を抗体の抗原結合部位に置換したキメラ受容体を構築し，これを造血幹細胞で発現させ，高価なサイトカインであるトロンボポエチンの代わりに安価な抗原を添加することによって，造血幹細胞の増殖を達成した研究について紹介する。

2　S–Mpl キメラ受容体の構築[7]

　造血幹細胞の増殖促進に有効なサイトカインとして，幹細胞因子（SCF）とトロンボポエチン（TPO）が知られており，これらのサイトカインは協同的に造血幹細胞の増殖を誘導する。そこで，TPO のシグナルを安価な抗原で代替するために，トロンボポエチン受容体（c–Mpl）の細胞外ドメインを抗フルオレセイン（FL）一本鎖抗体（scFv）とエリスロポエチン受容体の細胞外 D2 ドメインを連結したものに置換したキメラ受容体 S–Mpl をデザインした（**図 1**）。c–Mpl は

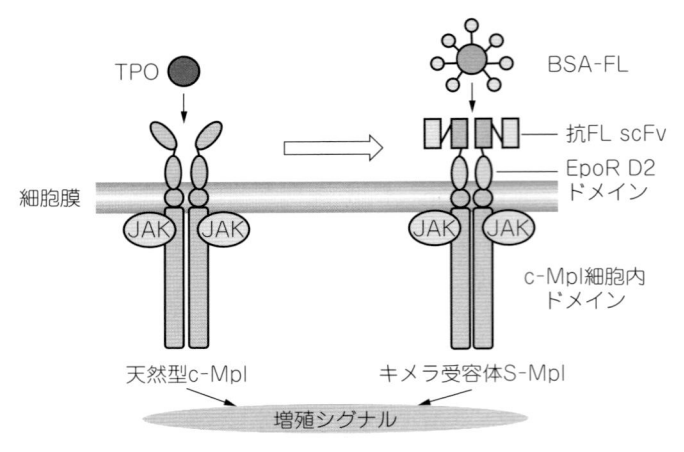

図 1　天然型受容体 c-Mpl とキメラ受容体 S-Mpl の模式図

TPO 依存的な二量体形成によって活性化されるので，複数の FL 分子をコンジュゲートした BSA（BSA-FL）を抗原として用いれば，scFv を介して S-Mpl のオリゴマー形成を誘導でき，その結果 S-Mpl を活性化できると考えた。

実験ではまず，S-Mpl をコードする遺伝子の下流に internal ribosomal entry site（IRES）を介して緑色蛍光タンパク質（EGFP）遺伝子が連結されたレトロウイルスベクターを構築した。IRES 前後のシストロンは共発現するため，S-Mpl 発現細胞は EGFP をマーカーとして容易に検出できる。このレトロウイルスベクターを，まずはサイトカイン受容体の機能解析でよく用いられる interleukin-3（IL-3）依存性マウス pro-B 細胞株 Ba/F3 に導入した。このときの遺伝子導入効率は 0.4％であった。その後，細胞を IL-3 非存在下かつ BSA-FL 存在下で培養したところ，一部の細胞が増殖してきた。フローサイトメーターで EGFP 陽性細胞率を測定したところ，ほぼ 100％陽性となっており，確かに S-Mpl 発現細胞が選択的に増殖したことがわかった（**図 2**）。

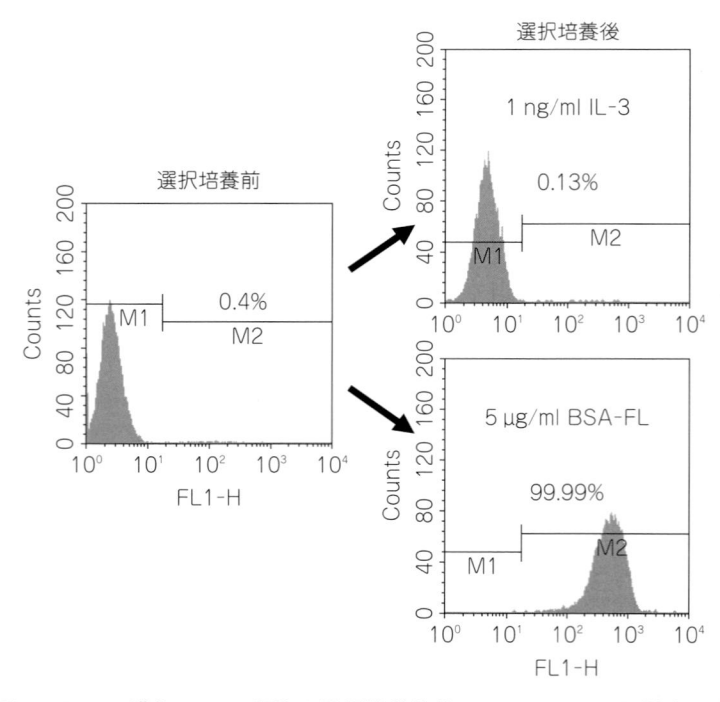

図 2　S-Mpl 導入 Ba/F3 細胞の選択培養前後における EGFP 陽性率測定

そこで，S-Mpl が抗原である BSA-FL 依存的に増殖シグナルを伝達するのかを検証するために，増殖アッセイを行った。S-Mpl 発現細胞をさまざまな BSA-FL 濃度存在下で培養し，生細胞密度を経時的に測定した結果，細胞は BSA-FL 濃度依存的に増殖することが示された（**図 3**）。以上より，S-Mpl は抗原依存的に増殖シグナルを伝達する能力を有していることが示された。

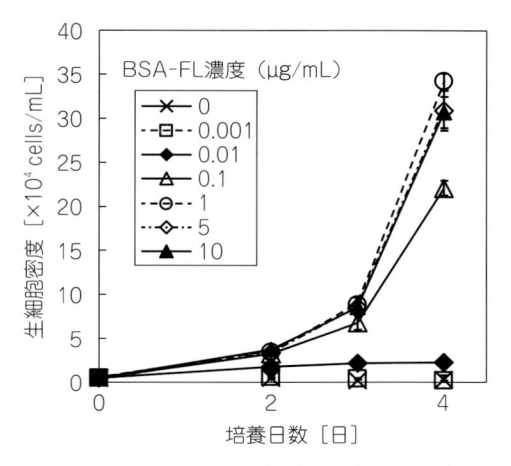

図 3　S-Mpl 発現 Ba/F3 細胞の増殖アッセイ結果

そこで，マウス造血幹細胞に S-Mpl を遺伝子導入し，機能解析を行った。まず，マウス骨髄からマーカーを指標に造血幹細胞分画 CD34$^{-/low}$ c-kit$^+$ Sca1$^+$ Lineage markers$^-$（CD34-KSL）を純化した。この CD34-KSL 細胞に S-Mpl-IRES-EGFP をコードするレトロウイルスベクターを導入し，3 日培養後，遺伝子導入細胞を SCF，SCF＋BSA-FL，SCF＋TPO の 3 条件で 5 日間培養し，各培養条件下での増殖活性を比較した（**図 4**）。その結果，SCF＋BSA-FL での培養では，SCF 単独培養と比較して約 4 倍の細胞数にまで細胞が増殖した。一方，SCF＋TPO での培養と比較すると約 1/3 程度の細胞数までしか細胞が増殖しなかった。以上の結果から，S-Mpl は BSA-FL 添加によりマウス造血幹細胞の増殖を促進するが，その

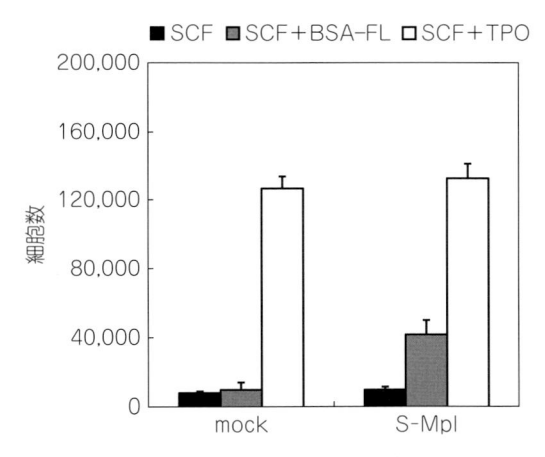

図 4　マウス造血幹細胞への S-Mpl 導入と増殖アッセイ結果

増殖誘導効果は天然型受容体 c-Mpl とそのリガンド TPO の系には及ばないことがわかった。

❸　改変型キメラ受容体の創製[8]

前項の結果を受けて，まず S-Mpl 遺伝子中にあるイントロン配列が S-Mpl の発現に負の影響を与える可能性を考慮し，イントロンを除去したコンストラクト S-Mpl（WT）を作製した。さらに，受容体のシグナル伝達能自体を改変することで増殖誘導効果を向上させることができるのではないかと考えた。実際，マウス造血幹細胞においてシグナル伝達分子 STAT5 は増殖，STAT3 は分化誘導に関与することが報告されており[9]，いずれのシグナル伝達分子も S-Mpl（WT）は活性化する。そこで，STAT3 の活性化レベルを減少させ，STAT5 の活性化レベルを増加させられるような改変型受容体をデザインすることを考えた（**図 5**）。

具体的には，S-Mpl（WT）の C 末端付近にある STAT3 結合モチーフ YXXQ を除去した S-

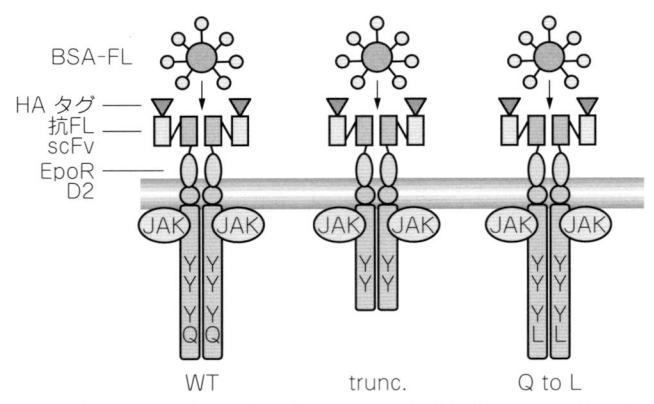

BSA-FL

HA タグ ——
抗FL
scFv
EpoR
D2

WT　trunc.　Q to L

◎各キメラ受容体の細胞内ドメインC末端部分のアミノ酸配列

WT　　　-NHSYLPLSYWQQP
trunc.　-NHSYLPLS
Q to L　-NHSYLPLSYWQLP

図5　改変型 S-Mpl のデザイン

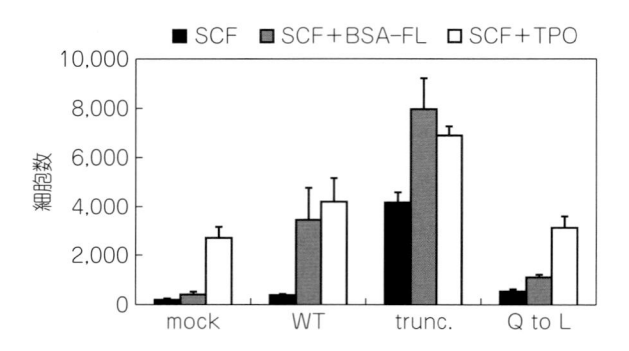

■ SCF　■ SCF+BSA-FL　□ SCF+TPO

細胞数

mock　WT　trunc.　Q to L

図6　マウス造血幹細胞への改変型 S-Mpl の導入と増殖アッセイ結果

Mpl（trunc.）およびその STAT3 結合モチーフを STAT5 結合モチーフ YXXL に改変した S-Mpl（Q to L）の 2 つの変異キメラ受容体を作製した。すなわち，trunc.，Q to L ではいずれも 1 個の STAT3 結合モチーフが消失し，Q to L ではそれに加えて STAT5 結合モチーフが 1 個増えることになる。これらのキメラ受容体遺伝子を前項と同様にレトロウイルスベクターに組み込み，マウス造血幹細胞分画（CD34-KSL）へ導入した。その後，遺伝子導入細胞を SCF，SCF+BSA-FL，SCF+TPO の 3 条件で培養し増殖活性を比較した（**図6**）。その結果，意外なことに Q to L では BSA-FL による増殖促進はほとんど見られなかった。一方，WT と trunc. では，SCF+BSA-FL は SCF+TPO とほぼ同等の増殖促進効果を示し，前項の結果と比べて大きく増殖活性が改善された。特に trunc. では抗原非存在下（SCF 単独培養）でのシグナルの漏れが大きく見られたものの，WT よりも全体的に高い増殖活性を示した。

　以上の結果の原因を考察するために，これらの改変型キメラ受容体を Ba/F3 細胞に導入し，15 分間の BSA-FL 刺激によるシグナル伝達分子のリン酸化レベルを検出した（**図7**）。その結果，Q to L ではシグナル伝達分子のリン酸化はほぼ全く見られなかった。一方，WT と trunc. では，調べたシグナル伝達分子はすべてリン酸化されていたが，WT と trunc. 間で明確なリン酸化レベルの差は見られなかった。そこで，STAT3，STAT5 のリン酸化レベルに関して 24 時間まで刺激時間をふって時間依存性を確認したところ，trunc. の方が WT よりも STAT3，STAT5 ともにリン酸化レベルがやや高く，持続性も亢進していることが示唆された（**図8**(a)）。さらに，Q to L には何らかの強いシグナル抑制機構が働いていると考えられたため，モチーフの前の 2 アミノ酸配列を含めた配列（LXYXXL）について考察したところ，この配列は immunoreceptor tyrosine-based inhibition（ITIM）motif と呼ばれる配列の一種であり，チロシンホスファターゼである SHP-1 が結合しうることが推測された[10]。そこで，各遺伝子導入細胞のライセートを用いてキメラ受容体を protein L 固定化ビーズでプルダウンしたところ，キメラ受容体（抗 HA

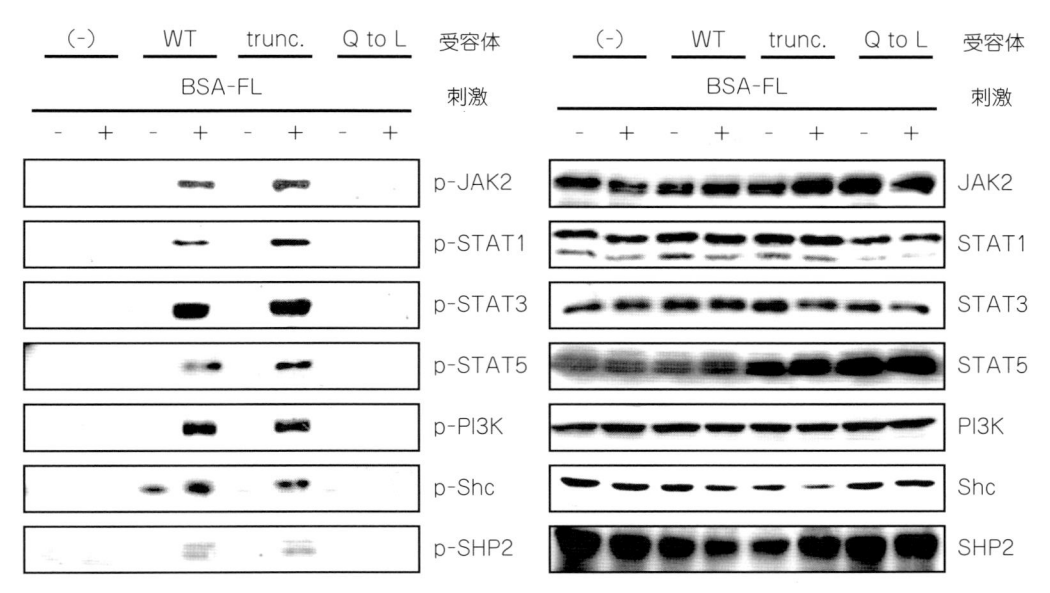

図 7　改変型 S-Mpl 発現 Ba/F3 細胞におけるシグナル伝達分子のリン酸化解析

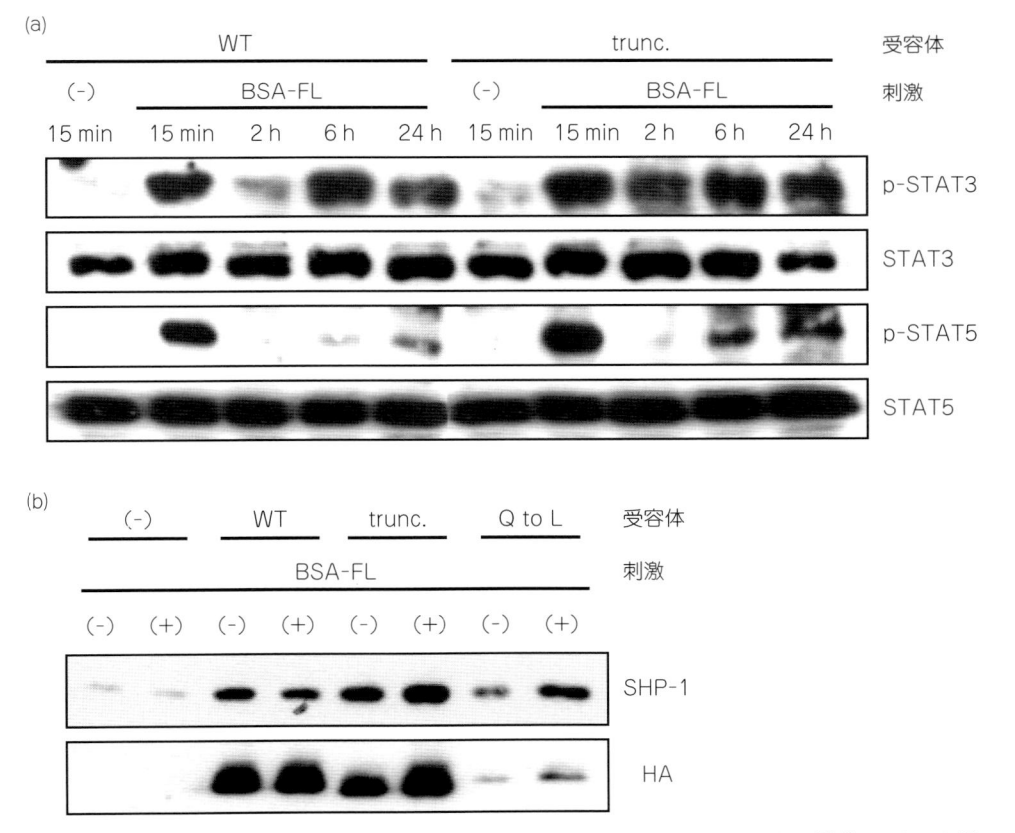

図 8　(a) S-Mpl（WT），S-Mpl（trunc.）における STAT3，STAT5 のリン酸化レベルの経時変化の比較，(b) 改変型 S-Mpl への SHP-1 結合量の比較

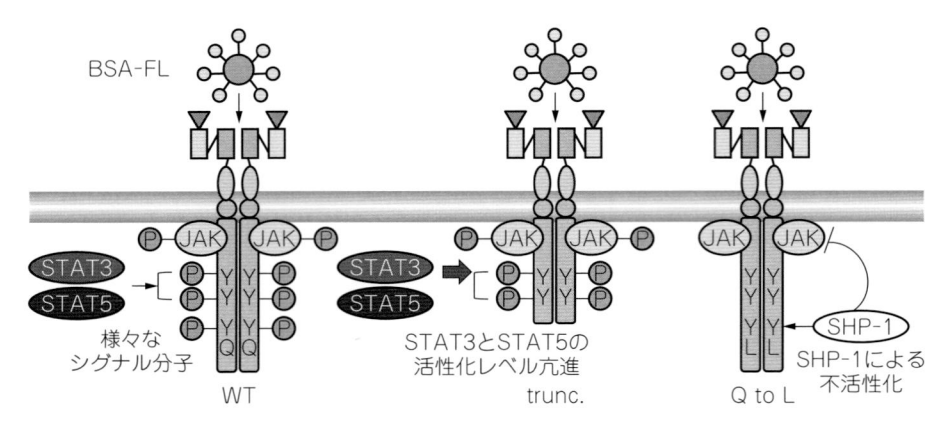

図 9　改変型 S-Mpl のシグナル伝達様式モデル

タグ抗体で検出）あたりの SHP-1 の共沈量は WT，trunc. と比べて明らかに Q to L が多いことがわかった（図 8(b)）。このことから，Q to L は SHP-1 によって強くシグナル抑制されていることが示唆された。

　以上の結果をもとに，改変型キメラ受容体のシグナル伝達様式モデルを図にまとめた（**図 9**）。本研究の結果から，受容体ドメイン内のシグナル伝達分子結合モチーフが，造血幹細胞の増殖活性に大きく影響を及ぼすことが示唆された。

4　おわりに

　本研究では，トロンボポエチン受容体を抗原応答性キメラ受容体に改変することで，トロンボポエチンによる造血幹細胞の増殖誘導効果を抗原で代替することに成功した。S-Mpl（WT）は抗原非存在下でのシグナルの漏れも少なく，TPO と同等のシグナル伝達能を有していることがわかった。また，S-Mpl（trunc.）では STAT3 結合モチーフを除去したが，実際には STAT3，STAT5 双方の活性化レベルが亢進し，当初のデザイン通りにはならなかった。これは，当該モチーフがむしろシグナルの抑制に寄与しており，当該モチーフ以外のシグナル伝達分子結合モチーフが STAT3，STAT5 の活性化に主に寄与していることを示唆している。しかしながら，S-Mpl（trunc.）は S-Mpl（WT）を凌駕する造血幹細胞の増殖促進効果を達成した。このように，受容体内の既存のシグナル伝達分子結合モチーフを改変するアプローチは，合理的なデザインという観点からはまだ課題があるものの，受容体のシグナル伝達活性を改変する手法としては有効であることが示された。ヒト造血幹細胞での適用や，増殖から分化まで一貫した系を実証することが，今後の課題であろう。

〈謝辞〉
　本稿に記載した実験結果は主に当研究室の坂晃一郎氏，滕晋イン氏，陳建宏氏によるものである。マウス造血幹細胞の実験は東京大学医科学研究所の大津真准教授，中内啓光教授と共同で行った研究成果であり，中内研究室の皆様に大変お世話になった。本研究はイノベーション創出基礎的研究推進事業および科学研究費補助金の支援を受けて行われたものである。ここに厚く感謝の意を表します。

文　献

1）H. Inoue, N. Nagata, H. Kurokawa and S. Yamanaka : *EMBO J*, **33**, 409-417（2014）.

2）Y. Nakajima-Takagi, M. Osawa and A. Iwama : *Anat Rec*, **297**, 111-120（2014）.

3）C. C. Hofmeister, J. Zhang, K. L. Knight, P. Le and P. J. Stiff : *Bone Marrow Transplant*, **39**, 11-23（2007）.

4）D. T. Scadden : *Cell*, **157**, 41-50（2014）.

5）M. A. Walasek, R. van Os and G. de Haan : *Ann N Y Acad Sci*, **1266**, 138-150（2012）.

6）B. Ramesh and S. Guhathakurta : *Artif Cells Nanomed Biotechnol*, **41**, 42-51（2013）.

7）M. Kawahara, J. Chen, T. Sogo, J. Teng, M. Otsu, M. Onodera, H. Nakauchi, H. Ueda and T. Nagamune : *Cytokine*, **55**, 402-408（2011）.

8）K. Saka, M. Kawahara, J. Teng, M. Otsu, H. Nakauchi and T. Nagamune : *J Biotechnol*, **168**, 659-665（2013）.

9）Y. Kato, A. Iwama, Y. Tadokoro, K. Shimoda, M. Minoguchi, S. Akira, M. Tanaka, A. Miyajima, T. Kitamura and H. Nakauchi : *J Exp Med*, **202**, 169-179（2005）.

10）M. Daeron, S. Jaeger, L. Du Pasquier and E. Vivier : *Immunol Rev*, **224**, 11-43（2008）.

第7節　硬組織のためのスキャフォルド

明治大学　**相澤　守**　　東京慈恵会医科大学　**松浦　知和**　　明治大学　**本田　みちよ**

❶ はじめに

「ティッシュエンジニアリング（組織工学）」では，自己の細胞を用いて所望の組織（皮膚，骨，軟骨，神経，肝，心筋など）を再生することが可能である。そのため，臓器移植におけるドナー不足や免疫拒絶反応など，現在，抱えている問題を打開する技術として注目されている。ティッシュエンジニアリングの主要な三要素は，①細胞，②成長因子，③スキャフォルド（細胞の足場）であり，特に三次元的な組織を再生させるためには，「スキャフォルド」が重要な役割を果たす。例えば，細胞が積極的に三次元的組織を作りたくなるように，スキャフォルドに適切な微小環境（細孔構造や化学組成など）を与える材料開発が求められている。

「硬組織」のティッシュエンジニアリングに関して，大串らの先駆的な研究がある[1]。彼らは，細胞として間葉系幹細胞，成長因子として骨形成タンパク質（rh-BMP-2），スキャフォルドとしてサンゴ由来の水酸アパタイト（$Ca_{10}(PO_4)_6(OH)_2$；HAp）多孔質セラミックスを利用して「再生培養骨」を構築している[1]。その後，構築した再生培養骨の臨床応用も展開している[2]。

本稿では，「硬組織のためのスキャフォルド」に着目し，まず，「硬組織を対象としたティッシュエンジニアリングの現状」について概説する。ついで，硬組織のためのスキャフォルドとして利用可能な「リン酸カルシウム系多孔質セラミックス」とともに，筆者らの研究グループで開発している新しいスキャフォルド「アパタイトファイバースキャフォルド（Apatite-fiber scaffold；AFS）」を紹介する。さらに，比較的大きな三次元骨組織の再生に成功した例として，AFS を装填した「ラジアルフロー型バイオリアクター（RFB）」を用いてラット骨髄由来の間葉系幹細胞を三次元的に高密度循環培養することにより「再生培養骨」を構築した研究も概説する。

❷ 硬組織を対象としたティッシュエンジニアリングの現状

骨や歯に代表される生体硬組織を再生させるためには，それらに類似した機能と適切な構造を有する足場材料（スキャフォルド）に細胞を接着させ，増殖，分化を促進させることが必要となる。そのためには，組織接着性に優れ，組織形成を亢進させ得る能力を持つスキャフォルドの開発が不可欠である。特に，他の先進国に先駆けて，超高齢社会に直面する我が国において，骨組織の再生は，医療的貢献も大きく，また患者の生活の質（Quality of Life；QOL）の向上にも寄与すると期待されており，組織工学，再生工学による組織の再生や修復が重要な位置を占める。

　本稿では，はじめに硬組織再生を対象としたティッシュエンジニアリングの現状を把握するために，過去 10 年間における硬組織を対象とした組織工学に関する研究に注目し，"Tissue engineering, hard tissue" という key word を用いて，文献調査（WEB OF SCIENCE™）を行なった。その結果，硬組織を対象とした組織工学に関する研究は年間平均約 55 件の論文が掲載されており，その数は年々微増する傾向にあった（**図 1**(a)）。また，それらの研究は硬組織の中でも特に骨組織を対象とした生体材料の開発について多く報告していた。

　さらに，各々の論文について比較してみると "composite"，"hydroxyapatite" という共通の

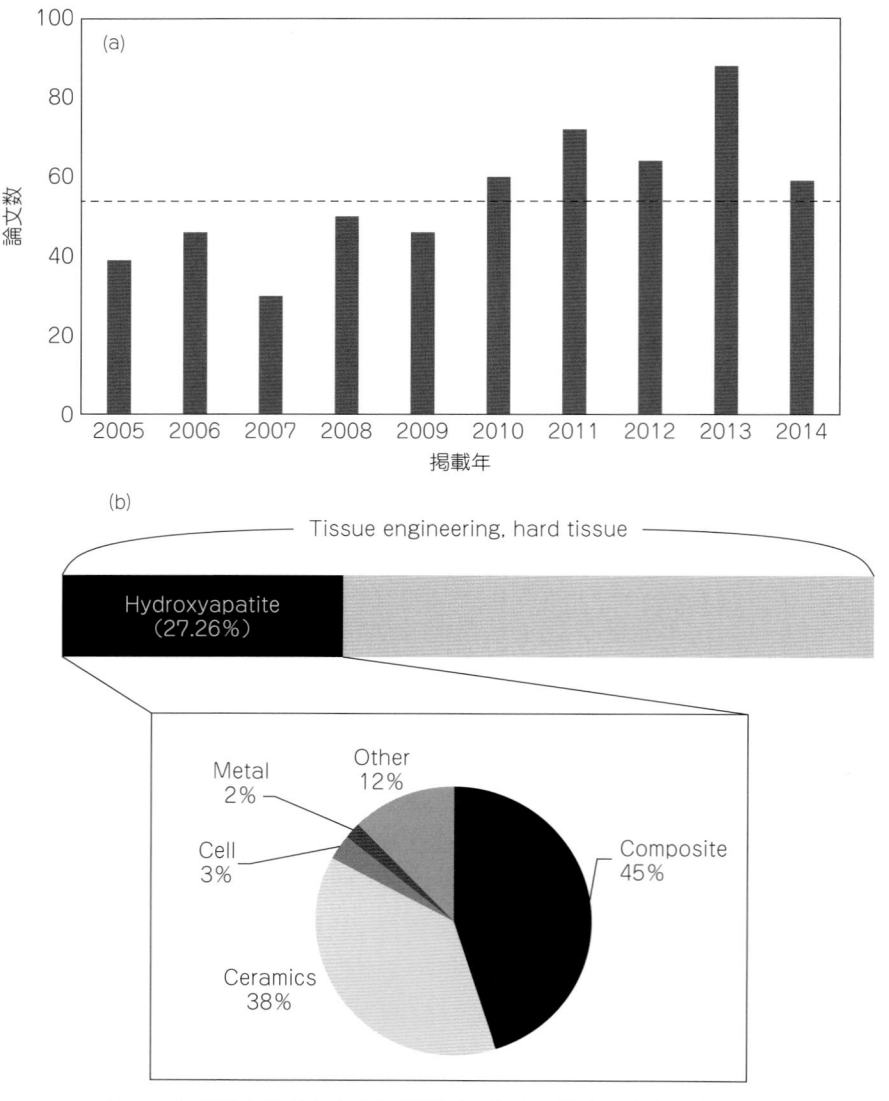

図 1　硬組織を対象とした足場材料に関する研究の文献調査結果

WEB OF SCIENCE™ により，(a) "Tissue engineering, hard tissue"もしくは(b) "Tissue engineering, hard tissue, hydroxyapatite" という key word を用いて過去 10 年における掲載論文の検索を実施した結果

word が存在することが明らかになった。そこで，図 1 の検索結果から，さらに "hydroxyapatite" という key word を用いて絞り込みをかけた結果，硬組織再生において，セラミックスのみを利用した研究は全体の 37.7％であり，セラミックスとポリマーとの複合材料を用いた研究は 45.0％であった（図 1 (b)）。すなわち，硬組織の再生には，セラミックスが全体の約 8 割で利用されており，その最適性と重要性を理解することは容易である。

また，複合材料が全体の約半数を占めたという結果は，骨組織の再生を実現させるためには，セラミックスおよびポリマー両者の持つ優れた特性を利用することにより，互いの欠点を補完し合い，生体骨に類似したスキャフォルドを開発する必要性があることを示している。具体的には，セラミックスとポリマーとの複合化は，機械的安定性の向上や生体吸収性の付与，組織相互作用の改善を実現することに寄与している。

次に，骨組織再生に利用されるスキャフォルドについて紹介する。上述のように，硬組織の再生には，セラミックスもしくはセラミックスとポリマーとの複合材料が広く利用されている。これは，天然骨が無機成分（主にナノスケールの炭酸アパタイト）と有機成分（主にコラーゲン）から構成されており，天然骨を模倣したスキャフォルドの創製を目指すことに起因する。

生体活性セラミックスである HAp は，リン酸カルシウムの一種で，骨の約 60％を占めており，骨組織工学におけるスキャフォルドの主要構成成分として広く用いられている。HAp は骨ミネラルと化学組成が類似しているため，生体親和性や骨伝導性に優れているものの，生体骨の有する骨誘導能は保持していない[3]。また，HAp は高温で処理された場合（結晶性が高い場合），生体に吸収されにくく，骨内に長期間残存してしまうという欠点もある[4]。次に，β-リン酸三カルシウム（β-$Ca_3(PO_4)_2$；β-TCP）は HAp と類似した組成を持ち，高い骨伝導能を有するが，生体内で経時的に分解，吸収される点において HAp と異なる性質を持つ[4]。これらのセラミックスにおける高い力学的強度と骨伝導性を利用し，骨組織再生への応用が展開されている。

しかしながら，セラミックスは物理的性状が脆く，望む形状に成形することが困難であり，複雑な三次元的な形状を有する骨組織の再生への応用へは克服すべき課題が多い。これに対し，ポリマーは複雑な形状に成形することができるだけではなく，機械的，物理的特性に加えて生分解能をも制御することが可能である。例えば，生分解性の合成ポリマーであるポリ乳酸（PLA）やポリグリコール酸（PGA）は，分子量の制御や共重合体とで，生分解性の速度や物理的，機械的特性を幅広く調節することができるため，三次元スキャフォルドに多用されている[5,6]。一方，天然ポリマーであるコラーゲンやゼラチン，キトサンもまた硬組織修復用の複合材料において広く用いられている[7]。しかしながら，これらのポリマーは骨組織との結合性がないため，それらを単独で用いた場合，骨組織の再生には適応が困難である。それゆえ，ポリマーの欠点である力学的強度や骨伝導性，また，HAp の欠点である成形性や生体吸収性を改善する HAp/ポリマーの新規複合材料の開発に多くの関心が寄せられている。

さらに，近年，ナノサイエンスやナノテクノロジーの進歩により，ナノスケール HAp の研究に注目が集まっている[8]。天然骨におけるナノサイズの無機成分は，骨の機械的特性に重要であり，合成 HAp の成分やサイズ，形態が生体骨に類似することでより高い骨伝導能を獲得することを可能とする[7]。ナノサイズの HAp は大きな比表面積を有することから，タンパク質吸着能

や骨芽細胞の接着能も著しく増大し，骨組織の再生に優れた足場を提供する。実際，ナノマテリアルにおいて，細胞接着や細胞増殖，骨関連タンパク質の合成，カルシウム含有ミネラルの沈着といった骨芽細胞の機能が in vitro，in vivo において促進されることも証明されている[9]。多くの哺乳類細胞は足場依存性であり，新たな組織形成には接着，移動，分化において生体適合性を有する基質が必要とされる。これまでの研究結果から，細胞接着能や生存能は基質へのタンパク質吸着が重要であるということが明らかにされており，組織工学においてスキャフォルドの特性を評価する上でタンパク質吸着能を調査することは重要な項目となる。HAp/ポリマー複合材料はポリマー単独の材料に比べるとタンパク質吸着量が著しく増加し，これが細胞増殖性，強いては骨伝導能の向上に寄与すると考えられる。

　以上のように，硬組織の再生には，優れた生体適合性を有し，さらに天然骨と直接結合する骨伝導性による骨形成能を保持したセラミックス材料が最も重要な材料として位置づけられている。今後，再生医療の分野が進展するに伴い，セラミックス材料の開発技術はますます重要となると考えられる。ポリマーなどとの複合化によりセラミックスの持たない特性を付与させたり，材料の表面を改質することによりタンパク質吸着能や細胞接着性を向上させたり，幹細胞とともに培養することで骨形成を促進させ，より高機能な材料開発を行なうことで，硬組織の再生に貢献することが可能であると期待できる。

❸　硬組織のためのスキャフォルド

3.1　多孔質セラミックスのスキャフォルドへの利用

　前項において，HAp などのリン酸カルシウム系セラミックスが硬組織スキャフォルドとして有用であることを述べたが，これらはいずれも「多孔質セラミックス」の材料形態で利用されている。HAp や β-TCP を出発原料として，細胞や組織の侵入性をよりよくするため，気孔構造の制御による高気孔率化や高連通性，あるいは二極化した気孔構造や三重気孔構造を備えた多孔質セラミックスが研究・開発されている。

　表 1 に我が国の代表的なメーカーから製造・販売されているリン酸カルシウム系多孔質セラミックスをまとめて示す[10]。これらの多孔質セラミックスは，もともと骨補填材として開発されているが，再生医療における骨再生のスキャフォルドとしても適用可能である。HAp セラミックスは生体骨と直接結合できること（生体活性）を特長とする材料であり，β-TCP セラミックスは水に対する溶解度が HAp に比較して高いことから，生体吸収性材料として注目されている材料である。具体例を挙げると，コバレントマテリアル㈱が開発した多孔質 HAp セラミックス（ネオボーン®）は連通性の高い気孔から構成され，名井らにより骨再生のスキャフォルドとしても利用されている[11]。これらの材料開発は，各企業のコンセプトは異なるものの，①操作性を担保するための焼結性の高い素材粉末を合成する技術，および②細胞や組織が侵入するための十分な気孔径と連通性などを実現する多孔体製造術にもとづいている。

　なお，最近，井奥らは上述した多孔質セラミックスも含めて，詳細な解説記事を執筆している[12]。興味ある読者はぜひ参考にしていただきたい。

表 1　硬組織再生に適用できるリン酸カルシウム系多孔質セラミックス[10]

製品名	メーカー	販売開始年	組成	焼成温度[℃]	圧縮強度[MPa]	気孔径[μm]	気孔率[%]	形状
ネオボーン®	コバレントマテリアル	2003	HA	1,200	～8	～150	72～78	顆粒, ブロック, 円柱, スペーサー
アパセラム-AX®	HOYA	2006	HA	1,000～1,200	～0.7	50～300	～85	顆粒, フィラー, ブロック
リジェノス®	クラレメディカル	2009	HA	1,200	～8（配向方向）	～30	72～78	顆粒, ブロック, 円柱, スペーサー
オスフェリオン60®	オリンパステルモバイオマテリアル	2006	β-TCP	1,050	10～20	100～400	53～67	顆粒, フィラー
スーパーポア®	HOYA	2010	β-TCP	―	5～6	50～300	～75	顆粒, ブロック

3.2　アパタイトファイバースキャフォルド（AFS）

硬組織再生のみならず，組織再生全般に係わることであるが，細胞を培養して三次元組織を構築する際，以下の 4 つの項目がスキャフォルドに要求される。

① 生体と類似した環境を与えること（三次元培養が可能なこと）

② 細胞の活性を維持および促進すること（細胞の分化誘導）

③ 生体に利用可能な力学的強度を有すること

④ ホストの組織と置換すること

筆者らは，これらの要求をすべて満たしたスキャフォルド「AFS」の開発に成功しており，これまでに骨芽細胞の分化誘導[13-15]や再生肝オルガノイド[16-19]の構築などについて報告している。以下，筆者らが開発した AFS の概要とともに，AFS の問題点であった力学強度を向上させた新しい「高強度化 AFS」についても紹介する。

AFS は，①均一沈殿法により合成されるアパタイト単結晶ファイバー[20]（**図 2**(a)），および②細胞が進入可能な大孔径を形成させるカーボンビーズ（CB：粒径 150 μm，図 2(b)）を使用して作製される[21,22]。図 2(c)に示したように，HAp は六方晶系に属し，a 面と c 面の 2 つの結晶面を持ち，a 面は正，c 面は負に帯電している[23]。また，溶解性にも異方性があり，a 面（骨など）は溶けやすく，c 面（歯のエナメル質など）は溶けにくいとされている[24]。このアパタイトファイバーは c 軸方向に伸長して a 面が多く露出した配向構造を持っており，アパタイトでありながら生体で吸収を受けやすいという性質を持つ[25]。

上記の AF と CB を含む混合スラリーを型枠に流し込み，吸引ろ過すると AFS の前駆体が得られる。これを水蒸気気流中で焼成すると，CB が焼失してその粒径をおおむね反映させた AFS が作製できる。なお，今後，例えば，CB を AF に対して質量比で 20 倍量添加して作製したスキャフォルド，"AFS2000" と省略する。この AFS2000 の微細構造を図 2(d)に示す。CB を使用しない場合は，ファイバー同士の絡み合いによる数μm の微細なミクロ気孔のみが観察されるが，

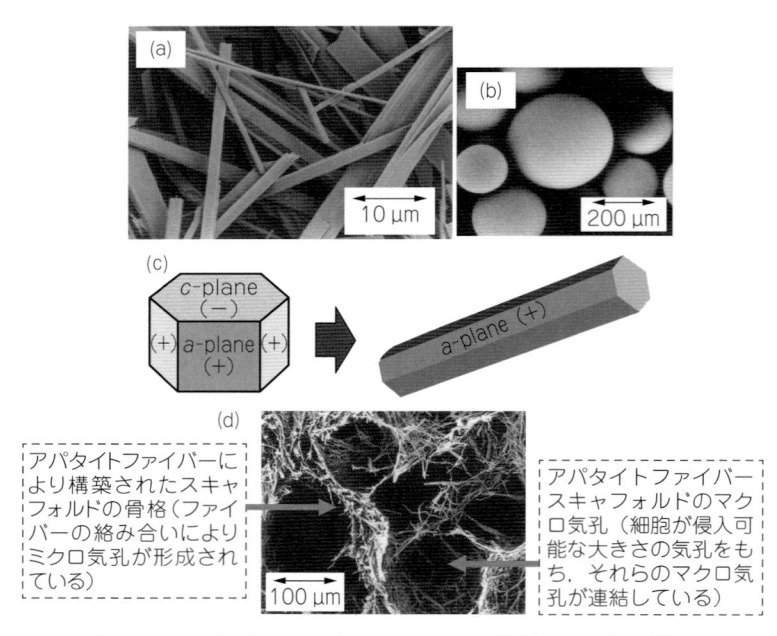

図 2　AF および CB を利用した AFS の作製とその微細構造
(a) AF，(b) CB，(c) HAp の *c* 軸配向と AF のモデル図，(d) AFS の微細構造

AFS2000 ではミクロ気孔に加えて CB の焼失により形成されたマクロ気孔も観察される。また，AFS の骨格は *a* 面を多く露出したファイバー同士の絡み合いにより構築されており，これらのファイバーの絡み合いにより形成されたミクロ気孔は培地などの栄養分の供給やスキャフォルド自身の生体内での吸収に有効である。また，得られた AFS は 98% 以上という極めて高い気孔率を持つが，ファイバーの係合によりハンドリング可能な強度は維持されている。

　この AFS は次項でも述べるように，極めて高い気孔率と連通気孔を持ち，三次元組織再生に有効なスキャフォルドであるが，高気孔率ゆえに力学特性が乏しく，荷重のかかる部位への適用は困難であった。そこで，材料としての適用範囲を広げるため，「高強度化 AFS」の作製を試みた[26,27]。より具体的には，気孔形成材の CB 添加量を AF に対して 10 倍量に低減させ，得られた AFS 前駆体を成形圧 30 MPa で一軸加圧成形したのち，焼成することで高強度化 AFS を作製している（気孔率：94%，圧縮強度：〜0.1 MPa）。このとき，気孔形成材の CB の粒径を 150 μm 径に加えて 20 μm 径も併用して「三重気孔構造を備えた多孔質セラミックス」を創製した。

　この高強度化 AFS の微細構造を**図 3** に示す。図 3(a)は全体像であり，150 μm 径 CB 由来のマクロ気孔を観察できる。このマクロ気孔内を拡大すると（図 3(b)），20 μm 径 CB 由来のメソ気孔が観察され，さらに，このマクロ気孔を強拡大すると（図 3(c)），AF の係合から形成されたミクロ気孔が存在している様子を理解できる。このような三重気孔構造は，硬組織の侵入性を高めるとともに，生体吸収性や骨形成に不可欠なサイトカインなどのタンパク質吸着のサイトとしても有効である。実際，この高強度化 AFS をウサギ脛骨に 12 週間埋入し，ヘマトキシリン・エオジン（HE）染色により組織学的評価を行なった結果を**図 4** に示す。高強度化 AFS 周囲での旺盛な骨形成が認められ，気孔内部に骨組織が侵入していることが分かる（図 4(a)）。これを

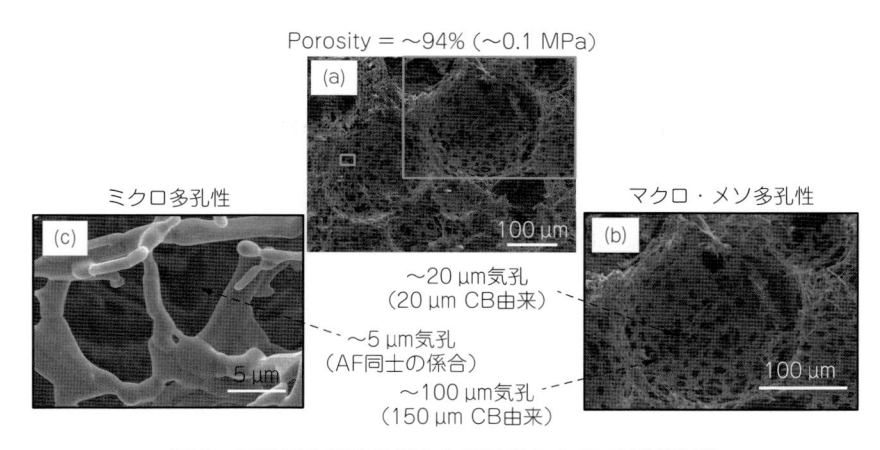

Porosity = ~94%（~0.1 MPa）

ミクロ多孔性

マクロ・メソ多孔性

~20 μm気孔
（20 μm CB由来）

~5 μm気孔
（AF同士の係合）

~100 μm気孔
（150 μm CB由来）

図 3　三重気孔構造を備えた高強度化 AFS の微細構造
(a) 全体像，(b) マクロ・メソ気孔，(c) ミクロ気孔

強拡大すると（図 4(b)），アパタイ
ト骨格部分が部分的に吸収されて新
生骨と置換している様子が観察でき
る。このように「高強度化 AFS」
は，超高気孔率を維持したまま生体
吸収性と優れた骨伝導性を備えてお
り，硬組織のためのスキャフォルド
として期待できる。

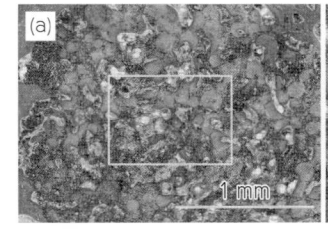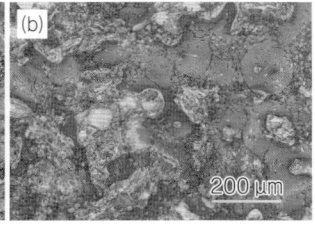

※口絵参照

図 4　高強度化 AFS の組織学的評価

❹ アパタイトファイバースキャフォルドによる三次元組織の構築

　これまで AFS が細胞の足場として有用であることを述べてきたが，実際にある程度のサイズ
の三次元的組織を構築するためには，細胞を三次元的にかつ高密度に培養する必要がある[28,29]。
その解決策の 1 つが「ラジアルフロー型バイオリアクター（RFB）」の利用である。RFB は，
細胞を固定した充填層に外側から内側に向かって放射状に培地を供給するため，培地中の栄養分
の濃度分布を均質にできる，循環培養中に細胞にかかる剪断力を低減できるなどのメリットを持
つ。**図 5** にその RFB の概観を示す。この装置は，①リアクター，②リザーバーおよび③送液ポ
ンプ部分からなる。まず，リアクター部分に筆者らの開発した AFS を円筒状に成形して装填す
る。ついで，組織のもとになる細胞（例えば，骨を再生するのであれば骨芽細胞，肝を再生する
のであれば肝細胞など）を含む培地をリザーバーに入れて，送液ポンプで循環させると，細胞を
含む培地はリアクターの外側から内側に流れ込み，リアクターの中心にある筒からリザーバー側
へ戻る。この操作を連続的に行うと，細胞はメッシュ状になっている AFS に接着されていく。
　筆者らは，この AFS と RFB とを組み合わせたシステムを用いて，ラット骨髄間葉系幹細胞
（RBMC）を三次元循環培養して「三次元的な構造を持つ再生培養骨」の構築に成功している[30-32]。

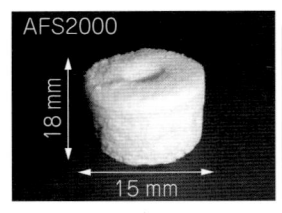
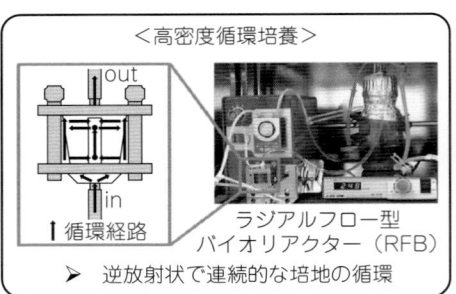
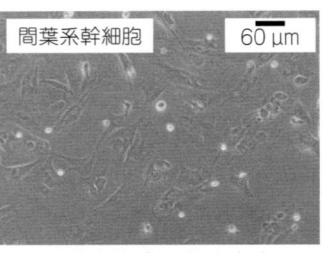

円筒状に成形した
AFS2000をリアクターに
装填

ラジアルフロー型
バイオリアクター（RFB）

RBMCをリザーバーに加えて
循環培養

図 5　AFS を装填した RFB システム

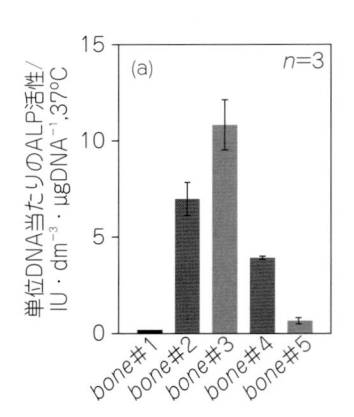
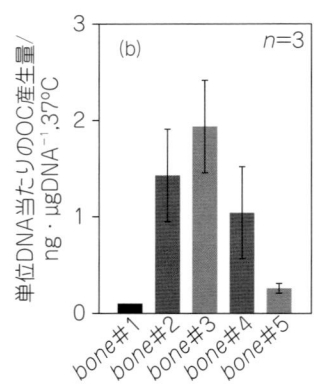

**図 6　AFS を装填した RFB システムにより構築した再生培養
骨の分化レベルの検証**

(a)単位 DNA あたりの ALP 活性，(b)単位 DNA あたりの OC 産生量

この実験で用いた AFS2000 は直径〜18 mm，高さ〜16 mm の円柱状で，気孔率〜98％のものである。RBMC は既報[33]に準じて培養し，AFS を装填した RFB システムに 1×10^7 個の細胞を播種した。まず，通常培地（抗生剤および 10％ FBS を含む α-Minimum Essential Medium）で 1 週間培養し，ついで通常培地に 10 mmol·dm^{-3} β-グリセロリン酸ナトリウム，200 μmol·dm^{-3} L-アスコルビン酸，10 nmol·dm^{-3} デキサメタゾンを添加した「分化誘導培地」に切り替え，さらに 1 週間培養した。この培養条件の最適化については別に報告している[32]。このとき，RFB の送液ポンプの流速を 0.4，1.3，6.3，11.5 および 16.5 cm^3·min^{-1} に設定し，構築させた再生培養骨を "bone＃1〜5" と定義する。また，培養期間中の細胞の成長状態を pH，グルコース量，乳酸値を基にモニターした。

　RFB での培養期間中に RBMC のグルコース消費量および乳酸産生量をモニタリングしたところ，どちらも経時的に増加していることがわかった。これらの結果から，bone＃1〜＃5 のいずれも細胞が良好に生育していることがわかる。また，培養後の AFS における単位 DNA 量あたりのアルカリフォスファターゼ（ALP）活性およびオステオカルシン（OC）産生量の測定結果を**図 6**に示す。ALP および OC はいずれも骨芽細胞の分化マーカーであり，ALP は初期・中期のマーカー，OC は後期のマーカーとして位置付けられている。図 6(a)より，bone＃3 の培養条件で構築した再生培養骨が最も高い ALP 活性を示し，他の条件と比べ有意な差があることがわかった。さらに，図 6(b)より，bone＃3 の培養条件で構築した再生培養骨の OC 産生量も，最も高い値を示すことがわかった。これらの結果は，RFB の流速が 1.3 cm^3·min^{-1} のとき，最も骨芽細胞の分化を促進することを示している。

　ラット骨髄由来の間葉系幹細胞を播種した AFS を装填した RFB を用いて，三次元的に高密

度循環培養することにより「再生培養骨」の構築を試み，その組織学的および生化学的評価を行なったところ，その「流速（物理的刺激）」により異なる分化レベルの骨芽細胞が存在する再生培養骨の構築が可能であることが明らかとなった。今後，この最良の培養条件を in vivo 実験をもとに実証することで，再生医療の実現に一歩近づけることができると期待している。

５　おわりに

　再生医療は近未来の約束された高度医療技術に相違ない。山中らの人工多能性幹細胞（induced pluripotent stem cells，iPS 細胞）の報告[34] により，再生医療による組織再生において細胞ソースの問題がクリアされる可能性が大いに高まった。この iPS 細胞が臨床的に利用可能になると，多分化能を持つ細胞の分化およびそれにつづく組織再生を制御するための「成長因子の決定」と「三次元組織を構築するためのスキャフォルドの開発」が必要となってくる。そのスキャフォルドを生体適合性に優れたセラミックス材料を用いてデザインし，所望の細胞および適切な成長因子と組み合わせて，骨組織や肝，軟骨などを構築することは多くの国民の QOL を向上させる。AFS を装填した RFB システムを利用した三次元培養技術が今後の再生医療の発展に大いに貢献するものと期待している。

文　献

1）大串始：セラミックス，**40**，823-827（2005）．

2）藤間保晶，大串始，田中康仁：無機マテリアル，**19**，445-461（2012）．

3）R. Z. LeGeros：*Clin. Orthop. Relat. Res.*，**395**，81-98（2002）．

4）S. V. Dorozhkin：*J. Mater. Sci.*，**42**，1061-1095（2007）．

5）R. Zhang and P. X. Ma：*J. Biomed. Mater. Res.*，**45**，285-293（1999）．

6）P. X. Ma and R. Zhang：*J. Biomed. Mater. Res.*，**56**，469-477（2001）．

7）C. Du, F. Z. Cui, X. D. Zhu and K. de Groot：*J. Biomed. Mater. Res.*，**44**，407-415（1999）．

8）H. Zhou and J. Lee：*Acta Biomater.*，**7**，2769-2781（2011）．

9）N. Tran and T. J. Webster：*Wiley Interdiscip. Rev. Nanomed. Nanobiotechnol.*，**1**，336-351（2009）．

10）2012 年度版セラミックス骨補填材データベース，ニューセラミックス懇話会バイオ関連セラミックス分科会編（2012）より一部抜粋．

11）井村浩一，名井陽：セラミックス，**40**，839-842（2005）．

12）井奥洪二，上高原理暢：PHOSPHORUS LETTER，**81**，17-26（2014）．

13）H. Morisue, M. Matsumoto, K. Chiba, H. Matsumoto, Y. Toyama, M. Aizawa, N. Kanzawa, T. J. Fujimi, H. Uchida and I. Okada：*J. Biomed. Mater. Res. Part A*，**90A**，811-818（2009）．

14）相澤守，松本守雄：化学と工業，**58**，1078-1081（2005）．

15）相澤守，神澤信行，松本守雄：バイオマテリアル，**23**，336-342（2005）．

16）M. Aizawa, A. Hiramoto, H. Maehashi and T. Matsuura：*Key Engineer. Mater.*，**361-363**，1165-1168（2008）．

17）R. Saito, Y. Ishii, R. Ito, K. Nagatsuma, K, Tanaka, M. Saito, H. Maehashi, H. Nomoto, K. Ohkawa, H. Mano, M. Aizawa, H. Hano, K. Yanaga and T. Matsuura：*Artif Organs*，**35**，80-83（2011）．

18）相澤守，松浦知和：化学と工業，**62**，551-554（2009）．

19）T. Matsuura and M. Aizawa,：26 Bioceramics for development of bioartificial liver, Polymeric Biomaterials: Medicinal and Pharmaceutical Applications, Volume 2, pp. 691-713（2012）．

20）M. Aizawa, A. E. Porter, S. M. Best and W. Bonfield：*Biomaterials*，**26**，3427-3433（2005）．

21）M. Aizawa, H. Shinoda, H. Uchida, I. Okada, T. J. Fujimi, N. Kanzawa, H. Morisue, M. Matsumoto and Y. Toyama：*Phosphorus Res. Bull.*，**17**，268-273（2004）．

22）M. Aizawa, H. Shinoda, H. Uchida, K. Itatani, I. Okada, M. Matsumoto, H. Morisue, H. Matsumoto and Y. Toyama : *Key Engineer. Mater.*, **240–242**, 647–650（2003）.

23）T. Kawasaki : *J. Chromatogr.*, **544**, 147–184（1991）.

24）H. Aoki : Medical applications of Hydroxyapatite, Ishiyaku Euro America, p.210（1994）.

25）H. Tanabe, A. Ohbuchi, T. Nakamura and M. Aizawa : *Archives of BioCeramics Research*, **6**, 236–239（2006）.

26）S. Motojima, H. Morisue, M. Matsumoto, Y. Toyama and M. Aizawa : *Bioceramics*, **22**, 177–180（2009）.

27）T. Ganmoto, M. Honda, T. Konishi, M. Mizumoto, H. Matsunari, Y. Takeuchi, H. Nagashima and M. Aizawa : *Phosphorus Res. Bull.*, **26**, 1–3（2012）.

28）T. Iwahori, T. Matsuura, H. Maehashi, K.Sugo, M. Saito, M. Hosakawa, K. Chiba, T. Masaki, H. Aizaki, K. Ohkawa and T. Suzuki : *Hepatology*, **37**, 665–673（2003）.

29）M. Saito, T. Matsuura, K. Nagatsuma, K. Tanaka, H. Maehashi, K. Shimizu, Y. Hataba, I. Kashimori, H. Tajiri and F. Braet : *J. Membr. Biol.*, **217**, 115–121（2007）.

30）M. Miura, J. Fukasawa, Y. Yasutomi, H. Maehashi, T. Matsuura and M. Aizawa : *Key Engineering Materials*, **493–494**, 878–883（2012）.

31）M. Miura, J. Fukasawa, Y. Yasutomi, H. Maehashi, T. Matsuura and M. Aizawa : *Key Engineering Materials*, **529–530**, 397–401（2013）.

32）相澤守，松浦知和：動物細胞の培養を成功させる条件設定集，第2章第4節4項「ラジアルフロー型バイオリアクターを用いた三次元培養」，技術情報協会，pp.217–223（2014）.

33）C. Maniatopoulos, J. Sodek and A. H. Melcher : *Cell Tissue Res.*, **254**, 317–330（1988）.

34）K. Takahashi and S. Yamanaka : *Cell*, **126**, 663–676（2006）.

第**3**章　細胞マニピュレーション技術

第1節　近赤外光を用いた細胞操作

北九州市立大学　**古賀　晴香**　　北九州市立大学　**中澤　浩二**

1 はじめに

　「光」を用いた操作・加工技術は，半導体や記録媒体の開発，金属部品の精密加工などに利用されてきたが，今や細胞培養分野にも欠かせない技術となっている（**図1**）。例えば，レーザー光を利用して細胞の移動や単離などを行う「光ピンセット」，組織切片や細胞集団からターゲット部位を剥離させる「マイクロダイセクション」，レーザー照射によって単一細胞同士の融合などを行う「レーザーアブレーション」は，その代表的な技術である[1-3]。さらに最近では，光応答性材料と光照射技術を利用して細胞接着／非接着面をスイッチングさせる技術も確立されており，「細胞パターニング技術」などへの展開も行われている[4-6]。これらの技術は，①ミクロンオーダーの局所的な照射ができる，②非接触な遠隔操作ができる，③波長や強度が選択できる，④段階的な操作ができるといった「光」の持つ優れた特長が活かされたものである。

　本稿では，光を利用した細胞操作技術として，筆者らが開発している近赤外光応答性ヒドロゲルとそれを利用した細胞操作技術について紹介する。

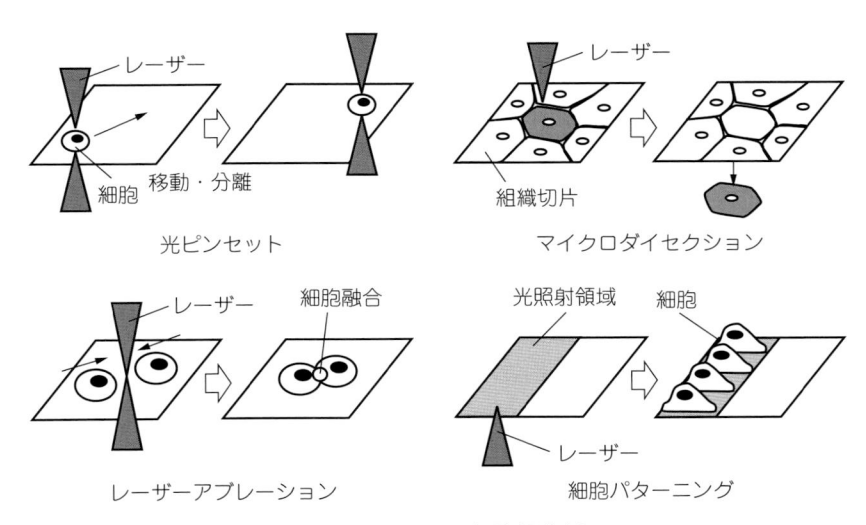

図1　光を用いた細胞操作例

2 近赤外光（NIR）応答性ヒドロゲル

2.1 NIR 応答性ヒドロゲルのコンセプト

　本技術は，光照射を利用してヒドロゲル上に微細構造を構築し，それを細胞操作に応用するというコンセプトである。具体的には，水や生体分子に対する吸収性が低く，細胞への影響が少ない NIR（near infrared；近赤外光）を熱源として利用し，ヒドロゲルの局所的なゲル－ゾル転移を誘導することによって，ゲル上に微細構造を構築するという発想である（**図 2**）。しかしながら，物質透過性が高い NIR は，ゾル化を誘導するための十分な熱エネルギーを得ることは難しい。そこで，NIR 領域における高い光熱交換能を有する「分子ヒーター」をゲル内に複合化し，NIR 応答性を高める工夫を行っている。

2.2 カーボンナノチューブ（CNT）複合アガロースゲル

　細胞培養用の NIR 応答性ヒドロゲルとして，現在，我々が積極的に研究を進めているのが，アガロースゲル（細胞非接着性）内に CNT（carbon nanotube；カーボンナノチューブ）を複合化した「CNT 複合アガロースゲル」である[7,8]。グラフェンシートが筒状になった構造を持つ CNT は，高い光熱交換能を有し，機械的強度や化学的安定性にも優れるというユニークな特性を持つことから「分子ヒーター」として打って付けの材料である。

　ここで，NIR 応答性はゲル中における CNT の存在状態に依存するため，CNT の分散性はゲル性能を左右する重要な因子である。しかしながら，高い疎水性を有する CNT は，溶液中では容易にバンドル化して凝集する。そこで，カルボキシメチルセルロース（CMC）を分散剤として利用することで溶液中での CNT 分散性を高め，この溶液に低融点アガロースゲル（融点≦60℃）を混合し，溶解したゾルを支持体上にスピンコートあるいはキャスティングするというシンプルな手法を確立した（**図 3**(a)）。このような手法により，CNT 分散性の高い CNT 複合アガロースゲル培養基板の開発に成功した。

　細胞培養ディッシュ上に薄膜層（厚み約 4 μm）の CNT 複合アガロースゲルを形成させた培養基板を例に挙げて，NIR に対する応答性を解説する。顕微鏡内に NIR レーザー（波長 1,064 nm）を組み込んだ NIR 照射システム（図 3(b)）を用いてゲル基板に NIR を照射した結果，CNT を複合していないアガロースゲルではその表面温度がほとんど上昇しなかったのに対し，CNT 複合アガロースゲルでは瞬間的な表面温度の上昇が見られた（図 3(c)）。また，NIR 照射部位のアガロースゲルはゾル化によって取り除かれ，支持体である細胞培養ディッシュの表面が完全に露出していることが SEM 観察によって確認された。さらに，ゾル化されたエリアに細胞は

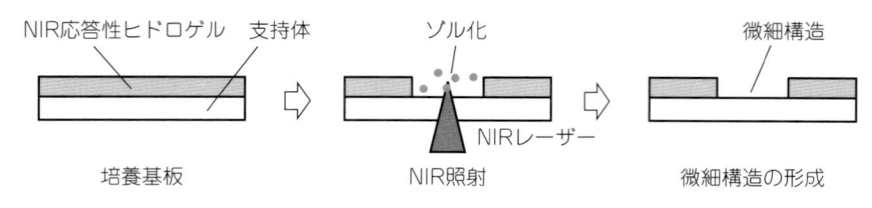

図 2　本技術のコンセプト

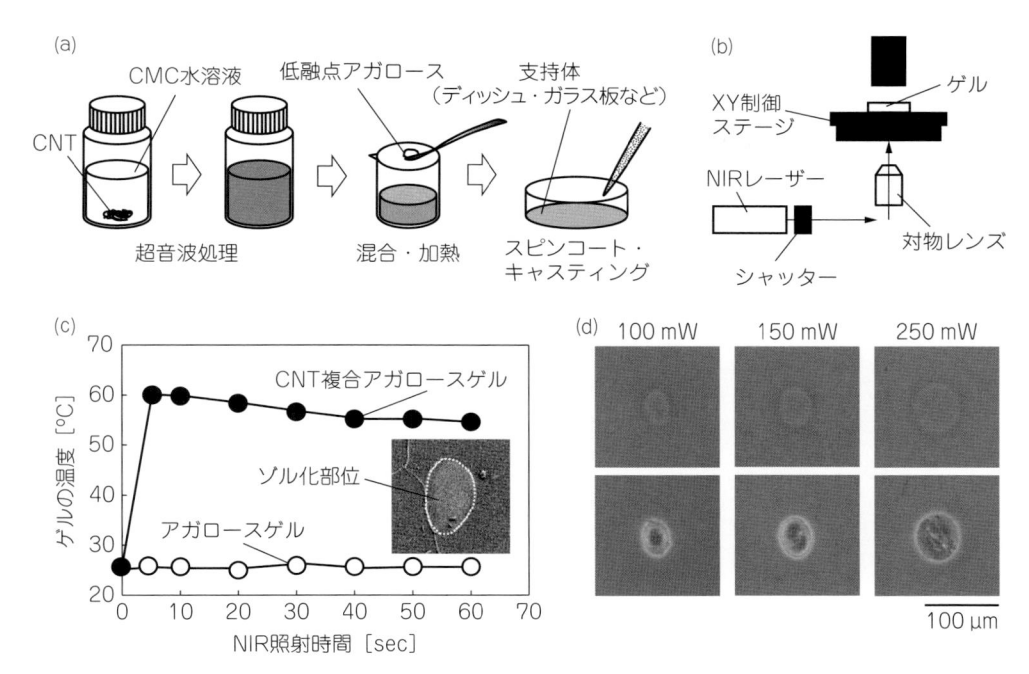

図3 (a)CNT 複合アガロースゲルの作製法, (b)NIR 照射システム, (c)NIR 照射によるゲル表面温度の変化, (d)NIR 照射強度とゾル化エリアの関係

よく接着し，NIR 照射強度に依存してゾル化エリア，すなわち細胞接着エリアを調節できることがわかった（図3(d)）。なお，このゾル化エリアは対物レンズ径や CNT 濃度，ゲル厚みによっても制御でき，さらには分子ヒーターとして金ナノロッドを用いても同様な現象が起こることを確認している[9]。

　このようにゾル化現象を利用してゲル微細構造を構築できる本技術は，①瞬間的なゾル化が誘導できる，②ゲル作製や操作の条件でゾル化範囲を制御できる，③電動ステージによりゾル化形状を制御できる，④段階的な操作が可能である，⑤溶液（培地）中でのゾル化反応が可能であるという利点を有する。特に，培養培地を満たした状態で段階的にゲル微細構造を形成できる点は，細胞培養への応用において大変好都合であり，筆者らはこの技術を「ライブファブリケーション」と名付け，以下で紹介する細胞培養操作へ応用した。

❸ CNT 複合アガロースゲルを利用した細胞培養操作

3.1 段階的細胞パターニング技術

　本ライブファブリケーション技術が，段階的にゲル微細構造を構築できるという利点を活かし，異なる細胞種をパターニング培養する手法へと応用した[7,8]。

　コラーゲン（細胞接着分子）を吸着させた支持体上に，スピンコートを利用して薄膜層（厚み約4 μm）の CNT 複合アガロースゲルを有する培養基板を作製した。この基板に NIR を照射し，ライン状のゾル化パターンを形成（1段階目のゾル化パターンの形成）させた後，初代ラット肝

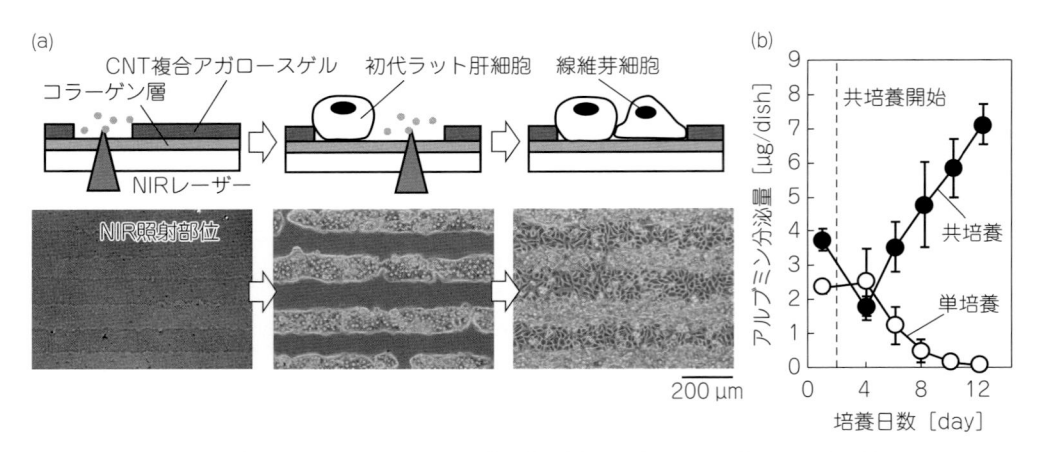

図4　(a)段階的細胞パターニング培養と(b)肝細胞のアルブミン分泌活性

細胞を播種することでライン状の肝細胞パターンを得た。次に，NIR の再照射によって肝細胞パターン間のゲル層を取り除き（2段階目のゾル化パターンの形成），3T3 細胞を播種することで，同一基板上にラット肝細胞と 3T3 細胞が交互に並んだ共培養細胞パターンが形成された（**図4**(a)）。肝細胞のみからなるパターン培養（単培養）では，肝細胞の機能発現（アルブミン分泌活性）が培養経過に伴って低下していくのに対し，異種細胞間相互作用（異種間細胞結合やサイトカイン分泌など）が働くパターン化共培養（3T3 細胞と肝細胞の共培養）では，良好な肝機能発現が維持されることが示された（図4(b)）。

　細胞分布が不均一な状態で行われる一般的な共培養と比べ，細胞配置を精密制御できる本技術は，共培養の効果を理解するうえで有効な手段と考えられる。さらに，本技術では2種類以上の細胞の精密パターン化共培養やパターン形状を変更させることも可能であり，細胞間相互作用を解析・理解する手段として展開することが期待できる。

3.2　細胞遊走アッセイ技術

　段階的にゲル微細構造を構築できるという本技術の利点は，培養基板上を細胞が移動する「遊走現象」の評価にも利用できる[7,8]。細胞遊走現象は，ガンの湿潤，創傷治癒や血管新生などと深く関わっていることが知られており，創薬研究や疾患メカニズム解明などにおいて重要な指標となっている[10]。

　細胞の遊走性を評価する方法として，上記と同様な手順で，まず，CNT 複合アガロースゲル培養基板にライン状の Hepal-6 細胞パターンを形成させた。次に，ライブファブリケーションを利用して Hepal-6 細胞パターン近傍に新たなゾル化エリアを追加すると，細胞は時間経過とともに追加エリアへと移動した（**図5**(a)）。ここで，遊走促進剤である EGF（上皮細胞増殖因子）あるいは遊走阻害剤である CD（サイトカラシン D）を培養培地に添加し，培養6時間後の細胞遊走面積を比較した結果，促進剤では遊走性が高まり，逆に阻害剤では遊走性が低下する現象を定量的に評価できることが示された（図5(b)）。

　これまでの細胞遊走アッセイ技術（セルカルチャーインサート法や創傷治癒アッセイなど）と

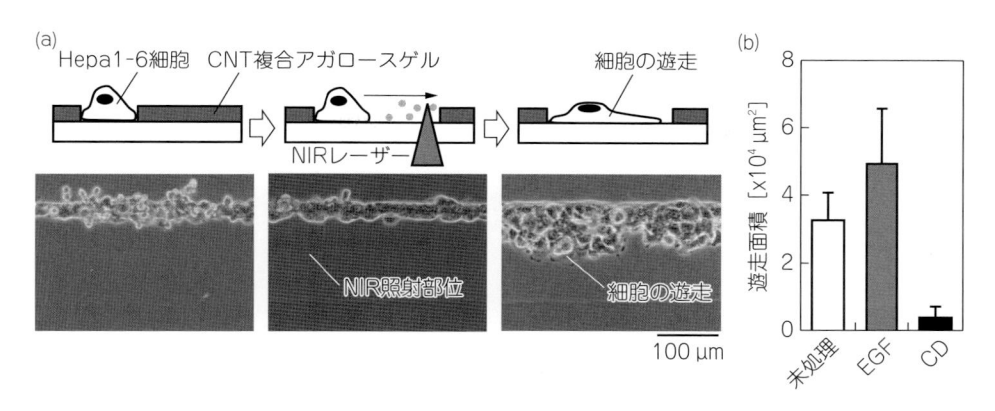

図5　(a)細胞遊走アッセイと(b)薬剤処理効果

比較して，本技術は細胞の遊走方向やその範囲を自由に制御できる点が大きな特徴である。また，本技術は，個々あるいは集団の細胞遊走現象，異種細胞間の遊走刺激効果を評価できるばかりでなく，神経ネットワークの構築現象にも展開できることから，有望な細胞遊走アッセイ法となりうることが期待される。

3.3　細胞の三次元組織化技術

　上述の「細胞パターニング」や「細胞遊走アッセイ」は，ライブファブリケーションを利用して，薄膜層（数μm）のCNT複合アガロースゲル基板に微細構造を形成させる手法である。この発展型技術として，筆者らは厚み（数百μm〜1 mm程度）のあるCNT複合アガロースゲル基板に微細構造を設け，これをスキャフォールドとして利用することで細胞の三次元組織化を誘導する手法を確立した[8,11]。具体的には，CNTを含まないアガロースゲル層（下層）とCNT複合アガロースゲル（上層）の2層構造からなるゲル基板を用い，ライブファブリケーションによって上層のゲル層を取り除き，マイクロウェル構造を形成させるという発想である（**図6**(a)）。

　実際に，アガロースゲル（融点≦90℃）とCNT複合アガロースゲル（融点≦60℃）の2層構造からなるゲル基板を作製し，NIR照射によるライブファブリケーションを行うと，ゲル基板上にマイクロウェル構造が構築された（図6(b)）。このマイクロウェルのサイズは，NIR強度，CNT濃度，対物レンズ径によって制御することが可能であり，例えば，ゲル内のCNT濃度を増加させると，それに依存して大きなマイクロウェル構造が構築された（図6(c)）。ここで興味深い現象は，形成されるマイクロウェルの構造が樽状になることであり，これはゲル表層と内部の熱伝導性が異なることに起因すると考えられる。

　このゲル基板にHepG2細胞を播種すると，細胞はマイクロウェル内で自発的に集合・凝集化してウェル形状に対応したスフェロイド（細胞組織体）を形成した。また，アガロースゲルからなるマイクロウェルは細胞非接着性であるため，ピペッティングなどの容易な操作でスフェロイドを回収することが可能であった。（**図7**(a)）。さらに，本技術の利点を活かし，隣接するスフェロイド間にNIRを再照射してゲル層を取り除くと，スフェロイド同士が徐々に融合してロッド状のスフェロイドへと発達することが示された（図7(b)）。

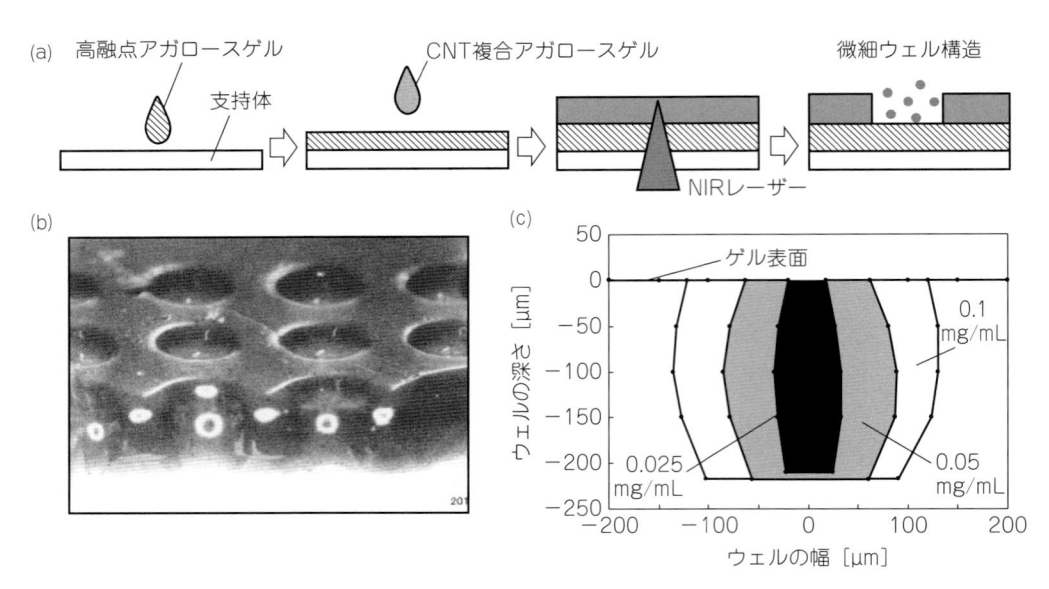

図6　(a)マイクロウェル構造の作製工程，および(b)形成されたウェルの構造と(c)形状

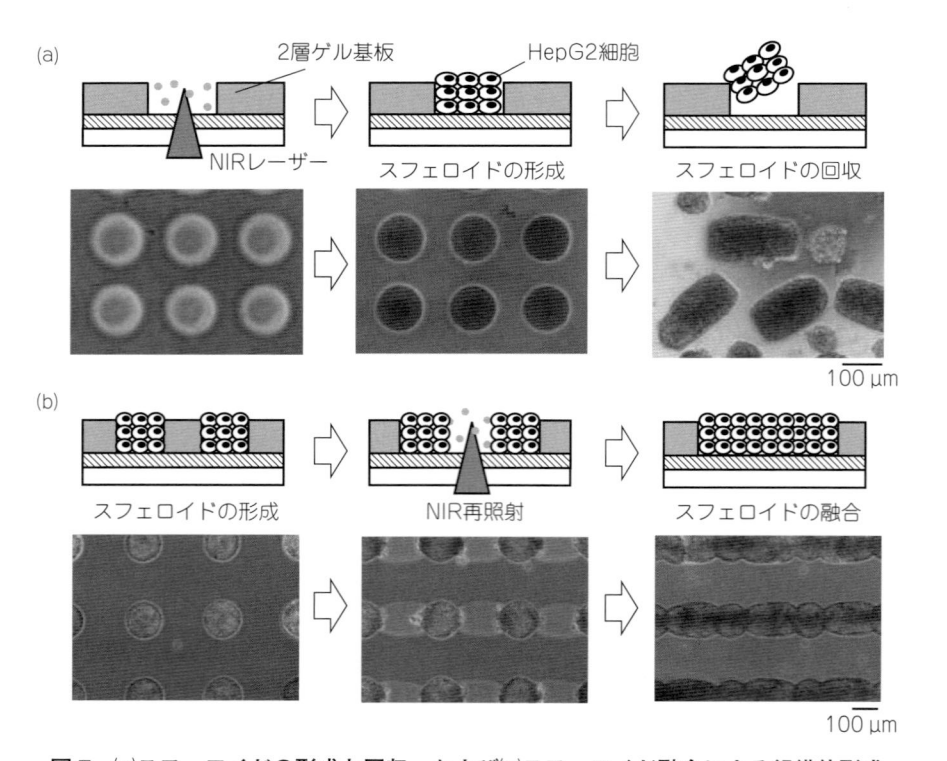

図7　(a)スフェロイドの形成と回収，および(b)スフェロイド融合による組織体形成

　これまでにスフェロイドのようなミクロ組織体を形成するさまざまな手法が確立されているが，本技術はスフェロイドのアレイ化やさまざまな形状の組織体を形成できること，さらには細胞種の異なるミクロ組織体を規則的かつ連続的に融合させてマクロ組織体へと発達させることなどが可能であり，新しい三次元組織化手法として展開することが期待できる。

❹　おわりに

　本稿では，光として近赤外光，ヒドロゲルとしてアガロースゲルを選択し，細胞のパターニングやミクロ組織体を形成する手法を紹介したが，光の波長とゲル材質の組み合わせは目的に応じて変更可能である。また，この技術の最大の特徴は，オンデマンドかつステップワイズな細胞操作が実現できる点である。すなわち，ボトムアップ式に二次元あるいは三次元的な生体類似構造を構築する手法として期待できることから，再生医療や細胞アッセイを支える新しい技術として展開させたい。

文　献

1）細川陽一郎ほか：日レ医誌，**26**（1），45（2005）．
2）入江太朗，立川哲彦：昭歯誌，**26**，355（2006）．
3）R. W. Steubing et al. : *Cytometry*, **12**, 505（1991）．
4）J. Nakanishi et al. : *Analytica Chimica Acta*, **578**, 100（2006）．
5）K. Kikuchi et al. : *Biotechnology and Bioengineering*, **103**（3），552（2009）．
6）S. Kaneko et al. : *Langmuir*, **29**, 7300（2013）．
7）H. Koga et al. : *Biofabrication*, **5**, 015010（2013）．
8）中野義夫監修：ゲルテクノロジーハンドブック，エヌ・ティー・エス，708–713（2014）．
9）古賀晴香ほか：高分子論文集，**71**（10），479（2014）．
10）R. Riahi et al. : *Journal of Laboratory Automation*, **17**（1），59（2012）．
11）田畑泰彦編集：細胞の３次元組織化－その最先端技術と材料技術，メディカルドゥ，229–234（2014）．

第3章　細胞マニピュレーション技術

第2節　磁力を用いた細胞操作

九州大学　井藤　彰

1 はじめに

　磁力は遠隔で作用するため，磁気操作はバイオプロセスにおいて有用な方法となり得る。筆者らは「細胞の物理的マニピュレーション」といった生物プロセス工学的な視点から，ティッシュエンジニアリングの各プロセスに応用するために，細胞の磁気操作を目的とした機能性磁性ナノ粒子の開発を行い，それらを用いたティッシュエンジニアリング技術 "Magnetic force-based tissue engineering（Mag-TE）法" を開発している（**図1**）。本稿では，今まで筆者らが行った Mag-TE 法の研究について紹介する。

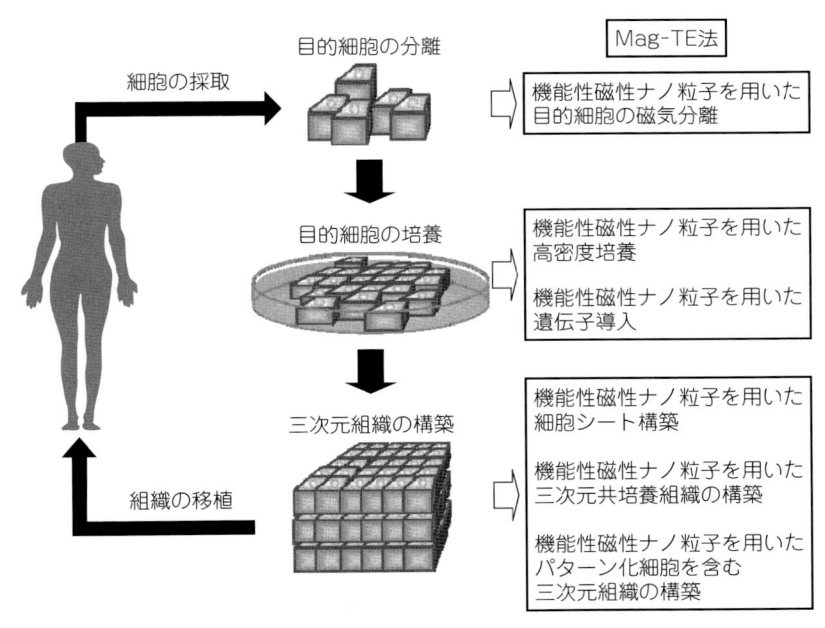

図1　ティッシュエンジニアリングのプロセスと Mag-TE 法

2 機能性磁性ナノ粒子

　磁性微粒子は，磁束密度の高い方へ引き寄せられる性質を持つため，DNA 分子から細胞まで幅広い生体物質の磁気分離の分野で盛んに研究が行われてきた。さらに，磁性微粒子は，周囲に発生する磁場を変化させる特性，および交流磁場により発熱する特性を持つため，核磁気共鳴イ

メージング（Magnetic resonance imaging；MRI）や，がんの温熱療法といった医療分野において利用されている[1]。特に，体内に投与される磁性微粒子として最も多く使用されているのはマグネタイト（Fe_3O_4）とマグヘマイト（Fe_2O_3）およびその混合物のナノ粒子であり，MRI の造影剤（フェリデックスやリゾビスト）の主成分として薬事承認を受けており，安全性が詳細に調べられている。一方，標的細胞の表面に磁性微粒子を結合させることで，磁場により，細胞に直接触れることなく，遠隔で細胞を操作および制御することができるため，これらの技術のティッシュエンジニアリング分野への応用が行われ始めている[2]。

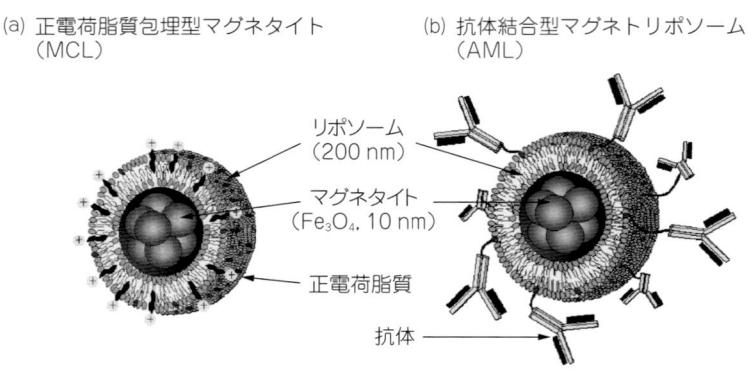

(a) 正電荷脂質包埋型マグネタイト　　　　　(b) 抗体結合型マグネトリポソーム
　　（MCL）　　　　　　　　　　　　　　　　　　（AML）

リポソーム
（200 nm）

マグネタイト
（Fe_3O_4, 10 nm）

正電荷脂質

抗体

図2　2つの機能性磁性ナノ粒子

　筆者らは，磁性ナノ粒子の表面をさまざまなバイオマテリアルで修飾することで，機能性磁性ナノ粒子を開発してきた。**図2**に機能性磁性ナノ粒子の例を示す。細胞を磁力で操作するためには，標的細胞に能動的かつ大量にマグネタイト粒子を送達する必要があるため，薬物送達システムの技術が有用である。直径 10 nm ほどのマグネタイトを正電荷脂質膜に包埋することで，直径約 200 nm の正電荷脂質包埋型マグネタイト（magnetite cationic liposome；MCL）（図2(a)）を作製した[3]。MCL は正電荷を帯びているために，一般的に表面に負電荷を帯びている細胞に静電的相互作用で結合し，エンドサイトーシスで取り込まれる。MCL の細胞による取り込み量は細胞の種類により異なり，概して腫瘍細胞株で高い値を示した。例えば，100 pg/cell の濃度の MCL を培地中に添加したところ，ヒトヘパトーマ細胞株 HepG2 では 48.9 pg/cell，一方で，初代ヒト繊維芽細胞では 13.7 pg/cell の濃度で取り込まれた[4]。このように，MCL は細胞の種類によらず，細胞表面に結合できるという汎用性を有するため，細胞の磁気標識に威力を発揮する。一方，細胞特異的な分離技術において，細胞ターゲティングのためにリポソーム表面を修飾する選択的なリガンドとして最も一般的に考えられるものは抗体である。多種類の細胞が混在する場合に目的の細胞だけを選択的に結合させることを目的に，中性の電荷をもつリポソームでマグネタイトを包埋し，さらに表面に細胞特異的な抗体を結合させた抗体結合型マグネトリポソーム（antibody-conjugated magnetoliposome；AML）（図2(b)）を開発した[5]。

3 目的細胞の分離および培養プロセス

　再生医療分野では，得られる標的細胞が非常に少数であることが問題になるため，いかにして

少数の細胞を確実にかつ純度高く採取して培養できるかが重要となる。筆者らは今までに，間葉系幹細胞の細胞表面抗原に対する抗体を結合させた AML を開発し，インフォームドコンセントを得た後にヒトの骨髄液中から間葉系幹細胞を分離し，さらに，磁力で培養面積を規定することによって細胞の播種密度を高くし，オートクライン作用などの細胞間相互作用を利用して，ヒト顎骨内の数少ない間葉系幹細胞を増幅することに成功した（**図3**）[5]。

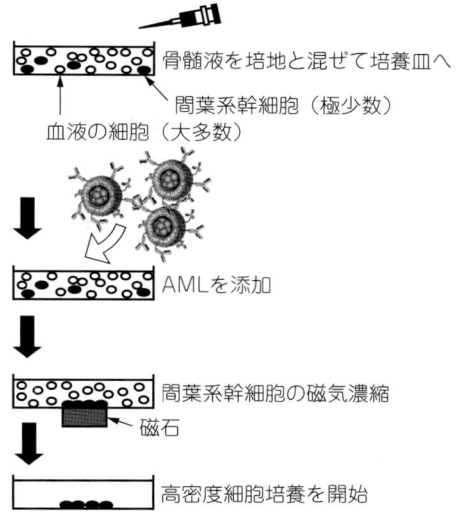

図3　骨髄液からの間葉系幹細胞の磁気分離・濃縮培養

４ 目的細胞への遺伝子導入プロセス

人工多能性幹細胞（induced pluripotent stem cell）の樹立[6]をはじめ，遺伝子導入による細胞および移植組織の機能強化は，次世代のティッシュエンジニアリングにおいて，重要な意義を持つと考えられる。例えば，ティッシュエンジニアリングで作製した移植組織の乏血管性を克服するために，血管新生因子を標的細胞へ遺伝子導入することは，有用な手法となり得る。筆者らは，機能性磁性ナノ粒子を用いた遺伝子導入法「マグネトフェクション法」を開発した。概略図を**図4**に示す。

プラスミド DNA は負電荷を帯びているため，MCL と静電的相互作用により結合する。目的遺伝子を含むプラスミドベクターと MCL を混ぜることで，プラスミドベクター/MCL 複合体を形成させ，それを培養細胞に添加した。培養皿の下に 0.4 T の磁石を設置することで，標的細胞にプラスミドベクターを物理的に接触させた。磁石設置後，速やかに遺伝子導入が起こり，従来のカチオニックリポソーム法（磁性ナノ粒子を含まない場合）と比較して，ヒト表皮角化細胞で

(a) プラスミドベクター/MCL複合体　　　(b) レトロウイルスベクター/MCL複合体

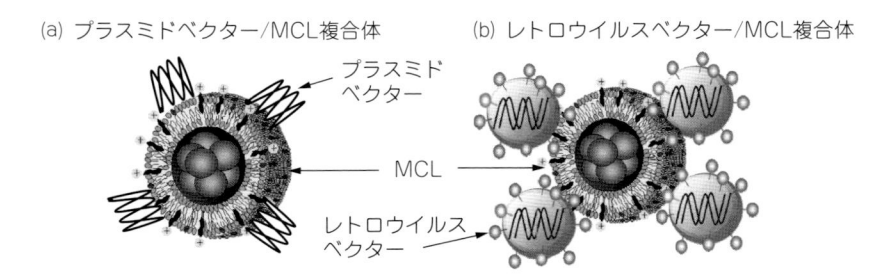

(c) マグネトフェクションのスキーム

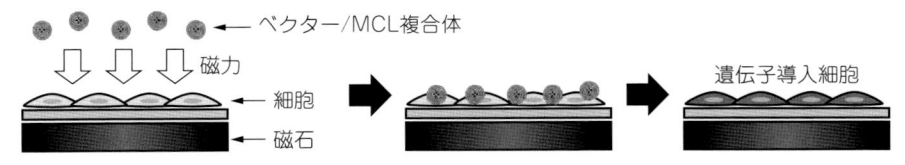

図4　MCL を用いたマグネトフェクション法

約 10 倍の遺伝子導入効率を示した[7]。また，レトロウイルスベクターは，動物細胞の細胞膜を外皮として出芽することから，動物細胞と同様に負電荷を帯びている。目的遺伝子を含むレトロウイルスベクターと MCL を混ぜることで，レトロウイルスベクター/MCL 複合体を形成させ，それを筋芽細胞に添加し，培養皿の下に磁石を設置して培養したところ，ポリブレンを使用する従来法と比較して，約 7 倍の遺伝子導入効率を示した[8]。これらの結果から，磁力を用いた遺伝子導入法であるマグネトフェクション法は，高速かつ高効率で遺伝子導入可能であるため，ティッシュエンジニアリングにおける遺伝子導入に有用であると考えられる。

5 三次元細胞組織の構築プロセス

　培養細胞を自然沈降によって培養表面上に積み上げていっても，その上下の細胞どうしが即座に接着して重層化することはない。筆者らは，重層化三次元組織を形成するための方法論として，MCL を用いて細胞を磁気標識し，磁力で引きつけることにより，細胞間を密に維持して三次元培養を行うことで自己組織化を促し，細胞間接着を促進させて三次元重層組織を構築する方法を考案した。図 5 に，Mag-TE 法による三次元組織作製法の概念図を示す。

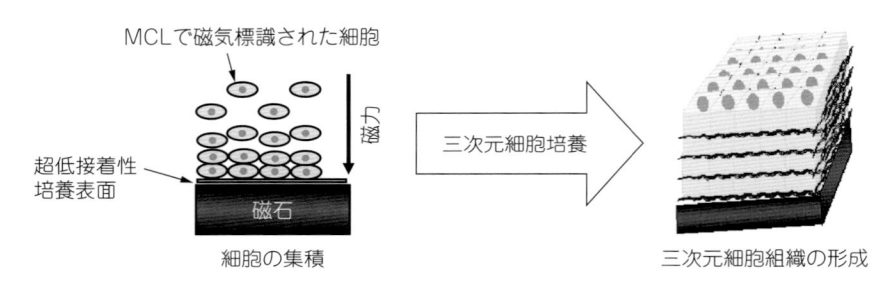

図 5　磁力を用いた三次元組織の構築

5.1　表皮角化細胞シートの構築

　表皮角化細胞を Mag-TE 法によって重層化させることで，培養表皮細胞シートが構築できるかを検討した[9]。MCL を添加することによって磁気標識した表皮角化細胞を，タンパク質や細胞を吸着しないハイドロゲルでコートした超低接着性培養皿に，コンフルエント時の細胞数の 5 倍の細胞数で播種し，磁石を培養皿の下に設置して 1 日間培養したところ，均一な 5 層からなる細胞シートが形成された。このことから，細胞シートの厚さは播種細胞数で調節可能であることがわかった。このシートの細胞間結合を電子顕微鏡で観察したところ，接着斑であるデスモソームが観察されたことから，Mag-TE で作製した細胞シートは，磁力で凝集しているだけではなくて，細胞が自己組織化していると考えられる。

5.2　心筋細胞シートの構築

　MCL でラット胎仔心筋細胞を磁気標識し，心筋細胞シートを作製した[10]。作製した心筋細胞シートは，8 層の均一な細胞シートであることが，細胞シートの断面の顕微鏡写真により確認さ

れた。作製した心筋細胞シートの内部にギャップ結合が存在するかどうか調べるために，免疫組織化学染色を行ったところ，細胞間にギャップ結合タンパク質であるコネキシン 43 が存在することがわかった。さらに，活動電位が心筋細胞シート内を伝播していることが，微小電極アレイを用いて確かめられた。これらの結果から，Mag-TE で作製した心筋細胞シートは，電気的な結合を持った「機能する」組織になりうると考えられる。

5.3　間葉系幹細胞シートの構築

市販のヒト間葉系幹細胞を磁気標識して，Mag-TE 法により 25 層の細胞からなる間葉系幹細胞シートを作製した[11]。作製した間葉系幹細胞シートは，超低接着性表面で磁力によって物理的に集積させて培養しているため，磁力を解除することで，酵素処理なしで回収可能だった。さらに，Mag-TE 法で作製した間葉系幹細胞シートは，シート形成後も磁性ナノ粒子を含んでいることから，作製したシートを独自に開発した電磁石を用いて回収・運搬して，ヌードラットの頭蓋骨欠損部に移植することに成功した。培養組織は脆弱な場合が多いことから，磁力で培養組織を回収および移植できる点は Mag-TE 法の大きな利点であると考えられる。移植 14 日後のヌードラットの移植部には，骨芽細胞に囲まれた新生骨が観察されたことから，Mag-TE 法で作製した間葉系幹細胞シートの移植治療効果が確認された。

5.4　共培養肝細胞シートの構築

生体組織は複数種類の細胞が情報伝達しながら機能していることから，複数種類の細胞を三次元的に配置する技術の開発が望まれている。肝臓は，肝実質細胞と非実質細胞といった複数種類の細胞から成り立っており，それらを共培養することによって肝機能が促進される。そこで，Mag-TE 法によって，肝臓のような複数種類の細胞が三次元的に綿密に相互作用することによって機能が発揮される器官が，重層組織として構築できるかについて調べた[12]。MCL で磁気標識したヒト大動脈血管内皮細胞を，ラット肝実質細胞上に添加し，磁石を培養皿底面に設置して培養したところ，均一に血管内皮細胞が沈降し，肝実質細胞に接着した。肝機能の評価としてアルブミン生産を測定したところ，Mag-TE 法で共培養を行うことでアルブミン生産能は有意に増加した。以上の結果から，Mag-TE 法を用いることで，異種類の細胞どうしを磁力によって接着させることができ，この三次元共培養によって，肝実質細胞の機能を亢進させることができた。

5.5　管状組織の構築

Mag-TE 法の利点として，さまざまな形の磁石を用いることで，重力方向以外の標的部位にも目的細胞を特異的に配置および配列できることが挙げられる。従来のティッシュエンジニアリング技術では，血管のような管組織を形成させるには，管状のポリマーに細胞を自然沈降させて接着させるなどの方法で行っている。この場合，細胞を均一にポリマーに接着させることは困難であり，また，多くの細胞はポリマーに接着しないで流れていってしまうといった問題点があった。筆者らは，管の軸を棒磁石にすることによって，MCL で磁気標識した細胞をロスすることなく，確実に標的した位置に細胞を播種でき，軸の磁石を引き抜くことで管構造を構築する手法

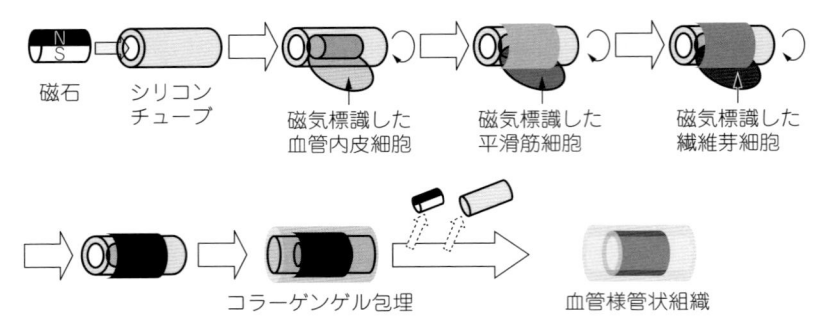

図 6　磁力を用いた血管様組織の構築

を開発した[13]。**図 6** に Mag-TE による管状組織構築法の概念図を示す。MCL で磁気標識した血管内皮細胞，血管平滑筋細胞，線維芽細胞を順に棒磁石に播種したところ，三種類の細胞層構造（内膜・中膜・外膜構造を模している）からなる内径 5 mm の小口径血管様組織を構築することに成功した。

5.6　パターニングされた細胞を含む三次元組織の構築

　生体組織は複数種類の細胞が情報伝達しながら機能していることから，複数種類の細胞を高精度に，さらには三次元的に配置する細胞パターニングの技術の開発が望まれている。現在，微細加工技術の進歩に伴い，さまざまな方法による培養基材のパターニング技術が開発されている。しかしながら，培養基材の微細加工では，三次元パターニングは困難である。こういった観点から，筆者らは磁力による物理的な細胞パターニングの開発を行った[14]。

　MCL を用いた細胞のパターニング法の概略を**図 7** に示す。筆者らは，厚さ 1 cm のアクリル

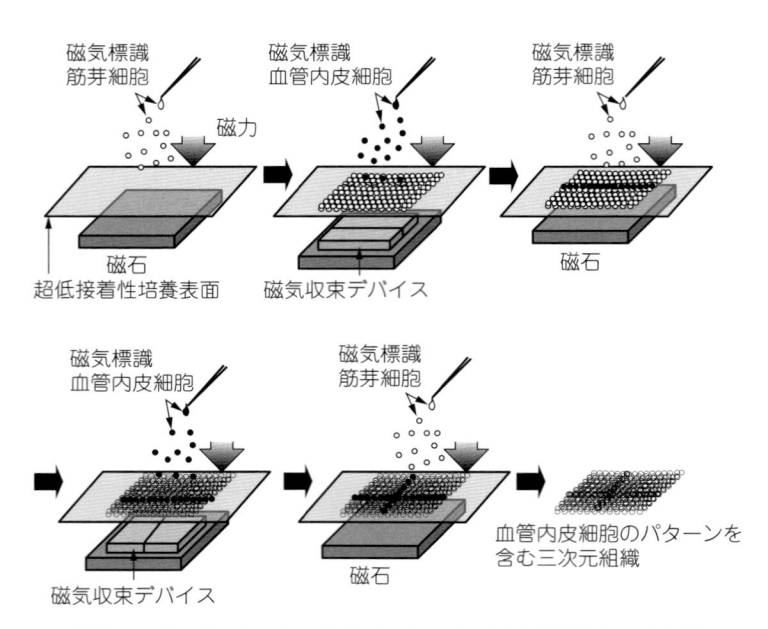

図 7　パターン化された血管内皮細胞を含む三次元組織の構築

の板に 200 μm 幅の溝を彫り，その溝に磁性体（鉄板）を埋め込むことにより，線状に磁力を集中させるデバイスを作製した。MCL で磁気標識した筋芽細胞を低接着性培養表面に播種して，磁石を設置して培養することで重層化組織を構築した。さらに，磁気収束デバイスを設置して，重層化組織上へ磁気標識した血管内皮細胞を播種することで磁気パターニングを行った。その上から磁気標識した筋芽細胞を磁力で集積させ，さらにその上から別のパターンに血管内皮細胞を磁気パターニングした。最後に筋芽細胞をその上に磁気集積させた。この組織の断面を共焦点レーザー顕微鏡で観察して画像を三次元再構築したところ，パターン化された血管内皮細胞を含む筋芽細胞の重層化組織が形成されたことがわかった。さらに，筆者らは，コンピュータ援用設計により，厚さ 1 cm のアクリルの板に「M」「A」「G」といった文字の溝を 200 μm 幅で彫り，その溝に磁性体（鉄板）を埋め込むことにより，磁力を集中させるデバイスを作製し，磁力で細胞を自在にマイクロパターニングできることを示した。

⑥ おわりに

　本稿では，磁力を用いたティッシュエンジニアリング技術『Mag-TE 法』について述べた。磁力は遠隔で作用するため，磁力を用いた細胞操作法の開発はティッシュエンジニアリングプロセスの自動化に威力を発揮すると考えられる。将来的には，再生医療実現の一端を担えるような技術に発展させるように，日々研究を進めている。

文　献

1) A. Ito et al. : *J. Biosci. Bioeng.*, **100** (1), 1–11 (2005).
2) J. Dobson : *Nat. Nanotechnol.*, **3** (3), 139–143 (2008).
3) M. Shinkai et al. : *Jpn. J. Cancer Res.*, **87** (11), 1179–1183 (1996).
4) A. Ito and M. Kamihira : *Prog. Mol. Biol. Transl. Sci.*, **104**, 355–395 (2011).
5) A. Ito et al. : *J. Biomed. Mater. Res. B Appl. Biomater.*, **75** (2), 320–327 (2005).
6) K. Takahashi and S. Yamanaka : *Cell*, **126** (4), 663–676 (2006).
7) K. Ino et al. : *Biotechnol. Bioeng.*, **100** (1), 168–176 (2008).
8) H. Akiyama et al. : *Biomaterials*, **31** (6), 1251–1259 (2010).
9) A. Ito et al. : *Tissue Eng.*, **10** (5–6), 873–880 (2004).
10) K. Shimizu et al. : *Biotechnol. Bioeng.*, **96** (4), 803–809 (2007).
11) K. Shimizu et al. : *J. Biomed. Mater. Res. B Appl. Biomater.*, **82** (2), 471–480 (2007).
12) A. Ito et al. : *Tissue Eng.*, **10** (5–6), 833–840 (2004).
13) A. Ito et al. : *Tissue Eng.*, **11** (9–10), 1553–1561 (2005).
14) H. Akiyama et al. : *Biomed. Microdevices*, **11** (4), 713–721 (2009).

第3節　電気化学を用いた細胞操作

筑波大学　**大﨑　達哉**　横浜国立大学　**福田　淳二**

■1　はじめに

　再生医療では，細胞そのものを生体内に移植して障害のある臓器や組織の再生を促すが，たとえ免疫的に適合する細胞であっても，単に細胞懸濁液をインジェクションするだけでは，ごく一部の細胞しか生着せず十分な治療効果が得られないことがわかっている。つまり，iPS 細胞などから必要な細胞が得られるようになるとしても，生体外であらかじめ組織体を構築する技術がなければ，より重要かつ複雑な組織・臓器の再生医療は実現できない。

　これまでに，耳や鼻などの比較的単純な組織では，生分解性多孔質ポリマーやハイドロゲルなどを必要な形状に加工し，これに細胞を播種して移植するアプローチが試みられてきた[1]。この方法は，すでに膀胱の再生医療などに臨床応用され始めている[2]。しかし，この方法は移植後の細胞の増殖と自発的な組織化に大きく依存しており，分解速度と細胞増殖速度の差異，生分解に伴う局所的な pH の低下など，いくつかの問題を抱えている。そのため，対象臓器によっては，細胞のみからなるより生体組織に類似した組織体を作製する技術が求められている。このような細胞のみの組織を構築するアプローチの1つとして，細胞シートや球状の細胞凝集体（スフェロイド）を作製し，これらを building blocks とみなして適切に組み立てる方法論が提案されている[3]。文字通り，積み木やレゴの要領である。このアプローチでは，「培養表面に接着した細胞集合体をどのようにして脱離し組み立てるか」が技術的な重要な課題の1つであった。

　筆者らは，電気化学的な反応を利用して電極表面から脱離できるオリゴペプチドを設計し，この脱離反応を利用して細胞を培養表面から脱離，回収する技術を開発してきた。そして，細胞と同等サイズの微小電極アレイを作製してこの細胞脱離法を応用することで，特定の細胞のみを位置選択的に回収する技術を確立した。また，この技術を多孔質メンブランに応用することで，厚みのある細胞シートを脱離，積層化し，素早く厚みのある細胞シートを作製する技術を開発した。本稿では，種々の外部刺激によって細胞を脱離，回収，積層化する技術について紹介し，電気化学を用いる筆者らの技術について概説する。

■2　外部刺激による細胞脱離

2.1　温度刺激

　温度変化により表面の細胞接着性を制御する方法は，T. Okano らのグループにより精力的な研究および臨床応用がなされている[3,4]。彼らは，Poly (N-isopropylacrylamide) のグラフト重合

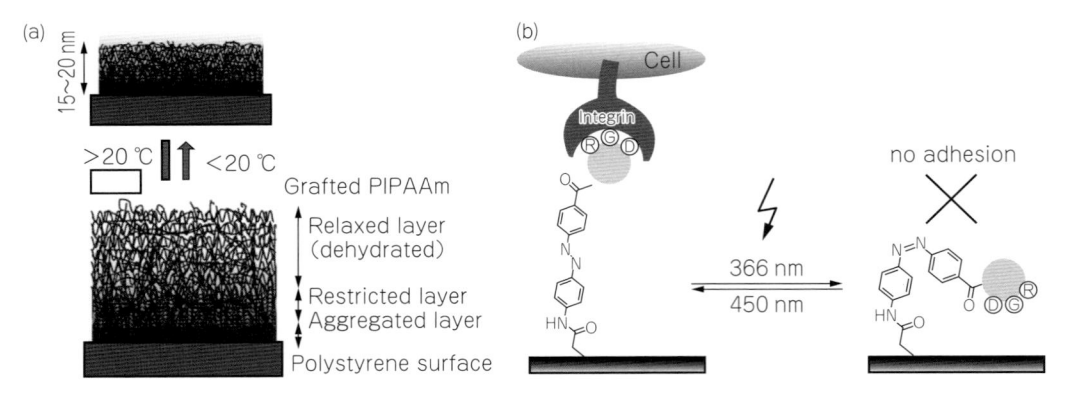

図1　分子層を介した細胞脱離
(a)温度刺激による細胞脱離[4]，(b)光刺激による細胞脱離[10]

膜を利用して，細胞接着性を制御している。この膜は，37℃では細胞接着性であるものの，20℃程度に温度を低下させると水和して細胞非付着性になるという特徴がある（**図1**(a)）。特に，細胞同士が二次元的に接着した細胞シートをこの表面で作製し，これを温度変化によって脱離・回収し，再生医療へ適用することによって，皮膚や角膜などさまざまな組織に関し臨床応用が試みられている[5,6]。

2.2　光刺激

　光分解性官能基や構造異性体の変化を利用し，細胞を培養表面から脱離する技術が開発されている。例えば，azobenzen や spiropyran など，光の波長に応じてシス-トランスの異性体変化を引き起こす分子を含む自己組織化単分子膜（SAM）が利用されている[7,8]。J. Auernheimer らは，中央に azobenzen を，片末端に RGD ペプチドを備えた分子を用い，紫外光を照射することで，細胞の接着性が制御できることを示している（図1(b)）[9]。また，F. Yanagawa らは，光で開裂する部位とゼラチンと架橋する部位を合わせ持つ NHS-PC-4armPEG を利用して，光照射によって分解するハイドロゲルで表面を修飾し，局所的に光を照射することによって選択的に培養細胞を回収，分離する方法を報告している[10,11]。光刺激を利用する利点は，高い空間分解能で表面の特性をスイッチできることである。

2.3　電気刺激

　電気刺激を利用する方法には，例えば M. Mrksich らのグループの電気応答性官能基を利用する方法がある。彼らは，2種類の quinone 類を含む SAM を利用し，それぞれが正または負の電位印加で酸化または還元され，切断される反応を利用することで接着細胞を脱離できることを示している[12]。また，O. Guillaume-Gentil らは，電気化学反応によって電極表面の pH を変化させポリイオンコンプレックス膜を解離させることで，これに接着していた細胞を脱離させる方法も報告している[13]。

3　電気刺激による SAM の還元脱離

　筆者らは，アルカンチオール SAM を金電極上に形成し，負電位印加により金－チオール結合を切断して SAM を還元脱離させることで細胞を脱離させる手法を考案した。アルカンチオールSAM の末端には GRGDS のペプチド 5 残基を修飾してある。細胞表面のインテグリンはこのRGD 配列を認識するため，アルカンチオール分子を介して細胞は金表面に接着する。アルカンチオール分子は表面上で非常に密な SAM を形成することが知られており，培養液中のタンパクなどが金電極に直接非特異吸着することがないため，この手法で接着したすべての細胞を脱離させることが可能であった[14]。

　金－チオール結合は，サイクリックボルタンメトリによる解析により，－0.85 V vs Ag/AgClの電位で切断されることがわかった。そこで実際に細胞を脱離させる際には，これよりも大きい－1.0 V を用いることとした。**図 2** にヒト臍帯静脈内皮細胞（HUVEC）の脱離の様子を示した。電位印加後すぐに細胞の接着端から脱離が始まり，徐々に球状に変形していく様子が観察された。電位印加 5 分後には，細胞は完全に表面から脱離した。これらの細胞は，ピペットで培地を交換することで，容易に培養表面から回収されることがわかった。**図 3** に電位印加前後の細胞形態を共焦点レーザ顕微鏡で観察した結果を示した。電位印加前は，7.9 μm であった細胞高さが，5 分間の電位印加後には 12 μm となった．一方，細胞幅に関しては，電位印加前には74 μm であったが，電位印加後には 13 μm と，減少することが確認された（図 3(a)(c)）。

　この細胞脱離の時間依存性をより定量的に評価するために，電位印加時間毎に接着細胞数をカウントするとともに，SAM を介さず，直接基板上に細胞を接着させる対照実験と比較した。SAM を介さない場合は電位を印加してもほとんど細胞数に変化は見られなかった。一方，SAMを介して細胞を接着させた場合は，電位印加 1 分で約 6 割の細胞が脱離し，5 分後には 95 ％以上の細胞が脱離した（図 3(d)）。温度応答性培養皿では，95 ％以上の細胞脱離に 30 分～1 時間程度必要であることが報告されており，本手法はより素早い細胞脱離法といえる。

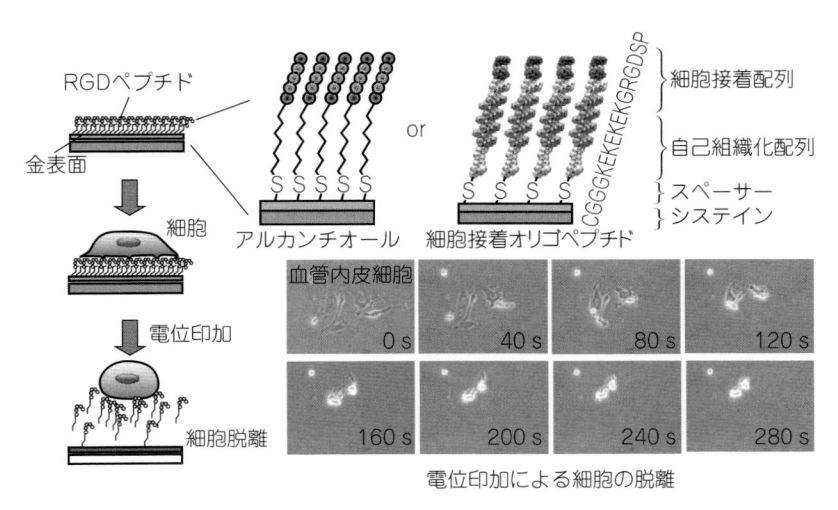

図 2　電気化学を用いた細胞脱離の原理と血管内皮細胞の脱離

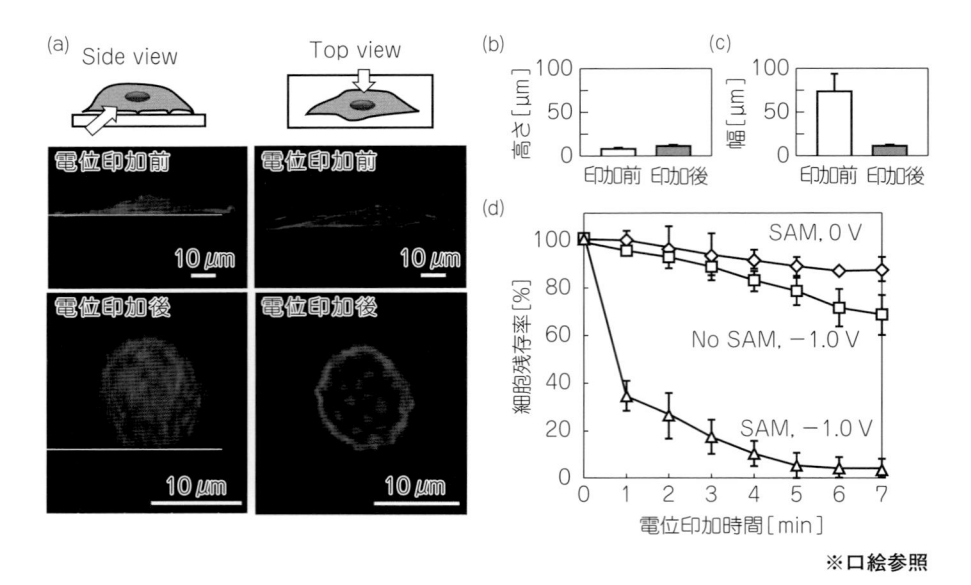

図3　電位印加前後の細胞形態の変化

(a)電位印加前後での細胞形態の変化，(b)(c)細胞高さと幅の変化，(d)電位印加時間による細胞残存率の変化

４　オリゴペプチド SAM の設計

　アルカンチオール分子を用いることで素早い細胞脱離が可能となったが，アルカンチオール分子は生体内に存在しないため，この手法を再生医療に利用することを考えると，炎症反応などを引き起こす懸念がある。そこで，アルカンチオールと同じ機能を持つ生体適合性の高いオリゴペプチドを新しく設計した。必要な機能は，①金表面と結合すること，②密な単分子膜を形成すること，③細胞接着表面を形成することの3つである。この要件を満たすものとして，新たに設計したアミノ酸の配列は CGGGKEKEKEKGRGDSP である。このペプチドでは，金表面との結合に Au–S 結合を利用するため，チオール基を有するアミノ酸であるシステイン(C)を一方の末端に配置した。次に，アルカンチオール分子はファンデルワールス力によって隣り合う分子と相互作用し密な分子層を形成しているが，このオリゴペプチドでは，リシン(K)とグルタミン酸(E)の交互配列を導入することで，K が持つ正の電荷と E が持つ負の電荷による静電気力によって，分子どうしが引き合い金表面上で密なペプチド層を形成するよう設計した。そして，細胞接着配列 RGD を末端に導入することで細胞接着性表面とした。このオリゴペプチドを利用して同様に細胞脱離させたところ，従来よりさらに素早く，約2分間でほぼ100%の細胞を脱離することに成功した[15]。

５　位置選択的な細胞脱離

　顕微鏡下の任意の細胞をその場で回収しオンデマンドに解析可能となれば，再生医療分野に限らず，培養細胞を利用するさまざまな分野において有効なツールとなり得る。そこで，細胞を位

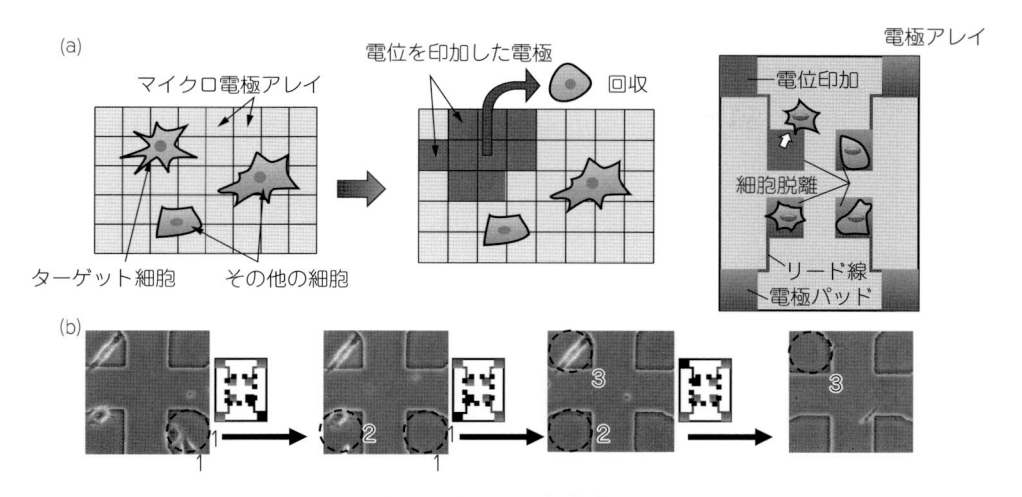

図４　位置選択的な電気化学細胞脱離

(a)オンデマンド細胞脱離のコンセプト，(b)電極アレイと順番に脱離していく細胞

置選択的に脱離するために，フォトリソグラフィを用いて金電極のマイクロアレイを作製した。ただし，金薄膜を形成した部分では光透過性が大きく低下した。このように同一視野に光透過性が大きく異なる箇所があると，光学顕微鏡下ではガラスを直接透過した光によるハレーションが生じて，特に電極上の細胞の観察は困難になる。そこで，金電極の代替として，透明電極として知られる酸化インジウムスズ（ITO）に注目した。ITO は，可視光の透過率が 90％以上であり，液晶パネルやタッチパネルなどに応用されている。また，ITO 表面でもアルカンチオール SAM が形成されることがすでに報告されていた[16]。

　ITO 電極をフォトリソグラフィによって**図４**に示す形状にパターニングした。それぞれの電極は，リード線を介して電極パッドにつながっており，それぞれ個別に電位を印加することができる。この基板上に細胞を播種し，24 時間培養したのち，特定の電極に−1.0 V（vs. Ag/AgCl）の電位を印加し，順番に電極上に接着した細胞を脱離させた。右下の電極のみに電位を印加すると，右下の電極上に存在する細胞のみ脱離した。このとき，他の電極上に接着している細胞には全く影響がないことが確認できた。次に，左下，左上の電極に順番に電位をかけると，順番通りに細胞が脱離し，最終的にアレイ上の細胞をすべて脱離した。このように，ITO 電極を用いることによって顕微鏡観察下で脱離させる細胞を選択しながら，シングル細胞レベルで選択的に細胞を脱離させることが可能であった[17]。

6　積層化細胞シートの作製

　電気化学を用いた細胞脱離法は，二次元的に細胞同士が接着した細胞シートの脱離にも適用可能であった[14]（**図５**(a)(b)）。脱離させた細胞シートを別の細胞シートへ重ねて接着させ，再び脱離させるという単純操作を繰り返すことで，細胞シートを積層化することが可能であった。ただし，細胞シートのサイズが大きくなるに従って，脱離に要する時間は延長する傾向が見られた。

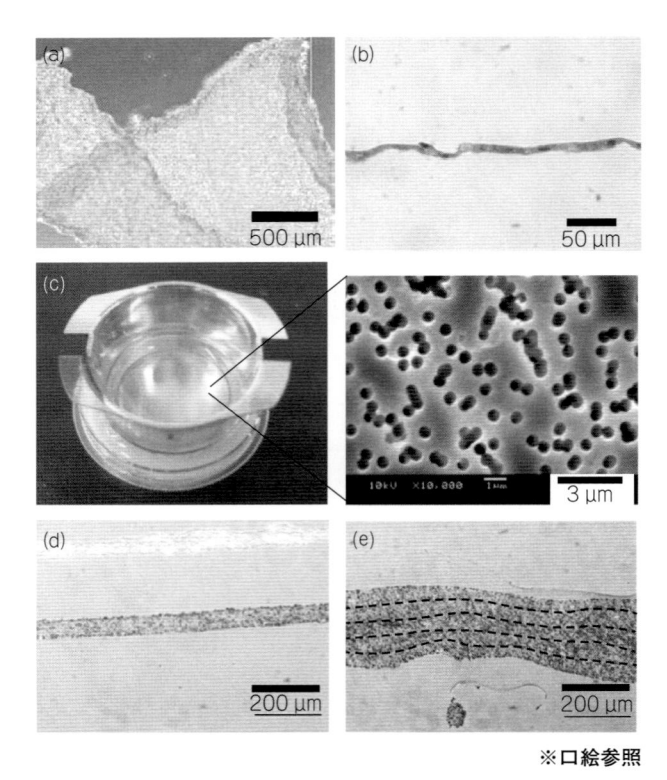

※口絵参照

図 5　電気化学細胞脱離によって回収した線維芽細胞シート
(a)(b)単層細胞シート，(c)セルカルチャーインサートを用いた細胞脱離，(d)厚みのある細胞シートと(e)積層化させた細胞シート

この 1 つの原因は，細胞シート自体が電気抵抗となり，大きな電圧降下を引き起こしているためと考えられる。また，培養ディッシュ底面で細胞を重層化させた場合，簡単な拡散方程式から酸素不足が生じることがわかる[18]。

　そこで，より大きくかつ厚みのある細胞シートを作製するために，多孔質膜に電気化学細胞脱離を応用した[19]。使用した多孔質膜はいわゆるトラックエッチング膜であり，400 nm の均一な孔が形成されている（図 5(c)）。この膜は，一般にセルインサートという名称で市販されており，細胞培養ディッシュ内に入れ，上下に培養培地を導入できるようになっている。これを利用することで，培地の気液界面から細胞培養面までの距離を短縮し，酸素供給速度を向上することができると考えられる。また，孔の存在によってイオンが自由に通過するため，細胞シートによる電気的抵抗の及ぼす影響を回避できると考えられる。実際にこの多孔質膜上では，細胞の増殖速度は向上し，14 日間の培養で厚み 50 μm の線維芽細胞シートが形成された（図5(d)）。さらに，このシートを素早く脱離して 5 枚積層化することで，ピンセットで操作できるほどの厚みの細胞シートを作製することが可能であった（図 5(e)）。

7　おわりに

　本稿では，電気化学的な方法を用いて細胞を非侵襲的に脱離，回収する方法を開発し，まず位置選択的に細胞を回収する方法を紹介した。またこの技術を Building block のアプローチに適用し，積層化細胞シートを作製した。これらの技術は，移植可能な組織・臓器を作り出すための細胞操作法として，再生医療分野における強力なツールになり得ると考えている。

文　　献

1）R. Langer and J. P. Vacanti : *Science*, **260**, 5110, 920–926（1993）.

2）A. Atala et al. : *Lancet*, **367**, 1241–1246（2006）.

3）J. Yang et al. : *Biomaterials*, **28**（34），5033–5043

（2007）.

4）N. Matsuda et al. : *Adv. Mat.*, **19**, 3089–3099（2007）.

5）T.Shimizu et al. : *Tissue Eng.*, **12**（3）, 499–507（2006）.

6）K. Nishida et al. : *N. Eng. J. Med.*, **351**, 1187–1196（2004）.

7）K. Ichimura et al. : *Science*, **288**（5471）, 1624–1626（2000）.

8）G. Hayashi et al. : *J. Am. Chem. Soc.*, **129**（28）, 8678–8679（2007）.

9）J. Auernheimer et al. : *J. Am. Chem. Soc.*, **127**（46）, 16107–16110（2005）.

10）F. Yanagawa, et al. : *Adv. Health. Mat.*, Doi : 10.1002／adhm. 201400180（2014）.

11）M. Tamura et al. : *Sci. Rep.*, **4**, 4793（2014）.

12）W. S. Yeo et al. : *Langmuir*, **22**（25）, 10816–10820（2006）.

13）O. Guillaume–Gentil et al. : *Adv. Mater.*, **20**（3）, 560–565（2008）.

14）R. Inaba et al. : *Biomaterials*, **30**（21）, 3573–3579（2009）.

15）T. Kakegawa et al. : *Tissue Eng.*, **19**（1–2）, 290–298（2011）.

16）C. Yan, et al. : *Langmuir*, **16**（15）, 6208（2000）.

17）J. Fukuda et al. : *Biomaterials*, **32**（28）, 6663–6669（2011）.

18）F. Evenou et al. : *Tissue Eng.*, **16**（2）, 311–318（2010）.

19）N. Mochizuki et al. : *J. Tissue Eng. Regen. M.*, Doi: 10.1002/term.**519**（2012）.

第4節　温度応答性細胞培養表面により作製した細胞シートによる三次元組織構築手法

東京女子医科大学　**唐　中嵐**　　東京女子医科大学　**秋山　義勝**

1　はじめに

　組織工学は Langer，Vacanti らが 1990 年代に提唱した学問領域で，細胞，細胞が接着，増殖するための多孔性を有する生分解性の足場，細胞増殖因子の 3 要素を組み合わせ，生体内外で生体組織，臓器の機能，構造を模倣した組織構造体を作製する技術である[1]。失われた組織・臓器の回復，再生のために組織工学的なアプローチからさまざまな研究が行われてきた。その結果，軟骨，骨，気管などの比較的単純な機能，構造を有する組織の再生，構築が可能となりつつある。しかし，心臓，膵臓，肝臓などのような細胞が密で厚い組織や複雑な機能を有する組織，臓器の再生，構築には解決しなければならない課題が多い。その課題として，組織工学的手法では生分解性材料の分解速度と細胞の増殖速度の制御が難しく，結果として細胞が密で厚い組織の作製が困難となる。また，多孔性材料内部に侵入した細胞への酸素供給や老廃物除去の難しさ，生分解性材料の分解産物によって引き起こされる生体組織への炎症反応などが挙げられる。

　筆者らの研究グループでは，生分解性の足場を利用しない新しい組織構築法として温度応答性細胞培養表面を利用した細胞シート工学を提唱し，従来の組織工学では困難であった複雑な機能，構造を有する生体組織様の構築とその臨床応用を推進している[2]。本稿では温度応答性細胞培養表面の特徴を述べた後に，温度応答性細胞培養表面に関する最近の知見と細胞シートのマニピュレーション技術，その三次元組織構築への応用について紹介する。

2　温度応答性細胞培養表面

　温度応答性高分子の一種である poly（*N*-isoproplyacrylamide）（PIPAAm）は，水溶液中において下限臨界溶液温度（LCST）である 32℃ を境に低温側では純水に溶解（水和）し，高温側では凝集（脱水和）する特性を有している（**図 1**(a)）。この特性により，PIPAAm を材料表面に化学的に固定化した表面は，温度変化によって表面の親水性，疎水性を制御することが可能となり，本稿で取り上げる温度応答性細胞培養表面をはじめ，クロマトグラフィー，細胞分離基材，バルブ等に応用されている[3,4]。

　1990 年代に岡野らは電子線照射（EB）を用いて，PIPAAm の薄膜ゲルを市販のポリスチレン製組織培養皿（TCPS）の表面に化学的に固定化（PIPAAm-TCPS）し，これを細胞培養床として応用したのが温度応答性細胞培養表面のはじまりである[5,6]。細胞は最適な疎水性を示す表面に細胞外マトリックス（ECM）を介して接着，伸展，増殖することが知られている。

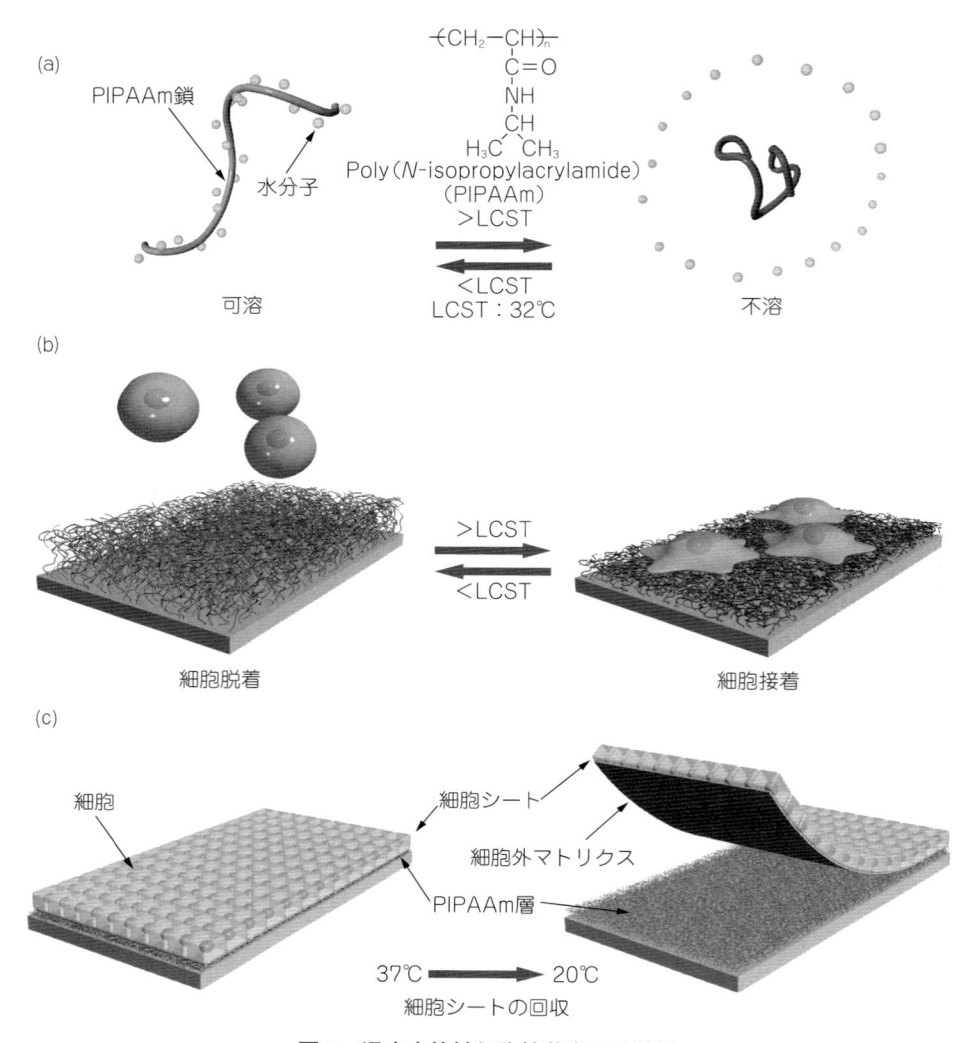

図 1　温度応答性細胞培養表面の特徴

(a)poly（N-isoproplyacrylamide）（PIPAAm）の特徴，(b)温度応答性細胞培養表面への温度変化
による細胞接着，脱着の模式図，(c)温度応答性細胞培養表面で作製した細胞シートの特徴

TCPS などの表面に細胞を播種した場合，細胞は受動的な粘着状態から ATP を消費しながら接着斑形成や細胞骨格を再構成し，能動的な接着状態へと移り接着，増殖する。37℃ において PIPAAm-TCPS 表面は，固定化した PIPAAm 鎖の脱水和により，TCPS 表面と同等の疎水性を示し，TCPS 表面と同様に細胞は受動的粘着状態から能動的接着状態を経て細胞は接着，伸展，増殖する（図 1(b)）。PIPAAm-TCPS 表面に接着，伸展した細胞は低温処理（32℃ 以下の温度であり，通常は 20℃ で行う）を行うことにより，丸い形状となり PIPAAm-TCPS 表面から脱着する[7]。これは低温処理により PIPAAm-TCPS 表面の PIPAAm 鎖が水和することで，表面が親水性となるためである。細胞をコンフルエント状態まで培養した後，低温処理を行うことで細胞をシート状に回収することができる（図 1(c)）。また，興味深いことに，ATP 代謝阻害剤，アク

チン重合阻害剤を用いた結果から，低温処理による細胞脱着過程において，細胞はATPを消費しながら細胞骨格の再構成を行い，能動的に脱着することが示されている[8]。

　これまで，トリプシンまたはキレート剤などを用いてTCPSなどの細胞培養基材から培養した細胞を回収してきた。しかし，これらの手法では，細胞膜上で発現した膜タンパク質や細胞が分泌した細胞外マトリックス（ECM）が分解される。したがって，培養細胞を回収する際，細胞の機能や構造が破壊される。それに対して，PIPAAm-TCPSから培養細胞を回収する際，トリプシンやキレート剤を使うことなく，わずかな温度変化で，細胞の機能や構造を維持したまま非侵襲的に細胞を回収することができる，従来とは全く異なる細胞回収方法が温度応答性細胞培養表面によって実現された。回収した細胞シートの基底膜にはECM成分が保持され，これが細胞を接着させるためのバインダーとして機能するため，縫合糸を用いず生体組織へ移植したり，また，細胞シート同士を積層化することが簡単にできる。

　温度応答性細胞培養表面の温度変化による細胞接着および脱着性能はPIPAAmを単に基材表面に化学的に固定化したり，物理的にコーティングしただけでは発現しない。高分子層の厚みをナノオーダーで制御することではじめて目的とする温度応答性細胞培養表面の機能が発現する[9,10]。37℃では，細胞は15～20 nmの厚みのPIPAAmゲルが固定化されたTCPS表面に接着，増殖するが，30 nmの厚みを有するPIPAAmゲルが固定化されたTCPS表面では，PIPAAmの下限臨界温度（LCST，32℃）よりも高い37℃でも，細胞は表面に接着しない。この細胞接着性のPIPAAmゲルの膜厚依存性について図２に示すモデルを提唱している。

　TCPS界面近傍ではPIPAAm鎖の分子運動性は抑制され，また，TCPSの疎水性の影響により強い疎水性凝集が引き起こされる。PIPAAmゲル層が極めて薄い場合，TCPS界面近傍で起こる疎水性凝集の影響はPIPAAm-TCPSの最表面領域のPIPAAm鎖にも影響を与えるが，PIPAAmゲル層の厚みが増すとともに，最表面領域のPIPAAm鎖への疎水性凝集の影響は緩和する。すなわち，PIPAAmゲル層が20 nmの場合，最表面領域のPIPAAm鎖はTCPS界面近傍で起こるPIPAAm鎖の疎水性凝集の影響を受けやすく，結果的にPIPAAm鎖の脱水和が促進され，細胞接着に十分な疎水性を示す。一方，厚いPIPAAmゲル層では，最表層のPIPAAm鎖は，疎水性凝集による影響を受けにくく，PIPAAm鎖の脱水和は促進されにくい。その結果，PIPAAm鎖は十分に脱水和されず，LCST以上でも細胞が接着しない表面となる。このようなPIPAAmゲル層の厚みに依存する細胞接着性は，他の基板で作製した温度応答性表面でも確認されている。電子線照射重合により，ガラス表面に超薄膜状のPIPAAmゲルを固定した際に，

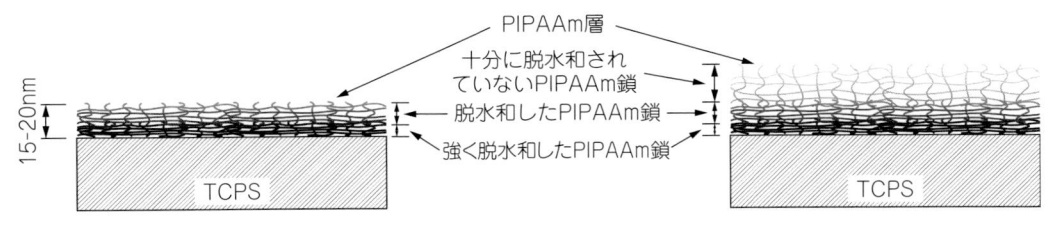

図２　TCPS表面にPIPAAmの超薄膜ゲルを固定化した温度応答性細胞培養表面（PIPAAm-TCPS）のPIPAAmゲル層の膜厚と細胞接着性への影響

細胞接着・脱着できる PIPAAm 表面の厚みは約 3.5〜4.8 nm，固定化した PIPAAm の単位あたり面積の密度は約 0.84〜1.00 μm/cm^2 となる[11]。その際に，非細胞接着性表面の場合，温度変化に対して PIPAAm 層の厚みの変化は大きいのに対して，細胞接着表面の場合は厚みの変化が極めて小さいことが観察された。この結果は，基板界面の疎水性凝集は PIPAAm 層の水和・脱水和に影響を与え，影響の効果は PIPAAm 層の厚みに依存していることを意味している[11]。

　固定化した PIPAAm ゲル層の厚みが細胞接着性に大きく影響を与えるという知見を基に，筆者らの研究グループは原子移動ラジカル重合（Atom Transfer Radical Polymerization；ATRP）や可逆的付加開裂連鎖移動重合（Reversible Addition-Fragmentation Chain Transfer Polymerization；RAFT）による表面開始リビングラジカル重合法を用いて，高分子鎖長が精密に制御され，かつ高密度に高分子鎖が固定化された，PIPAAm ブラシ固定化ガラス表面を新たな温度応答性細胞培養表面として開発し，PIPAAm の鎖長や密度を変化させた場合の細胞接着性への影響について詳細に評価した[12-14]。その結果，最適な高分子鎖長と高分子密度が存在することが確認できた。例えば，RAFT による表面開始リビングラジカル重合法で作製した PIPAAm ブラシ固定ガラス表面において，PIPAAm 鎖の密度が 0.04 chains/nm^2 の場合，ウシの血管内皮細胞（BAEC）は 37℃ において鎖長が短い PIPAAm ブラシ（Mn：49,000 or 23,000）が固定化された表面に接着し，20℃ で細胞が自発的に剥離する温度応答性細胞培養表面の特性を示す[14]。

　一方，鎖長が長い PIPAAm ブラシ（Mn：58,000）を固定化した表面（高分子鎖の固定化密度：0.04 chains/nm^2）には 37℃ の条件でも BAEC は接着しなかった。しかし，PIPAAm 鎖の密度を 0.03 chains/nm^2 と低くすることで，温度に依存した細胞接着，脱着性を示した。また，PIPAAm 鎖の固定化密度をさらに低くすると（0.02 chains/nm^2），37℃ では細胞接着性を示すものの，20℃ における細胞脱着性能は見られなかった[14]。これらの結果は PIPAAm ブラシ固定化表面においても，温度応答性細胞培養表面の特性を示すためには最適な高分子鎖長と密度の設計が必要であることを示している。

❸ 高機能性を付与した次世代型の温度応答性細胞培養表面の開発

3.1　細胞シートの脱着を加速化するための温度応答性細胞培養表面の設計

　温度応答性細胞培養表面からの細胞シートの脱着のスピードは，細胞種や PIPAAm 層の水和に強く依存する。従来，温度応答性細胞培養皿として使用されてきた PIPAAm-TCPS の PIPAAm 層の水和は，水分子の拡散とともに，培養皿の周囲から皿の中央部に向かって徐々に進行しているため，細胞シートの剥離はゆっくりと時間をかけて行われていた（図3(a)）。

　一方，短時間での細胞シートの脱着・回収は細胞生存率，生理活性を維持した組織構築に有用であることが期待でき，また，臨床応用における細胞シート移植において患者や術者の負担を軽減する上でも重要である。このような背景のもと，固定化した PIPAAm ゲル層の水和を促進させ，細胞剥離の加速化を図るという目的から，さまざまなアプローチで細胞シート脱着のための温度応答性細胞培養表面の開発が行われてきた。

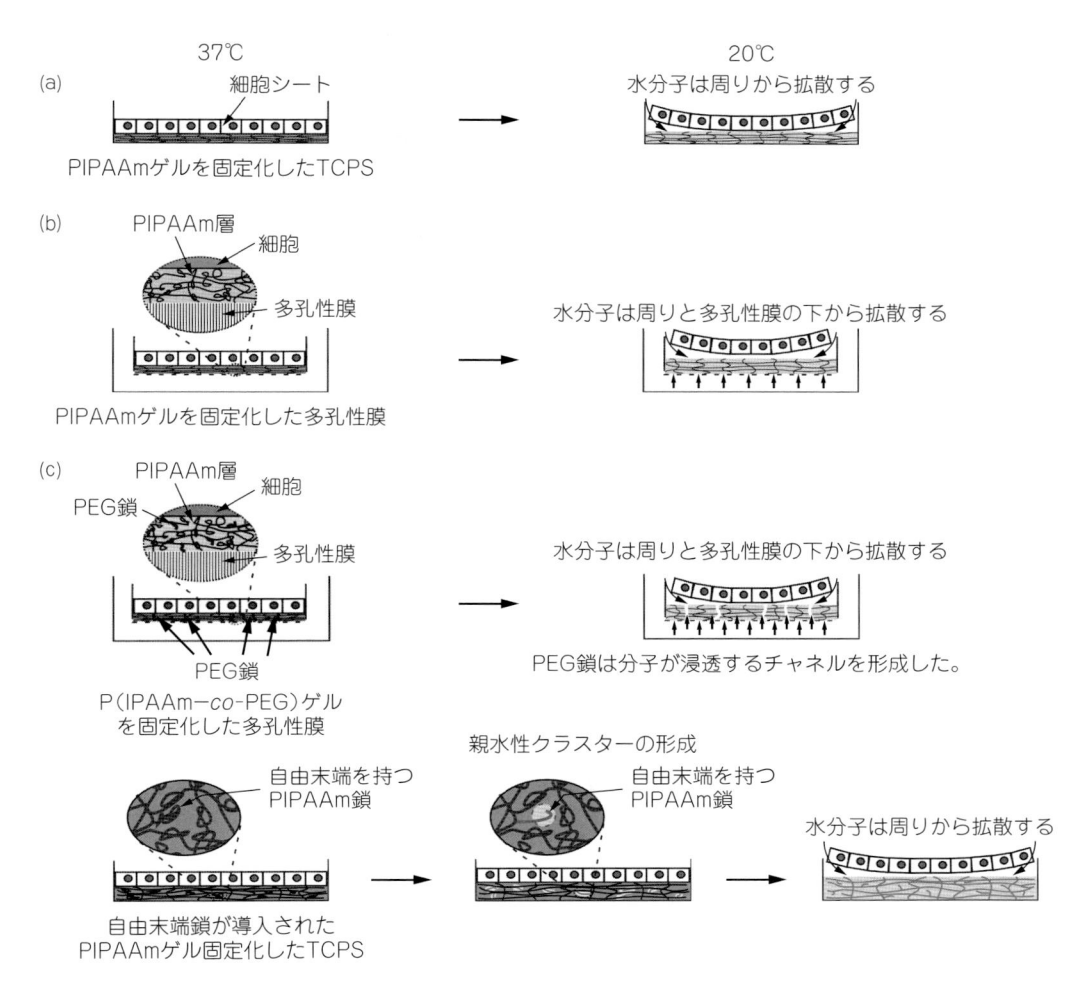

図３　各種温度応答性表面における PIPAAm 鎖の水和と水分子拡散の模式図

　効率的な水分子の供給による PIPAAm 鎖の水和促進を目的に，EB 照射法により PET 性多孔性膜上に PIPAAm ゲル層を固定化した温度応答性細胞培養表面を開発した。従来の PIPAAm-TCPS と比べ，水分子が細胞シートの周辺部からだけでなく，シート下部の多孔性膜の細孔からも浸透するため，低温処理により PIPAAm ゲル層の水和が促進され，細胞シートの脱着は加速された（図３(b)）[15]。また，IPAAm と親水性高分子である poly(ethylene glycol)(PEG) のマクロモノマーと混合し，EB 照射重合法を用いて，PIPAAm ゲル層に PEG 成分を導入した温度応答性細胞培養表面も開発した。PEG 成分の導入により固定化した PIPAAm ゲル層内に水分子の透過チャネルが形成され，このチャネルを通じて固定化した PIPAAm ゲルに水分子が効率的に供給される（図３(c)）。作製した温度応答性細胞培養表面に BAEC は接着，増殖しコンフルエント状態となった。その後，低温処理を行うことで PIPAAm-TCPS よりも迅速な細胞シート脱着が観察された[16]。

　PIPAAm マクロモノマーを用いて，PIPAAm-TCPS の PIPAAm ゲル層内に PIPAAm の自

由末端鎖が導入された温度応答性細胞培養表面も開発した[17]。導入した自由末端鎖は PIPAAm ゲル層の架橋された PIPAAm 鎖よりも迅速に温度変化に応答できる。その結果，低温処理により，PIPAAm マクロモノマーはより速く水和され，PIPAAm 層に親水性クラスターを形成し，PIPAAm ゲル層全体の水和を促成した（図 3(d)）。仕込みの IPAAm モノマーに対し約 10% の PIPAAm マクロモノマーを導入した温度応答性表面では，従来の PIPAAm-TCPS と比べて，細胞シートの回収時間は約半分となった[17]。

　最近では固定化した PIPAAm ゲルの下層に Polyacrylamide のような親水性成分を導入することで細胞の剥離が加速化されることも見出しており，基材に固定化した PIPAAm ゲル層の水和，脱水和の制御，さらには細胞シート剥離の制御のための表面設計方法が確立されつつある[18]。

3.2　温度応答性細胞培養表面への機能性分子の導入

　細胞接着分子や細胞増殖因子などの生体分子の機能が付与された次世代型の温度応答性細胞培養表面の開発を行った。生体分子を PIPAAm 層に導入するために 2-carboxyisopropylacrylamide（CIPAAm）を新しく開発した[19]。CIPAAm は IPAAm と同様にイロプロピル基と類似した構造を側鎖に有しており，その側鎖の末端にはカルボキシル基がある。IPAAm と CIPAAm との混合溶液を基材に塗布しこれを電子線照射することで TCPS などの基材表面に P(IPAAm-co-CIPAAm) を共固定した温度応答性細胞培養表面を作製することができる。

　作製した表面にはカルボキシル基が導入されており，ペプチド合成試薬を用いることで RGD や成長・増殖因子などを温度応答性細胞培養表面に導入することができる[20-22]。通常，アクリル酸と IPAAm を共固定した場合，共固定ゲルの相転移温度が上昇したり，固定化ゲルの鋭敏な温度応答性が失われるが，CIPAAm を使用した，P(IPAAm-co-CIPAAm) は PIPAAm の相転移温度と同等であり，鋭敏な温度応答性能を保持している。

　例えば，P(IPAAm-co-CIPAAm) ゲルで固定化された TCPS 表面に，さまざまな種類の成長因子と結合できるヘパリン分子を固定化し，さらに，ヘパリン結合性タンパク質の一種である線維芽細胞増殖因子（basic fibroblast growth factorb(bFGF)）をヘパリン分子のアフィニティーで固定化した温度応答性細胞培養表面を開発した[22]。本表面に NIH-3T3 マウス線維芽細胞（MFC）を播種，培養すると，従来の PIPAAm-TCPS 表面で培養した場合（固定化された同程度の bFGF が培地に添加されている）の MFC の doubling time（T_d）は約 24.9 h であるのに対して，bFGF-ヘパリン複合体が固定化された温度応答性細胞培養表面での T_d は約 18.8 h であった。ヘパリンを修飾した表面を用いた場合では，細胞培養培地中の増殖因子はヘパリンを介して温度応答性培養皿の表面に濃縮され，細胞の増殖が促進されていると考えられる。さらに，従来の PIPAAm-TCPS 表面では MFC がコンフルエント状態になるまで 5 日間かかるのに対して，bFGF/ ヘパリン固定化表面では 3 日間でコンフルエント状態になった。興味深いことに回収した細胞シートに成長因子が付着しており，温度応答性細胞培養表面には残存していなかった[22]。

4 温度応答性培養表面からの細胞脱着に関する定量的な評価

　温度応答性細胞培養表面を評価する手法として，接触角，FT-IR/ATR，XPS，AFM などの物性評価方法や培養細胞の生理的変化を観察，評価するための蛍光色素による染色手法が利用されている[23,24]。一方で，温度応答性細胞培養表面と培養細胞との相互作用力や細胞の接着・剥離過程の定量的な評価は従来の手法では極めて困難であった。細胞の接着力や剥離力が定量化できれば，細胞種に適した温度応答性細胞培養表面の選択や設計が行えることが期待できる。このような背景のもと，温度応答性培養表面の細胞剥離性能の定量的な評価システムを開発し，細胞と温度応答性細胞培養表面の相互作用や接着細胞の脱着過程に関して，マイクロ流路を応用して定量的な評価を試みた[25]。具体的には平行平板型流体システムを参考に，温度応答性細胞培養表面にマイクロ流路を構築し，細胞が脱着する際の，細胞と温度応答性表面との力学性質を調べた[26,27]。**図 4**(a)に示すマイクロデバイス（1 つの Inlet，5 つの流路と Outlet で構成される。5 つの流路は並行であり，1 つの流路のサイズは幅 400 μm，深さ 50 μm からなる。流路の長さを調整し，チャネル A から E までの各流路の流速の比が 3.0：2.5：2.0：1.5：1.0 となるように設計）を設計，作製した。各チャネルの流速はせん断応力（τ），時間（t），粘度（μ），流速（Q），流路の深さ（D），流路の幅（W_1）は以下の式(1)が示す相関性がある。

$$\tau = 6Q\mu/D^2 W_1 \tag{1}$$

　細胞を各チャネルに播種し 37℃，5% CO_2 のインキュベータで一晩培養した。培養後，低温（20℃），かつ灌流状態（フロー状態）における細胞脱着挙動を流路内に構築した観察領域から観察し，その細胞脱着プロファイルを Peeling Model を用いて解析した[28,29]。

　通常の灌流状態では，灌流で生じたせん断力が接着細胞と基板との関の膜タンパク質の結合を剥離させるとともに，接着タンパク質の再結合も抑制する。Peeling Model により，脱着細胞の数（n）は以下の式(2)で表されるように

$$dn(\tau, t)/dt = -kn \tag{2}$$

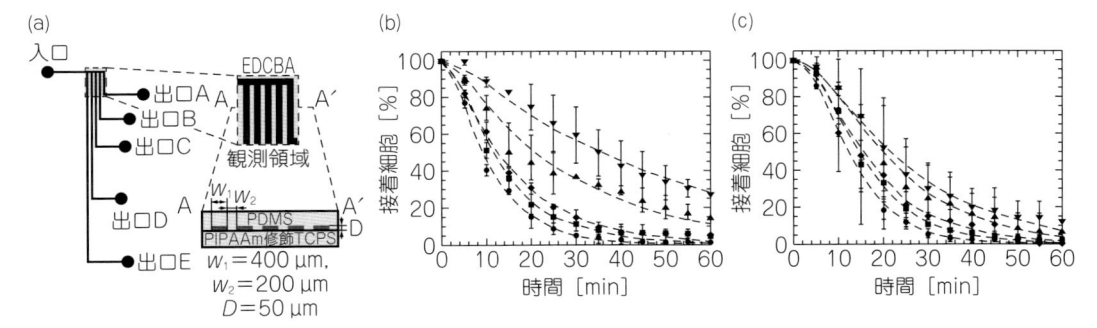

図 4　実験に使用したマイクロ流路のデザイン(a)。温度応答性細胞培養表面（PIPAAm-TCPS）からの(b) NIH-3T3 マウス線維芽細胞細胞（MFC）と(c)ウシの血管内皮細胞（BAEC）の脱着プロファイル。チャネル A：（●）；チャネル B：（■）；チャネル C：（◆）；チャンル D：（▲）；チャンル E：（▼）。式(4)を用いて各プロットをフィッティングした

せん断応力（τ）と時間（t）に依存しているkは細胞脱着速度パラメータである[28,29]。この場合，灌流で生じたせん断力は唯一の細胞脱着の駆動力であるため，kは定数となる。一方，細胞が温度応答性細胞培養表面から脱着する場合，低温処理とともに，接着細胞は伸展の状態から収縮する。上述したように，温度応答性表面からの細胞脱着は能動的な脱着であり，細胞が収縮，変形することからkは変数となる。ここで，細胞形態の影響を評価するために，新たに，細胞変形定数（C_t）を導入した[25]。

細胞脱着速度パラメーター（k）は，

$$dk(\tau, t)/dt = -C_t k \tag{3}$$

で表すことができ，温度応答性表面上の細胞脱着のプロファイルは式(4)に従う。

$$n(\tau, t) = 100 \exp \left[\frac{k_s(\tau)}{C_t} (1 - \exp(-C_t t) - k_s(\tau) t \right] \tag{4}$$

$k_s(\tau)$は細胞形態変化後に細胞脱着速度定数である。

式(4)を用いて，MFCとBAECの温度応答性表面からの脱着のプロファイル（図4(b)(c)）を解析し，2つのパラメーター（C_tと$k_s(\tau)$）を得た（**表1**）。C_tは流路内で発生するせん断応力（τ）に依存しないが，$k_s(\tau)$はτの増大とともに増大することがわかった。また，MFCのC_tはBAECのものより大きい値を示した。これは低温処理の際に，MFCはBAECより速く収縮することを示唆している。

$$k_s(\tau) = k_0 \cdot \frac{\exp(\sqrt{\tau/4\tau_0})}{(\tau/4\tau_0)^{1/4}} \tag{5}$$

さらに，式(5)を用いて，τが$k_s(\tau)$に与える影響を解析し，MFCとBAECの固有脱着速度定数（k_0）とせん断応力が与える細胞脱着定数への影響（τ_0）を得た（表1）。BAECのk_0はMFCのものより小さい値を示した。これは，収縮したBAECはMFCより速く表面から剥離することを意味する。以上の結果から，細胞脱着挙動を定量化することに成功した。この評価方法

表1　NIH-3T3 マウス線維芽細胞（MFC）とウシの血管内皮細胞（BAEC）の脱着パラメータ

| | MFC | | | | | BAEC | | | | |
| | チャネル | | | | | チャネル | | | | |
	A	B	C	D	E	A	B	C	D	E
τ[dyn/cm^2]	9.43	6.78	6.19	4.12	3.24	9.43	6.78	6.19	4.12	3.24
C_t[min^{-1}][a]	0.359	0.303	0.400	0.343	0.283	0.096	0.086	0.116	0.092	0.132
$k_s(\tau)$[min^{-1}][a]	0.110	0.085	0.070	0.038	0.022	0.137	0.111	0.084	0.065	0.049
k_0[min^{-1}][b]	0.58×10^{-2}					1.26×10^{-2}				
τ_0[dyn/cm^2][b]	0.177					0.271				

[a] 式(5)からC_tと$K_s(\tau)$を算出した。
[b] 式(5)からk_0とτ_0を算出した。

によって，目的とする細胞種の細胞シート作製に適した温度応答性細胞培養表面の設計や選択に有用であると考えられる。

5　細胞シートのマニピュレーション方法

　細胞密度が高く，厚い組織を in vitro で作製するための技術開発は，心筋や肝臓等の構造や機能が複雑な組織を構築させるために必要な技術となりうる。従来の組織工学では，細胞の足場材料として利用する生分解性高分子の分解速度と細胞の増殖の制御が困難であることから細胞密度が高く，厚い組織の作製が困難であった。

　温度応答性細胞培養表面で作製した細胞シートでは異種，同種の細胞シートを積層化することができるため，複数種の細胞種で構成される三次元的に密な組織，臓器を作製することが期待できる。しかし，温度応答性細胞培養表面から回収した細胞シートは収縮し，また，浮遊した状態で取り扱うことから，細胞シートのマニピュレーションや積層化は作業者のスキルに依存していた。このような背景から，筆者らのグループでは簡単に細胞シートを積層化し厚い組織を作製するための細胞シートのマニピュレーション技術の開発を行ってきた。これまでの研究から，生体由来の高分子であるゼラチンが細胞シートのマニピュレーション用の支持体として有用であることを見出している（**図5**(a)～(e)）。[30]。ゼラチン水溶液は温度変化によりゾル・ゲル転移を起こす。低温ではゲル化し，高温ではゾル化する性質を有する。専用のマニピュレーターにシリコン製モールド中で作成したゼラチンゲルを吸着させ，これをゼラチン面が培養細胞側と接触するように静置する。その際，細胞が大気中に触れるまで培地を除去する。細胞はゼラチンゲルに接着するため，低温処理を行うことで PIPAAm–TCPS 表面から細胞シートが脱着し，ゼラチンゲルに接着した状態で細胞シートを収縮させずに回収，移行できる。

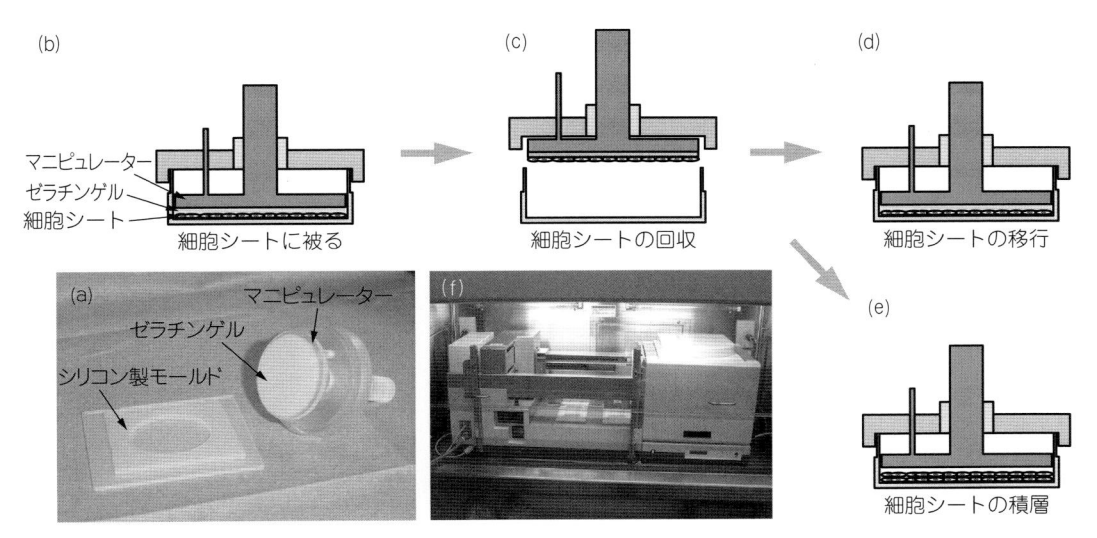

図5　細胞シートを積層化するためのデバイスと装置の概要
(a)細胞シート回収マニピュレーター。(b)～(e)マニピュレーターを用いた細胞シートの移動と積層化の模式図。(f)開発した細胞シート自動積層化装置

　マニピュレーターで回収した細胞シートは他の細胞培養表面に移行したり，また，繰り返し細胞シートを積層することで厚く，密な三次元組織を作製することができる。細胞シートとともに移行したゼラチンゲルは 37℃ の培養液などでゼラチンをゾル化，溶解させることでゼラチン成分のみを簡単に除去できる。この手法により細胞シートの積層化も簡単に，高い再現性で行えることも明らかにしている[30]。

　このような細胞シートのマニピュレーション技術を用いて，内皮細胞シートと心筋細胞シートを積層化，共培養することで，積層化シート内に毛細血管網様の構造が自発的に形成されることがわかってきた。血管は組織，臓器への栄養供給，老廃物の排泄，酸素供給や二酸化炭素の排泄などの役割を果たすことから，厚く，細胞密度が高い組織様構造の機能を長く維持させるという観点から，この血管網様の形成は極めて重要な知見である[31,32]。

　さらにこの技術を臨床現場への応用や産業レベルでの展開を見据え，本マニピュレーター技術とロボット技術を組み合わせた細胞シート自動積層化装置を開発した（図 5（f））[33]。本装置は，① PIPAAm-TCPS で細胞を培養するユニット，② PIPAAm-TCPS を搬送するユニット，③ PIPAAm-TCPS の温度を調整するユニット，④上述したマニピュレーターで細胞シートを回収，積層化するユニットで構成されている。本装置の内部は無菌環境が維持された密閉環境となっている。

　この自動化装置を用いて，細胞播種密度，マニピュレーターの重さ，接着時間などの操作条件を最適化することで，5 層のヒト骨格筋芽細胞シートを回収することができた[33]。本装置は細胞シート工学を基盤としたさまざまな組織，臓器の再生医療を展開するうえで，培養組織を自動的に再現性良く作製するための必要な装置となり得るであろう。

⑥　おわりに

　京都大学の山中伸弥先生が開発した iPS 細胞研究によってさまざまな臓器，組織由来の細胞が培養可能になりつつある。一方で，「再生医療等の安全性の確保等に関する法律」の施行や旧薬事法の改正により再生医療の基礎研究の推進と，その成果を早く国民に届けるための法的制度も整備され，従来の医薬品による治療から細胞による治療への期待が大きくなってきている。しかし，細胞単体だけでは組織，臓器が有する機能の発現は困難であろう。組織構築による再生医療を実践するためには，細胞単体をいかに組み合わせて，組織，臓器のような機能を発現させるための三次元組織構築法の技術が重要となってくるであろう。

文　献

1) R. Langer and JP. Vacanti : *Science*, **260**, 920 (1993).
2) J. Yang, M. Yamato, C. Kohno et al. : *Biomaterials*, **26**, 6415 (2005).
3) K. Nagase, J. Kobayashi and T. Okano : *J. R. Soc. Interface*, **6**, s293 (2009).
4) J. Kobayashi and T. Okano : *Sci. Technol. Adv. Mater.*, **11**, 014111 (2010).
5) N. Yamada, T. Okano, H. Sakai et al. : *Makromol. Chem. Rapid Commun.*, **11**, 571

（1990）.

6）T. Okano, N. Yamada, H. Sakai et al. : *J. Biomed. Mater. Res.*, 27, 1243（1993）.

7）T. Okano, N. Yamada, M. Okuhara et al. : *Biomaterials*, **16**, 297（1995）.

8）M. Yamato, M. Okuhara, F. Karikusa et al. : *J. Biomed. Mater. Res.*, **44**, 44（1999）.

9）Y. Akiyama, A. Kikuchi, M. Yamato et al. : *Langmuir*, **20**, 5506（2004）.

10）M. Nakayama, N. Yamada, Y. Kumashiro et al. : *Macromol. Biosci.*, **12**, 751（2012）.

11）K. Fukumori, Y. Akiyama, M. Yamato et al. : *Acta Biomater.*, **5**, 470（2009）.

12）A. Mizutani, A. Kikuchi, M. Yamato et al. : *Biomaterials*, **29**, 2073（2008）.

13）K. Nagase, M. Watanabe, A. Kikuchi et al. : *Macromol. Biosci.*, **11**, 400（2011）.

14）H. Takahashi, M. Nakayama, K. Itoga et al. : *Biomacromolecules*, **11**, 1991（2010）.

15）O.H. Kwon, A. Kikuchi, M. Yamato et al. : *J. Biome. Mater. Res.*, **50**, 82（2000）.

16）O.H. Kwon, A. Kikuchi, M. Yamato et al. : *Biomaterials*, **24**, 1223（2003）.

17）Z. Tang, Y. Akiyama, M. Yamato et al. : *Biomaterials*, **31**, 7435（2010）.

18）Y. Akiyama, A. Kikuchi, M. Yamato et al. : *Acta Biomater.*, **10**, 3398（2014）.

19）T. Aoyagi, M. Ebara, K. Sakai et al. : *J. Biomater. Sci. Polym. Ed.*, **11**, 101（2000）.

20）M. Ebara, M. Yamato, T. Aoyagi et al. : *Biomacromolecules*, **5**, 505（2004）.

21）M. Nishi, J. Kobayashi, S. Pechmann et al. : *Biomaterials*, **28**, 5471（2007）.

22）Y. Arisaka, J. Kobayashi, M. Yamato et al. : *Biomaterials*, **34**, 4214（2013）.

23）Y. Tsuda, A. Kikuchi, M. Yamato et al. : *J. Biomed. Mater. Res.*, **69A**, 70（2004）.

24）A. Kushida, N. Yamato, C. Konno et al. : *J. Biomed. Mater. Res.*, **45**, 355（1999）.

25）Z. Tang, Y. Akiyama, K. Itoga et al. : *Biomaterials*, **33**, 7405（2012）.

26）O. Ernst, A. Lieske, M. Jäger et al. : *Lab Chip*, **7**, 1322（2007）.

27）E. Gutierrez, B.G. Petrich, S.J. Shattil et al. : *Lab Chip*, **8**, 1486（2008）.

28）E. Décavé, D. Garrivier, Y. Bréchet et al. : *Biophys.J.*, **82**, 2383（2002）.

29）D. Garrivier, E. Décavé, Y. Bréchet et al. : *Eur. Phys. J. E*, **8**, 79（2002）.

30）Y. Haraguchi, T. Shimizu, T. Sasagawa et al. : *Nat. Protoc.*, **7**, 850（2012）.

31）T. Shimizu, M. Yamato, Y. Isoi, et al. : *Circ.Res.*, **90**, e40（2002）.

32）Y. haraguchi, T. Shimizu, M. Yamato et al. : *Biomaterials*, **27**, 4765（2006）.

33）T. Kikuchi, T. Shimizu, M. Wada, et al. : *Biomaterials*, **35**, 2428（2014）.

第3章　細胞マニピュレーション技術

第5節　誘電泳動を利用した細胞配列

兵庫県立大学　**安川　智之**　　兵庫県立大学　**水谷　文雄**

1　はじめに

　細胞を三次元的に組み上げ生体内におけるオリジナル組織と同様の機能を有するユニットを構築する細胞組織工学という新しい概念が登場した[1]。これまで，皮膚，軟骨，角膜等の比較的単純な組織が工学的に構築され実際の医療現場で使用されている。しかし，臓器は複数の細胞で三次元的に組織化された複雑性のため，その再構築に至っていない。このためには，細胞群の三次元的な物理構造の再構築だけでなく，細胞－細胞間相互作用，表面結合分子を介した細胞内コミュニケーション，細胞外マトリックスとの連関等を精巧に再構築し，組織としての機能を発現させることが必要不可欠である。よって，組織工学研究の方向は，どのように組織の構造が組織の機能に関連するかを理解することと，複雑な組織の再構築のための新しい技術開発を達成することにある。

　細胞パターニングは，物理的および化学的な外部力を利用して必要な部位に必要な個数の細胞を配列化し生体組織を模倣することである。また，作製された細胞パターンは，単一細胞機能評価だけでなく複数細胞間の相互作用評価法の構築や各種刺激に対する細胞機能応答を基準とした細胞センサ開発のツールとして利用できる。主な細胞パターニング法は2つに大別できる。1つは，フォトリソグラフィー[2-4]やマイクロコンタクトプリンティング[5,6]に代表される細胞接着領域制御法である。もう1つは，光，磁気，電気，流体およびそれらの融合[7,8]による方向性を有する外部力で目的領域に細胞を操作する技術である。その中で，誘電泳動（dielectrophoresis；DEP）による電気的手法は，細胞への事前修飾を必要とせず，そのままの細胞を簡便に操作できるため，パターン化の駆動力として注目されている。また，この手法は細胞をパラレルに大量一括に広範囲にパターニングできるため細胞組織工学に適している[9-15]。そこで，本稿では誘電泳動法を利用した細胞パターン作製について焦点をあてる。

　DEPとは，不均一交流電場下で粒子および粒子－溶液界面が不均一に分極することによって起こる粒子の移動現象のことであり，Pohlにより導入された[16]。これまで，数多くの粒子や細胞の誘電特性が評価され，細胞パターニング[15,17]，濃縮[18]，捕捉[19,20]，輸送[21-23]，分離[24-26]に応用されてきた。DEPには，強電場領域への誘引力である正の誘電泳動（p-DEP）と強電場領域からの反発力である負の誘電泳動（n-DEP）が存在する。強電場領域に細胞を引き寄せ濃縮が可能なp-DEPは，電極デザインに従った細胞パターンを得るために使われている。パターン電極と平板電極を組み合わせると電極パターンに沿った細胞パターンを得ることができる[27]。このデバイスを用いて細胞アレイ[9,11]や組織模倣パターンが作製されている[13]。2電極を同一平面に配置

すると，水平面上に電場が形成されるため，電極エッジ間で細胞が数珠状に連なったパール
チェーン構造を作製できる。この手法を用いて肝臓組織パターンの配向模倣が行われている[10]。
肝細胞のパターンを作製後，残ったギャップ領域に内皮細胞を培養し共培養系を形成している。
一方，強電場が形成される電極からの反発力により弱電場領域へと細胞を輸送する n-DEP も細
胞パターニングに応用されている[15]。局所空間に配置された複数の電極で形成される強電場間の
相対的な弱電場領域に細胞を誘導している。例えば，正方形の電極を4極配置すると4電極で形
成される中央に細胞は配置される[28]。この手法は，細胞の誘電泳動特性評価や電気回転などに応
用されている。

　これまで，筆者らは DEP を用いて細胞や微粒子を配列化する手法の開発を行っている。
p-DEP を用いるとマイクロウェル内に細胞を誘導し捕捉することができる[29,30]。この技術を利用
し迅速で高効率な異種細胞ペアリングを行っている。また，n-DEP を用いるとパターン電極基
板と対向する基板上に細胞のライン配列体を作製できる[14,15]。1つの DEP デバイスを用いて異な
る位置に粒子配列体を形成させる技術を応用すると異種細胞の交互配列体の作製ができる[31,32]。
そこで，まず，DEP の力の作用する方向について簡単に解説し，p-DEP および n-DEP を用い
た細胞配列に関する，最近の筆者らの研究について紹介する。

２　誘電泳動力とその力の作用する方向

　DEP 力とその力の作用する方向について簡単に解説する[33]。電場下において，溶液中に分散
する微粒子は分極する。DEP は，この電場により誘起された界面での分極と不均一電場の相互
作用によって粒子に力を与える現象である。時間平均の DEP 力 $\langle \overline{F}_{DEP} \rangle$ は，次式で与えられる。

$$\langle \overline{F}_{DEP} \rangle = 2\pi \varepsilon_s a^3 \mathrm{Re}[\underline{K}(\omega)] \nabla E_{rms}^2 \tag{1}$$

　ここで，a は粒子半径，ε_s は溶液の誘電率，E_{rms} は実効電場，および $\mathrm{Re}[\underline{K}(\omega)]$ は Clausius-
Mossotti 因子（CM 因子）の実部である。生細胞の場合，周波数依存性を持つ CM 因子は，

$$\underline{K}(\underline{\varepsilon}_{eff}, \underline{\varepsilon}_s) = \frac{\underline{\varepsilon}_{eff} - \underline{\varepsilon}_s}{\underline{\varepsilon}_{eff} + 2\underline{\varepsilon}_s} \tag{2}$$

で表わされる。ここで，$\underline{\varepsilon}_{eff}$ は細胞の実効誘電率である。下線は複素量であることを示している。
溶液の複素誘電率は，

$$\underline{\varepsilon}_s = \varepsilon_s - \frac{\sigma_s}{\omega} j \tag{3}$$

で与えられる。ここで，ε_s は溶液の誘電率，σ_s は溶液の導電率，ωは角周波数である。細胞が均
一な誘電液体（細胞質）で満たされ，薄層絶縁膜（細胞膜）で覆われた球であると仮定すると，
細胞の実効誘電率は，

$$\underline{\varepsilon}_{eff} = \frac{C_m r \underline{\varepsilon}_c}{C_m r + \underline{\varepsilon}_c} \tag{4}$$

$$\underline{\varepsilon}_c = \varepsilon_c - \frac{\sigma_c}{\omega} j \tag{5}$$

で表わされる。ここで、C_m は細胞膜容量、ε_c は細胞質の誘電率、σ_c は細胞質の導電率である。よって、式(5)より CM 因子（$\underline{K}(\underline{\varepsilon}_{eff} \cdot \underline{\varepsilon}_s)$）の実部の周波数依存性を得ることができる。図1に、計算した周波数に対する CM 因子の実部（DEPスペクトル）を示す。この計算において、他のパラメータに既報の値（$C_m = 0.015\,\mathrm{F\,m^{-2}}$、$\varepsilon_c/\varepsilon_0 = 60$、$\varepsilon_s/\varepsilon_0 = 80$、$\sigma_c = 0.5\,\mathrm{S\,m^{-1}}$）を用いた。細胞の平均半径（$r$）を $6.7 \times 10^{-6}\,\mathrm{m}$ としている。細胞に作用する DEP 力の方向は Re[$\underline{K}$] の値に依存する。Re[$\underline{K}$] が正の値の場合、細胞には電場強度の強い領域に引き寄せられる p-DEP が作用し、

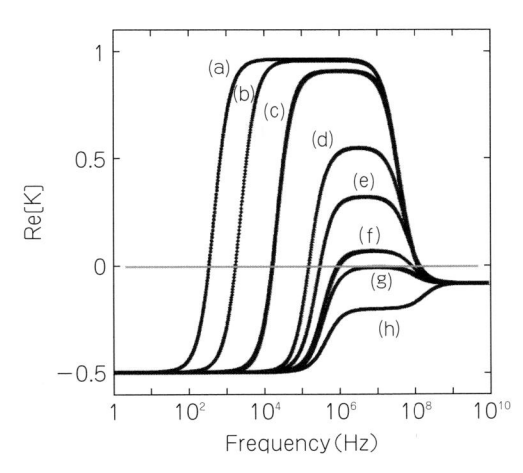

図1　細胞に作用する CM 因子の実部の周波数依存性

溶液の導電率：(a)2×10^{-4}、(b)1×10^{-3}、(c)1×10^{-2}、(d)1×10^{-1}、(e)2×10^{-1}、(f)4×10^{-1}、(g)5×10^{-1}、and 1.0 S m⁻¹。Reprinted with permission from Ref. 20. Copyright 2014, American Chemical Society.

Re[$\underline{K}$] が負の値の場合、細胞には電場強度の強い領域から反発する n-DEP が作用する。Re[$\underline{K}$] は 10^2-10^8 Hz の広い周波数領域で溶液導電率に大きく影響される。比較的低い導電率の溶液中で細胞には p-DEP が作用する。しかし、溶液導電率の増加に伴い、Re[$\underline{K}$] は減少し、Re[$\underline{K}$] がゼロとなる交差周波数は高周波数領域にシフトする。溶液導電率が細胞質導電率以上の場合、すべての周波数領域で Re[$\underline{K}$] は負となり、n-DEP のみが作用することとなる。

❸ p-DEP を用いた迅速な細胞アレイの作製と細胞ペアリング

p-DEP を用いるとマイクロウェル内への細胞誘導による迅速な細胞アレイの作製とマイクロウェル内における異種細胞ペアリングができる[29,30]。一般的なフォトリソグラフィーを用いてインジウム－スズ酸化物（ITO）電極上に絶縁性のネガティブフォトレジストでマイクロポールアレイを作製する。ポールアレイ間はレジストが溶出し ITO 表面が露出するため、この部分を細胞捕捉のためのマイクロウェルとして利用できる。通常のリソグラフィーではアスペクト比の大きな深い孔の作製は困難であるが、ポール間を利用することによりアスペクト比の高いウェルを作製可能となる。ここでは、幅が単一細胞サイズ（14 μm）、深さが２細胞サイズ（25 μm）のウェル（100×100）を作製している。

このマイクロウェルアレイ電極上に、厚さ 30 μm のスペーサを介して ITO 電極を設置し誘電泳動デバイスを作製する。図2(a)〜(c)に、p-DEP を用いたマイクロウェル内への細胞誘導の模式図を示す。上下電極基板間に形成された流路に細胞懸濁液を導入する（図2(a)）。上下電極間に p-DEP の作用する交流電圧（10 V$_{\mathrm{pp}}$, 1.0 MHz）を印加すると分散状態の細胞はマイクロウェ

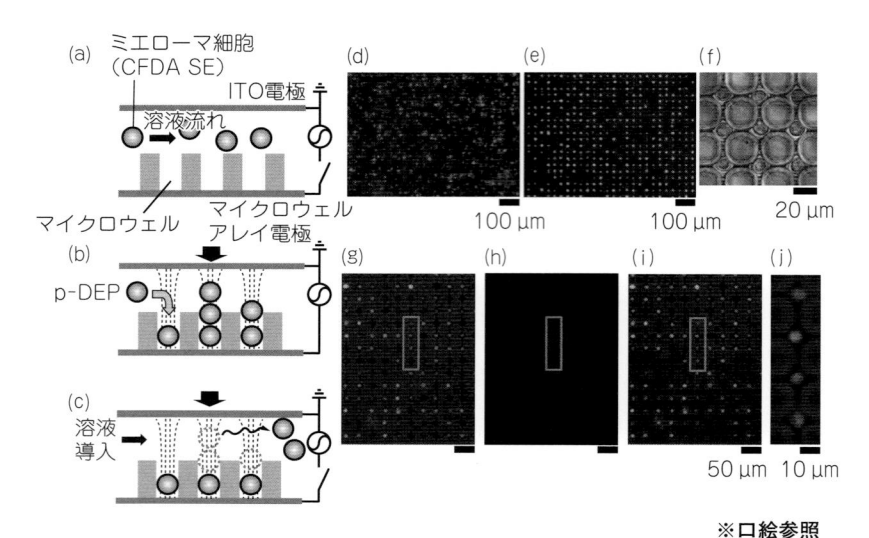

※口絵参照

図2　p-DEP を用いた細胞アレイの作製と異種細胞ペアリング

(a)〜(c)p-DEP を用いたマイクロウェル内への細胞誘導の模式図。(d)(e)電圧印加前後の緑色蛍光染色細胞。(f)ウェルアレイに捕捉された細胞の光学顕微鏡写真。(g)(h)ウェルに捕捉された細胞ペアの蛍光顕微鏡写真。(i)(g)および(h)の合成写真。(j)(i)の長方形で囲まれた部分の拡大。Reprinted with permission from Ref. 30. Copyright 2014, American Chemical Society.

ルアレイ内へと誘導されトラップされる（図2(b)）。その後，スクロース溶液を流路に導入し単一細胞アレイを得ている（図2(c)）。マイクロウェル内に2個の細胞が捕捉されることもあるが，導入する溶液の流速を制御することにより，ウェル上部に捕捉された細胞を除去しウェル下部の細胞を深いマイクロウェル内に保持することが可能である。図2(d)および(e)に，電圧印加前後の細胞の蛍光顕微鏡写真を示す。流路内でランダムに分散している細胞（図2(d)）は，交流電圧を印加すると瞬時（1秒以内）にウェル内へと移動しウェル内に捕捉される（図2(e)）。ここでは，緑色に蛍光染色したマウスミエローマ細胞の誘導を行っている。光学顕微鏡写真からも，個々の細胞がマイクロポール間に形成されたマイクロウェル内に捕捉されていることがわかる（図2(f)）。個々のウェル内に捕捉されている細胞数は蛍光強度から評価でき，マイクロウェルアレイへの単一細胞捕捉率は65〜85％である。

　この単一細胞アレイを形成した誘電泳動デバイスに異なる種類の細胞を導入し，再度p-DEPを利用してマイクロウェル内へと細胞導入すると異種細胞ペアリングが可能となる。上記のp-DEP法を用いて，緑色に蛍光染色したミエローマ細胞をマイクロウェルアレイに導入し，その後，青色に蛍光染色したミエローマ細胞を緑色ミエローマ細胞の捕捉されたウェル内に誘導する。図2(g)および(h)に，マイクロウェルに捕捉されたミエローマ細胞の蛍光顕微鏡写真を示す。第1ステップでウェル内に捕捉されたミエローマ細胞を示す緑色蛍光と第2ステップで捕捉された細胞を示す青色蛍光の両方が観測されることがわかる。例えば，図2(g)および(h)中の長方形で囲まれた4つのウェルに注目すると，上から1，2および3番目のウェルに緑色の細胞が，1，2および4番目のウェルに青色の細胞が捕捉されていることがわかる。図2(i)に，図2(g)および(h)

の合成写真を示す。青色と緑色の重なった水色を示すマイクロウェルが観測できる。長方形で囲まれた4つのウェルに着目すると，1および2番目のウェルからは水色が，3および4番目のウェルからは，それぞれ緑色および青色が観測できる。すなわち，水色を示すウェルには，緑色および青色の両方の細胞が捕捉されていることを示す。p-DEPによる細胞の捕捉および不要な細胞の除去工程を2回繰り返して細胞ペアを得るために必要とする時間はわずか1分であり，ペア形成効率は50〜60%である。よって，このデバイスを用いると5,000以上の異種細胞ペアを迅速に作製可能となる。さらに，ウェル幅が単一細胞サイズであるため，緑染色細胞と青染色細胞は個々のマイクロウェル内で縦方向にペアを形成して捕捉されている。これは，電場に沿った細胞ペア形成ができるため，異種細胞の電気パルス融合によるハイブリッド細胞作製に有利である。現在は，スループット向上のためのウェル数の増大と細胞融合効率の評価を行っている。

▌4 n-DEP による対向基板上への異種細胞のライン配列

交互くし型マイクロアレイ（IDA）電極を配置した誘電泳動デバイスを用いると細胞や微粒子の配列が可能である[14,15,34]。図3(a)に，誘電泳動デバイスの断面図と細胞配列の模式図を示す。IDA電極基板にガラス基板等を対向させ，その間に形成されたマイクロ流路内に細胞の懸濁液を導入する。次に，IDA電極のバンド電極aおよびb間にn-DEPの作用する交流電圧を印加する。すると，バンド電極aおよびb間に強い電場が形成されるため，相対的に電場強度の弱い

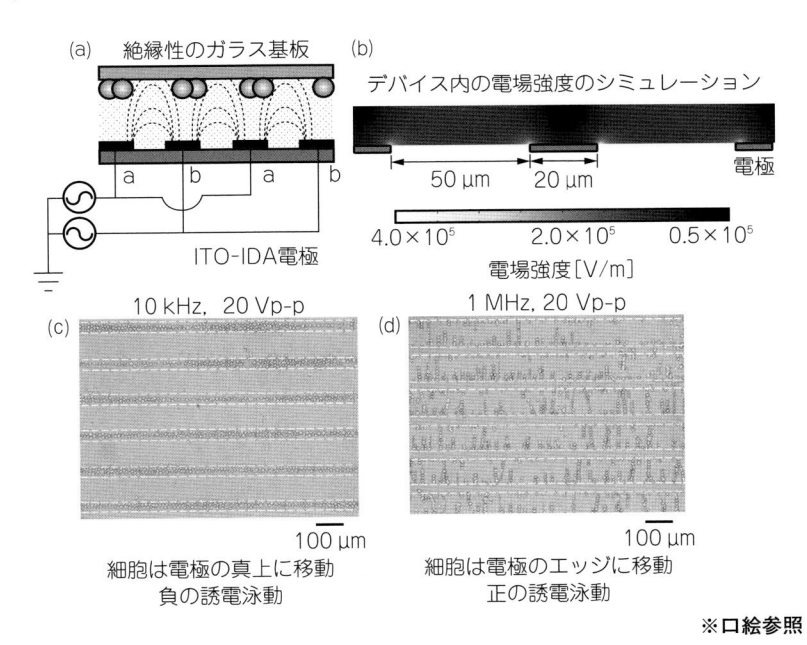

図3 (a)n-DEP を用いた誘電泳動デバイスの断面図と細胞配列の模式図。(b)デバイス内に形成される電場強度のシミュレーション。(c)n-DEP により形成された細胞のラインパターン。(d)p-DEP により形成された細胞のパールチェーン。Reprinted with permission from Ref. 33. Copyright 2014, シーエムシー出版

領域がバンド電極の真上に形成される（図3(b)）。よって，流路内でランダムに分散した細胞は n-DEP の反発力により電場強度の弱い領域に移動しライン状に配列される。図3(c)に，n-DEP によるヒト骨髄単球性白血病細胞株（THP-1）のライン配列写真を示す。この IDA 電極の幅およびギャップ間距離は，それぞれ 50 μm および 100 μm である。電極部とギャップの境界を白点線で示している。100 kHz 程度の周波数の交流電圧を印加すると，細胞は電場強度の弱いバンド電極の真下に移動し細胞の繰り返しラインパターンが形成される。

　一方，この細胞に p-DEP が作用する周波数領域である 1 MHz の交流電圧を印加すると，細胞は電場強度の強いバンド電極エッジに集積化され電極ギャップで数珠状に連なった "パールチェーン" を形成する（図3(d)）。パターン形成に要する時間は，印加する交流電圧の電圧と周波数，細胞懸濁液の導電率およびデバイスデザインに依存するが，このライン配列の条件では1分程度でパターンを形成できる。この手法を用いると，大量の生細胞を一括で迅速に配列化できる。さらに，電圧を数分間印加すると，細胞は基板上に接着し電圧印加停止後においてもパターンは維持された。n-DEP による配列は細胞に非接触な方法であるとともに，高電場が形成されている電極（特に電極エッジ）に細胞が接触しないため細胞膜の損傷，破裂の可能性が低い。また，n-DEP では細胞パターンは対向基板上に形成されるため，電極の再使用が可能であり繰り返し同じ細胞パターンを簡便，迅速に作製できる利点がある。

　この手法を応用すると異なる種類の細胞を交互にライン配列することが可能である。異種細胞配列のために，4種類のバンド電極 a，b，c および d が繰り返し配置された四重極電極を使用している（**図 4**(a)）。例えば，バンド電極 b とバンド電極 a，c および d に交流電圧を印加すると，バンド電極 b–a 間および b–c 間に強い電場が形成される。よって，細胞は n-DEP によりバンド電極 b の真上に集積化されライン配列を形成する。細胞をバンド電極 b 上で接着させた後，溶液の導入により余分な細胞を除去し異なる種類の細胞を流路内に導入する。次に，バンド電極 d とバンド電極 a，b および c に交流電圧を印加すると，細胞は第一細胞ラインパターンの中央に位置するバンド電極 d の真上に配列される。図 4(b)および(c)に，異種細胞の交互ラインパターンイメージを示す。デバイスに細胞懸濁液を導入し，p-DEP を用いて細胞をバンド電極 b 上に集積化して接着させる。その後，デバイス内に蛍光色素を導入し配列化細胞を蛍光染色する。さらに，異なる種類の細胞を導入しバンド電極 d 上に誘導すると，最初の細胞ラインパターンの間に新たな細胞パターンを形成できる。光学顕微鏡写真から 250 μm 間隔の5ラインの細胞パターンが観察できる（図 4(b)）が，蛍光顕微鏡写真からバンド電極 b 上に配列化された3本のラインからの蛍光が観測できる（図 4(c)）。このことから，1枚の基板上に異なる種類の細胞の交互配列パターンを簡単に作製できることがわかる。細胞を接着させるために必要な時間は約5分であるため，10 分程度で異種細胞の交互ライン配列体を形成可能である。また，細胞パターン化基板を鋳型基板から分離し細胞を培養したところほとんどの細胞は増殖能を保持している。鋳型電極は再利用が可能であるため，同じデザインの細胞パターンを繰り返し再現性よく作製可能である。さらに，バンド電極 a や c を用いることにより，細胞間隔の異なる交互ラインパターンを作製することもできる。

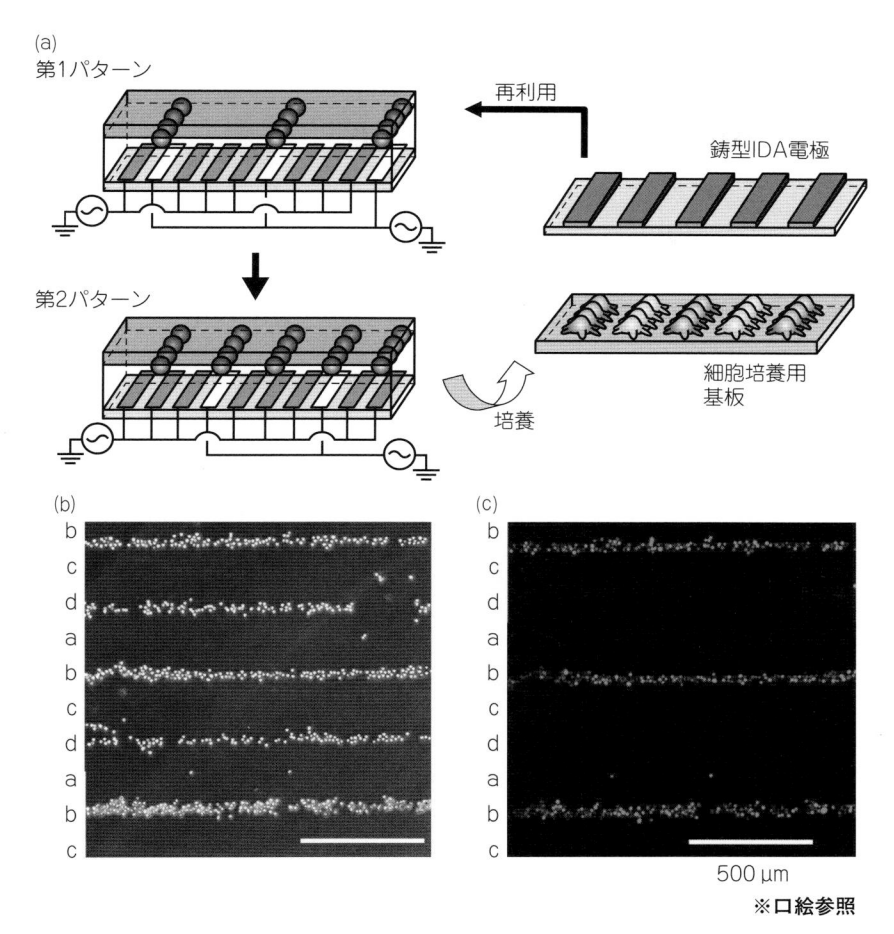

図4　(a)四重極電極を用いた異種細胞の交互ライン配列体の作製。(b)異種細胞交互配列体の光学顕微鏡写真。(c)異種細胞交互配列体の蛍光顕微鏡写真。Reprinted with permission from Ref. 32. Copyright 2014, エルゼビア.

5　配列化位置の制御と変換

　これまで，n-DEP を用いて細胞パターンを作製する手法について解説した。異種細胞の配列体を簡便で迅速に作製するためには，誘電泳動デバイス内で複数の電場パターンを形成し，細胞の配列化位置を制御することが重要である。これにより，異なる種類の細胞を異なる位置へと誘導し，異種細胞パターンを得ることができる。前項の四重極電極では，4 極の電極を交差することなく配線するためにリード線を三次元的に配線する必要がある。そこで，上面基板を導電性の電極とすることにより，n-DEP を用いて1つのデバイス内で異なる位置に粒子を集積化できること，さらには，印加電圧の強度，周波数，位相を制御することにより形成される電場パターンを変換し粒子パターンが変換できることを示す。**図5**(a)に，上面基板に導電性 ITO 電極を用いた誘電泳動デバイスの断面図と電場パターンを示す。バンド電極 a および b に同強度（20 V$_{pp}$），同周波数（1.0 MHz）および逆位相の交流電圧を印加し上面の ITO 電極を接地する，すると，

粒子は IDA バンド電極ギャップの真上の領域に集積化される。これは，IDA バンド電極間だけでなく，新たに上面 ITO 電極−下面 IDA バンド電極間に強電場領域が形成されることに起因する。すなわち，相対的な弱電場領域は IDA バンド電極ギャップの上の領域に形成されるため，粒子は n-DEP の反発力によりこの領域へと移動する（図 5(b)）。微粒子の集まる位置はバンド電極間ギャップ領域であり，対向基板の導電性により微粒子の集積化位置を制御できる。

　また，上面の ITO 電極に交流電圧を印加することにより，同じデザインのデバイスを用いて異なるパターンを作製できる。IDA バンド電極 a および b に，同強度（20 V$_{pp}$），同周波数（1.0 MHz）および逆位相の交流電圧を印加する。ここで，上面 ITO 電極をバンド a と接続し，同じ交流電圧を与える。このとき，バンド a−バンド b 間および上面 ITO−バンド b 間に強電場領域が形成されるが，上面 ITO−バンド a 間に強電場は形成されない。これは，上面 ITO 電極とバンド a 間にまったく同じ波形の交流電圧を印加しているためである。よって，n-DEP の作用により，粒子

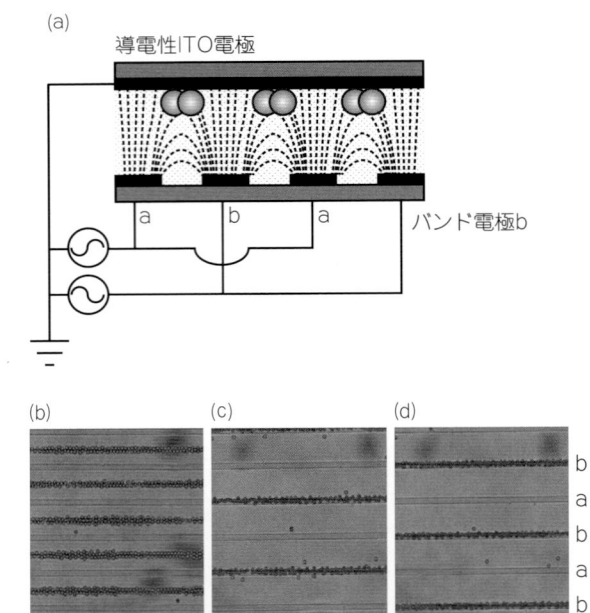

図 5　(a)上面基板に ITO 電極を用いた誘電泳動デバイスの断面図と形成される電場の概念図。(b)バンド a および b に逆位相の交流電圧を印加し，上面 ITO 電極を接地した場合。(c)バンド a および b に逆位相の交流電圧を印加し，上面 ITO 電極にバンド a と同じ交流電圧を印加した場合。(d)バンド a および b に逆位相の交流電圧を印加し，上面 ITO 電極にバンド b と同じ交流電圧を印加した場合。Reprinted with permission from Ref. 31. Copyright 2014, Fuji Technology Press Ltd.

はバンド a の上に集積化される（図 5(c)）。一方，上面 ITO 電極をバンド b と接続しバンド b と同じ交流電圧を印加すると，粒子はバンド b に移動し異なる位置でライン配列体を形成する（図 5(d)）。これは，上面 ITO 電極とバンド b に同じ交流電圧を印加しているため，相対的な弱電場がバンド b 上に形成されるためである。下面の IDA バンド電極と上面の ITO 電極の合計 3 電極に印加する交流電圧の強度，周波数および位相を制御することにより異なる位置に粒子のラインパターンを簡便に形成できることがわかる。

　上面 ITO 電極に印加する電圧の位相や強度を変更すると粒子パターンを変換することができる。バンド a および b に同強度，同周波数および逆位相の交流電圧を印加し，上面 ITO 電極を接地すると，上述のとおり，粒子は電極間ギャップの真上の位置に移動しパターン（図 5(b)）を形成する。その後，上面 ITO 電極にバンド a と同強度，同周波数，同位相の交流電圧を印加すると電極ギャップの真上の粒子配列体は，5 秒程度でバンド a 上に移動し新たなパターンを形成

する（図 5（c））。これは，形成されている電場パターンが変換されるためである。すなわち，印加交流電圧を変換することにより，簡便で迅速に粒子パターンを変換可能である。

❻ おわりに

　本稿では，筆者らが行った p-DEP を用いたマイクロウェルアレイへの細胞誘導による細胞アレイの作製と迅速な異種細胞ペアリングおよび n-DEP を用いた細胞のライン配列体の作製と異種細胞の交互配列パターンについて紹介した。マイクロウェルアレイ電極に交流電圧を印加し p-DEP を作用させると，分散状態の細胞は瞬時にウェル内へと移動し捕捉される。さらに，同様の p-DEP を用いて，先のステップで捕捉した細胞の存在するウェル内へと異なる種類の細胞を導入した。ウェル幅を 1 細胞サイズ，ウェル深さを 2 細胞サイズで作製しているため，ウェル内で縦方向に配列した異種細胞ペアを作製できる。ペアリングに要する時間はわずか 1 分であり，迅速で高効率に細胞ペアを形成できる。縦方向に配向して細胞ペアを作製できるため，上下電極を利用した電気パルス融合に極めて有効であると期待している。

　IDA 電極に交流電圧を印加し n-DEP を作用させると，対向基板上に細胞のライン配列体を作製できる。さらに，電極のチャンネル数を増加させると，異なる位置に配列体を形成させることができるため，異種類の細胞の交互配列パターンを得ることができる。また，対向基板に導電性の ITO 電極を用いると，印加電圧の強度，周波数および位相を制御で複数種類の電場パターンを形成することができ，位置選択的に細胞配列体を形成できる。ここは誘電泳動による細胞操作技術の一部について紹介したが，大量一括に広範囲で迅速に生細胞を「動かす」ことができる誘電泳動が規則正しい細胞パターンを形成させるために極めて有効な手段であることがわかる。今後，この技術を細胞融合によるハイブリッド細胞の作製や高精度に組織化された共培養基板の開発へと進化させるとともに，新規な分離・分析手法へと応用展開する。

文　献

1）R. Langer and J. P. Vacanti : *Science*, **260**, 920（1993）.

2）S. N. Bhatia, M. L. Yarmush and M. Toner : *J. Biomed. Mater. Res.*, **34**, 189（1997）.

3）M. Mrksich, L. E. Dike, J. Tien, D. E. Ingber and G. M. Whitesides : *Rxp. Cell Res.*, **235**, 305（1997）.

4）J. Fukuda, A. Khademhosseini, J. Yeh, G. Eng, J. Cheng, O. C. Farokhzad and R. Langer : *Biomaterials*, **27**, 1479（2006）.

5）S. Zhang, L. Yan, M. Altman, M. Lässle, H. Nugent, F. Frankel, D. A Lauffenburger, G. M. Whitesides and A. Rich : *Biomaterials*, **20**, 1213（1999）.

6）D. T. Chiu, N. L. Jeon, S. Huang, R. S. Kane, C. J. Wargo, I. S. Choi D. E. Ingber and G. M. Whitesides : *Proc. Natl. Acad. Sci. U S A*, **97**, 2408（2000）.

7）M. Ozkan, T. Pisanic, J. Scheel, C. Barlow, S. Esener and S. N. Bhatia : *Langmuir*, **19**, 1532（2003）.

8）P. Y. Chiou, A. T. Ohta and M. C. Wu : *Nature*, **436**, 370（2005）.

9）D. R. Albrecht, V. L. Tsang, R. L. Sah and S. N. Bhatia : *Lab Chip*, **5**, 111（2005）.

10）C. T. Ho, R. Z. Lin, W. Y. Chang, H. Y. Chang and C. H. Liu : *Lab Chip*, **6**, 724（2006）.

11）D. S. Gray, J. L. Tan, J. Voldman and C. S. Chen : *Biosens. Bioelectron*, **19**, 1765（2004）.

12）Z. Yu, G. Xiang, L. Pan, L. Huang, Z. Yu, W.

Xing and J. Cheng : *Biomed. Microdevices*, **6**, 311 （2004）.

13） D. R. Albrecht, G. H. Underhill, T. B. Wassermann, R. L. Sah and S. N. Bhatia : *Nat. Methods*, **3**, 369（2006）.

14） T. Matsue, N. Matsumoto and I. Uchida : *Electrochim. Acta*, **42**, 3251（1997）.

15） M. Suzuki, T. Yasukawa, Y. Mase, D. Oyamatsu, H. Shiku and T. Matsue : *Langmuir*, **20**, 11005 （2004）.

16） H. A. Pohl : *J. Appl. Phys.*, **22**, 869（1951）.

17） A. Docoslis and P. Alexandridis : *Electrophoresis*, **23**, 2174（2002）.

18） B. H. Lapizco-Encinas, B. A. Simmons, E. B. Cummings, Y. Fintschenko : *Anal. Chem.*, **76**, 1571（2004）.

19） H. Hatanaka, T. Yasukawa and F. Mizutani : *Anal. Chem.*, **83**, 7207（2011）.

20） T. Yasukawa, H. Hatanaka and F. Mizutani : *Anal. Chem.*, **84**, 8830（2012）.

21） P. R. Gascoyne, J. V. Vykoukal, J. A. Schwartz, T. J. Anderson, D. M. Vykoukal, K. W. Current, C. McConaghy, F. F. Becker FF and C. Andrews : *Lab Chip*, **4**, 299（2004）.

22） A. Rosenthal, B. M. Taff and J. Voldman : *Lab Chip*, **6**, 508（2006）.

23） X. Hu, P. H. Bessette, J. Qian, C. D. Meinhart, P.

S. Daugherty and H. T. Soh : *Proc. Natl. Acad. Sci. U S A*, **102**, 15757（2005）.

24） S. Choi and J. K. Park : *Lab Chip*, **5**, 1161（2005）.

25） I. Barbulovic-Nad, X. Xuan, J. S. Lee and D. Li : *Lab Chip*, **6**, 274（2006）.

26） C. M. Das, F. Becker, S. Vernon, J. Noshari, C. Joyce and P. R. C. Gascoyne : *Anal. Chem.*, **77**, 2708-2719（2005）.

27） D. Widmer, N. F. de Rooij, A. Sigrist, T. Staubli, T. St ? ckli and H. F. Knapp : *Electrophoresis*, **26**, 3697（2005）.

28） N. G. Green, H. Morgan and J. J. Milner : *J. Biochem. Biophys. Methods*, **35**, 89（1997）.

29） Y. Yoshimura, C. Fujii, M. Tomita, F. Mizutani and T. Yasukawa : *Chem. Lett.*, **43**, 980（2014）.

30） Y. Yoshimura, M. Tomita, F. Mizutani and T. Yasukawa : *Anal. Chem.*, **86**, 6818（2014）.

31） T. Yasukawa, Y. Yoshida, H. Hatanaka and F. Mizutani : *Journal of Robotics and Mechatronics*, **25**, 650（2013）.

32） M. Suzuki, T. Yasukawa, H. Shiku and T. Matsue : *Biosens. Bioelectron.*, **24**, 1043（2008）.

33） H. A. Pohl : Dielectrophoresis, Cambridge University Press : Cambridge, UK（1978）.

34） 福田敏男，新井史人編：細胞分離・操作技術の最前線，シーエムシー出版, pp. 177-184（2008）。

第6節　マイクロプレートと折り紙技術を用いた細胞操作

北海道大学　**繁富（栗林）　香織**　　東京大学　**竹内　昌治**

1　はじめに

　細胞のより詳細な振る舞いを観察するために，細胞単体を培養できる技術が求められている。細胞を個別に観察することが可能になることで，薬剤に対する細胞の特殊な応答性や分化を詳細に調べることができると期待されている。また，近年，細胞をより生体の環境に近い状態で培養することができる細胞の三次元立体培養技術が求められている。

　本稿では，接着細胞の操作方法として，Micro Electro Mechanical Systems（MEMS）の微細加工技術により作製されたマイクロプレートを用いた単一細胞の操作方法と，プレートと「折り紙」の折畳み技術を融合させ，細胞を立体的に培養し操作する方法について紹介する。

2　マイクロプレートを利用した接着細胞のハンドリング技術

　一般的に，接着細胞は，支持基板上に接着した状態で培養しなくてはならない。培養後に，細胞をハンドリングするには，細胞を基板から機械的に引き剥がすか，トリプシンなどの薬品によって一時的に基板から引き剥がして使用する必要があるが，この際，細胞の活性が低下してしまうことが問題であった。そのため，培養後，細胞の活性を失わずにハンドリングを行う手法が望まれていた。

　そこで，微細加工技術の基本的なフォトリソグラフィ技術を用いて，SU-8，SiO_2，パリレン（パラキシリレン系ポリマー）等の材料でマイクロサイズのプレート（マイクロプレート）を平面基板上に作製し，プレートの上に単一の接着細胞を培養した後，プレートを基板からリリースすることで，接着細胞はマイクロプレートに接着したままハンドリングすることができる手法が提案された[1-5]（**図1**）。マイクロプレートを基板からリリースする方法としては，細胞が培養されて後に，マイクロマニピュレータと先の細いガラス管を用いてプレートを押すことやプレートの下にレーザーを照射し空気バブルを発生することで，選択的に1つずつプレートをリリースする方法[1,4]と，マイクロプレート基板の下に犠牲層となるアルギン酸ゲルを準備し，アルギン酸を溶かすことで，大量のプレートを一括にリリースすることができる方法がある[5]。リリース後のマイクロプレートのハンドリング技術としては，マイクロマニピュレータとガラス管を用いて動かす方法[4]やマイクロサイズのピンセットを用いてプレートを持ち上げる方法などがある[5]（**図2**）。これらの技術により，接着細胞をプレートから引き剥がすことがないことから，細胞活性を低下させずにハンドリングすることが可能になった。さらに，マイクロプレート上に異なる

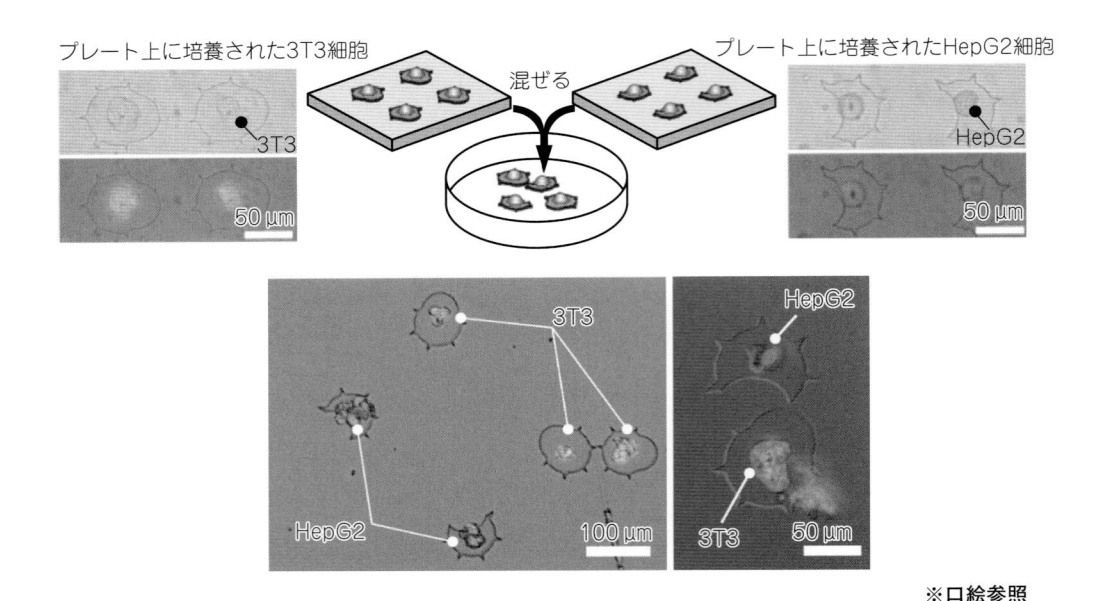

プレート上に培養された3T3細胞　混ぜる　プレート上に培養されたHepG2細胞

3T3　HepG2

50 μm　50 μm

3T3

HepG2

HepG2

3T3

100 μm　50 μm

※口絵参照

図1　SiO₂で作製したマイクロプレートと異種細胞のハンドリング[4]

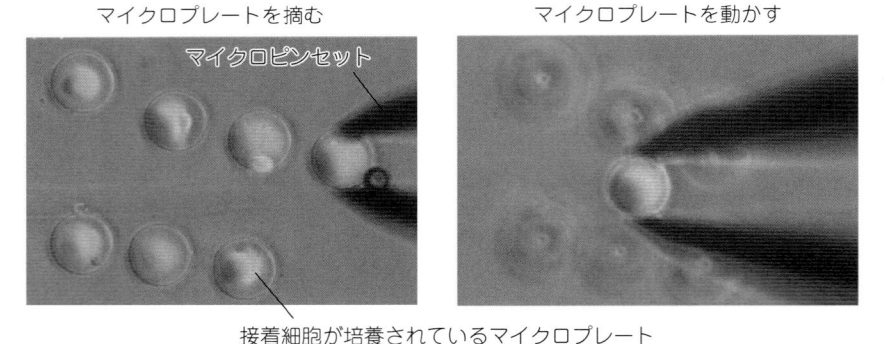

マイクロプレートを摘む　　マイクロプレートを動かす

マイクロピンセット

接着細胞が培養されているマイクロプレート

図2　マイクロピンセットを用いた細胞のハンドリング[5]
3T3 細胞

細胞を培養し，培養液中でプレートを混ぜることで，異種細胞の培養が簡単に行えるようになった[4]（図1）。マイクロプレートを自由に動かすことができることから，これまで困難であった細胞間の距離を調整し異種細胞を培養することが可能になった。今後，異種細胞の cell–cell 間の関係をより詳細に知ることができる観察系に応用できると考えられる。また，マイクロ流路デバイスと組み合わせることで，流路内にあるスポットにマイクロプレートを固定することで，プレート上の単一細胞の様子を連続的に観察することができ，薬剤に対する応答も容易に観察することが可能になった[5]（**図3**）。

　さらに，パリレンを用いてマイクロプレートを作製する際に磁性体を埋め込むことで，磁気応答性機能を有する機能性マイクロプレートを作製し，外部磁場によるハンドリング可能なマイクロプレートも提案されている[6]（**図4**）。マイクロプレート上に細胞を培養後，磁場によりプレー

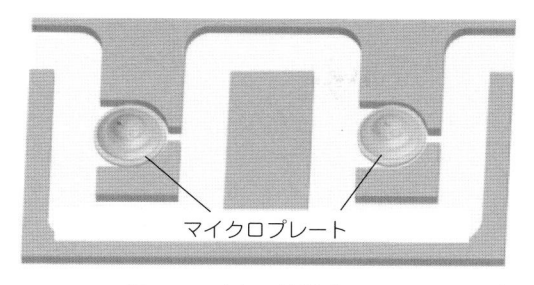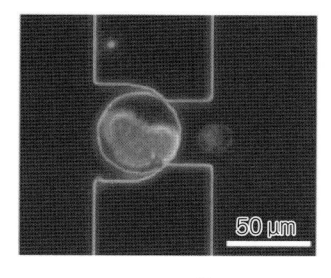

図3 マイクロ流路内でのマイクロプレートのハンドリング[5]
マイクロプレート上の細胞の Live/Dead assay

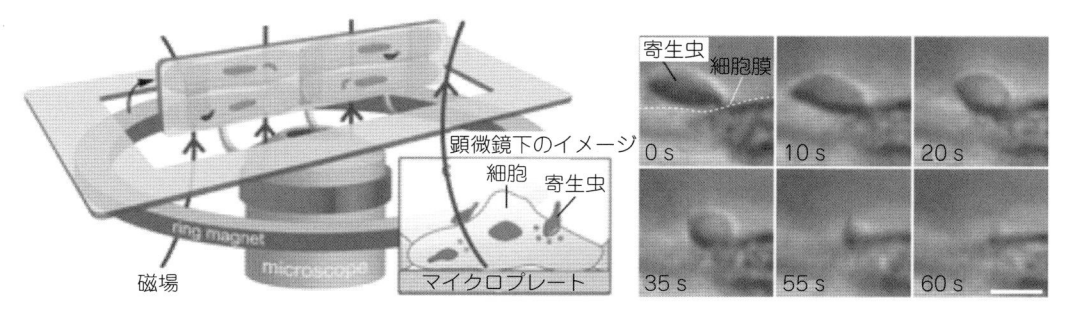

図4 磁気応答性機能を有する機能性マイクロプレート[6]
細胞膜に入り込む寄生虫の様子。スケールバー：5 μm

トを直立させることにより，細胞を異なる角度から観察することが可能になり，これまでの観察方法では困難であった細胞膜に入り込む寄生虫の様子を初めて観察することに成功している。

❸ 「折り紙」の折畳み技術による細胞の立体構造の作製

「折り紙」は，我が国の伝統文化の１つであり，山折，谷折りを組み合わせることで一枚の紙から複雑な構造物を作製することができる[7]。近年，折り紙の折畳み技術は，数学，情報科学，材料工学，構造工学，建築，デザインなどさまざまな分野において，「折紙工学-Origami Engineering」として，国内外で盛んに研究が行われるようになってきている[8-10]。医療の分野においても，医療デバイスの開発[11,12]やティシュエンジニアリング分野への応用が進められている[13-23]。

折り紙の折畳み技術を利用する利点は，折畳むことで，1枚の平面基板（二次元形状）から立体構造（三次元形状）を短時間で簡単に作製することができることである。近年，細胞を立体的に培養し，より生体の形状に近い状態で細胞を培養できる技術が重要とされており，簡単に立体的構造を作製する手法として，上記の折畳み技術の利点を活かし，細胞を培養する際の足場となるマイクロプレートを折り紙のように折ることにより，細胞の立体構造を作製する手法が開発されている[13-23]。

細胞のような小さなものをハンドリングすることができるマイクロサイズの立体構造を作製す

細胞の牽引力でプレートが引張られ立体が折り畳まれる

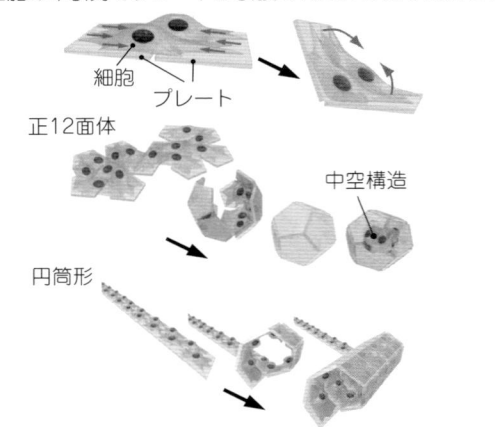

図5　細胞折紙技術で細胞の立体構造が作製される仕組み[13]

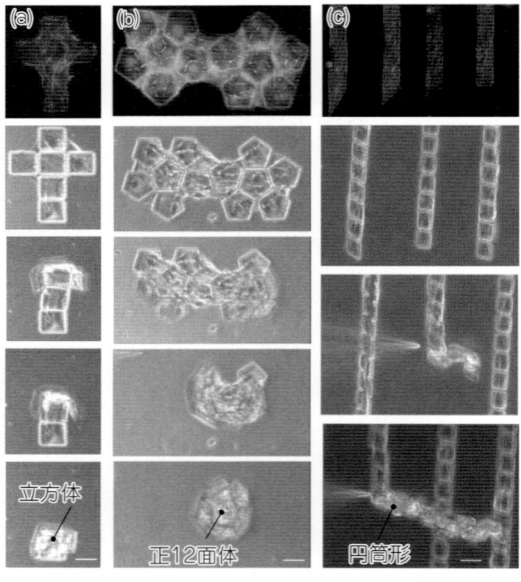

※口絵参照

図6　細胞折り紙技術で作製された細胞[13]

(a) 立方体，(b) 正 12 面体，(c) 円筒形。スケールバー 50 μm

るには，構造を折り畳むための駆動源が重要である。生体材料の駆動源として，細胞自身が持っている牽引力を用いることで細胞の立体構造を作製する方法が提案されている[13]。細胞には，形状を維持したり体内を移動するために，細胞の内部には縮まろうとする牽引力が働いている。

　そこで，図5のように，微細加工技術でマイクロプレートを作製し，隣り合ったプレートに細胞がまたがるように選択的に培養する。細胞がプレート上に広がった時点で，プレートを基板からリリースと，細胞の牽引力によりプレートが折り畳まれ，細胞の立体構造を作製することができる。「細胞折紙」と呼ばれている技術である。細胞の牽引力以外の折畳むための駆動源としては，表面張力[14,15]，プレートの残留応力[16-19]，プレートの材料が縮む力[20,21]が用いられている。折畳みはじめるトリガーとなるのは，マイクロプレートを基板からリリースすることであり，リリースの方法はプレート1つずつ行う方法と熱や試薬等を用いてマイクロプレートと基板との間の犠牲層を溶かす方法がある。細胞は，プレートが折畳まれる前に培養されている場合（図5，図6）[13-22]，畳まれる途中で立体構造に包まれる場合[14-16),20,21]，そして，立体構造を作製した後に，プレートの外に培養する場合がある。

　マイクロプレートの形状と配置を変えることによりさまざまな立体構造を作製することができる。細胞折紙技術により，細胞からなる立方体，正 12 面体を作製した例を図6(a)(b)に示す。また，プレートを平行四辺形にしてひも状に連ねて端からプレートが剥がれることでらせん状に巻上がり円筒の構造を作製することができている（図6(c)）。筒の直径は，プレートの大きさや形状を変えることで簡単に変えることができ，ヒト臍帯静脈内皮細胞（Normal Human Umbilical Vein Endothelial Cells；HUVEC）を用いて，人工血管のような構造を作製可能である。

　作製された細胞の立体構造では，細胞はプレートに包まれていることから，細胞にダメージなく，立体構造を移動することが可能である。マニピュレーターとガラスチューブを用いて，作製された立体構造を並べたり，立体構造を積み重ねることも簡単に行うことができる。

　マイクロプレートと「折り紙」の折畳み技術を用いることで，管や袋構造など，体内にあるような中空の細胞組織を簡単に作製することが可能になった。また，細胞の立体構造を部品として扱い，組み立てることで，より大きな構造体を作製することも可能である。この技術は，今後，次世代の再生医療分野，細胞を使った医療器具への応用が期待できると考えられる。

文　　献

1）G. T. Salazar, Y. Wang, G. Young, M. Bachman, C. E. Sims, G. P. Li and N. L. Allbritton : *Anal. Chem.*, **79**, 682–687（2007）.

2）Y. L. Wang, G. T. Salazar, J. H. Pai, H. Shadpour, C. E. Sims and N. L. Allbritton : *Lab Chip*, **8**, 734–740（2008）.

3）Y. Wang, C. Phillips, W. Xu, J. H. Pai, R. Dhopeshwarkar, C. E. Sims and N. Allbritton : *Lab Chip*, **10**, 2917–2924（2010）.

4）H. Onoe and S. Takeuchi : *J. Micromech. Microeng.*, **18**, 095003（2008）.

5）T. Teshima, H. Onoe, K. Kuribayashi–Shigetomi, H. Aonuma, K. Kamiya, H. Ishihara, H. Kanuka and S. Takeuchi : *Small*, **10**（5），912–21（2013）.

6）T. Teshima, H. Onoe, H. Aonuma, K. Kuribayashi–Shigetomi, K. Kamiya, T. Tonooka, H. Kanuka and S. Takeuchi : *Adv. Mater.*, **18**, 2850–2856（2014）.

7）T. Tachi : *IEEE T. Vis. Comput. Gr.*, **16**（2），298–311（2010）.

8）Z.Merali : *Science*, **332**, 1376–1377（2011）.

9）K. Miura : *Int. J. Space. Struct.*, **8**, 3–16（1993）.

10）Z. You : *Science*, **345**, 623–624（2014）.

11）K. Kuribayashi, K. Tsuchiya, Z. You, D. Tomus, M. Umemoto et al. : *Mater. Sci. Eng. A*, **419**, 131–137（2006）.

12）K. Kuribayashi and S. Takeuchi : Origami5, CRC Press, 385–392（2011）.

13）K. Kuribayashi–Shigetomi, H. Onoe and S. Takeuchi : *PLoS One*, **7**, e51085（2012）.

14）B. Gimi, T. Leong, Z. Y.Gu, M. Yang, D. Artemov et al. : *Biomed. Microdevices.*, **7**, 341–345（2005）.

15）A. Azam, K. E. Laflin, M. Jamal, R. Fernandes and D. H. Gracias : *Biomed. Microdevices.*, **13**, 51–58（2011）.

16）T. G. Leong, C. L. Randall, B. R. Benson, A. M. Zarafshar and D. H. Gracias : *Lab Chip*, **8**, 1621–1624（2008）.

17）C. L. Randall, Y. V. Kalinin, M. Jamal, A. Shah, D. H. Gracias : *Nanomed–Nanotechnol*, **7**, 686–689（2011）.

18）N. Bassik, G. M. Stern, M. Jamal and D. H. Gracias : *Adv. Mater.*, **20**, 4760–4764（2008）.

19）M. Jamal, N. Bassik, J. H. Cho, C. L. Randall and D. H. Gracias : *Biomaterials*, **31**, 1683–1690（2010）.

20）S. Zakharchenko, N. Puretskiy, G. Stoychev, M. Stamm and L. Ionov : *Soft Matter*, **6**, 2633–2636（2010）.

21）L. Ionov : *Soft Matter*, **7**, 6786–6791（2011）.

22）M. Jamal, S. S. Kadam, R. Xiao, F. Jivan, T. M. Onn, R. Fernandes, T. D. Nguyen and D. H. Gracias : *Adv. Heal. Mater.*, **2**（8），1142–1150（2013）.

23）L. Ionov : *Adv Fuc, Mater*, **23**, 4555–4570（2013）.

第1節　ヒト多能性幹細胞の新規三次元培養技術

京都大学　**尾辻　智美**　　京都大学　**中辻　憲夫**

■1■　多能性幹細胞の大量培養法の必要性

胚性幹細胞（embryonic stem cells；ES 細胞）[1,2] や人工多能性幹細胞（induced pluripotent stem cells；iPS 細胞）[3] などの多能性幹細胞（pluripotent stem cells）は，個体を構成するあらゆる組織細胞，例えば神経細胞や心筋細胞に分化できる多能性を保持したまま，培養条件下で無限に自己増殖できる細胞株である。そのため再生医療や，創薬研究における新薬開発や安全性試験，また疾患メカニズムの解明などの細胞資源としての応用が期待されている。これらの実用化・産業化には，高品質の細胞を安全かつ安定的に，さらに低コストで供給する必要がある。

1998 年に，Thomson らによって最初にヒト ES 細胞株が樹立されたとき[1]，ウシ血清を含む培地と，支持細胞としてマウス胎児由来の繊維芽細胞を用いて，平面的なコロニーの状態で培養された。これらの培地は未知な成分を含み，ロットによる差が大きいことや安定性の観点から，現在では組成がすべて化学的に明らかな合成培地や合成基質へとシフトしている。さらに，安全性やコスト削減のために，動物由来因子を除いた xeno-free 培地の開発や，サイトカインなどのタンパク質性増殖因子を代替できる低分子化合物の開発が進んでいる[4]。

現在，実験室レベルでは，すでに心筋細胞などの高効率な分化誘導法が確立され[5]，各種の機能細胞の取得が可能になっている。しかしながら，表1 に示すように，心疾患や肝疾患などの移植に用いるには，患者 1 人あたり 10^9 から 10^{10} 個の分化細胞が必要である[6]。多くの場合，すべての多能性幹細胞が心筋細胞など目的の機能細胞に分化するわけではなく，その分化誘導の過程で死細胞や目的の細胞以外への分化などが観察されている。また，分化後の機能細胞では増殖

表1　移植に必要な細胞数

標的疾患	細胞の種類	必要な細胞数
心筋梗塞	心筋細胞	1–2×10^9 個
1 型糖尿病	インシュリン分泌細胞（膵 β 細胞）	1.3×10^9 個 /70-kg 患者
肝疾患	肝細胞	1×10^{10} 個
パーキンソン病	ドーパミン作動性ニューロン	1×10^5 個
シュタルガルト型黄斑ジストロフィ	網膜色素上皮細胞	0.5–2×10^5 個（フェーズⅠ/Ⅱ臨床試験）
加齢黄斑変性症	網膜色素上皮細胞	0.5–2×10^5 個（フェーズⅠ/Ⅱ臨床試験）

（文献 6）より引用して改変）

能力が低下している。したがって，移植治療に必要な機能細胞を獲得するには，まず多能性幹細胞の大量培養法の開発が不可欠である。

　しかし，このような細胞数を確保するには，培養皿を用いた従来の接着培養法では，さまざまな面で限界がある。例えば，直径 10 cm 培養皿で得られる細胞数は，10^7 個以下であり，10^9 個以上の細胞数を得るためには，100 枚以上の培養皿を使う必要がある。さらに，米国 FDA（Food and Drug Administration；食品医薬品局）などが要請する，厳密な品質管理と安全性検査（Good Manufacturing Practice；GMP グレード）を成功させるためには，均一な品質を保証された同一ロットの細胞に対して，各種検査を使用前に行う必要があるが，多数の培養容器に分散して生産した細胞を集めて同一ロットと示すには無理があると考えられる。また，接着培養法では，細胞の足場となる細胞外マトリックスなどの接着分子を必要とするが，これらの成分を品質保証された GMP グレードで供給することは，コスト増加の要因となる。

　そこで注目されているのが，培養面積や接着分子を必要としない浮遊培養法である。また，二次元より三次元のほうが限られた空間を最大限に活用できるため，接着培養法より浮遊培養法の方が大量培養化に適している。したがって，筆者らは多能性幹細胞を平面的なコロニーではなく細胞塊（筆者らはスフェアと呼んでいる）として培養する浮遊培養法の開発に取り組んだ。

2　三次元スフェア培養法の開発

2.1　浮遊培養法の問題点

　これまでの浮遊培養系には，継代時の細胞生存率の低さや，制御できない自発的な融合によるスフェアサイズの不均一性という問題がある[6]。また，大量生産を目指したスピナーフラスコなどのバイオリアクターを用いた三次元浮遊培養法では，酸素を供給したり，スフェアが容器の底に沈まないようにするために常に撹拌する必要がある。しかし，ヒト多能性幹細胞は，撹拌による力学的ストレスに特に敏感であり，細胞ダメージによる生産の低下が認められるため，現時点では本格的な大量培養の実用化には適さない[7,8]。これらの問題点を解決するために，筆者らは，①細胞解離酵素を使わない機械的処理による継代法の確立，②メチルセルロース（methyl cellulose；MC）の添加による自発的なスフェア融合の大幅な減少，さらに，③ジェランガム（gellan gum；GG）の添加による撹拌が不要な三次元的スフェア培養法の開発に成功した[9]。

2.2　メッシュフィルターを用いた継代法の確立

　ヒト多能性幹細胞は，非常にストレスに弱く，酵素処理による単一細胞への解離は細胞死を引き起こすため，通常の接着培養では，小さな細胞塊として継代される。また，Pho キナーゼ（Rock）の阻害剤は，その細胞死を抑制することが知られている[10]。これまでの浮遊培養法における継代法では，継代時に酵素処理により単一細胞への解離し，Rock 阻害剤を添加するが，生存率は低かった。また単一細胞への解離後の再凝集による細胞塊の形成では，サイズの制御は困難であるため，スフェアサイズの大きさと関連するアポトーシスによる細胞の損失や予期しない分化の誘導，また集団の不均一性を引き起こす[6,11,12]。そこで筆者らは，酵素を使用しない代わ

りにナイロンメッシュフィルターに通すことでヒト多能性幹細胞スフェアを分割した（**図1**）。その結果，均一なサイズのスフェアの形成が可能であり，各培養期間における継代後のサイズ分布は正規分布に従っていた。また，種々のサイズのフィルターを検討したところ，50 μmのサイズでの処理が，細胞の生存率や処理後のスフェアの大きさ，継代サイクルの観点から最適であった。継代後，スフェアのサイズは培養期間に比例して大きくなるが，継代後7日目以降では，300 μmを超えるスフェアが出現し，内部に不均一な構造体が観察された。このため，すべてのスフェアが300 μm以下（平均サイズ：220 μm）である5日目において継代を行った。また，継代時におけるRock阻害剤の添加は，従来の浮遊培養法と同様，細胞の損失を改善した。

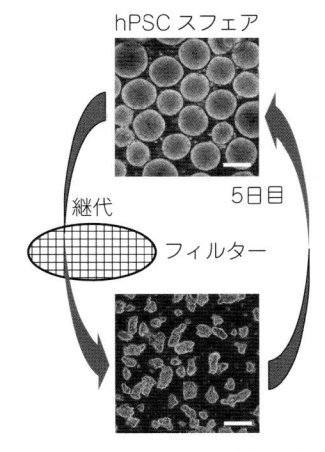

図1　メッシュフィルターを用いた機械的処理による多能性幹細胞の継代法

2.3　メチルセルロースによるスフェアの融合の抑制

　細胞塊同士の融合もまた不均一な細胞塊サイズを誘導し，自発的な細胞死や細胞分化の原因である。そこでスフェアの融合を抑制するために，メチルセルロース（MC）を培地に添加した。MCは，細胞培養では，その粘性を利用して，ヒト造血幹細胞のコロニー形成の細胞解析などに用いられている[13,14]。これらの系では1%濃度のMCが使用されているが，粘性が高く，取り扱いが難しい。そのため，この濃度で培地中に添加した場合，スフェアを効率よく回収できなかった。そこで，MC濃度を0.3〜0.6%（w/v）に下げて培地中に添加した結果，回収率の低下は認められず，融合スフェアの割合は，H9細胞株では13.7%から2.4%へ，253細胞株では14.9%から9.2%へ減少し，融合スフェアの抑制に成功した（**図2**(a)）。また，フローサイトメトリー解

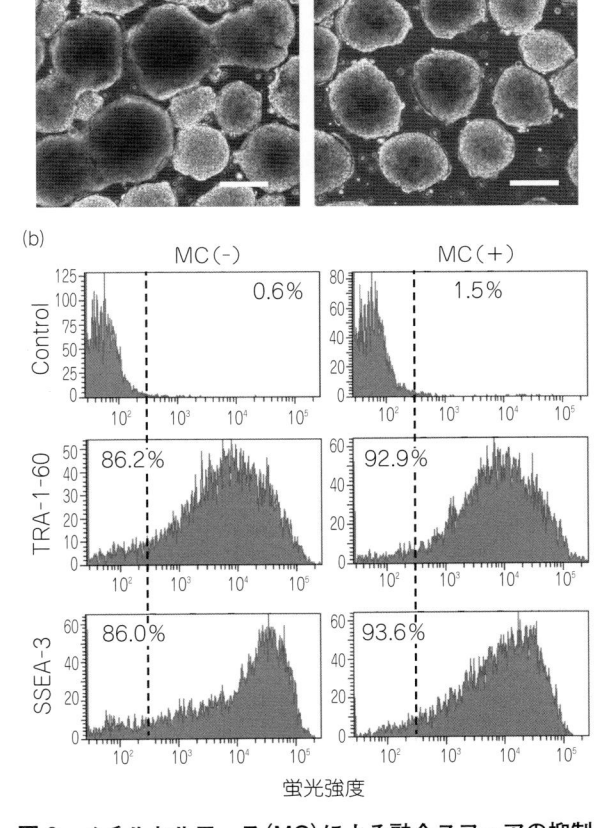

図2　メチルセルロース（MC）による融合スフェアの抑制
(a) MC有無の培養における253G1細胞株スフェアの形態，(b)フローサイトメトリー解析を用いたMC有無の培養における多能性マーカーの発現確認。（文献9）より引用して改変）

析では，MC 未添加での培養で，未分化性マーカーを発現している細胞の割合が減少しているのに対して，MC 添加で培養した場合，90％以上の細胞が未分化性マーカーの発現を維持していた（図2(b)）。したがって，融合スフェアの抑制は，スフェア培養における未分化性（多能性）の維持，つまり高品質の多能性幹細胞の安定供給に貢献している。このように，メッシュを用いた継代法と MC による融合スフェアの減少できる二次元のスフェア培養法を確立した。

2.4　ジェランガム添加によるスフェアの沈降抑制

大量培養を可能にするためには，平面的な二次元のスフェア培養ではなく，三次元の培養技術が求められる。これまでの培養系では，撹拌による細胞ダメージが問題であった。これを解決するために，筆者らはジェランガム（GG）に着目した。GG は，エロデア属の水草（北米原産のトチカガミ科の植物）から分離されたグラム陰性細菌 Sphingomonas elodea により生産される水溶性多糖類である。その安全性は，国連の FAO/WHO 合同食品添加物専門家会議（Joint Expert Committee on Food Additives；JECFA）において 1990 年に評価されており，実験動物への経口投与での急性／慢性毒性試験および発がん性試験では問題がないことが確認されており，主に食品や化粧品の添加物として産業応用されている。

GG は「グルコース-グルクロン酸-グルコース-ラムノース」の4糖を1単位とする繰返しにより構成されており（**図3**(a)），カルシウムイオン（Ca^{2+}）などの2価カチオンの存在下で強固で脆い水溶性ゲルを形成する[15]。MC など高分子多糖類の多くが濃度に依存して溶液の粘度を上げるため，その取り扱いが難しくなるが，完全にスフェアの沈降を抑制することはできない。一

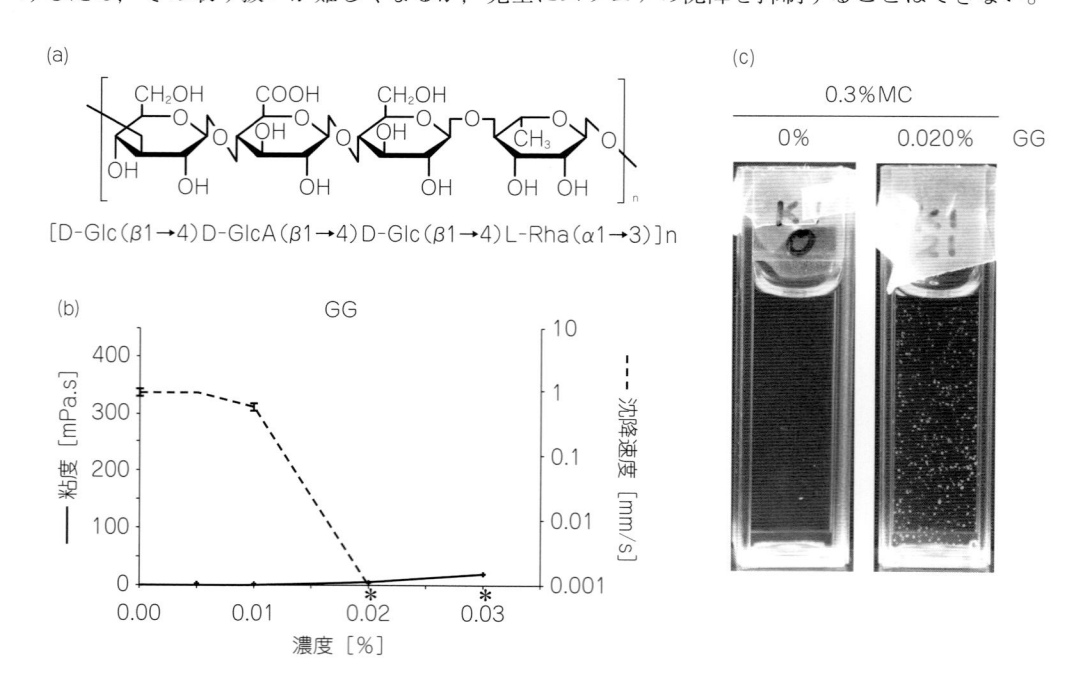

図3　ジェランガム（GG）による沈降抑制

(a) GG の構造，(b) BGG の各濃度における粘性と沈降速度（＊は浮遊状態を示す），(c)スフェアの三次元的浮遊状態。（文献9）より引用して改変）

方で，0.01〜0.03%（w/v）の低濃度の GG を添加した場合，図3(b)に示すように，大幅な粘性の増加を示さず，水と同じような流動性であるにもかかわらず，スフェアを三次元的浮遊状態に保持できる（図3(c)）。これは，培地中における GG の微細なゲル同士の隙間に，スフェアが分散し，沈降が抑制されることで，三次元的な保持が可能であると考えられる。GG を含む培地が流動的かつスフェアを三次元的浮遊状態に保持できることに興味のある読者は，筆者らの原著論文の動画データで確認していただきたい[9]。

2.5　ジュランガムの細胞培養への応用

このように，GG を培地中に添加することで撹拌なしで，スフェアを三次元的に分散することができるので，実際に GG を添加して多能性幹細胞の培養ができるかを調べた。培養用プレートでの培養で，MC と GG を含む培地では，GG による細胞増殖への影響は，認められなかった（**図4**(a)）。次に，三次元化するために，5 mL プラスチックチューブを用いた培養では，細胞増殖が

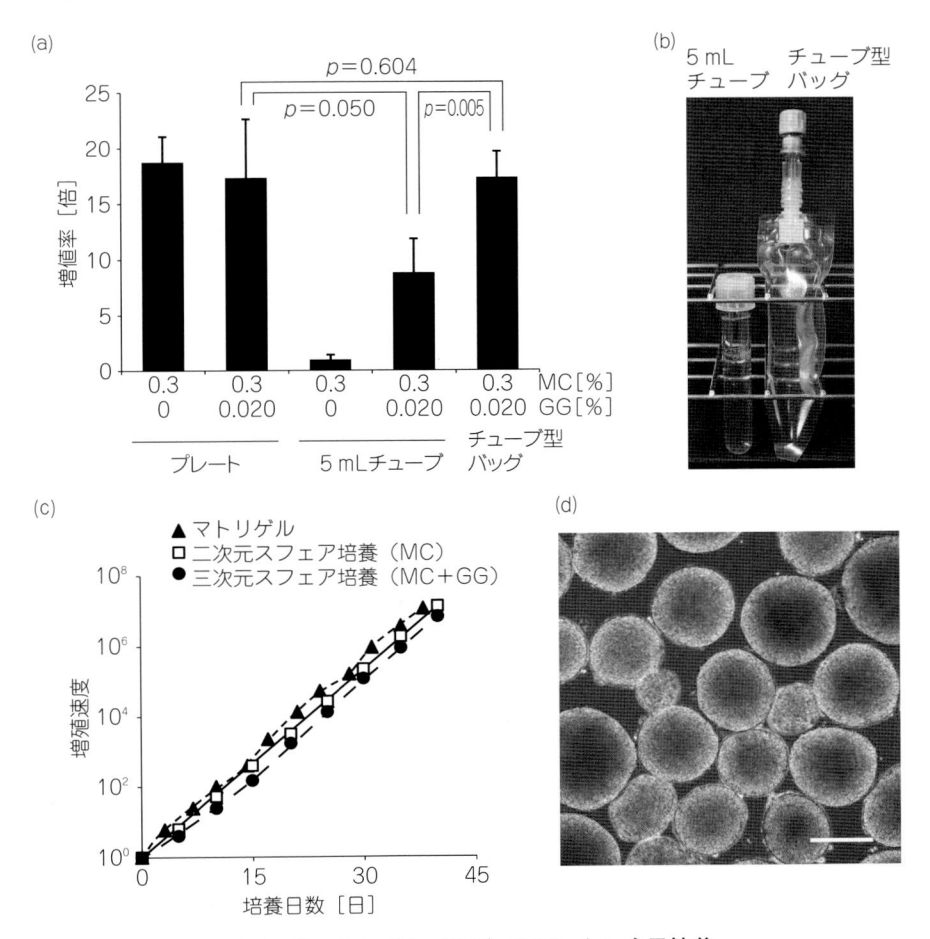

図4　ジェランガム（GG）を用いた三次元培養

(a) GG 添加でのスフェアの増殖率，(b) 5 mL プラスチックチューブとガス透過性チューブ型バッグ，(c) 三次元スフェア培養法，二次元スフェア培養法および接着培養法（マトリゲル）における細胞増殖の比較，(d) 三次元培養法におけるスフェアの形態。（文献9）より引用して改変）

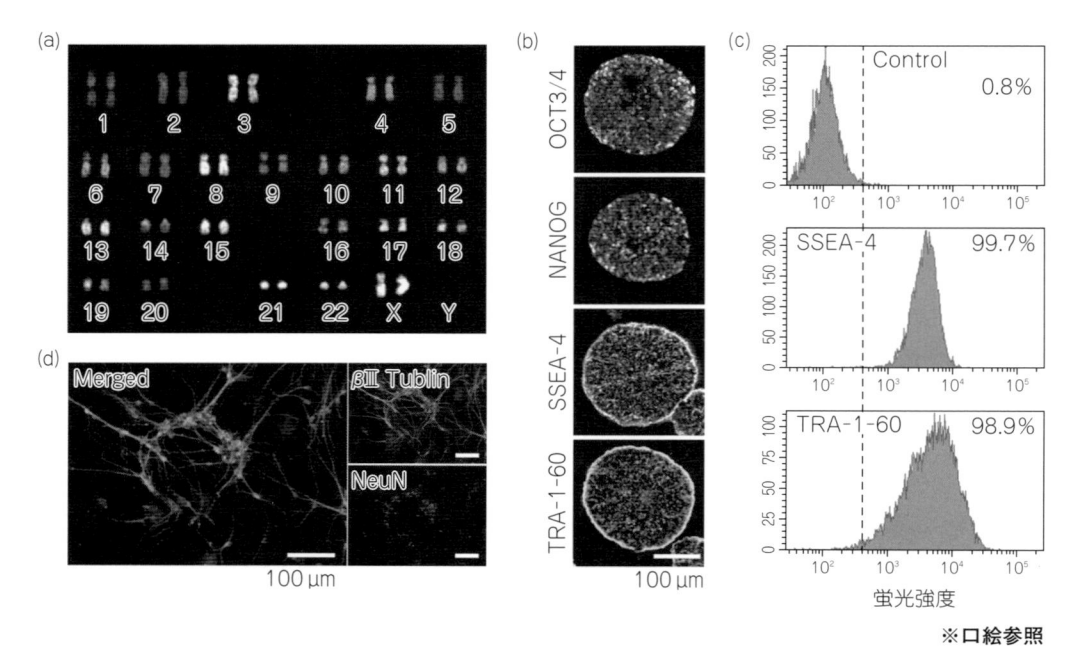

図 5　三次元スフェア培養で継代維持した多能性幹細胞の性質

(a)マルチカラーFISH 法による核型解析，(b)免疫染色法による多能性マーカーの発現確認，(c)フローサイト
メトリー解析による多能性マーカーの発現確認。（文献 9）より引用して改変）

認められ継代維持が可能であるが，ガス交換の不足が原因と考えられる細胞増殖の低下が認められた。そこで，ニプロ㈱のガス透過性膜を用いた小型培養バッグを使用した（図 4(b)）。その結果，MC のみを加えた培養皿での培養と同様の細胞増殖と形態を示し，継代維持が可能であった（図 4(a)）。このように，GG とガス透過性膜の培養バッグを組み合わせることで，新規三次元培養法の開発に成功した。この方法で継代維持した多能性幹細胞スフェアの細胞増殖速度は，二次元スフェア培養法および接着培養法で維持した細胞と同様であった（図 4(c)，(d)）。

またこれらのスフェアはマルチカラーFISH 法において正常核型を示し（**図 5**(a)），フローサイトメトリー解析や免疫染色法で，多能性マーカーの発現を確認した。（図 5(b)，(c)）。さらに，神経細胞への分化誘導を行った結果，神経のマーカーであるβⅢ Tublin や NeuN の発現が認められ（図 5(d)），胚葉体形成後の遺伝子発現の検証では，三胚葉すべての分化マーカーの発現が認められた。このように，GG を用いた撹拌の不必要な三次元スフェア培養法は，多能性幹細胞の特徴的性質を保持した状態で，長期継代維持が可能である。

2.6　三次元スフェア培養法の大量培養化の検証

最後に，この技術が大量培養系に適しているかを確認するため，ガス透過性膜で作成したバッグを用いた 200 mL スケールでの培養を行った（**図 6**）。その結果，1.4×10^8 個の多能性幹細胞を獲得でき，その細胞増殖率は小スケールの場合と同様であった。つまり，ほかのバイオリアクターなどで見られるスケールアップに伴う細胞生産の低下は，この培養法では認められなかっ

た。したがって，この三次元スフェア培養法は，多能性幹細胞を効率的に増殖生産できるシステムとして期待できる。

③ 今後の期待

今回開発した三次元スフェア培養法を用いて1.4×10^8個の細胞生産に成功したが，実際に，ヒト多能性幹細胞を再生医療や創薬に活用するためには，10^{10}個以上の未分化の多能性幹細胞が必要

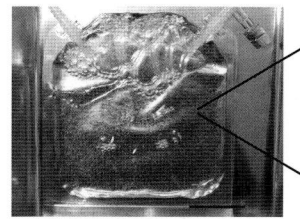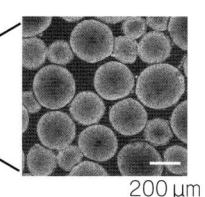

5cm

200 μm

図6　200 mL 容量のガス透過性培養バッグを用いた三次元スフェア培養とそのスフェアの形態

（文献9）より引用して改変）

であり，さらに同一ロットでの凍結保存などを考慮すると，それ以上の細胞数を増殖生産させる必要がある。したがって，今後の実用化に向けては，さらに大規模な培養生産システムの構築が求められている。筆者らの三次元スフェア培養法は，撹拌することなくスフェアを三次元的浮遊状態に保持できるため，小スケールと同様の生産力を示す。そのため，1 L 容量のバッグを用いた場合，獲得できる細胞数は，10^9個と予想される。また，大量培養法では，安全かつ安定的な細胞の獲得のために，ガス供給や pH，pO_2 などを適正に制御するシステムの構築が求められるが，GG は，大幅な粘度上昇を示さないため，これらの分析機器の測定に対する影響は少ないと考えられる。また，ガス交換などで撹拌が必要となった場合でも，スフェアを力学的に分散させる必要はないので，最小限の撹拌で対応できると考えられ，撹拌による細胞へのダメージは低減できる。

このように，GG を用いた三次元スフェア培養法は，ほかのスピナーフラスコなどを用いた培養法や既存のゲル化剤などを用いた培養方法とまったく異なり，世界的にも独創的で優位性を持つ新規技術である。今後，高品質のヒト多能性幹細胞の安定的な大量生産と供給を可能とし，ヒト ES/iPS 細胞を用いた再生医療や創薬活用の実用化と産業化に大きく貢献することが期待される。

文　献

1）J. A. Thomson et al. : *Science*, **282**, 1145（1998）.
2）H. Suemori et al. : *Biochem. Biophys. Res. Commun.*, **345**, 926（2006）.
3）K. Takahashi et al. : *Cell*, **131**, 861（2007）.
4）A. D. Celiz et al. : *Nat. Mater.*, **13**, 570（2014）.
5）I. Minami et al. : *Cell Rep.*, **2**, 1448（2012）.
6）M. Serra et al. : *Trends Biotechnol.* **30**, 350（2012）.
7）H. Singh et al. : *Stem Cell Res.*, **4**, 165（2010）.
8）C. O' Brien and A. L. Laslett : *Stem Cell Res.*, **9**, 167（2012）.
9）T. G. Otsuji et al. : *Stem Cell Rep.*, **2**, 734（2014）.
10）K. Watanabe et al. : *Nat. Biotechnol.*, **25**, 681（2007）.
11）M. Amit et al. : *Stem Cell Rev.*, **6**, 248（2010）.
12）K. G. Chen et al. : *Cell Stem Cell*, **14**, 13（2014）.
13）S. −J. Lu et al. : *Nat Meth.*, **4**, 501（2007）.
14）L. Jin et al. : *Proc. Natl. Acad. Sci. U.S.A.*, **110**, 3907（2013）.
15）R. Chandrasekaran and V. G. Thailambal : *Carbohydr. Polym.*, **12**, 431（1990）.

第2節　間葉系幹細胞向け自動培養装置

株式会社カネカ　**刀禰　宏司**　　株式会社カネカ　**秋山　裕和**

1 はじめに

　近年，再生医療の基礎研究や臨床研究において，数々の優れた成果が創出され，再生医療が持つ可能性が広く認知されてきている。これに加え，2014年11月には，医薬品医療機器等法と再生医療等安全性確保法が施行され，再生医療等製品の早期承認制度の導入や，細胞培養加工の外部委託が可能になるなど，再生医療の実用化を推進するための環境が整備されつつあり，再生医療の普及に向けた期待はますます高まってきている。

　しかしながら，再生医療の普及に向けては，依然として解決すべき多くの問題が存在する。その1つとして，治療に用いる細胞の調製が手作業に依存していることが挙げられる。手作業による細胞調製は，人為的なミス発生のリスクや，作業者毎に手技差が存在することから，一定品質の細胞を安定して調製することが難しいという課題がある。さらに，細胞調製作業の多くは，開放系で行われていることから，クリーン度を高レベルで管理した細胞調製室にて作業を行う必要があり，作業者の人件費に加え，設備投資費，維持費が莫大となっており，コスト面に大きな課題がある。したがって，これら問題を解決できる新たな技術開発が望まれており，我々企業への期待は大きい。

　これまで，㈱カネカでは，上述の課題解決を目標に自動培養装置の開発を行ってきた。本稿では，㈱カネカが開発した閉鎖型自動細胞培養装置「P 4C S」を紹介する。

2 閉鎖型自動細胞培養装置「P 4C S」の特徴

　閉鎖型自動細胞培養装置「P 4C S」の外観を**図1**に示す。装置本体の大きさは，幅1,087 mm×奥行き626 mm×高さ622 mmであり，コンパクトさを特徴としている。

　P 4C Sは，「容器密閉型培養装置（sealed vessel culture system）[1]」に分類される装置であり，専用のディスポーザブル培養キットを用いた閉鎖系での細胞培養が可能であることを特徴としている（**図2**）。従来の開放系のフラスコを用いた培養では，培養過程における雑菌等の汚

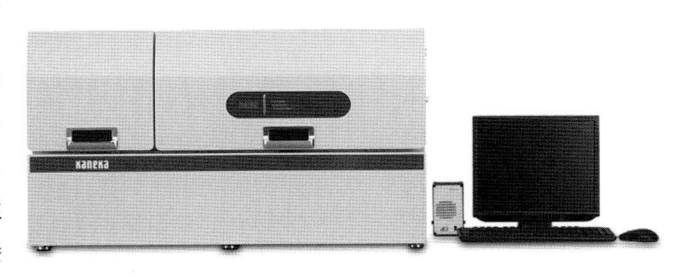

図1　P 4C Sの概観

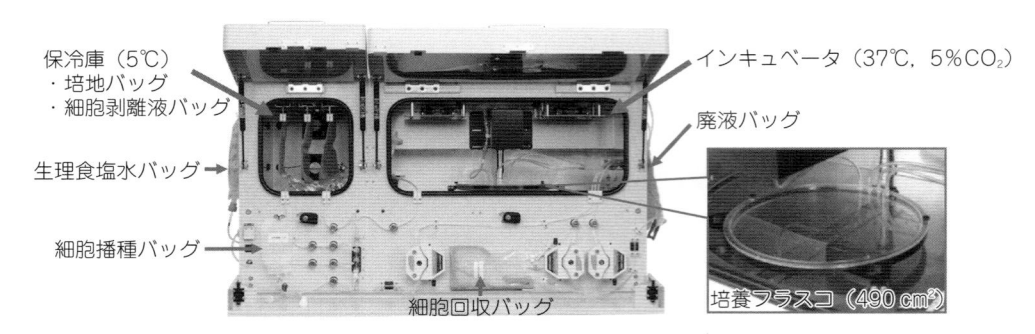

保冷庫（5℃）
・培地バッグ
・細胞剥離液バッグ

インキュベータ（37℃, 5％CO₂）

生理食塩水バッグ

廃液バッグ

細胞播種バッグ

細胞回収バッグ

培養フラスコ（490 cm²）

図 2　専用ディスポーザブル培養キット装着時

染リスクを低減するために，グレードＢ（class 10,000）を直接支援区域としたグレードＡ（class 100）の区域で行われているが，これら区域のクリーン度維持には莫大なコストを要することに加え，グレードＢの区域にアクセスする前には二次更衣が必要であり，その手間は非常に大きい。一方，Ｐ4ＣＳは，設置環境のクリーン度を高レベルで維持せずとも，培養中における雑菌等の汚染リスクを排除できる。これまでに，その実証実験として，一般環境下（通常の実験室）に設置したＰ4ＣＳにて，培養実験を繰り返し行ってきたが，培養中の雑菌などの汚染は認められていない。したがって，Ｐ4ＣＳの設置環境は，グレードＢを必要としないと考えられる。これにより，高レベルにクリーン度を管理した区域で必要となる細胞調製作業を減らすことができ，この区域を最小化できる。したがって，細胞調製施設に対する初期投資費，設備維持費を抑制することができると同時に，培養の手間を大幅に減少させることができる。また，従来の開放系での培養では，チェンジオーバー時の除染作業に大きな手間を要するが，この装置では，基本的にそれを必要とせず，手間を大きく軽減できる。

　なお，この培養キットは，医療機器と同様の品質管理を行っており，品質面において，一般的な理化学機器よりも安心して使用することができる。

❸ 閉鎖型自動細胞培養装置「Ｐ4ＣＳ」の主な機能

3.1　培養操作

　Ｐ4ＣＳは，細胞播種，培地交換，細胞回収等の操作に加え，「再播種操作（細胞を一旦剥離，分散させ，再接着させる操作)²⁾」を搭載している。Ｐ4ＣＳでは，1枚の大型円形培養フラスコ（490 cm²）で培養を行う仕様となっており，初代培養時など，播種する細胞数が少ない場合，培養面に対してコロニー状に局在化した細胞分布を形成する。この状態で培養を継続すると，局所的に接触阻害が生じ，細胞の増殖が抑制される。このような場合，再播種操作を実行し，細胞を剥離，分散，再接着させ，細胞の分布を均一化させることで（**図3**），細胞の増殖を早めることができる。1例として，骨髄由来間葉系幹細胞（骨髄 MSC）を初代培養する場合

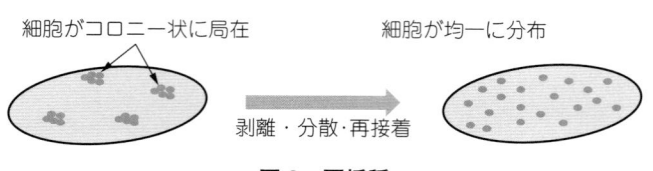

細胞がコロニー状に局在

細胞が均一に分布

剥離・分散・再接着

図3　再播種

に，培養途中で，再播種操作を実行
することで，再播種を実行しない場
合よりも細胞増殖が有意に早くなる
ことを確認している。

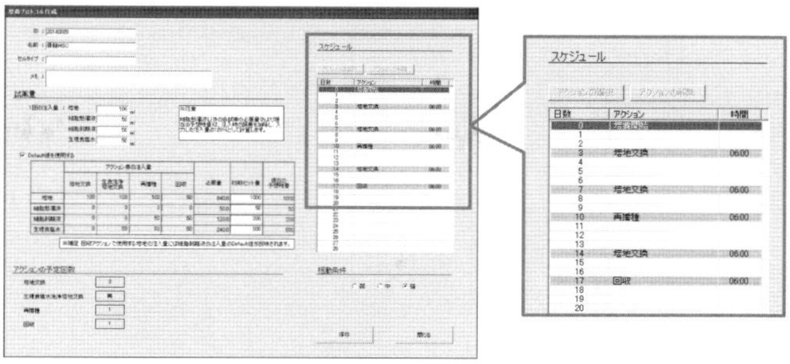

3.2　培養プロトコル

P4CSによる培養では，上述の
培地交換などの培養操作を任意にス
ケジュール化した培養プロトコルを
作成，登録できる（**図4**）。培養時
には，この培養プロトコルに基づ
き，各培養操作を自動で実行するこ
とができる。また，培養途中で細胞
の状態に応じて，培養操作の実行ス
ケジュールを変更することができる。

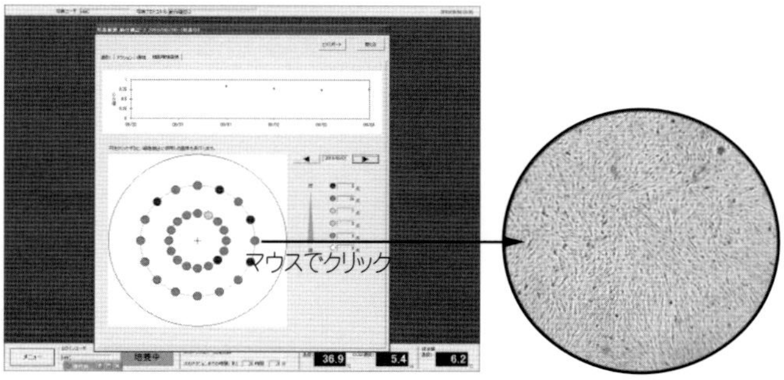

図4　培養プロトコル入力画面

図5　細胞画像

3.3　細胞の観察

P4CSには，インキュベータ内
の培養フラスコ下にCMOSカメラを内蔵している。培養中は，24時間毎に培養フラスコ内の32
定点の細胞を自動で撮影する（**図5**）。これに加え，培養フラスコ内の任意点のリアルタイム観
察も可能である。自動取得した細胞画像や，リアルタイムの観察から，細胞の状態を随時確認す
ることができる。

3.4　履歴の管理

P4CSでは，培養操作の実行履歴を全て自動記録できる。また，インキュベータ内の温度，
CO_2濃度，保冷庫内の温度のモニタリングデータを自動記録できる。さらに，装置の状態に異常
が発生した場合には，PC画面と警告音にて，その異常を通知すると同時に，それを自動記録す
る。

4　閉鎖型自動細胞培養装置「P4CS」による間葉系幹細胞の培養

従来，骨髄MSCの初代培養は，主に，骨髄液を培養フラスコに直接的に播種する方法，密度
勾配遠心法により得られる有核細胞画分を播種する方法の2通りで行われている。一方，㈱カネ
カでは，骨髄液から閉鎖系でMSC濃縮画分を効率良く調製できるデバイスを開発し[3-5]，これを
用いた骨髄MSCの培養方法を提案している[2]。このデバイスとP4CSを組み合わせれば，MSC
の分離から培養までを連続して閉鎖系にて行うことができる。以下に，この方法によりMSCを
培養した結果を説明する。

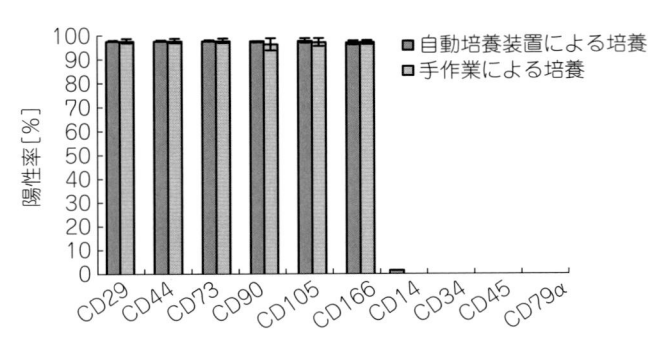

図 6　表面マーカー解析

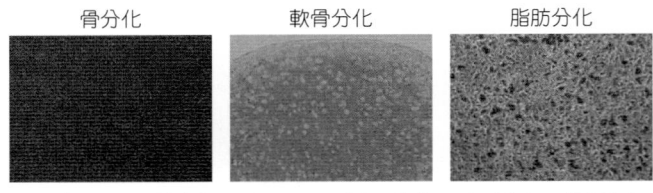

骨分化　　　　　　軟骨分化　　　　　　脂肪分化

アリザリンレッド染色　アルシアンブルー染色　オイルレッドO染色

※口絵参照

図 7　分化誘導

これまで 5〜20 mL のヒト骨髄液をデバイスで処理して得られた細胞画分より，P 4C S による培養を行ってきた。多くの場合，培養 7 日目時点には，コロニー状に局在化した細胞が認められ，この時点で一旦，上述の再播種を行うことで，細胞分布を均一化させた。さらに培養を継続し，サブコンフルエントに達した時点で細胞を回収した。これまでの実験では 11〜15 日間の培養で 1.2〜1.9× 10^7 cells の骨髄 MSC を調製できる結果を得ている。これは，平行して行った手作業による培養で得られた細胞数と同等であった。FACS により回収細胞の表面マーカーの発現解析を行ったところ，手作業による培養で得られた細胞と同様に，骨髄 MSC に特徴的な発現パターンであることを確認できている（**図 6**）。さらに，回収細胞を骨，軟骨，脂肪への分化誘導培地にて培養を行うことで，この 3 系統への分化能があることも確認している（**図 7**）。加えて，核型解析においては，染色体異常は認められていない。

　また，P 4C S では，従来の骨髄液を直接的に播種する方法での培養も可能であり，上述のデバイスを用いた方法と同等数の MSC を調製できる結果を得ている。さらに，他の接着性細胞の培養が可能であることも確認している。代表的なものとしては，脂肪由来幹細胞（Adipose-derived stem cells；ASC）である。吸引脂肪をコラゲナーゼで処理することで得られた細胞画分（Stromal Vascular Fraction；SVF）[6] から培養を行い，回収細胞の表面マーカーを FACS により解析し，ASC に特徴的な発現パターンであることを確認している。

5　おわりに

　上述の通り，P 4C S は，「コンパクトさ」と「容器密閉型」という 2 つの特徴を持つ。特に後者の特徴により，P 4C S の設置環境のクリーン度維持を高レベルに維持する必要はない。これにより，高レベルにクリーン度を管理した区域で必要となる細胞調製作業を減らすことができ，この区域を最小化できる。したがって，自動化による人件費の抑制だけでなく，設備投資費，維持費も抑制できると考えられる。さらに，専用の培養キットは医療機器と同様の品質管理を行っており，品質面において安心して使用することができる。これらのことから，安定かつ低コストな細胞調製を実現するための有効なツールになると考えられる。なお，本稿では，MSC の培養

結果を中心に記載したが，Ｐ４ＣＳは他の接着性細胞の培養にも幅広く対応可能であり，さまざまな治療のための細胞の調製において活用できると考えている。

　㈱カネカでは，自動培養装置以外にも，細胞調製をサポートするさまざまなデバイス，装置の研究開発に取り組んでいる。この取り組みを通じて，再生医療の実用化と普及に貢献していきたい。

文　　献

1）M. Kino-oka et al. : *J. Biosci. Bioeng.*, **108**（4），267（2009）.

2）中谷勝ほか：*BIO Clinica*, **26**（9），55（2011）.

3）K. Ito et al. : *Tissue Eng. Part C Methods*, **16**（1），81（2010）.

4）小林明ほか：*JETI*, **58**（8），83（2010）.

5）吉田進也ほか：細胞，**42**（12），520（2010）.

6）M. Yoshimura et al. : *J. Cell Physiol.*, **208**（1），64（2006）.

第3節　ヒト再生心筋組織構築に向けた ヒト iPS 細胞大量培養技術

東京女子医科大学　瀬田　博允　　東京女子医科大学　松浦　勝久

1 はじめに

　ヒト iPS 細胞はその無限自己複製能と多分化能から，再生医療分野で重要な細胞と期待されている。また，近年ヒト iPS 細胞を使用した薬物毒性試験や，疾患モデルの確立などによる病態解明への応用や，心筋や肝臓などに分化誘導した細胞を使用した組織構築の可能性が示されていることから，世界中で研究が日進月歩進められている。筆者らの施設においても，新生仔ラット心筋細胞やマウス ES 細胞由来心筋細胞を細胞シート化することで，再生心筋組織の構築に成功しており，これらを応用して，最近ではヒト iPS 細胞由来心筋細胞を用いた再生心筋組織の構築を試みている[1-3]。これらの研究において，高品質で大量，かつ安価なヒト iPS 細胞の供給が不可欠である。しかしながら，その培養では，培地や添加因子などは一般的に高価であり，ヒト iPS 細胞の未分化性の維持にはある程度の技術的習熟を要する。また，ヒト iPS 細胞の維持培養や種々の細胞への分化誘導に関しては，世界でさまざまなプロトコールが報告されているものの，施設間ないし技術者間でも培養効率や分化誘導効率が異なることもしばしばあることから，極力人的要素を排し，均一性を伴った量産技術を開発するとことが求められる。臨床応用においては，1×10^9 個程度の細胞が必要とされる。このような大量生産を可能にするためには，小スケールでの条件検討の結果を，そのまま大スケールに応用できる scalability が効率の観点で大変重要であり，その意味で筆者らは三次元浮遊撹拌懸濁培養技術開発を行っている。しかしながら，臨床応用に向けては，単に細胞数が相応に確保できればよいわけではない。例えば，通常の培養においては，顕微鏡による形態観察を通して，細胞の質をある程度評価可能である。したがって，現行の細胞加工施設におけるきめの細かい小規模な培養においては，同様の手法を用いて質的評価が可能であり，仮に逸脱するサンプルが出ても，培養皿ごと破棄することで処理可能である。一方，大量培養，特に三次元浮遊撹拌懸濁培養においては，顕微鏡を用いた形態観察による質的評価は困難である。その代替として，最終製品の抜き取りによる質的評価が行われることとなるが，それを可能にするには，培養工程の均一化，安定化を担保することが必須となる。

　本稿では，三次元浮遊撹拌懸濁培養による多能性幹細胞の高密度大量培養と培養環境安定化へ向けた技術開発，そしてその応用としての効果的な再生医療を可能にする再生心筋組織構築の開発について概説する。

2　三次元浮遊撹拌懸濁培養によるヒト iPS 細胞の増幅

2.1　ヒト iPS 細胞の特性

　ヒト iPS 細胞は通常 bFGF（basic fibroblast growth factor）存在下にマイトマイシン C 処理ないしは放射線照射したマウス胎仔線維芽細胞（mouse embryonic fibroblast；MEF）上もしくはマトリゲルなどをコートした培養基材上で培養される。これらの培養においてヒト iPS 細胞は小さな細胞凝集塊として継代することにより，未分化性を維持しつつ増幅している。この事象は，ヒト iPS 細胞は通常単一細胞の状態では多くが細胞死に陥るが，凝集塊で継代することにより，ヒト iPS 細胞相互の接着および産生する細胞外マトリックスによりその細胞死を抑制していることを示している。また，細胞凝集塊の状態を維持することで，各々のヒト iPS 細胞が他の細胞を足場として細胞の生存・増殖に寄与することを示唆している。また，近年開発されたラミニン E8 フラグメントは，ヒト iPS 細胞の培養機材への初期接着の時間を大幅に短縮することで，単一細胞状態におけるヒト iPS 細胞の細胞死を抑制し，単一細胞状態での継代を可能にしている。一方，ヒト iPS 細胞は物理的ストレスに非常に弱く，マウス ES 細胞を含めた各種細胞の浮遊撹拌培養に用いられている撹拌様式では，細胞凝集塊が維持されず，容易に細胞死に至ることが観察される。

　このようにヒト iPS 細胞の維持培養，特に浮遊撹拌培養においては細胞の特性を十分理解したうえで行わなければならない。

2.2　三次元浮遊撹拌懸濁培養の特徴

　三次元浮遊撹拌懸濁培養の利点として，高密度培養の可能性が挙げられる。三次元ゆえに，培養液単位体積当たりの細胞数の許容域は大変大きく，目的細胞数を得るのに必要な培地使用量の削減および省スペース化が可能となり，ヒトの手を介した作業量軽減にも大きく寄与する。また培養液の撹拌も，利点の 1 つである。培養皿上での細胞培養においても，気相に接する上部と細胞に近接する下部では，酸素濃度は大きく異なる[4]。すなわち，単にインキュベーター内に培養皿を入れるのみでは，培養液中の酸素濃度は均一にはならず，細胞の増殖，分化に酸素濃度が影響することを鑑みると，能動的に培養液を撹拌することは重要と考えられる。さらに，微生物の培養とは異なり，培養液中の酸素化にはバブリングの手法を用いることは適切でなく，上面からの通気の場合，液深が大きくなるほど，酸素の濃度勾配は大きくなることが予想され，培養槽のスケールアップに対応するためにも，撹拌は欠かすことはできない（**表 1**）。

表 1　三次元浮遊撹拌懸濁培養

利点	課題
・培地体積あたりの細胞密度が最も高い ・装置の小型化が可能 ・各種培養スケールへの柔軟性 ・能動的な培養条件の調整 ・細胞凝集塊形成を介した、未分化増幅から分化誘導までの工程一元化 ・作業時間の軽減	・細胞凝集塊の不均一性 ・流れ自体による細胞への影響 ・高密度培養に伴う培養環境劣化に対応した培地自動交換システムの開発 ・全工程の自動化

　三次元浮遊撹拌懸濁培養では，撹拌により培養液成分および培養液内の酸素濃度を均一化することができ，その効率は撹拌スピードおよび撹拌翼の形状に依存する。一方で，過度の速さによる撹拌では，撹拌翼自体による細胞への物理的刺激はもちろんのこと，流れにも乱れが生じ，細胞に対して過度の物理的なストレスを与えることとなり，凝集塊の形成を阻害す

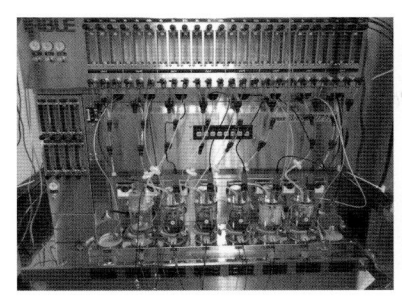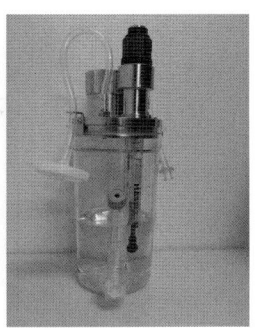

図 1　三次元浮遊撹拌懸濁培養装置と培養槽
同時に 8 つのリアクターを使用でき，それぞれ個別に pH，溶存酸素濃度，温度を制御できる

ることから，単一細胞では多くが細胞死に至ってしまうヒト iPS 細胞の培養には不向きである。一方で，低速での撹拌は細胞凝集塊が浮遊状態を維持できず，細胞凝集塊同士の非特異的な融合やリアクター底部への沈降を生じ，また酸素濃度や培養液の成分の均一化の点でも効率的な培養が難しい。このような課題に対し，筆者は，最近デルタ型撹拌翼を開発することで，上記の課題に対し，ある程度の解決策を見出すことができた。すなわち，気相と接する培養液上部では軸流が生じ，培養液内に効果的な給気が可能となる。一方，細胞凝集塊が主に撹拌されている培養液中部から下部にかけては主に層流が生じており，撹拌速度を上げずとも，細胞凝集塊が沈降せず，低ストレス，かつ均一な撹拌が可能となった（**図 1**）。

　さらに，従来においても三次元浮遊撹拌懸濁培養では，培養液内の pH，酸素濃度，温度を経時的にモニタリングすることが可能であったが，pH センサーを小型化し，培養槽外部から非接触式に溶存酸素濃度を測定できるセンサーを開発することで，細胞凝集塊への物理的ストレス軽減を可能にした。これらのセンサーからの情報をもとにリアクター上面から注入する空気，窒素，酸素，二酸化炭素を適宜調整することで，目的の pH と酸素濃度に制御することが可能である。また，臨床応用および産業化においては，培養工程の記録は不可欠であるが，pH や酸素濃度の持続的モニタリングの結果が，リアルタイムにログとして記録されることも重要な点である。

2.3　三次元浮遊撹拌懸濁培養装置を用いたヒト iPS 細胞の培養

　上述したような開発の結果，三次元浮遊撹拌懸濁培養によるヒト iPS 細胞の未分化増幅は容易なものになっている。これまでに，MEF や SNL でのオンフィーダー培養，マトリゲル，ビトロネクチン，ラミニン E8 フラグメント上でのフォーダーレス培養，レトロウイルスやエピソーマルベクターによって樹立されたヒト iPS 細胞，いずれのケースにおいても，単一細胞浮遊状態で播種したヒト iPS 細胞は，培養開始翌日には細胞凝集塊を形成し，4-5 日で約 5 倍の細胞数にあたる 1×10^8 個程度までの細胞の増幅が観察される。

　これらの増幅された細胞の多くが，未分化マーカーである SSEA4，Tra-1-60，OCT3/4 および NANOG を発現しており，また適切な分化誘導および免疫不全動物への移植により，3 胚葉への分化が観察されることからも，未分化状態を維持したまま増幅されたことが示唆された。これ

らの増幅したヒト iPS 細胞を酵素処理によって再度単一細胞状態にした後も，三次元浮遊撹拌懸濁培養により，同様の増幅は可能である。このことは，小スケールから大スケールまでの段階的なヒト iPS 細胞の増幅を，培養槽のスケールアップで対応できることを示唆するものと考える。

3　ヒト iPS 細胞培養のコストと作業効率

　再生医療や創薬応用，いずれにおいてもヒト iPS 細胞を維持培養，および目的細胞数を得るのに要する培地・試薬等のコスト，さらにその作業に必要な人員の確保，技術習得による要する訓練期間は，重要な問題の一つである。

　通常，MEF 上で維持された 2×10^7 個のヒト iPS 細胞を同様の手法で 100 倍に増幅させるために要する総コスト（培養液，試薬，人件費，機器費等）を試算すると，およそ 680 万円必要である。これらのコストの 7 割が培養液やフィーダー細胞に要したものであった。また，1 人の技術者がこの作業を行うとすると，約 14,000 分の時間が費やされる結果となった。一方で，三次元浮遊撹拌懸濁培養を用いると，総コストは 220 万円，作業時間は 1,400 分と，二次元培養に比較してそれぞれおよそ 1/3，1/10 に削減された。この削減は，経済効率，作業効率の改善を意味しており，本技術によってヒューマンエラーや技術者間の技量に伴う培養効率の差をも抑制できるものと考えられる。

4　三次元浮遊撹拌懸濁培養の応用

　一般に，二次元，三次元にかかわらず，単位面積・体積あたりの細胞密度が増加すれば，代謝産物の蓄積による培養環境は悪化しやすい。三次元浮遊撹拌懸濁培養は高密度での培養が可能であるがゆえに，上記のようにコストや作業の簡略化の面で大きな利点である一方，その代謝産物の蓄積が課題の 1 つである。多能性幹細胞は，主にグルコース代謝により ATP を産生し，その代謝産物として乳酸などが産生されるため，その蓄積により培養液の pH は低下し，培養されている細胞に影響を与え得る。このことは，培養工程の均一化の点で問題であるが，培養環境の悪化は，細胞機能にも影響し得るため，より高機能な再生医療を目指す上で，解決すべき課題である。単に低下した pH を上げるだけであれば，重層などの添加で十分であるが，培養液内成分の濃度および比重にも影響するため，現状では，培地の交換ないし老廃物のみ除去する培養液の透析が効果的な解決法と考える。

　通常の細胞培養では，1～3 日に 1 回程度全量培地交換を行うことが一般的である。三次元浮遊撹拌懸濁培養における高密度培養下では，1 日に 1 回の全量培地交換では十分でない。最近筆者らは，1 日 1 回ないし 2 回の間欠的な全量培地交換と，交換する培地量は同じものの，連続的に培地を交換する系において，マウス ES 細胞の増殖能，心筋分化能および細胞シート内での生着能に相違が生じることを見出している[5]。単一細胞浮遊状態のマウス ES 細胞を血清存在下に pH と溶存酸素を制御しつつ三次元浮遊撹拌懸濁培養を行うと，細胞凝集塊形成を経て，約 10 日間で心筋細胞へ分化する凝集塊が現れる。培養 6 日目以降になると，1 日 1 回の間欠的培地交

換をしても，その代謝産物の影響で，日を追うごとに pH の低下が著しくなっていく一方，間欠的な培地交換と同量の培地を連続的に交換すると，培養上清中の乳酸の蓄積が抑制され，極端な pH の低下も抑えられた。培養 10 日目の総細胞数は間欠培地交換の約 2 倍に増加し，さらに連続培地交換系で培養された細胞における各種心筋関連遺伝子の発現は，間欠培地交換より有意に亢進し，心筋細胞の収量としても有意差をもって増加した。また，これらの誘導された心筋細胞をマウス線維芽細胞と 8：2 の割合で共培養して細胞シート化すると，最終的に間欠培地交換により誘導された心筋細胞を用いると，心筋シート内の心筋細胞が約 60% であるのに対し，連続培地交換により誘導された心筋細胞では約 70% であった。すなわち，等量の培養液を使用しても，持続的に培養液を交換し，培養環境をより安定させることにより，細胞機能の向上が期待されることが示唆される。

　一方で，ヒト iPS 細胞の培養においては，培養液自体が大変高価であり，培養液をそのまま全量交換しないで済む技術開発が求められる。最近筆者らは，人工透析技術をヒト iPS 細胞の高密度培養に応用することに成功している。細胞が培養されている培養槽より連続的に培養上清を回収し，主にアミノ酸のみ含まれる安価な透析液を用いて透析することで，より効率的なヒト iPS 細胞の増幅が可能になっている。透析技術自体は，周知の通り臨床で広く使用されており，透析培養自体の臨床への応用のハードルは高くないことが期待される。

　このように連続的な培地交換システムや透析培養技術は，培養環境をある程度均一に保つことが可能なであり，その結果として多能性幹細胞の機能に大きく影響することから，コストのみならず安定・安全性の観点からも，今後ますます重要性が高まるものと考える。

5　心筋細胞への分化誘導と応用

5.1　三次元浮遊撹拌懸濁培養による心筋細胞への分化誘導

　ヒト iPS 細胞から心筋細胞への分化誘導には発生に準じて増殖因子を時期特異的に添加することが必要であることが知られている。未分化性を維持した凝集塊の状態から胚葉体形成へ移行し，形成初期より Activin A，BMP（Bone morphological protein）4，FGF2 を添加することにより，中胚葉への分化が促進される[6]。さらに，心臓中胚葉から心筋前駆細胞への分化には Wnt シグナルが負に制御されていることから，Wnt の生理的阻害物質である Dkk1（Dickkopf1）や，化学的に阻害作用を有する IWR-1，IWP-4 の添加により心筋分化誘導が促進する[7]。近年，このような心筋分化誘導法に関する報告が数多くあり，おおむね 20～80% 程度の心筋分化誘導効率が示されている。しかしながら，そのほとんどが培養皿上での細胞凝集塊形成法や単層培養法などであり，実用的なスケールでの報告は未だ少ないのが現状である。

　三次元浮遊撹拌懸濁培養は前述のように細胞凝集塊形成を介することから，ヒト iPS 細胞の増幅からそのまま分化誘導へ応用することが可能である。また，三次元浮遊撹拌懸濁培養装置を用いることにより，溶存酸素濃度，pH を厳密に制御することが可能となったため，酸素濃度や，pH の最適な条件を検討することが容易となった。例えば，マウス ES 細胞での三次元培養ではあるが，心筋分化誘導において pH を 7.1 から 6.8 へ低下させただけで心筋特異的といわれる αMHC

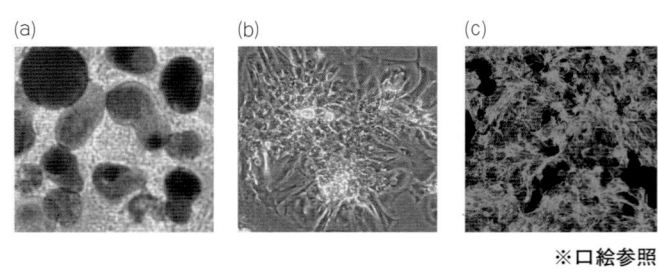

（a）

（b）

（c）

※口絵参照

図2　三次元浮遊撹拌懸濁培養装置で分化誘導された心筋細胞

(a)細胞凝集塊。(b)細胞凝集塊を酵素処理にて単一細胞とし，再播種した心筋細胞。(c)心筋細胞に対する免疫染色。緑：cardiac troponin T，青：DAPI

（myosin heavy chain）や cTnT（cardiac troponin T, 心筋トロポニン T）の発現が数千分の1に低下するというような報告もあり[8]，培養の際の周辺条件は十分に検討することが重要である。

　筆者らは，この装置を用いることで，このような厳密な条件下で効率的で安定的な心筋分化誘導を実現させた[3]。上述のような時期特異的に増殖因子および低分子化合物を添加することにより，心筋分化誘導16日目にはほとんどの胚葉体で自律拍動が確認され，その約8割の細胞で cTnT が陽性であった。また，総細胞数は分化誘導後 100 mL の培養槽中に $1.5×10^8$ 個に達した。すなわち，およそ $1.2×10^8$ 個の心筋細胞が一度の培養で回収でき，良好な心筋分化誘導効率性を示した。このようにして作成されたヒト iPS 細胞由来心筋細胞の電気的興奮は電位として測定可能で，ナトリウムチャネル，カリウムチャネル，カルシウムチャネルの各種阻害剤により，濃度依存性に制御された（**図2**）。

　以上のように三次元浮遊撹拌懸濁培養で分化誘導された心筋細胞は，生体内の心筋細胞と同等ではないもののそれに近い細胞と考えられ，将来の再生医療への応用に寄与できるものと考えられる。現在考えられているヒト iPS 細胞を用いた再生医療には，$1×10^9$ 個程度の心筋細胞が必要と考えられており，この三次元浮遊撹拌懸濁培養での分化誘導は安定的かつ効率的な方法の1つとして有効な培養法である。

5.2　ヒト iPS 細胞由来心筋細胞の応用

　この作成されたヒト iPS 細胞由来心筋細胞は，酵素処理で単一細胞にした後，温度応答性培養皿に播種し，温度を降下させることで，心筋細胞シートが作成できる。つまり，一次元である心筋細胞から温度応答性培養皿を使用して二次元の心筋細胞シートを作製することが可能となった。この心筋シートは全面で自律拍動し，電気刺激にも追随することが確認されている。筆者ら

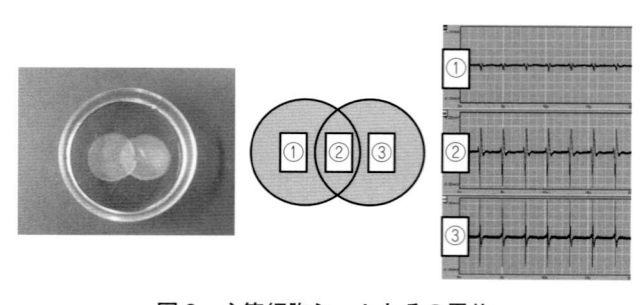

図3　心筋細胞シートとその電位

シェーマのごとく，それぞれの心筋細胞シートが接着することにより，同期する。文献3）を一部改変

は，さらにそのシート積層することで，三次元の再生心筋組織の構築にも成功した。積層されたシート同士は当初，別々の自律拍動が認められるが，数十分で互いに同期し，接着する（**図3**）。さらに，この心筋細胞シートを3枚積層して，免疫不全ラットの皮下に移植すると，移植6か月後も自律拍動が観察され，約 300 μm の厚みを持ったヒト心筋組

織が構築された。しかしながら，移植前の in vitro においては，これらのシートは供給される酸素，栄養が内部へ十分浸透せず，内部壊死を起こしてしまうことから，無限に積層できるわけではない。そこで，筆者らは，新たに持続還流装置を利用して血管内皮細胞を併せてこの装置の上で培養し，血管付与を行いながら，より厚く，また，より長期的に組織を構築することを試みている。この試みは現在人類が成し得ていない，組織構築からさらに「臓器」作成という未来への一歩だと考えている。

❻ 再生医療発展に向けた課題と展望

　三次元浮遊撹拌懸濁培養を用いることによって，ヒト iPS 細胞の，より効率的な増幅と分化誘導が可能となったが，再生医療の実現にむけて，乗り越えなければならない問題は多く残っている。

　1つ目は，将来の再生医療の場においては，このヒト iPS 細胞由来細胞または組織を供給する上での完全無菌化および完全自動化のシステムの構築である。将来の再生医療は，研究者レベルの試みから，官民一体となったいわゆる産業化へ発展していくことが予想される。そのような中で，患者への投与または移植の過程で，細菌や不純物の混入はあってはならないことであり，現在の医薬品や医療機器と同等以上の扱いが求められる。また，出来上がった細胞や組織の品質の均一性を考えるうえでも，極力人的要因を排除し，完全自動化するようないわゆる工場のようなシステムが必要であろう。その点において，筆者らの三次元浮遊撹拌懸濁培養技術を応用することで，この問題の一部は解決できるものと考えられる。

　2つ目は，再生される細胞や組織自体の品質および腫瘍化の問題である。$10^8 \sim 10^9$ 個の細胞移植を想定した際に，万が一つ未分化細胞が混入しても，$10^4 \sim 10^5$ 個の未分化細胞が移植される可能性はあり，このような頻度の細胞はフローサイトメーターなどによる従来の方法では検出が困難である。ヒト iPS 細胞の作製方法や分化誘導のプロトコールの開発・改良の日々が世界中で進められている中で，そのリスクは減少する方向にあることは間違いないが，本稿で述べた大量培養の実現により臨床応用に準じた細胞数での前臨床研究が可能となってきていることを踏まえ，さらなるリスク軽減に向けた研究・開発と併せ，腫瘍化リスクについての定量的評価法の開発など，臨床応用に向けたより現実的な議論が深まることが期待される。

　21 世紀最大の発見の1つである，ヒト iPS 細胞の発見は，今後の医療を大きく変えていくであろう。ヒト iPS 細胞を用いた再生医療はまだまだ産声を上げたばかりだが，本技術を含めた，ヒト iPS 細胞の大量培養技術の進歩によって，さらなる発展に大きく貢献できるものと思われる。この分野がますます進歩していく中で，この技術を通じて少しでも多くの患者の手助けとなることを願ってやまない。

文　献

1）松浦勝久：多能性幹細胞の3次元大量培養システム，生物工学会誌，**92**（9），483-486（2014）.

2）T. Shimizu et al.：Polysurgery of cell sheet grafts overcomes diffusion limits to produce thick, vascularized myocardial tissues, *FASEB J.*, **20**, 708–710（2006）.

3）K. Matsuura et al.：Creation of human cardiac cell sheets using pluripotent stem cells, *Biochem Biophys Res Commun*, **425**（2），321–327（2012）.

4）K. Sekine et al.：Oxygen consumption of human heart cells in monolayer culture, *Biochem Biophys Res Commun.*, **425**（3），834–839（2014）.

5）K. Matsuura et al.：Fabrication of mouse embryonic stem cell–derived cardiac cell sheets using a bioreactor culture system, *PLos One*, **7**（12），e52176（2012）.

6）S. J. Kattman et al.：Stage–specific optimization of activin/nodal and BMP signaling promotes cardiac differentiation of mouse and human pluripotent stem cell lines, Cell Stem Cell, **8**, 228–240（2011）.

7）E. Willems et al.：Small–molecule inhibitors of the Wnt pathway potently promote cardiomyocytes from human embryonic stem cell–derived mesoderm, *Circ Res.* ,**109**, 360–364（2011）.

8）A. Teo, A. Mantalaris and M. Lim：Influence of culture pH on proliferation and cardiac differentiation of murine embryonic stem cells, *Biochem Eng J.*, **90**, 8–15.（2014）.

第 2 編

三次元組織化に向けた最新研究

第1節　スフェロイド培養器

北九州市立大学　**宮本　大輔**　　北九州市立大学　**中澤　浩二**

1 はじめに

　生体内の組織や臓器の細胞は，機能的かつ構造的な三次元相互作用によって，その能力が発揮されている。このため，in vitro において生体模倣環境を創り出すことは，細胞が本来有する能力を発揮させるための有効な手段である。このような細胞を取り巻く三次元環境には，液性因子や細胞外マトリクスのネットワーク，細胞間コミュニケーション，機械的刺激，三次元階層構造など，さまざまな因子が挙げられるが，本稿では「細胞による三次元構造の構築（細胞の三次元組織化）」技術の1つであるスフェロイド（球状細胞組織体）に焦点を当て，筆者らの技術を紹介する。

2 スフェロイド

2.1 スフェロイドとは

　細胞-材料間よりも細胞-細胞間の接着力が勝る環境下では，細胞は自発的に集合・凝集化し，形状的に安定な球状の組織化状態を形成する。このような細胞組織体が一般的に「スフェロイド」と呼ばれており，ES/iPS 細胞が形成する「胚様体」，神経幹細胞が形成する「ニューロスフェア」も基本的にはスフェロイドと同様な細胞組織体である。

　例えば，肝細胞スフェロイドでは，その内部において細胞小器官や細胞間コミュニケーションの発達，細胞の極性化，毛細胆管様構造の再構築など，生体類似構造が構築されており，その結果として二次元単層培養よりも高い機能発現を長期維持することができる[1,2]。一方で，スフェロイドは細胞が密に接着した組織体であるため，その内部では物質の濃度勾配が発生し，酸素や栄養素などの濃度は中心部が低く，その逆に代謝物や老廃物などの濃度は中心部が高くなることから，大きなスフェロイドでは内部に壊死層が発生することが知られている[3]。さらに，スフェロイド内部の細胞間結合の度合いや力学的作用は，その大きさによって異なることから，スフェロイドサイズはその特徴を支配する重要な因子の1つである。

2.2 スフェロイド形成法

　スフェロイドは細胞間結合が促進される培養条件によって形成される。その方法として，液滴内で細胞を培養する「ハンギングドロップ法」，細胞非接着表面を有する U 型ウェル内で細胞を培養する「U 型プレート法」，物理的に細胞同士を衝突させる「浮遊旋回法」などが知られてい

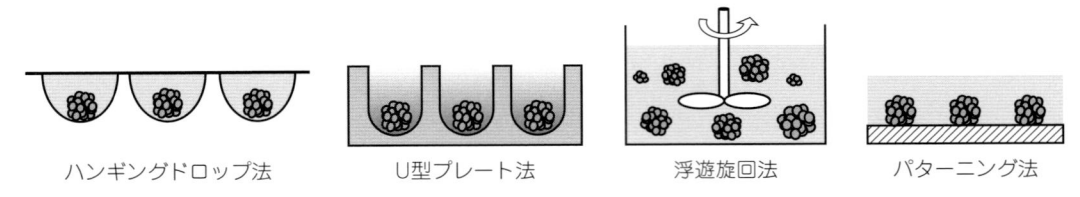

ハンギングドロップ法　　　　U型プレート法　　　　浮遊旋回法　　　　パターニング法

図1　スフェロイド形成法

る[4,5]。さらに最近では，細胞接着面／非接着面を有する培養基板を用い，細胞の増殖に伴ってスフェロイドが形成される「パターニング培養法」も確立されている[6,7]（**図1**）。ここで，スフェロイドのサイズ制御と量産性を考えると，ハンギングドロップ法やU型プレート法はサイズの制御に優れる一方で大量培養は難しく，浮遊旋回法はその逆である。

　そこで，スフェロイドサイズを制御しつつ大量培養を実現する方法として，筆者らは以下に解説するマイクロチップ技術を開発した。

❸　マイクロウェルチップ

3.1　チップの基本設計

　筆者らが開発している「マイクロウェルチップ」は，培養基板上に数百 μm 単位の微小培養空間（マイクロウェル）構造を設け，その表面が細胞非接着分子で修飾された構造をしている[8-10]。これは，物理的な仕切りと細胞非接着表面を設けることによって，スフェロイドの自発的な形成とその維持，さらには形成されたスフェロイド同士の融合を防止するという発想である（**図2**(a)）。

　このチップは微細加工技術と表面化学修飾技術によって作製した。まず，ポリメチルメタクリレート（PMMA；アクリル）基板上にマイクロウェルを切削し，その表面に Pt 薄膜を形成させた。次に，末端チオール基を有するポリエチレングリコール（PEG–SH）を用い，Pt–チオール結合を形成させることにより，その表面が PEG（細胞非接着分子）で修飾されたチップを作製した（図2(b)）。

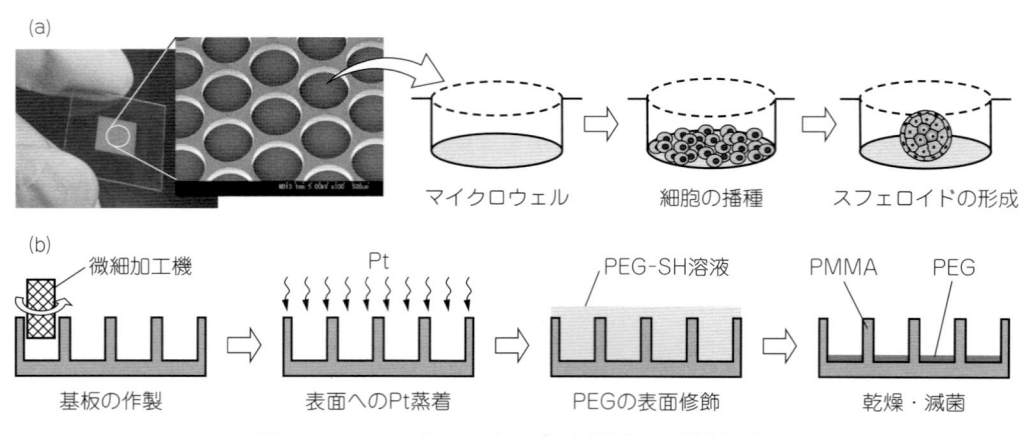

図2　マイクロウェルチップの(a)構造と(b)作製工程

3.2　各種細胞のスフェロイド形成

　このチップに播種された細胞は，まずマイクロウェル内に保持される。ウェル表面は非接着性であることから，自発的な細胞の集合・凝集化が進行して1つのウェル内に1個のスフェロイドが形成され，チップ全体では均一なスフェロイドが大量形成される。このチップによるスフェロイドの形成は，初代肝細胞，ES/iPS細胞，神経幹細胞など，さまざまな細胞種に対応可能であり，さらに2種類以上の細胞を混ぜ合わせた共培養スフェロイドの形成も実現できる汎用的な技術である[9,10]（**図3**）。また，ウェル内のスフェロイドは浮遊状態のため，ピペッティングなどの簡便な操作で低侵襲にスフェロイドを回収することができる。

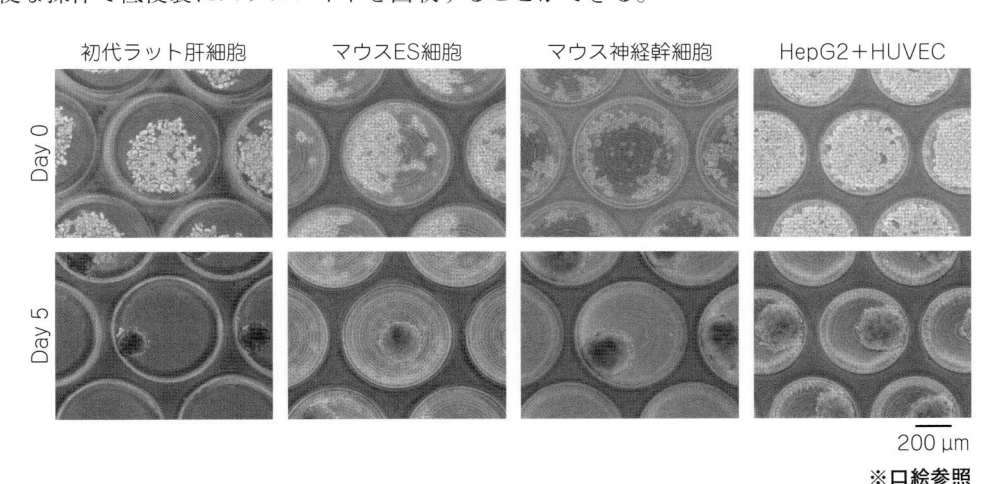

初代ラット肝細胞　　マウスES細胞　　マウス神経幹細胞　　HepG2＋HUVEC

Day 0

Day 5

200 μm

※口絵参照

図3　マイクロウェルチップによる各種細胞のスフェロイド形成

3.3　チップ設計条件とスフェロイドの関係

　このチップのさらなる利点は，ウェル径やウェル数，ウェル間距離などの設計条件を容易に変更できることである。例えば，ウェル径200 μm（チップ200），400 μm（チップ400），600 μm（チップ600），800 μm（チップ800），1,000 μm（チップ1,000）のチップを用いてマウス神経幹細胞を培養すると，形成されたスフェロイド（この場合はニューロスフェア）は，培養10日目頃まではサイズの増加（細胞の増殖）が見られたが，それ以降はほぼ一定のサイズが培養長期間にわたって維持された[9,10]（**図4**(a)）。ここで興味深い現象は，スフェロイドの到達サイズがウェル径に依存して異なることであり，他の細胞種においても同様な現象が確認された。さらに，このようなチップ条件の違いは，スフェロイド特性にも影響することを見出している[11]。詳細なメカニズムは現在検討中であるが，これらの現象はチップ内における酸素や細胞分泌物の濃度分布に起因していると考えられる。

　さらに，チップ材質もスフェロイド特性に影響を与える重要な因子である。細胞非接着性のハイドロゲルであるアガロースを用いて作製されたマイクロウェルチップ（Agaroseチップ）でも，均一なスフェロイドの大量形成が達成される。ここで，上述のPMMAチップとAgaroseチップにおけるラット肝細胞スフェロイドの特性を比較すると，Agaroseチップの方が高い機能

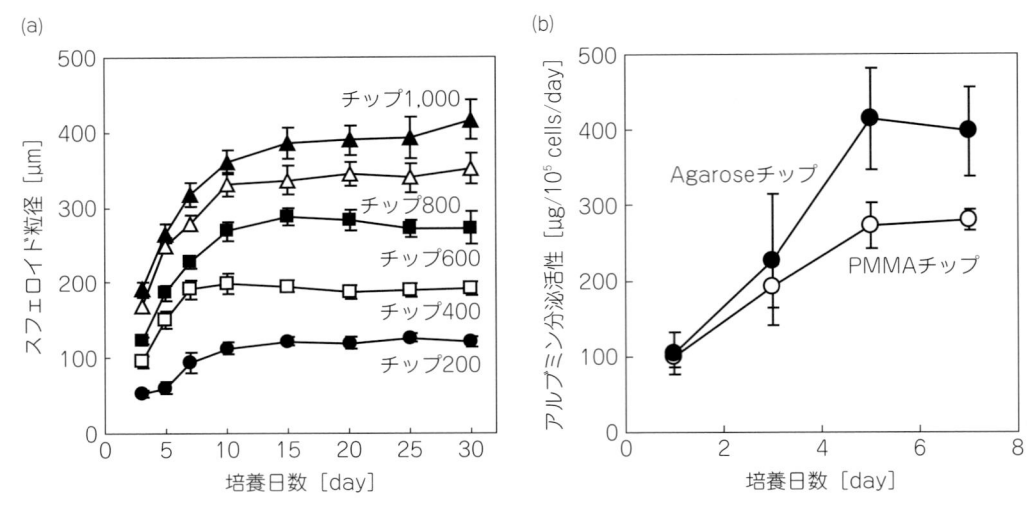

図4　(a)マイクロウェル径と(b)チップ材質がスフェロイド特性に与える効果

発現を維持した（図4(b)）。また，HepG2スフェロイドの場合，Agaroseチップの方が高い細胞増殖性を示した。マイクロウェル構造は，微小空間であるがゆえに「淀み現象」は避けられず，バルク空間に比べて物質移動能が低下するが，ハイドロゲルのような物質透過性の材料を利用することで，ウェル内の培養環境が改善されたためと考えられる。

　これらの結果は，マイクロウェルチップは均一なスフェロイドの大量形成法として利用できるばかりでなく，その設計条件によってスフェロイドのサイズや分化特性を制御できる方法であることを示している。

4　スフェロイドアレイ化チップ

4.1　スフェロイドのアレイ化技術

　上述のマイクロウェルチップは，スフェロイドをウェル内で浮遊培養させているため，スフェロイド間の位置や距離を厳密に制御することはできない。そこで，ウェル底面に細胞接着/非接着面を設け，形成されたスフェロイドの位置決めを厳密に行うスフェロイドアレイ化チップを開発した[10,12]。このチップは，Pt薄膜が形成されたマイクロウェル底面にポリジメチルシロキサン（PDMS）製のマイクロスタンプを用いてコラーゲン（細胞接着分子）をまず修飾（マイクロコンタクトプリンティング法）し，次にコラーゲン部位以外をPEG修飾する方法で作製した（**図5(a)**）。

4.2　スフェロイドアレイの特徴

　このチップ技術を利用することでさまざまな細胞種のスフェロイドをアレイ化することが可能であるが，ここではHepG2スフェロイドを例にあげてその特徴を解説する[13]。

　円柱状や直方体状のウェル構造を有するチップ（図5(b)）に細胞を播種すると，ウェル底面の

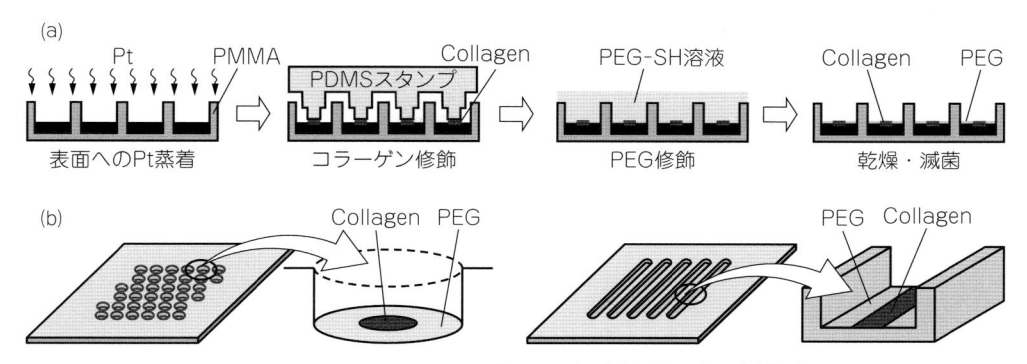

図5　スフェロイドアレイ化チップの(a)作製工程と(b)構造

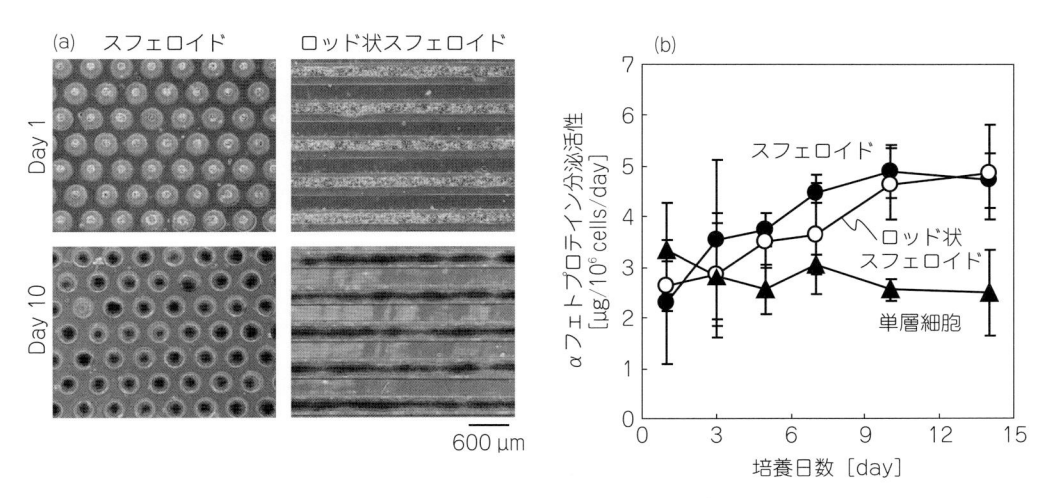

図6　HepG2 スフェロイドの(a)アレイ化と(b)機能発現

コラーゲン修飾部位にまずは細胞が接着・伸展した。その後，細胞の増殖に伴って三次元的な凝集体へと成長し，最終的には表面が平滑化したスフェロイドへと発達した。形成されるスフェロイドは，ウェル形状に依存しており，円柱状ウェルでは球状，直方体状ウェルではロッド状のスフェロイドが形成された（**図6**(a)）。ここで，球状とロッド状のスフェロイド間では機能発現（α-フェトプロテイン生産活性，図6(b)）に大きな差は見られなかったことから，スフェロイド形状は細胞特性に大きな影響を与えないと考えられる。

このようにスフェロイドを高密度アレイ化することにより，チップ全体あるいは個々のスフェロイド特性を評価・解析することが可能になることから，創薬研究などの細胞アッセイや基礎研究分野における有効な手段となることが期待できる。

4.3　ハニカムフィルム型チップ

さらに筆者らは，発展型チップとして，下村政嗣教授らのグループ（現，千歳科学技術大学）が開発したハニカムフィルム（富士フイルム㈱製）[14,15] を利用したスフェロイドアレイ化チップを開発した。ハニカムフィルムは，μm 単位の貫通孔が蜂の巣状に規則配列したフィルムであり，

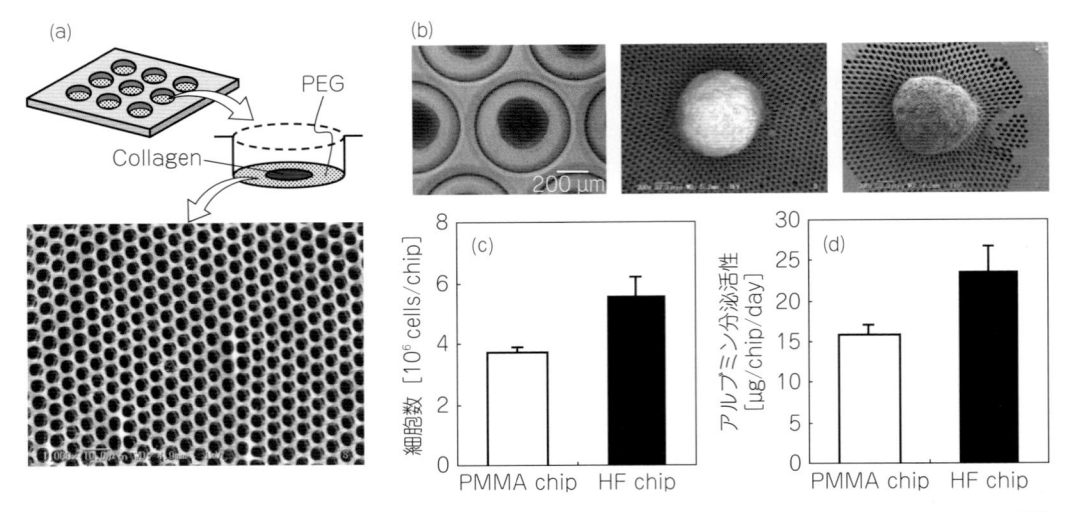

図7　(a)ハニカムフィルム型（HF）チップと(b)培養 14 日目における HepG2 スフェロイドの形態
　　（左：位相差像，中：ウェル面 SEM 像，右：ウェル裏面 SEM 像），(c)細胞増殖性，(d)アルブ
　　ミン分泌活性

開孔率が高い，数〜数十 μm 単位で孔径を制御できる，フィルム材質を選択できるなどの利点を有する。そこで，このフィルムをチップ底面に利用し，その表面がコラーゲンと PEG で修飾されたハニカムフィルム型チップを作製した[10,16]（**図 7**(a)）。

　例えば，孔径 10 μm のハニカムフィルムを組み込んだチップを用いて HepG2 細胞を培養すると，上述の非貫通底面チップ（PMMA チップ）と同様に均一なスフェロイドが形成された。さらに面白い現象は，細胞は増殖に伴ってハニカム膜内へと侵入し，その結果としてウェル面と反対側にもスフェロイドが形成される，すなわち，ハニカムフィルムを介したスフェロイドの両面培養が達成される点である（図 7(b)）。このような現象によって，ハニカムフィルム型チップでは PMMA チップよりも高密度培養が達成され，さらには良好な細胞の機能発現も維持された（図 7(c)(d)）。このような特徴は，ハニカムフィルムの孔径と開孔率に依存すると考えられ，これらのパラメーターを変化させることによってスフェロイドの片面あるいは両面培養を制御することや，ハニカムフィルムを介して異なる細胞種のスフェロイドを共培養することが可能となると思われ，ユニークなスフェロイド培養技術へと発展することが期待できる。

5　おわりに

　「細胞の三次元組織化」技術が注目される近年において，「スフェロイド研究」の歴史は数十年と古く，組織化研究のパイオニア的な存在といえる。そして，スフェロイドに関する機能的・構造的な解析やその培養法の確立，さらにはアプリケーション展開などの取り組みは，現在でも活発に進められている。

　今回紹介したチップ技術は，均一なスフェロイドを大量培養できることから，再生医療や細胞アッセイを支える培養ツールとして期待できる。さらに，チップの設計条件（すなわち，スフェ

ロイドを取り巻く培養環境の設計条件）によってスフェロイド特性が変化することから，この現象の理解を深めることは，スフェロイド研究のさらなる発展につながると期待している。

文　献

1）J. Landry et al. : *J. Cell Biology,* **101**, 914（1985）.
2）M. V. Peshwa et al. : *In Vitro Cell Dev Biol Anim,* **32**, 197（1996）.
3）F. Hirschhaeuser et al. : *J Biotechnology,* **148**, 3（2010）.
4）R. Z. Lin et al. : *Biotechnol J,* **3**, 1172（2008）.
5）H. Kurosawa : *J Biosci Bioeng,* **103**, 389（2007）.
6）T. Tamura・et al. : *J Mater Sci Mater Med,* **19**, 2071（2008）.
7）W. Wang et al. : *Biomaterials,* **30**, 2705（2009）.
8）Y. Sakai et al. : *Acta Biomaterialia,* **3**, 1033（2007）.
9）Y. Sakai et al. : *J Biosci Bioeng,* **110**, 223（2010）.
10）田畑泰彦編集：細胞の 3 次元組織化－その最先端技術と材料技術，メディカルドゥ，pp.229-234（2014）.
11）K. Nakazawa et al. : *J Biosci Bioeng,* **116**, 628（2013）.
12）J. Fukuda et al. : *Biomaterials,* **27**, 1061（2006）.
13）R. Mori et al. : *J Biosci Bioeng,* **106**, 237（2008）.
14）岩永宏ほか：*FUJIFILM Research & Development,* 54, 38（2009）.
15）T. Kawano et al. : *Biomacromolecules,* **14**, 1208（2013）.
16）H. Yamazaki et al. : *J Biosci Bioeng,* **118**, 455（2014）.

第2節　高粘性培地によるスフェロイド培養システム

横浜市立大学　小島　伸彦

1　はじめに

多細胞生物の臓器や組織は，複数種類の細胞が整然と配列し，微細な三次元構造を構築することで機能を発揮している。筆者らはスフェロイドの中に臓器に類似する微細構造をつくり込むことで，産業や医療において活用できるミニチュア臓器の開発に取り組んでいる。数日間程度の短期間で三次元微細構造を再現するためには，スフェロイドの内部で細胞の自発的な配列・組織化を促すような，適切な培養技術を開発することが重要である。

本稿では，溶液中において細胞および粒子を短時間で凝集させる技術を基盤とした，各種ミニチュア臓器の作製方法について紹介する。

2　メチルセルロース培地による粒子の凝集

メチルセルロースは水に不溶であるセルロースの水酸基の一部をメトキシ基に置換して，水中に分散できるようにしたものである。一般的にメチルセルロースは増粘剤として食品添加物に使われており，ライフサイエンスの分野においても，造血幹細胞のコロニー形成アッセイ用に1%程度のメチルセルロース培地が使用されている。このメチルセルロースを3%の濃度で培養液に溶かすと，水飴状の非常に高粘性な溶液となり，スフェロイド形成の前段階である細胞凝集状態を迅速に形成するために使用できる[1]。

図1はメチルセルロース培地を用いた凝集状態の作製法である。ポジティブディスプレイスメント式のマイクロピペットを用いて適当な容器にメチルセルロース培地を注いだ後，培地を均し気泡を抜くためにしばらく静置する。次に，1×10^6から1×10^7 cells/mLの濃度で細胞を懸濁した通常の培地を1 μL程度メチルセルロースの中に吐出する。すると，メチルセルロース培地が通常の培地を吸収しながら膨潤するため，懸濁されていた細胞が凝集する。1×10^6 cells/mL

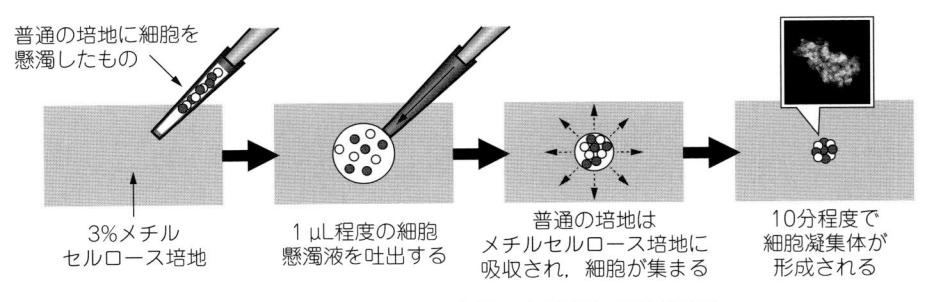

普通の培地に細胞を
懸濁したもの

| 3%メチル
セルロース培地 | 1 μL程度の細胞
懸濁液を吐出する | 普通の培地は
メチルセルロース培地に
吸収され，細胞が集まる | 10分程度で
細胞凝集体が
形成される |

図1　メチルセルロースを用いた迅速な細胞凝集法

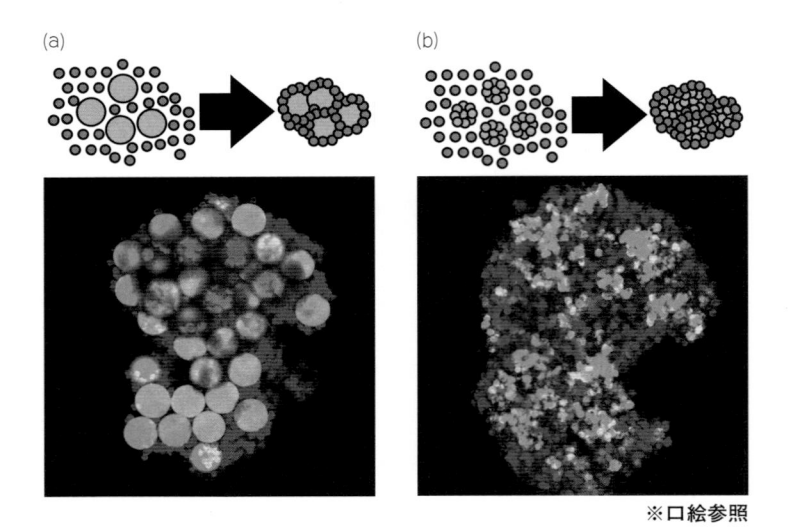

※口絵参照

図２　多段階ステップによるスフェロイドの微細構造化

(a)メチルセルロース培地を用いて直径 100μm の蛍光ビーズと動物細胞とを凝集させた様子。(b)(a)の蛍光ビーズの代わりに，あらかじめ用意した凝集体と，別の動物細胞とを，メチルセルロース培地を用いて凝集させた様子

の濃度の細胞懸濁液を 1 μL 吐出した場合は 10 分程度でほぼ凝集が完了する。さらに培養を数時間から 1 日間程度続けることで細胞間接着が生じ，スフェロイドが形成される。吐出する液量が少ないほど凝集完了までの時間は短くなるが，吐出の操作が難しくなるため，筆者らは 0.5〜1 μL の吐出量を用いている。その他，メチルセルロース培地の利便性については，スフェロイドを培地中に浮かせた状態で培養できるために培養器材底面への接着を防げること，スフェロイドの位置が変化しないため同一対象を連続観察できること，セルラーゼ処理で粘性を低下させるだけでスフェロイドの回収を容易に行えることが挙げられる。

　メチルセルロース培地を利用すると，接着力が弱い細胞や生物的な接着力を持たない素材であっても，他の細胞とともに均等に凝集状態形成に寄与させることができる。また，直径 100 nm 程度から最低でも 100 μm の粒子を凝集させることができる。したがって，**図 2** に示すような多段階ステップによってスフェロイドを構造化することや，種々の目的に従って粒子状センサーや徐放ビーズを埋め込むことが可能である。なお，メチルセルロースは細胞に対する生物的な影響が比較的低いと考えられるが，代わりに生理活性を持つような高分子を用いることで，スフェロイドの組織化を制御することも可能であろう。

３　肝細胞と血管内皮細胞からなるスフェロイドの作製

　複数種類の細胞を用いてスフェロイドをつくろうとした場合，旋回培養法やハンギングドロップ法では，同種細胞や接着力の強い細胞が優先的に凝集してしまうことがある。一方，メチルセルロース培地による細胞凝集法では，細胞表面の特性に依らずに，細胞を均一に混ぜ込んだ形で凝集状態をつくることが可能となる。このように細胞が「無秩序」に配列された組織は生体の中

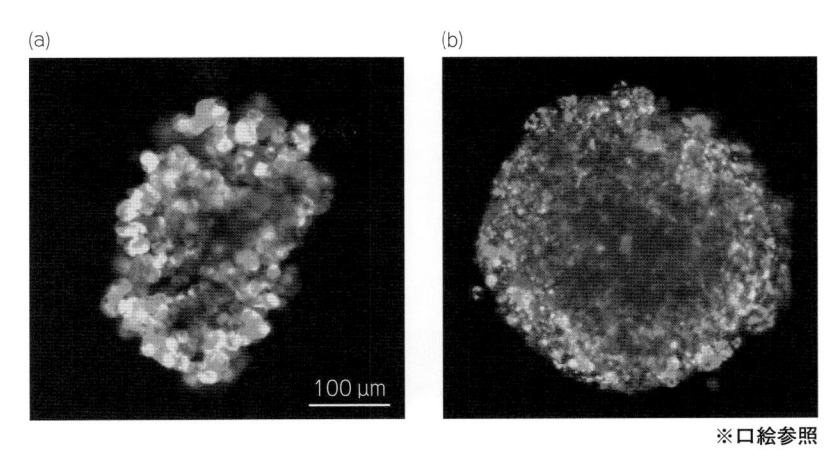

(a)　　　　　　　　　　　(b)

100 μm

※口絵参照

図3　自己組織化的なスフェロイドの微細構造化

(a)メチルセルロース培地を用いて肝細胞（Hep G2）と血管内皮細胞（TMNK-1）
を凝集させた様子。吐出から10分後に共焦点顕微鏡で観察を行った。(b)(a)のような
ヘテロな凝集体を1日培養すると，自発的な細胞の移動が生じた。Hep G2と
TMNK-1の組み合わせの場合はTMNK-1がネットワーク状構造を形成した

には存在せず，不安定な状況と考えられるが，細胞はこのような状態でどのように振る舞うので
あろうか。筆者らは1 μLの培地にヒト肝がん細胞株Hep G2とヒト類洞内皮細胞株TMNK-1[2]
を1,000個ずつ含むようにして，メチルセルロース培地に吐出した。凝集直後は2種類の細胞が
均一に混じっていたが，徐々に自発的な細胞移動が始まり，特徴のある内部構造を持つスフェロ
イドを形成した（**図3**）。細胞の移動を伴う同様の現象は，Hep G2と別の血管内皮細胞株MS1
（マウス膵島由来）との間にも見られた。

　筆者らは以前に細胞の表面をアビジン化・ビオチン化し，アビジン-ビオチンの結合力によっ
て凝集体を迅速（1分程度）につくる技術を報告した[3]。この方法を用いて2種類の細胞を凝集
させても，やはり自発的な細胞移動が見られることから，異種の細胞を混合したスフェロイドは
非常に不安定であり，細胞は自ら移動して再配列することによって，より安定な状態をつくり出
していると考えられる。細胞の配列パターンはその組み合わせによって変化するが，これは細胞
の持つ運動能や細胞間の親和性の違いなどに起因すると考えている。

　スフェロイド内部に生じる血管内皮細胞の再配列は，無論，発生・再生現象における血管内皮
細胞の伸長とは異なるものである。しかしながら，組織と類似した構造を迅速に再現できる方法
を幅広く模索していくことは，組織工学においては非常に重要な点であると考えている。

4　流路を持つスフェロイドの作製

　スフェロイド形成による三次元培養は，細胞の持つ機能を向上させる代表的な方法である。一
方で物質交換の制限が問題となり，スフェロイドの中心部分が壊死したり，負荷した試薬がス
フェロイドの表面の細胞にしか作用しないなどの問題も生じる。［3］において，肝細胞と血管
内皮細胞との相互作用によるネットワーク状のパターン形成について述べたが，このようなヘテ

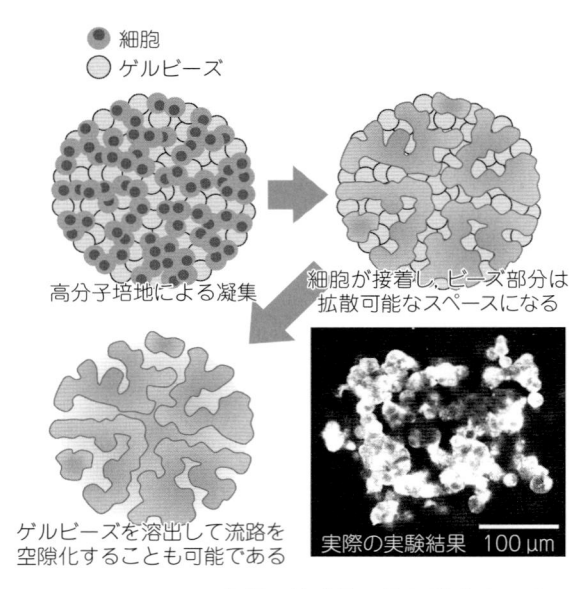

● 細胞
○ ゲルビーズ

高分子培地による凝集

細胞が接着し，ビーズ部分は
拡散可能なスペースになる

ゲルビーズを溶出して流路を
空隙化することも可能である

実際の実験結果　　100 μm

図4　スフェロイド内部に流路状の微細構造をつくる方法

ロなスフェロイドは，血管内皮細胞の存在による肝機能の向上は期待できるが，物質交換能の向上は難しいと考えられる。なぜなら，ネットワーク状に配位した血管内皮細胞の一部は管腔化している可能性があるものの，スフェロイドの表面から内部まで連続した管腔構造を形成していないためである。

　筆者らは物質交換に富むスフェロイドの開発を目標として，**図4**のようなコンセプトを考案した。細胞と同数のハイドロゲルビーズを細胞とともに混合して凝集させて培養することにより，ハイドロゲルビーズ部分を流路に見立てた凝集体を作製するというものである。ハイドロゲルビーズは分画分子量が大きいた

め，球状のタンパク質はビーズ内を拡散できる。また，ゲルを消化できるような酵素があれば，実際に間隙をつくることも可能である。このようなコンセプトを実現させるためには，細胞と同程度の大きさを持つハイドロゲルビーズを作製する技術と，生物的な接着力を持たないハイドロゲルビーズを半数程度混ぜ込んだハイブリッドなスフェロイドを作製する技術が必要となる。

　細胞と同程度の直径を持つハイドロゲルビーズを作製するために，アルギン酸溶液の微小な液滴をインクジェットノズルを用いて飛翔させ，塩化カルシウム溶液で液滴を受けることでゲル化させることを試みた。その結果，比較的均一な大きさのハイドロゲルビーズを得ることができた。また，ハイドロゲルビーズはアルギン酸リアーゼを含む溶液で5分程度で分解できることを確認した。細胞とハイドロゲルビーズを混合した状態でスフェロイドを作製するために，メチルセルロース培地による迅速凝集法を選択した。すでに述べたように，メチルセルロース培地の膨潤現象を用いた凝集状態の形成は，細胞や粒子の生物的接着力を必要としない。また，凝集状態を維持したまま培養できるため，細胞部分が互いに接着していき，ハイドロゲルビーズを流路状に保持したハイブリッドなスフェロイドを形成することができた（図4）。

　作製した微小空間を持つスフェロイドは，hypoxia inducible factor（HIF）-1 遺伝子の発現低下や，アルブミン分泌活性の向上が見られた。これらの結果はハイドロゲルビーズを埋め込んだままで得られたため，ビーズが存在していても物質交換能が向上していることが示唆された[4]。ハイドロゲルビーズによる微小空間がどの程度連通しているのかを調べるために，ビーズをアルギン酸リアーゼで除去し，直ちに1 μmの直径を持つ蛍光粒子が懸濁されている培地に浸漬して，蛍光粒子が細胞表面に付着する様子を共焦点顕微鏡で観察した。その結果，流路構造を持たない通常のスフェロイドは，スフェロイド最外層の1層の細胞だけに粒子が付着しているのに対し，ビーズを混ぜ込んで流路を形成したスフェロイドでは表面だけでなく，内部に存在する細胞につ

いても粒子による蛍光シグナルが確認された[4]。したがって，ハイドロゲルビーズによって形成された空隙は，1 μm の直径を持つ物体を内部まで通過させることができるような，分岐した流路として機能していることが明らかとなった。

5 上皮細胞に適した三次元培養法

上皮細胞がその機能を発揮するためには，極性構造を獲得する必要がある。例えば肝細胞は 1 ～2 層の細胞からなる肝細胞索構造を構築している。一方，従来のスフェロイドは，細胞が三次元的に密に充填された形状をしている。Hep G2 のようながん化した細胞は多層化しても生存することができるが，正常な上皮細胞が多層化した状態では，アポトーシスによって余分な細胞を取り除き，異常な状態が回避される。これはがん化を防ぐ応答と考えられる。つまり正常な上皮細胞の中には，スフェロイドとして長期間培養することが困難なものが存在する。マウス胎仔肝細胞はその 1 つであり，分化誘導因子であるオンコスタチン M 存在下において一週間ほどスフェロイド状態で培養すると内部が死滅して，いわゆるシスト状の構造を形成してしまう（**図 5**）。このような状態ではスフェロイド培養による機能向上などの恩恵が得られない。

筆者らはこのような細胞でも，ハイドロゲルビーズを混ぜ込むことでスフェロイド内部の壊死を回避できることを見出した。内部は肝細胞が索状構造をつくっており，ビーズがあった部分は類洞のような構造となっていた。このような構造は実際の肝組織に見られるものと類似していると考えられた。つまり，ハイドロゲルビーズを混入させた培養法は，単に細胞死を防ぐだけでなく，上皮細胞の特性を生かした三次元培養を実現する手段として有用である。

6 膵島様組織の再構築

膵島は主に膵 α 細胞と膵 β 細胞からなる数百 μm 程度の組織ユニットである。マウスとヒトとで構造は多少異なるが，β 細胞が中心に集まり，α 細胞がその周囲を覆うような細胞配位を有する。このような内部構造は，膵島機能に影響を及ぼしている可能性があると考えられているが，はっきりとしたことはわかっていない。筆者らは α 細胞と β 細胞の配位によってつくり出される微細構造と膵島機能とにある関係性を見出すために，2 つの細胞からなる膵島様組

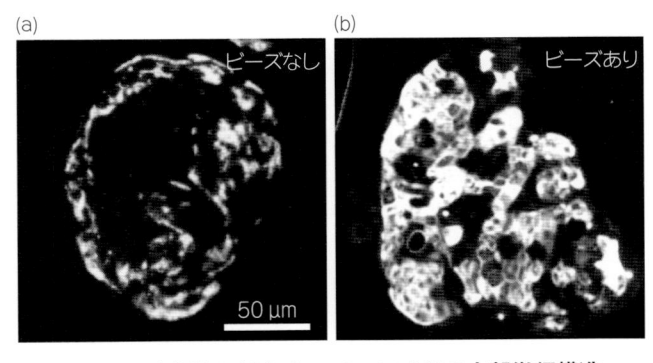

図 5　上皮細胞に適したスフェロイドの内部微細構造

(a)14.5 日目のマウス胎仔から分離した胎生肝細胞をメチルセルロース培地を使って凝集させ，分化誘導しながら 7 日間培養した。得られたスフェロイドからパラフィン切片作製し，抗 CK8/18 抗体で免疫染色を行った。表層の 1～数層の細胞を残してほとんどが死滅している。(b)同様の培養をハイドロゲルビーズを混ぜ込んで実施すると，ビーズ部分が類洞のような構造となり，肝細胞部分は索状構造をとる。この状態であれば，細胞死を防ぐことができ，スフェロイドとしての機能も期待できる

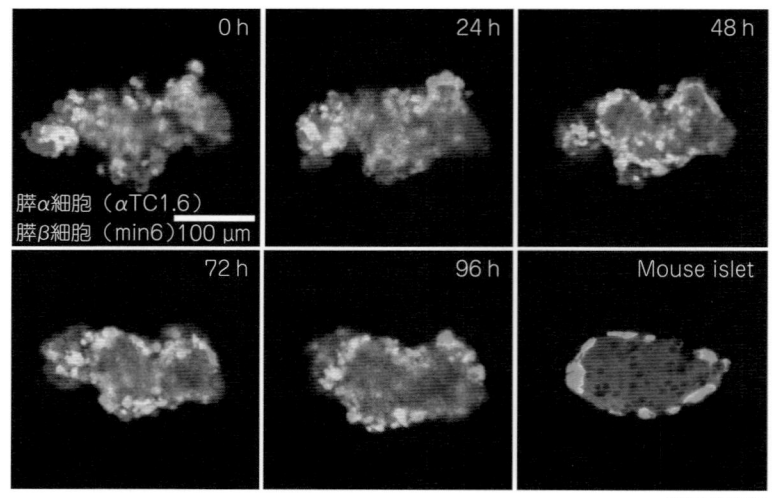

※口絵参照

図6　膵島様組織の再構築

マウス膵α細胞と膵β細胞のセルラインを混合して2,000個分をメチルセルロースに吐出・凝集させると，48時間かけて膵島様の構造（外側がα細胞，内側がβ細胞）を再構築した。その後，少なくとも96時間目までは構造が安定していた。同様の実験をハンギングドロップやU字ボトムの96穴プレートで行ったが，48時間経っても細胞が凝集しなかった

織の構築に挑戦した。膵島細胞は自発的に膵島様構造に配位することが知られているが，一般的な方法では，膵島細胞を非接着プレートに播種した後に，7日間程度の培養期間を必要とする。筆者らはマウスの膵α細胞と膵β細胞の細胞株であるαTC1.6とMIN6とを混合し，メチルセルロース培地への吐出によって凝集状態におくと，48時間以内にマウスの膵島に似た細胞配列へと変化することを見出した（**図6**）。

　メチルセルロース培地を利用すると，培養時間の短縮だけでなく，膵島様組織を構成する細胞の数や比率を変化させたり，物質交換能を向上させるためにハイドロゲルビーズを混入させることも可能となる。これらの条件ついて検討を行ったところ，構成細胞数は8,000個，α細胞とβ細胞の比率は1：8，ハイドロゲルビーズ有り，の場合にグルコース応答性のインスリン分泌活性が向上するということがわかった。検討項目についてそれぞれ3〜4倍程度のインスリン分泌活性の向上が見られたが，これらを積算すると，基準となるβ細胞4,000個のみからなる膵島様スフェロイドに比べて，細胞1つあたりのインスリン分泌活性が40倍近く上昇しているという計算となった（**図7**）。このように，スフェロイドの機能を向上させるためにさまざまなパラメーターを最適化していくことが可能である[5]。

　1型糖尿病の治療として，培養したβ細胞やES/iPS細胞から分化誘導したインスリン分泌細胞を三次元的に再構築して移植するというアイデアがある。40倍の機能向上は，すなわち移植細胞数を40分の1にできるということを意味しており，仮に通常$4×10^9$の細胞が必要であったとすれば，高機能化した膵島では$1×10^8$の細胞で十分であるということになる。$4×10^9$の細胞を用意するために400枚の培養皿が必要だとすれば，$1×10^8$の細胞には10枚の培養皿でよい。

膵島に限らず，微細構造の構築によるスフェロイド高機能化は，各種細胞の産業・医療応用に現実味を持たせるうえで非常にクリティカルであるため，今後さらなるパラメーターの追加・検討が待たれる。

7　骨髄様組織の再構築

　骨髄はゼリー状の臓器で，造血の場として重要な役割を担っている。古くからデクスター培養と呼ばれる二次元培養系が，造血システムのメカニズム解明に活用されている。しかし，実際の骨髄は複数の細胞が三次元的に配列することでニッチと呼ばれる微小環境を構築しており，このような実際の骨髄構造を再構築

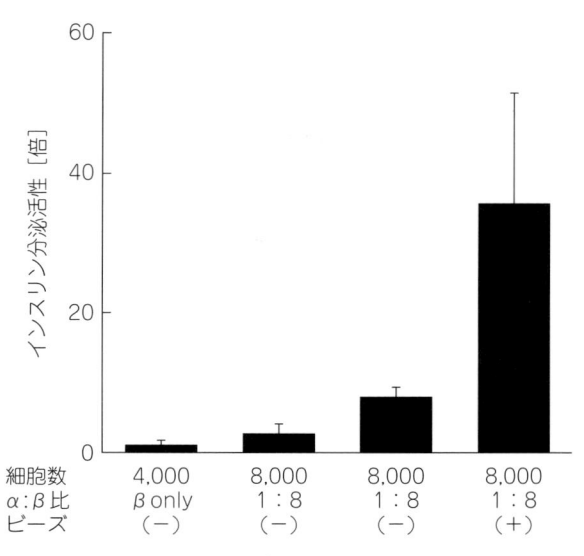

図7　膵島様組織のエンジニアリングによるインスリン分泌活性の向上

膵島様組織を構成する細胞数やα細胞とβ細胞の比率，ハイドロゲルビーズの有無を変化させていくと，インスリン分泌活性が向上することがわかった

することが，より詳細な造血メカニズムの解明には不可欠である。一方で，骨髄組織の98％以上は血球細胞やその前駆細胞で占められており，間質系細胞や血管内皮細胞などの接着細胞はわずかしか存在しない。したがって，骨髄組織から骨髄細胞を単離した後，これらの細胞を再度三次元的に凝集させることは，肝細胞を100％用いたスフェロイドの作製に比べると非常に困難である。そこで筆者らは，これまでに説明してきたメチルセルロース培地による細胞凝集法を，骨髄細胞から骨髄組織を再構築する方法として適用できないかどうか検討した。

　凝集体作製に用いた骨髄細胞は，一般的な手法により調製した。すなわち，マウス大腿骨と脛骨から骨髄組織を取り出し，シリンジングによって細胞を分散した後に低張液処理により赤血球を除去したものを用いた。メチルセルロースに吐出してそのまま24時間培養した後に，骨髄細胞の凝集体を取り出したところ，細胞が互いに接着したスフェロイドのような状態となることがわかった。**図8**(a)は骨から取り出したばかりの骨髄組織，図8(b)は上記の方法で再構成させた骨髄のパラフィン切片像である。最適な培養条件などの検討はまだ不十分であるが，比較的正常組織に類似した様子の組織が再構築された。免疫染色を行ったところ，造血ニッチの構成に必要な chemokine（C–X–C motif）ligand（CXCL）12 陽性の細網細胞と考えられる細胞が生着していることが明らかとなった。現時点ではこれらの細胞が本当に造血ニッチとして機能しうるような，微小環境を再構築しているかどうかは不明であるが，骨髄細胞を三次元的に再構築し得ることを明らかとした点で，1つのブレイクスルーであると考えている。メチルセルロース培地による凝集と培養は，このような低接着の細胞による組織再構築にも有効であることが示された。

8 おわりに

メチルセルロース培地を用いた細胞凝集法は，ランダムな配位ではあるものの，接着力の大きく異なる細胞や非常に接着力の低い細胞，さらには細胞以外の物質を 10 分程度という短時間で凝集させ，その状態を保ったままでプレートに接触させることなく浮遊状態で培養できる。また，細胞はある程度の範囲内で自己組織化的に移動・再配列するため，細胞の組み合わせによっては生体に近い微小環境を再現した，高次機能を有するミニチュア臓器をつくることが可能であると考えられ

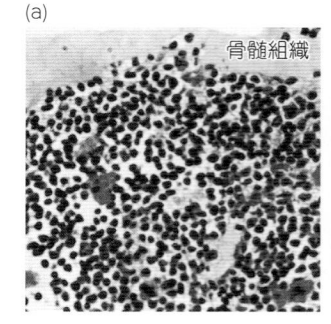 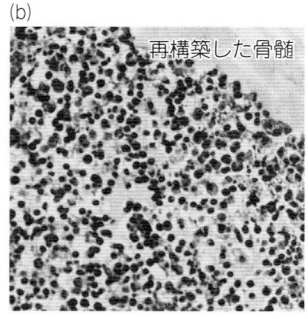

※口絵参照

図 8　骨髄様組織の再構築

(a)マウスの骨髄組織を薄切しヘマトキシリン・エオシン染色したもの。(b)骨髄組織から骨髄細胞を単離し，メチルセルロース培地を用いて凝集状態とし，1 日間培養したものをヘマトキシリン・エオシン染色したもの。死細胞が散見され，核の密度は低いものの，三次元的な形状を保ったスフェロイドとして培養できることから，骨髄の高次機能を反映させたアッセイなどに応用できる可能性がある

る。小さいけれどもリアルな微細構造を持つ臓器は，［6］で述べたような再生医療への応用だけでなく，マイクロ流体デバイスとの組み合わせにより，organ-on-a-chip や human-on-a-chip といったシステム構築への寄与にも期待が寄せられる。一方で，凝集方法が手作業に依存する部分があるため，習熟度による組織構造のバラツキが生じる可能性があることや，一定の時間内に作製できる凝集体数に限度があることが課題であり，ロボットの導入や新規手法の開発を行う必要がある。

文　　献

1）N. Kojima, S. Takeuchi and Y. Sakai : *Biomaterials*, **33**, 4508（2012）.

2）T. Matumura, M. Takesue, K. A. Westerman, T. Okitsu, M. Sakaguchi, T. Fukazawa, T. Totsugawa, H. Noguchi, S. Yamamoto, D. B. Stolz, N. Tanaka, P. Leboulch, and N. Kobayashi : *Transplantation*, **77**, 1357（2004）.

3）N. Kojima, S. Takeuchi and Y. Sakai : *Biomaterials*, **32**, 6059（2011）.

4）N. Kojima, S. Takeuchi and Y. Sakai : *Transplant. Proc.*, **46**, 1161（2014）.

5）N. Kojima, S. Takeuchi and Y. Sakai : *Sensor. Actuat. B-Chem.*, **198**, 249（2014）.

第3節　管腔構造を有する
スフェロイド・非球形細胞集塊の作製

千葉大学　**山田　真澄**　　千葉大学　**関　実**

1　はじめに

　三次元的環境において細胞を培養するための手法が数多く提案されているが，中でもスフェロイド（球状細胞集塊）培養法はもっとも頻繁に用いられる手法の1つである。例えば，ES細胞などの幹細胞を培養する際に胚葉体を形成することで，特定の細胞への分化誘導効率を高めることができる。また，薬剤の代謝アッセイなどにおいて重要な肝細胞の集塊を形成することで，その機能や生存率が長期間維持されることが知られている。さらに，神経幹細胞を培養して集塊（ニューロスフェア）を形成することで，神経細胞やグリア細胞に効率的に分化させることができる。このような機能が発現するのは，細胞集塊の内部において立体的な細胞−細胞間相互作用が形成され，通常の平面培養と比較してより生体内に近い培養環境を実現できるためであるといえる。このように三次元的な細胞集塊形成法は以前から利用されてきたが，近年では，細胞集塊を単位組織として利用することで，より大きな組織体を構築する試みも行われている。例えば，位置を制御して複数のスフェロイドを配置することで血管様組織を作製した研究[1]や，数ミリメートルサイズの立体的な組織体を構築した研究[2]などが報告されており，細胞集塊はボトムアップ組織工学における単位構造としても有用であると期待されている。

　しかしながら，細胞集塊の形成とその応用において，克服すべきいくつかの課題がある。最も重要な点は，集塊内部の細胞に対して酸素や栄養分が十分に行き渡らない，という問題である。例えば酸素分子は，主に拡散によって集塊の外部から内部へと供給されると考えられるが，サイズの大きな集塊の場合には，中心部の細胞に届く前に酸素は完全に消費されてしまう。これまでに，積層化された細胞シートの場合には，厚み約100 μmの場合に酸素が消費される，との報告があり[3]，また細胞集塊の場合にも直径200 μm程度以上の大きさの場合に内部が低酸素状態になることが知られている[4]。これらの問題を解決するためには，細胞集塊自体のサイズを小さくすれば良い，とも言えるが，その他のストラテジーとして，最も厚い部分でも200 μm以内になるような非球形の集塊を形成する，あるいは，内部に管腔構造を有する細胞集塊を形成することが有効であると期待される。このような非球形の集塊を作製する手法は，近年多くの研究者によって活発に開発されているが，本稿では筆者らの研究グループにおける最近の研究例を中心として，管腔構造を有するスフェロイドの作製や，ハイドロゲルを利用する非球形細胞集塊の作製などについて概説する。また，細胞集塊の内部において細胞−細胞間相互作用だけではなく，細胞−マトリックス相互作用を実現することが望ましいと考えられる。そのため，細胞外マトリックス（extracellular matrix；ECM）タンパク質によって構成された微粒子を用いた，複合型細

胞集塊形成法についても紹介したい。

❷ 管腔構造を有する細胞集塊の作製

　細胞集塊を効率的に形成させるためには，細胞が培養器材表面に接着することなく，細胞同士が立体的に接着する必要がある。懸濁培養あるいは振とう培養法を行うことで細胞集塊を形成することは可能であるが，大きさの揃った細胞集塊を形成するためには，ハンギングドロップ法や，微細加工技術によって形成した微小なチャンバーを利用する手法が用いられている。そのようなチャンバー構造を形成する材料としては，細胞非接着性の各種ポリマー，シリコーン樹脂，アガロース・アルギン酸・架橋 PEG などを成分とするハイドロゲル，などが用いられている。また，円形（円柱状）のチャンバーではなく，トロイド状（ドーナツ状）や格子状のチャンバーを用いることによって，チャンバー形状に依存した非球形の細胞集塊を作製する手法も報告されている[5,6]。本稿では，微細加工技術を用いて作製した段差のあるチャンバー構造を利用した，管腔構造を有するスフェロイドの作製[7] について紹介したい。

　スフェロイド内部において管腔構造を形成するために，任意のタイミングで分解できるファイバー状の犠牲層の周囲に集塊を形成し，さらにその犠牲層を除去するという手法を提案した（図1(a)）。あらかじめ犠牲層の表面に血管内皮細胞を播種しておくことで，最終的に血管構造を内包する細胞集塊の作製が可能になると考えられる。実際にはまず，微細加工技術を用いて作製した PDMS（ポリジメチルシロキサン）製の直線状のウェルの内部に，アルギン酸 Na（RGD ペプチドを結合したもの）水溶液を導入し，ついで塩化バリウム水溶液を上から注ぐことによって，犠牲層となる直径約 100 µm のファイバーを作製した。次に，細胞非接着性のディッシュ内で血管内皮細胞を振とう培養することで，ファイバー状犠牲層の表面に血管内皮細胞を接着させ

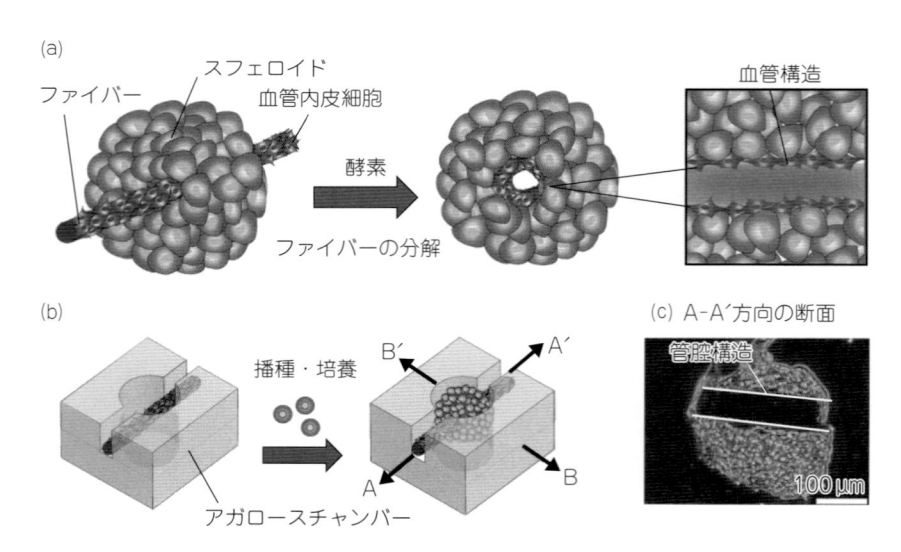

図1　(a)血管構造を内包するスフェロイド形成の模式図，(b)用いたアガロースハイドロゲル製マイクロチャンバーの概略図，(c)HepG2 細胞と HH 細胞を用いて作製した細胞集塊の断面図

た。続いて，細胞集塊を形成するための第 2 の細胞を，この内皮細胞層の周囲に播種する。その
ために，部分的に深さの異なるチャンバー構造を，アガロースハイドロゲルを材質として作製し
た（図 1 (b)）。このチャンバーは，部分的に深くなっている複数の円形のチャンバーが，浅い線
形のチャンバー部分によって連結された構造をとっている。まず線形チャンバーの内部に，血管
内皮細胞を播種したファイバー状犠牲層を導入する。段差構造が存在するために，円形チャン
バーの深さ方向におけるほぼ中心にファイバーを配置することが可能である。その後，細胞を上
部から導入すると，細胞は主に円形のチャンバー内に導入されるため，培養を行うことでファイ
バーを巻き込むようにして細胞集塊が形成される。一定期間の培養後に，アルギン酸をアルギン
酸分解酵素によって除去することによって，内側に血管細胞層によって覆われた管腔構造を有す
る球形の細胞集塊が形成される。

　実験では，血管内皮細胞（HH）を播種した直径約 100 μm の犠牲層ファイバー中心として，
肝細胞（HepG2）や繊維芽細胞（NIH-3T3）の集塊を作製したところ，犠牲層の周囲にスフェ
ロイドが形成された。数日の培養後，アルギン酸リアーゼを用いて犠牲層成分を除去したとこ
ろ，管腔構造を有するスフェロイドの形成が確認でき（図 1 (c)），内側に血管内皮細胞が転写さ
れる様子も観察できた。また，直径 200〜300 μm の管腔スフェロイドの場合には，均一なスフェ
ロイドと比較して内部の細胞生存率も高く維持された。犠牲層であるファイバーを除去した後に
細胞培養を続けると，集塊を構成する細胞の凝集によって数日のうちに管腔構造が消失してしま
うという課題があるものの，微細加工によって形成した精密なウェル構造や犠牲層材料を駆使す
ることで，複数種の細胞からなる複雑な形態の集塊を作製できることを実証できた。なお，犠牲
層として用いるハイドロゲルとして，直線状のみならず，より複雑な分岐構造などを有するもの
を利用することで，より効率的な酸素や栄養分の供給を可能とする集塊の形成が可能となるもの
と考えられる。

❸ ハイドロゲルファイバーを利用した複合型線形細胞集塊の形成

　次に，肝細胞と非実質細胞を用いた，直径がほぼ一定な線形の細胞集塊の作製について紹介し
たい。肝細胞（肝実質細胞）を生体から単離して生体外で培養すると，その機能や生存率が急激
に低下することが知られているが，肝細胞のスフェロイドを形成すると，肝細胞の機能を長期に
わたって維持することができる。一方で生体内においては，肝細胞は直線的に規則正しく配列し
ており，その周囲は ECM 成分を介して類洞内皮細胞などの非実質細胞に覆われている。この構
造は肝細胞索と呼ばれ，肝臓を構成する最小の単位構造であるといえる。そして，この構造のお
かげで，肝細胞は効率的に血液成分と接することができ，効率的な血液の浄化や薬物の代謝が可
能となる。このような線形の生体組織構造を模倣することができれば，肝細胞の機能をより長期
にわたって維持できるのではないかと期待された。

　肝細胞索を模倣した組織構造を作製するために，マイクロ流体デバイスを用いた微小なハイド
ロゲルファイバーの作製方法[8,9]を応用した。マイクロ流路内では層流が安定に形成されるため，
複数の入口流路から異なる種類の溶液を連続的に導入すると，流路断面における流れのパターン

を任意に制御することができる。実際には**図2**(a)に示すように，7つの入口流路が合流する流路構造を用い，肝実質細胞・非実質細胞を含むアルギン酸 Na 水溶液をそれぞれ連続的に導入する。流路内において，合流したアルギン酸 Na 水溶液を連続的にゲル化することで，微小なハイドロゲルファイバーの作製が可能となる。その後培養を行うことで，ファイバー中心部に位置する肝細胞とその両側に存在する非実質細胞からなる線形の組織体が形成される。また，必要に応じてアルギン酸を酵素によって除去することで，ハイドロゲル内部に形成された線形組織体を回収することも可能である。

　実際に PDMS 製のマイクロ流体デバイスを作製し，ラット初代肝細胞および 3T3 細胞を含むアルギン酸 Na 水溶液，緩衝液，ゲル化剤である塩化バリウム水溶液を連続的に導入したところ，中心部に肝細胞が高密度で配列し，その左右に 3T3 細胞が存在する直径 70〜80 μm の異方的ハイドロゲルファイバーが得られた[10]。ファイバーの作製速度は毎分約 4 m であり，比較的高速であった。ファイバーに包埋された状態で細胞を培養したところ，ファイバーの内部において肝細胞同士が徐々に凝集し集塊を形成し，さらにその集塊を取り囲むように 3T3 細胞が接着することによって，最終的に 2 種類の細胞からなる線形の組織体が形成された（図2(b)）。また，図2(c)に示すように，アルギン酸リアーゼを用いてハイドロゲルを除去することによって，直径 50 μm 程度の線形の組織体を回収することも可能であった。この集塊の内部ではその中心部に肝細胞が 2〜3 列に配列し，その周囲を 3T3 細胞が取り囲んでいることが確認された。このような構造は生体における肝細胞索構造を形態的に高度に模倣しているといえる。

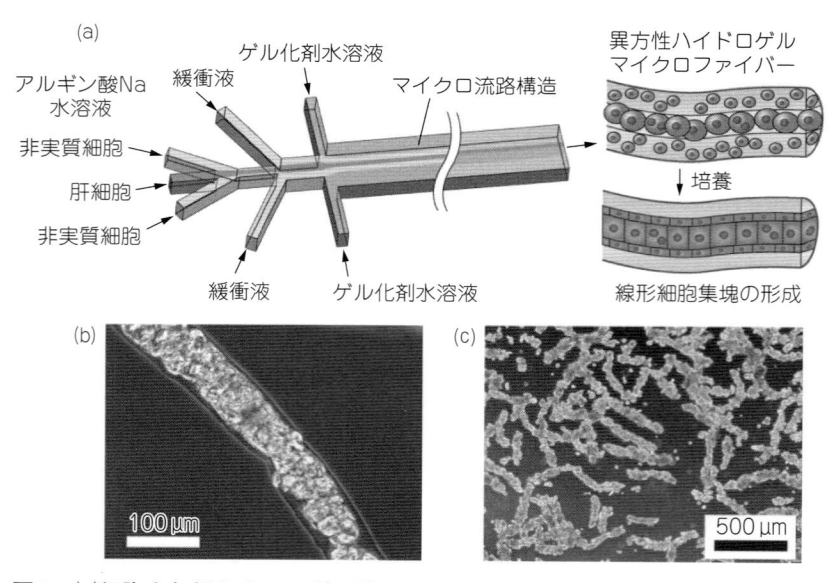

図2　(a)細胞を包埋したアルギン酸ハイドロゲルファイバー作製のためのマイクロ流路構造の模式図，および，ファイバーの内部における肝細胞および非実質細胞からなる線形細胞集塊形成の様子を示した模式図，(b)ラット初代肝細胞および 3T3 細胞を包埋したハイドロゲルファイバーの培養7日目の顕微鏡写真，(c)アルギン酸ハイドロゲル除去後に得られた直径約50 μm，長さ 200〜500 μm の線形細胞集塊の顕微鏡写真

　さらに実際に肝細胞の機能維持を確認するために，生化学的評価を行った。アルブミン分泌量および尿素合成量を測定したところ，ファイバー内で肝細胞のみを培養した場合は，通常のプレート培養と同様に肝細胞の機能が急激に低下し，2〜3週間ほどで完全にこれらの機能が失われることが確認された。一方，ファイバー内において肝細胞および3T3細胞を共培養した場合には，これらの機能が長期にわたって維持され，最長で3カ月の培養後にもこれらの機能発現が観察された。この理由としては，立体的な同種および異種細胞間の相互作用が保持されていること，3T3細胞がコラーゲン等のECM成分を産生していること，線形の形状が内部の肝細胞に対して効率的な酸素や栄養分の供給を可能としていること，などが挙げられる。なおこのような線形組織体の作製手法は，他のさまざまな種類の細胞培養にも適用可能であると考えられる。

４　毛糸球状ハイドロゲル内高密度細胞培養

　上記の例のようなハイドロゲルのマトリックス内部における細胞培養手法は，三次元的な環境における細胞-細胞間相互作用を実現できるという意味で優れているといえる。細胞培養を行うためのハイドロゲルの形状として，ファイバーの他にも，球形あるいは非球形の粒子状，平面的なシート状，さらにはより複雑な立体形状など，さまざまなものが作製され利用されてきた。特にファイバー状あるいはシート状の場合には，その直径あるいは厚みを制御することで，内部に包埋した細胞に対する効率的な酸素供給が可能となる。さらにアルギン酸のような生体適合性材料を用いた場合には，生体への移植を行う際に免疫排除を抑制することができるという利点もある。しかしながら，さまざまな応用を視野に入れた場合に，これらハイドロゲル材料の形状には一長一短がある。例えば生体への移植において，ファイバーやシートではハンドリングする際の操作性が悪く，移植可能な部位も限られてしまう。また粒子状のゲル材料の場合には，比表面積が小さいという欠点があるほか，移植部位の血流を阻害してしまう恐れがある。そのため，これらの問題を解決し得る形状として，毛糸球状のハイドロゲル粒子の作製を試みた[11]。

　毛糸球状ハイドロゲル粒子の作製プロセスを**図 3**(a)に示す。この手法は，マイクロ流路内でファイバー状のハイドロゲルを断片化し折りたたむ，というものである。より具体的には，図2に示した場合と同様に，細胞を懸濁させたアルギン酸Na水溶液を連続的に流路内に導入し，それをゲル化させることによってハイドロゲルのファイバーを形成させる。そしてさらに流路内に油相を導入することによって，ファイバーが完全にゲル化する前に，ファイバーを含む水溶液の液滴を形成する。このとき，水滴が形成される際の表面張力によってファイバーが断片化され，さらに流路内を流れる間にコンパクトに折りたたまれつつ完全にゲル化されることによって，毛糸球状の微粒子が得られる。

　実際にこのような手法で毛糸球状ハイドロゲル粒子の生成が可能であるかどうか実験を行った。ゲル化剤として塩化カルシウムあるいは塩化バリウムを用いたところ，これらの濃度が高すぎる場合には生成したファイバーは切断されず直線的なゲルが生成してしまい，一方で濃度が低すぎる場合にはアルギン酸Naが液滴内に拡散してしまい球形のゲルが生成した。ゲル化剤濃度を適切に調節する（例えば塩化カルシウムの場合には約10 mM）ことによって，図3(b)に示さ

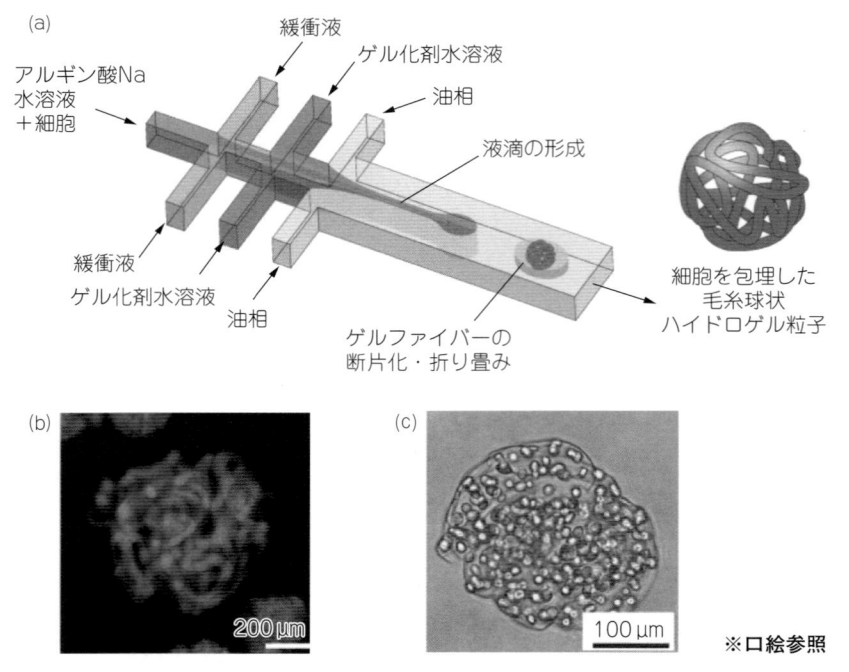

図3　(a)毛糸球状ハイドロゲル粒子を作製するためのマイクロ流体プロセスを示した概略図，(b)蛍光粒子を含む毛糸球状ゲル粒子の蛍光顕微鏡像，(c)HeLa細胞を包埋した毛糸球状ハイドロゲル粒子の位相差顕微鏡像

れるような毛糸球状のハイドロゲル粒子が得られることが確認できた。また，流量条件や水相と油相の間の界面張力などを調節することによって，粒子を構成するファイバーの径，粒子のサイズ，粒子の内部における空隙率などを制御することが可能であった。

　次に図3(c)に示すように，これらのハイドロゲル内部に細胞を導入して培養を行ったところ，直径200〜300 μmの毛糸球状ゲル粒子の形状が保持されたまま，その内部において細胞が増殖する様子が観察された。そして，均一な構造のゲルに細胞を包埋した場合と比較して，毛糸球状ハイドロゲルの内部では細胞の増殖速度が高くなることが確認された。結果として細胞の生存率を維持しつつ，ハイドロゲル内部の最終的な細胞濃度を最大で2〜3×10^8 cells/mL 程度にまで高めることが可能であり，これらの結果から，ゲルのマトリックスを含む状態ではあるものの，毛糸球状の細胞集塊を作製することができたといえよう。このような複雑な形状を有するゲル材料は，細胞移植のためのキャリアとしてのみならず，例えば細胞の大量培養のための懸濁培養系における担体としても有用であると考えられる。

５　コラーゲン微粒子を含む細胞集塊の形成

　最後に，細胞集塊の内部にECM成分を導入する細胞培養手法について紹介したい。上述したように，スフェロイドを始めとする細胞集塊の形成は，三次元的な空間における同種あるいは異

種細胞間の相互作用を手軽に形成できるという点で優れた手法である。しかしながら，生体組織内ではそれぞれの臓器や組織に特異的な ECM 成分が細胞の周囲に存在しており，それらは細胞の分化・未分化状態の維持や細胞機能の発現において非常に重要な役割を担っている。通常のスフェロイド培養系では，これらの ECM 成分を積極的に，添加量を制御して導入することは困難であり，そのような操作が可能になれば，より生体に近い環境における細胞培養が可能になると考えられる。そこで細胞集塊に ECM 成分を任意に導入するために，細胞と同程度のサイズ，あるいは細胞より小さい ECM 微粒子を作製し，それらを細胞とともに非接着性のチャンバー内で培養することによって，ECM 粒子を内包する細胞集塊の作製を行った。そして，ECM 粒子の存在が細胞機能に与える影響を評価した。なお ECM 成分としては，主に I 型コラーゲンを用いた。

　まず微小なコラーゲン粒子を作製するために，マイクロ流路内に一時的に形成される非平衡状態の液滴を利用する粒子作製手法[12,13]を応用した。複数の入口を有するマイクロ流路に対し，連続相として水溶性有機溶媒（例えば酢酸メチルや酢酸エチル），分散相として希薄なコラーゲン水溶液を導入する。合流点において，コラーゲン水溶液の液滴が形成されるが，その後液滴内の水分が徐々に連続相に溶解するため，液滴内のコラーゲン溶液は次第に濃縮され，最終的には液滴の初期サイズよりもはるかに小さな液滴内にコラーゲンが濃縮される。そして必要に応じてコラーゲン分子を化学的に架橋することで，細胞と同程度あるいはそれ以下のサイズのコラーゲン微粒子が得られる。得られた微粒子を細胞とともに非接着性のチャンバーに導入し培養することで，内部にコラーゲン粒子を取り込んだ細胞集塊を形成することができる（**図 4**(a)）。

　実際に酢酸メチルを連続相として用いてコラーゲン微粒子を作製したところ，サイズの均一なコラーゲン粒子が得られた[14]。用いる水溶液中のコラーゲン濃度を調節することによって，粒子のサイズを 5～20 µm 程度の範囲において制御することが可能であった。また，コラーゲン水溶液に界面活性剤等の添加物を加える，あるいは架橋剤の種類を変更することで，球形，ディスク状，不定形などのさまざまな形態を有する粒子を作り分けることもできた。得られたコラーゲン

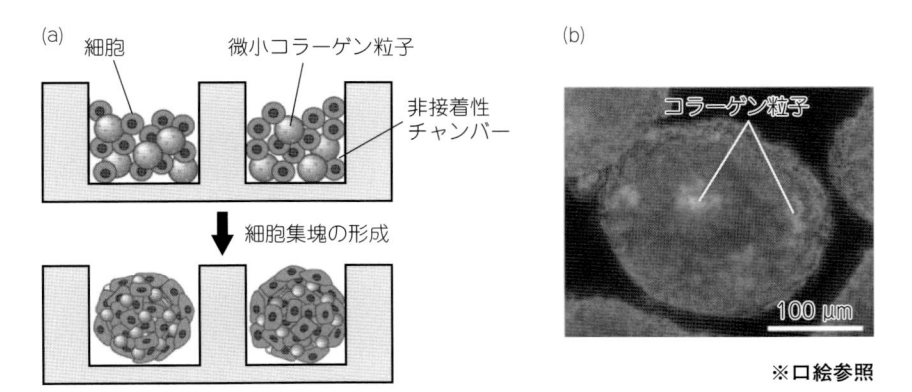

図 4　(a)コラーゲン微粒子を内包する細胞集塊の形成の様子を示した模式図，
　　　　(b)FITC-コラーゲンを添加して作製したコラーゲン微粒子を内部に含む，
　　　　HepG2 スフェロイドの顕微鏡像

粒子は細胞接着性があるため，その表面に細胞を接着させて培養することができる。実際に，細胞非接着性のアガロースハイドロゲルを用いて直径 100～300 μm のチャンバーを作製し，肝細胞（HepG2 あるいは初代肝細胞）を用いて集塊を作製したところ，内部にコラーゲン微粒子を含むヘテロ細胞集塊が得られた（図4(b)）。また，得られた細胞集塊の機能を評価するために，アルブミン遺伝子の発現を定量的 PCR によって測定したところ，コラーゲン粒子を適切量導入した細胞集塊においては，その発現量が最大2倍程度まで向上することが確認された。細胞種に特異的な ECM 成分を用いることで，肝細胞以外の細胞に対しても同様の効果があると考えられるため，本手法はスフェロイド形成を含めたさまざまな三次元培養法に適用可能であると期待される。

6 おわりに

　本稿では，微細加工技術あるいは微小流路技術を用いることにより，通常の細胞集塊形成法では不可能であった，管腔を内包する細胞集塊，非球形細胞集塊，あるいは ECM 成分を微粒子として含む細胞集塊の形成を可能とする最近の研究例を紹介した。このような複合的・機能的な細胞集塊の作製は，アルギン酸などの操作性の高いハイドロゲル材料を駆使することによってはじめて実現したものが多いといえよう。本稿において紹介したような機能的スフェロイド・細胞集塊は，内部の細胞に対してより効率的な酸素・栄養分の供給を可能とするため，単に細胞機能を向上するだけではなく，生体の微小環境を高度に模倣した組織体を用いた創薬のためのアッセイツールとして，あるいは組織工学・再生医療において有用な移植可能な単位組織として，幅広く応用できるものと期待される。

文　献

1）C. Norotte, F. S. Marga, L. E. Niklason and G. Forgacs : *Biomaterials*, **30**, 5910–5917（2009）.

2）Y. T. Matsunaga, Y. Morimoto and S. Takeuchi : *Adv. Mater.*, **23**, H90–H94（2011）.

3）Y. Haraguchi, W. Sekine, T. Shimizu, M. Yamato, S. Miyoshi, A. Umezawa and T. Okano : *Tissue Eng Part C : Methods*, **16**, 685–692（2010）.

4）T. Anada, J. Fukuda, Y. Sai and O. Suzuki : *Biomaterials*, **33**, 8430–8441（2012）.

5）D. M. Dean, A. P. Napolitano, J. Youssef and J. R. Morgan : *FASEB J.*, **21**, 4005–4012（2007）.

6）M. Iwase, M. Yamada, M. E. Yamada and M. Seki : *J. Robot. Mechatron.*, **25**, 682–689（2013）.

7）K. Yamakoshi, M. Yamada and M. Seki : Proc. MicroTAS 2013, 530–532（2013）.

8）M. Yamada, S. Sugaya, Y. Naganuma and M. Seki : *Soft Matter*, **8**, 3122–3130（2012）.

9）Y. Kitagawa, Y. Yajima, M. Yamada and M. Seki : *Biofabrication*, **6**, 035011（2014）.

10）M. Yamada, R. Utoh, K. Ohashi, K. Tatsumi, M. Yamato, T. Okano and M. Seki : *Biomaterials*, **33**, 8304–8315（2012）.

11）A. Miyama, M. Yamada, S. Sugaya and M. Seki : *RSC Adv.*, **3**, 12299–12306（2013）.

12）S. Sugaya, M. Yamada, A. Hori and M. Seki : *Biomicrofluidics*, **7**, 054120（2013）.

13）T. Ono, M. Yamada, Y. Suzuki, T. Taniguchi and M. Seki : *RSC Adv.*, **4**, 13557–13564（2014）.

14）S. Sugaya, M. Yamada and M. Seki : Proc. MicroTAS 2012, 944–946（2012）.

第1章　細胞組織体の形成

第4節　酸素透過性三次元細胞培養デバイスの開発

東北大学　**穴田　貴久**　　横浜国立大学　**福田　淳二**　　東北大学　**鈴木　治**

1　はじめに

　我々ヒトを含めた大部分の生物は生命活動を行うために呼吸により酸素を取り込んでいる。取り込まれた酸素は赤血球によって個々の細胞まで運搬される。細胞はミトコンドリアの電子伝達系によって酸素を利用し，生命活動のエネルギー源となる ATP を産生する。このように酸素は細胞レベルからの要求があるにもかかわらず，通常行われる細胞培養において温度や培地組成などのように酸素濃度を厳密に制御して実験することはあまり多くはない。その理由として，酸素濃度の制御は特殊なインキュベーターを必要とすることや，シャーレなどに細胞を単層培養する場合には酸素欠乏により細胞が死滅することはほとんどないためだと考えられる。しかしながら，細胞を三次元培養する場合，局所的に細胞密度が高くなり，酸素濃度の影響が二次元培養に比べて顕著に現れてくる場合がある。

　細胞を二次元的に平面培養するのと三次元的に培養する場合では増殖や分化などの細胞挙動が大きく異なることがわかってきている。三次元培養とは多孔性に成形した高分子やセラミクスなどの三次元スキャフォールド上で細胞を培養する場合と，スキャフォールドフリーで細胞のみを三次元的に凝集させた状態で培養する場合がある。本稿では後者の細胞のみの細胞凝集培養と我々の開発した酸素供給型培養デバイスについてまとめたい。

2　スフェロイド培養

　球状の凝集体として細胞を培養する方法は，スフェロイド培養と呼ばれている。スフェロイドは細胞同士が三次元的に相互作用する微小環境を形成するため，二次元培養に比べて，より生体内に近い状態を再現できると考えられている。実際に肝臓細胞はスフェロイド化することでその機能が長期維持できることが多く報告されている[1-3]。軟骨組織は生体内において無血管組織であり，酸素や栄養要求性が低いためスフェロイドが in vitro モデルとして利用されている。脊椎動物の骨形成機序の1つである内軟骨性骨化はまず未分化間葉系細胞の凝集が起こり，軟骨細胞へと分化する。この過程をスフェロイドによって再現することにより in vitro で間葉系幹細胞の軟骨細胞分化が促進されることが報告されている[4]。神経細胞培養系において球状細胞塊はニューロスフェアと呼ばれる[5]。ニューロスフェアを配列することで移植可能な人工的な神経回路の構築が試みられている[6]。また，より生体内に近い培養法としてスフェロイド培養は動物実験代替法として新薬開発のための薬剤スクリーニング法としての利用も検討されている[7]。近年

の組織工学の発展によりスフェロイドを大きな組織体を作製するためのビルディングブロックとして利用することも試みられている。さまざまな細胞種からスフェロイドを作製し，それらをテフロンモールドに入れて培養することで任意の形状のミリサイズ組織を形成できることが報告されている[8]。スフェロイドをインクジェットプリンタのインクのようにして用いるバイオプリンタによって比較的大きな三次元組織体構築が可能であることも示されている[9]。

■3 スフェロイド形成法

これまでにさまざまなスフェロイド形成法が提案されており，それぞれに一長一短がある。

① 低接着性プレート

親水性ポリマーなど表面をコーティングすることで細胞接着を抑制するように加工したプラスチックプレートを用いて培養を行う手法。平面やU字型プレートが市販されており，平面の場合は形成されるスフェロイドのサイズが不均一となる。

② スピナーフラスコ培養

フラスコ内で細胞が底面に接着しないように撹拌しながら培養する方法[10]。旋回培養によるシェアストレスが細胞に影響を与える可能性がある。

③ ハンギングドロップ法

プラスチックプレートなどのフタに微量細胞懸濁液をのせ，反対にすることでできる液滴中でスフェロイドを形成させる手法。従来は大量のスフェロイドを得るために煩雑な操作を必要としたが，近年ハイスループット化を可能とするハンギングドロップアレイも開発されている[11]。

④ マイクロパターン表面培養

基盤表面を特殊加工することで細胞接着を制御し，細胞の自己組織化的な三次元凝集体形成を促す手法。最近ではナノインプリント技術によるマイクロパターン表面を持つプレート[12]やナノピラー表面プレート[13]などが市販され利用できるようになっている。細胞接着部位，非接着部位をマイクロパターン化することでスフェロイド形成を促す手法も報告されている。細胞接着領域を直径100 μmとすることで形成されるスフェロイドサイズをコントロールし，生存率の高いスフェロイドを形成できることが報告されている[14]。

⑤ マイクロ流路デバイス

マイクロサイズの流路内にスフェロイド形成部位を作製することで均一サイズで複数種の細胞から成るスフェロイドを形成することが可能となっている[15]。

⑥ マイクロウェルアレイ

微細加工技術によりスフェロイド形成部位をアレイ化し，一度にサイズの均一なスフェロイドを大量に作製できるマイクロチップデバイスが開発されている[2]。

■4 減圧による薄膜変形を利用したスフェロイド形成デバイスの開発

簡便に均一なサイズのスフェロイドを一度に大量に得る技術は再生医療応用，薬剤スクリーニ

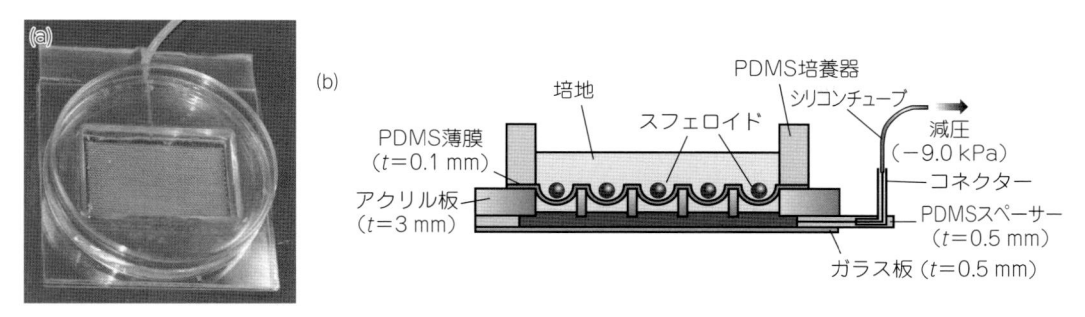

図1　高分子薄膜の減圧による変形を利用するスフェロイド培養デバイスの写真(a)とその断面模式図(b)
（文献16）より許可を得て一部改変の上転載）

ング応用においては重要である。筆者らはこれまでに**図1**に示すようなスフェロイド形成デバイスを開発している[16]。このデバイスはポリジメチルシロキサン（PDMS）で作製した薄膜を減圧によって変形させ，スフェロイド形成部位ができるように設計した。マイクロミリング装置により約1,500個の直径1 mmの穴をアクリル板に作製し，その上にPDMS製薄膜（厚さ100 μm）をのせ，ポンプを用いて減圧することによって薄膜が半球状に変形し，スフェロイド形成部位が形成される。細胞は重力により半球部分に落ち，自己組織化的にスフェロイド形成が起こる。播種する細胞数を変えることでスフェロイドサイズを制御することができ，種々の細胞においてサイズ分布の狭い均一なスフェロイドを形成することができる。

5　酸素透過性スフェロイド培養器の開発

　筆者らは［4］で述べたスフェロイド培養デバイスを鋳型とすることで，より簡便に作製可能な新規スフェロイド培養器（Oxy chip）を開発した[17]。この培養器は**図2**(a)に示すように高酸素透過性高分子であるPDMSのみを素材とするため，PDMSを通して細胞へ安定に酸素を供給することができる。従来のスフェロイド培養器と同様に酸素供給が培地表面からのみ行われ，培養器からの供給はないコントロールとして図2(b)に示す酸素不透過性培養器（non-Oxy chip）を作製し，比較を行った。これらの培養器は，約500個のスフェロイド形成部位（直径1.0 mm，深さ1.0 mm）を有し，細胞懸濁液を容器に入れるだけで自己組織化的にサイズの均一なスフェロイドが形成されるように設計した。

　酸素要求量の比較的高い肝癌細胞株HepG2をモデルとして実験を行った。**図3**(a)に培養14日後の両培養器におけるスフェロイドの光学顕微鏡像を示す。non-Oxy chipを用いた場合，培養14日目におけるスフェロイドの平均直径は357 ± 16 μmであったのに対して，Oxy chipで培養したスフェロイドは597 ± 23 μmとなり，大幅な直径の増大が観察された。14日後におけるスフェロイドを両培養器から回収し，DNA量を測定した結果，Oxy chipはnon-Oxy chipの7.4倍の細胞がいることがわかった。図3(b)にスフェロイド直径の経時変化を示す。Oxy chipでは経時的にスフェロイド直径が増大したが，non-Oxy chipではOxy chipに比べ直径の増加は緩やかで培養10日以降ではほとんど変化しなかった。本培養器の特徴として図3(b)および(c)に示す

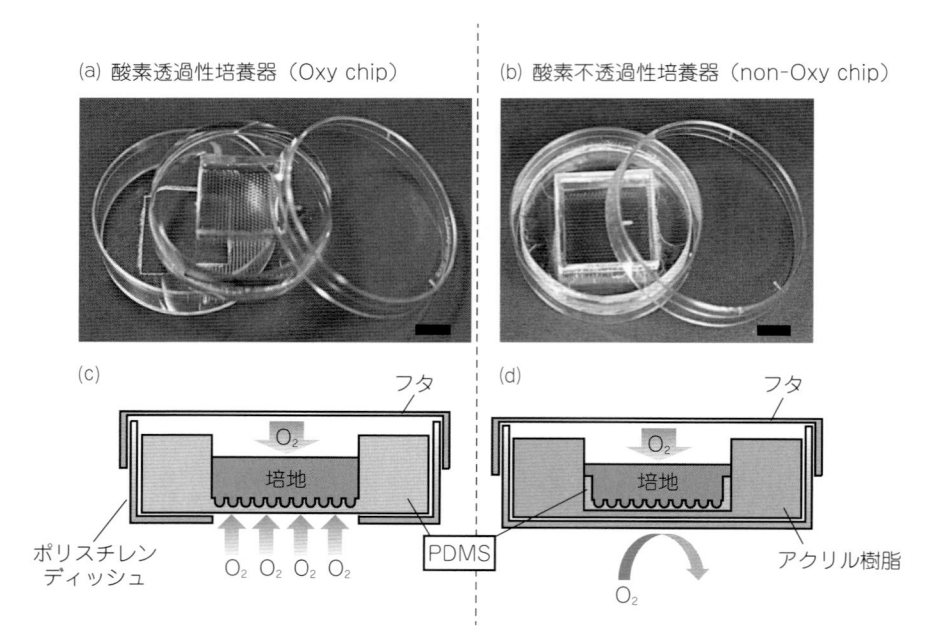

(a) 酸素透過性培養器（Oxy chip）　　(b) 酸素不透過性培養器（non-Oxy chip）

図2　酸素透過性スフェロイド培養器（Oxy chip）の写真(a)とその断面模式図(c)。従来法モデルとして作製した酸素不透過性培養器（non-Oxy chip）の写真(b)とその断面模式図(D)。スケールバー＝1 cm

（文献17）より許可を得て一部改変の上転載）

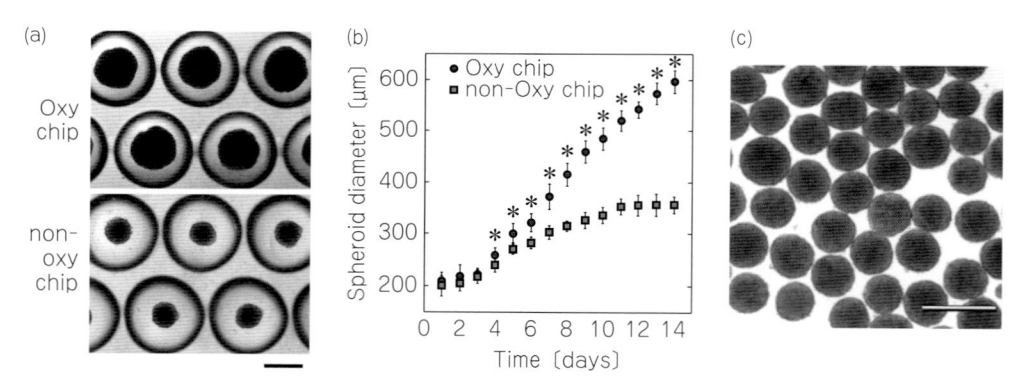

図3　Oxy chip および non-Oxy chip 上で 14 日間培養した HepG2 スフェロイドの光学顕微鏡写真(a)。スケールバー＝500 μm。両培養器を用いた際のスフェロイド直径経時変化の比較(b)。培養器から非侵襲的に回収したスフェロイドの光学顕微鏡写真(c)。スケールバー＝500 μm

（文献17）より許可を得て一部改変の上転載）

ようにサイズ分布の狭いスフェロイドを大量調整することができ，培養終了後はスフェロイドをピペッティングするだけで非侵襲的に回収することができる。

　培地中の酸素濃度を経時的に測定した結果，non-Oxy chip では培養4日までに培地内酸素濃度が低下を続け，4日以降では約 50 mmHg であった。一方，Oxy chip では培養6日目まで培地

内酸素濃度は 120 mmHg 以上を維持し，それ以降は緩やかに低下し，14 日目では約 80 mmHg であった。この結果は，Oxy chip による酸素供給が HepG2 の増殖において重要であり，従来の酸素供給が培地表面からだけの培養では細胞増殖のための酸素需要を満たしておらず，スフェロイドサイズが変化しなくなると考えられる。

　糖代謝について培地中の乳酸，グルコース濃度を測定した結果，Oxy chip を用いた場合，non-Oxy chip に比べて大幅な乳酸産生量およびグルコース消費量の減少が見られた。この結果から従来法でのスフェロイド培養はオーバーグロースになると培地中の酸素が不足し，嫌気的な解糖系由来のエネルギーを主に利用していると考えられる。それに対して，Oxy chip を用いた場合には，好気的なミトコンドリアによる酸化的リン酸化によるエネルギーを主に利用していることが示唆された。このような酸素供給の違いが肝細胞機能に与える影響についてアルブミン産生を指標にして測定を行った。その結果，培養 14 日後，Oxy chip 培養においては non-Oxy chip，平面培養に比べて 12 倍以上のアルブミン産生量を認めた。また，Oxy chip を用いることで他の培養に比べてより長期間アルブミン産生能が維持されることがわかった。以上のように Oxy chip を用いることでスフェロイド化肝細胞株の増殖および機能を著しく向上させることができることがわかった。

　酸素供給がスフェロイド内部環境に与える影響について組織切片を作製して観察した。培養器から回収したスフェロイドを固定後にパラフィン包埋して切片作製後，酸素分圧 10 mmHg 以下の低酸素化で還元され結合する低酸素プローブ（ピモニダゾール）を用いて免疫染色を行った（**図4**）。また，低酸素環境下で発現する転写因子 HIF1α について免疫染色を行った。non-Oxy chip で培養したスフェロイドは培養 7 日後には直径約 300 μm となり，内部の大部分が低酸素状態となっていた。また HIF1α の発現領域はピモニダゾールに陽性領域とほぼ重なり合って存在していた。これに対して，Oxy chip で培養したスフェロイドは培養 7 日後の直径はおよそ 370 μm であり，non-Oxy chip で培養したスフェロイドよりも直径が大きいにもかかわらず，内部の大部分はピモニダゾールおよび HIF1α に対して陰性であった。さらに培養 14 日目の組織切片を作製し，同様の染色を行った結果，non-Oxy chip では直径が約 360 μm で，内部の大部分はピモニダゾール陽性であり，さらに 7 日目ではほとんど見られなかった壊死部位が中心部に観察された。一方，Oxy chip では直径が約 600 μm ほどまで大きくなり，内部にピモニダゾール陽性部位が観察されたが，non-Oxy chip の場合と比べスフェロイド直径が大幅に増大したにもかかわらず，内部の壊死領域はほとんどなかった。以上の結果より，Oxy chip を

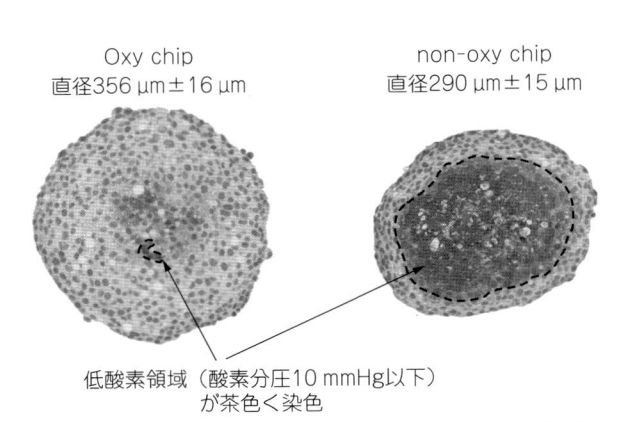

Oxy chip
直径356 μm±16 μm

non-oxy chip
直径290 μm±15 μm

低酸素領域（酸素分圧10 mmHg以下）
が茶色く染色

※口絵参照

図4　Oxy chip および non-Oxy chip 上で 7 日間培養した HepG2 スフェロイドの低酸素プローブ染色像（組織切片）

（文献 17）より許可を得て一部改変の上転載）

用いることでスフェロイド化肝細胞の内部低酸素化を大幅に抑制することができ，その結果として内部壊死を抑制し，細胞生存率を著しく向上させることができることがわかった。

　以上のことから，肝臓細胞のスフェロイド培養において酸素供給は生存，機能維持において重要であることが示された。肝細胞培養において培養インキュベーターに酸素ボンベを接続し，酸素分圧を上げて培養することで培養を行う試みも報告されている。しかしながら，大気酸素分圧（159 mmHg）以上の酸素分圧下で培養を行うことで活性酸素種が発生し，それらの細胞毒性により生存率が低下することが報告されている[18]。筆者らの開発した Oxy chip は大気酸素分圧以上の酸素供給は起こらず，細胞が消費した分の酸素を供給することができることが細胞生存率向上の一因であると考えられる。

6　おわりに

　スキャフォールドフリーの細胞塊，特にスフェロイドの培養法と酸素透過性培養デバイスについて概説した。組織，器官の置換を目指した再生医療のための三次元組織体構築は今後ますます重要になっていくと考えられる。スフェロイドは組織体構築のためのビルディングブロックとして注目を集めているが血管を有さない細胞塊は酸素不足による壊死が問題となる。ここで紹介した酸素透過性培養デバイスは細胞塊サイズのコントロールとその生存率，機能を向上，維持することができるため従来法では困難であった「活きの良いスフェロイド」を簡便に大量調製することができる。今後，本デバイスを用いた再生医療応用が期待できる。また，この「活きの良いスフェロイド」を用いることで薬剤スクリーニングも可能であり，動物代替実験への応用も期待できる。以上のように，本デバイスは様々な細胞種に適用でき，幅広い応用が可能である。

文　　献

1) J. Fukuda et al. : *Tissue Eng.*, **11**, 1254 (2005).
2) Y. Sakai et al. : *Acta Biomater.*, **3**, 1033 (2007).
3) J. Z. Tong et al. : *Exp. Cell Res.*, **200**, 326 (1992).
4) S. Tsutsumi et al. : *Biochem Biophys Res Commun*, **288**, 413 (2001).
5) B. A. Reynolds et al. : *Science*, **255**, 1707 (1992).
6) M. Kato-Negishi et al. : *Biomaterials*, **31**, 8939 (2010).
7) J. Friedrich et al. : *Nat Protoc*, **4**, 309 (2009).
8) J. M. Kelm et al. : *Tissue Eng*, **12**, 2151 (2006).
9) V. Mironov et al. : *Biomaterials*, **30**, 2164 (2009).
10) K. Yamada et al. : *J Biochem*, **123**, 1017 (1998).
11) Y. C. Tung et al. : *The Analyst*, **136**, 473 (2011).
12) H. Mizushima et al. : *J Cell Sci*, **122**, 4277 (2009).
13) R. Takahashi et al. : *Tissue Eng Part A*, **16**, 1983 (2010).
14) H. Otsuka et al. : *Chem Biochem*, **5**, 850 (2004).
15) A. Y. Hsiao et al. : *Biomaterials*, **30**, 3020 (2009).
16) T. Anada, et al. : *Sensors and Actuators B: Chemical*, **147**, 376 (2010).
17) T. Anada, et al. : *Biomaterials*, **33**, 8430 (2012).
18) J. B. Lillegard et al. : *J Cell Physiol*, **226**, 2987 (2011).

第5節　酸素透過膜を用いた三次元組織培養

東京大学　篠原　満利恵　　東京大学　肖　文晋
東京大学　小森　喜久夫　　ベセル株式会社　児玉　亮　　東京大学　酒井　康行

1 はじめに

　三次元培養組織を培養条件下で効率的に構築するためには，必要かつ適切な酸素供給の実現に配慮する必要がある。細胞は，通常ミトコンドリアでの好気呼吸においてグルコースと血中酸素を消費しATPを産生することで，生命維持のために必要なエネルギーを確保しており，血中酸素濃度はおおよそ2〜12%に保たれている（**図1**(a)）[1]。高細胞密度の生体組織における酸素供給は，細部まで緻密に張り巡らされている毛細血管と，水の70倍の酸素を溶かす血液によって実現されている。これに対して培養条件下においては，例えば一般的なポリスチレン（PS）製の細胞培養ディッシュを用いた静置培養では，酸素は気相から培養液中の拡散にて供給される。この供給は，気液界面での気相とのヘンリー平衡濃度と，底面＝細胞層の濃度とで形成される濃度勾配を推進力とする。一方，生体内と異なり再構築型組織では多くの例で血管構造は配備されず，酸素の培養液への溶解性も低いことから，細胞の重層化・三次元的組織化の達成を目指すうえで，酸素供給についての格段の工夫が必要である。さらに，酸素濃度によって組織の機能が制御されていることは，肝臓の酸素濃度が門脈から中心静脈にかけて13%から5〜7%に変化するにつれて，各濃度領域でインスリンなどのタンパク質濃度やシトクロム（CYP P450）などの代謝酵素の発現が変化すること，すなわち肝小葉内の機能的Zonation，からも明らかである（図1(b)）[2,3]。これらを考慮した生理学的応答の取得が可能な培養組織構築のためには，制御された酸素濃度でその消費を満たす工夫が必要である。本稿では，静置培養における培養液層内への酸

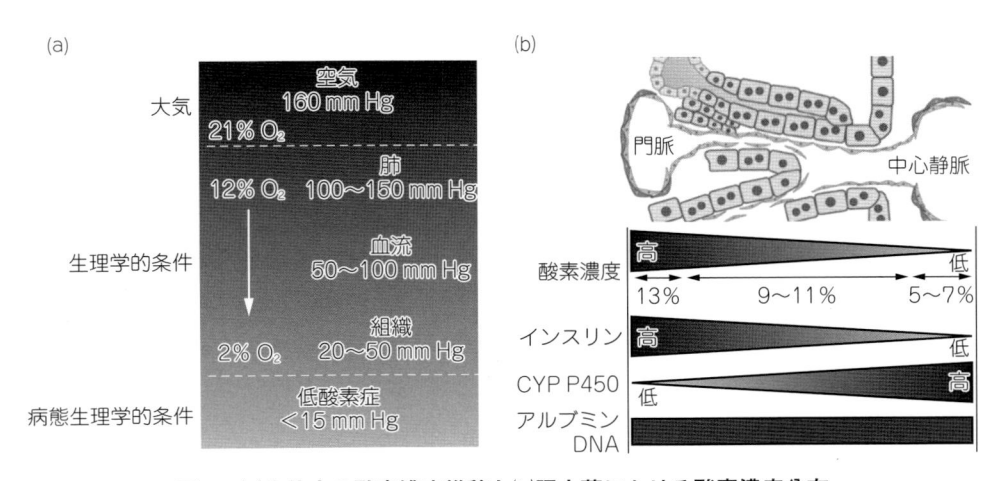

図1　(a)生体内の酸素濃度推移と(b)肝小葉における酸素濃度分布

素拡散律速の問題を抜本的に解決し，底面で培養された細胞の酸素要求性を，適切な暴露濃度にて完全充足することのできる，高酸素透過性膜を用いた三次元組織培養について，肝由来細胞やマウスインスリノーマ細胞での進捗を述べる。

② 酸素透過膜上を用いたラット肝細胞のサンドイッチ培養による自発的組織化

　酸素消費能が極めて高い初代培養ラット肝細胞を一般的な細胞培養用ポリスチレン（PS）製表面に飽和密度で培養した場合，生体内と異なり，嫌気的環境におかれていることは 1960 年代から指摘されてきた[4]。実際，理論的にはラットの初代肝細胞の要求酸素フラックスが 0.048 nmol s^{-1} cm^{-2} であるのに対し，培養液からの酸素供給フラックスは 0.014 nmol s^{-1} cm^{-2} とまるで足りていない[5]。一方，高酸素透過性の透明なシリコーンゴムであるポリジメチルシロキサン（poly-dimethylsiloxane；PDMS）を底面に用いた場合，同じ厚さ・濃度勾配の培養液層と比較して，約 20 倍の酸素供給フラックスを得ることができる。これは酸素の拡散係数が PDMS では水の約 2 倍，溶解度が約 10 倍であるためである。このため，酸素供給律速の問題を抜本的に解決し，細胞への実暴露濃度を外気とほぼヘンリー平衡に保持することも可能となり，生体内と同様に“生理学的な低酸素暴露濃度で細胞の酸素要求性を確実に満たす”ことができる[6]。ラット肝細胞を飽和密度で播種，21%酸素濃度の 5% CO$_2$ インキュベータ内で培養した直後の細胞層近傍における酸素濃度変化を測定すると，PS 底面のプレートでは急激な低下が起こり 30 分以内に約 4%で平衡に達するが，PDMS 底面のプレートでは全く低下が見られなかった。また，酸素透過性に優れた PDMS プレートでは，インキュベータ内の酸素濃度を 10%，5%と変化させることで，細胞層近傍の酸素濃度を 10%，5%に維持することができた[7]。このとき，供給酸素量に対するラット肝細胞のサンドイッチ培養の胆管形成とアルブミン分泌量を比較した結果，PS プレートに比べて PDMS プレートの方が胆管形成，アルブミン分泌共に良好であり（図 2），特に

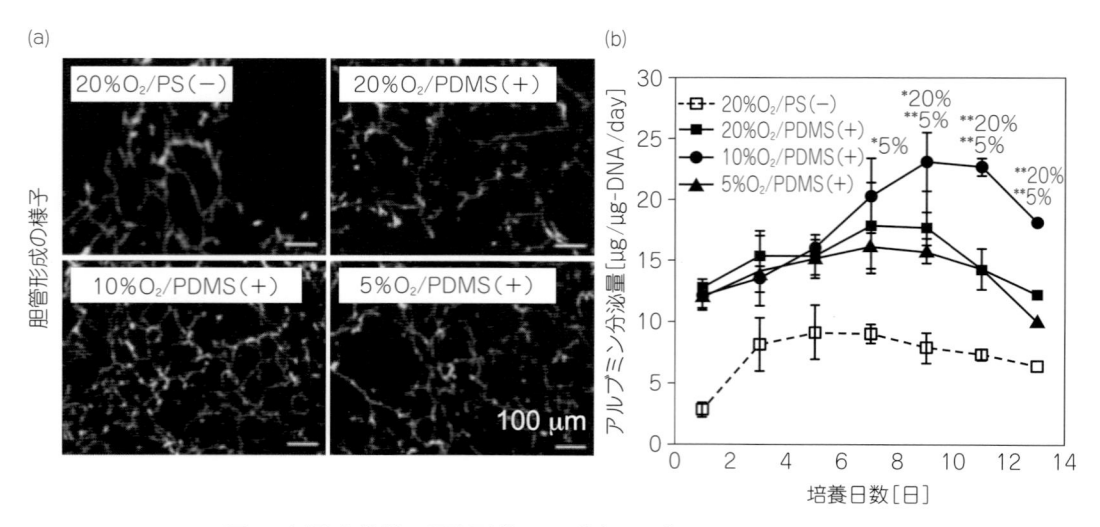

図 2　(a)酸素供給の胆管形成および(b)アルブミン分泌量への影響
＊と＊＊は各培養条件の有意差検定の結果であり，それぞれ*$p < 0.05$，**$p < 0.01$

10%酸素濃度下での PDMS プレート上での培養で，より密な胆管形成が行われ（図 2 (a)），アルブミン分泌も促進されていた（図 2 (b)）。この現象は，生理学的な濃度で酸素要求性が完全に充足された結果，細胞は低酸化ストレス下でより効率的な好気呼吸を行うことができ，自己組織化が促進されたとものと考察できる。

❸　重層化培養と曝露酸素濃度依存的な三次元組織化

このように酸素供給律速を抜本的に取り除いた PDMS 膜培養において，増殖性のマウスインスリノーマ MIN6-m9[8] を静置培養すると，PS プレート上では 1〜2 層の組織形成に留まるのに対し，生存率を 90%以上に維持しながら自発的に 5〜6 層まで重層化し擬似三次元組織を形成した（**図 3**(a))[9]。また，細胞組織と培養液との接触面積は PDMS と PS プレートでほぼ同じであるものの，プレートあたりのグルコース刺激応答性インスリン分泌能は PDMS の方が良好であった（図3(b))。インスリン分泌は，細胞内に取り込まれたグルコースからの ATP 産生の結果，

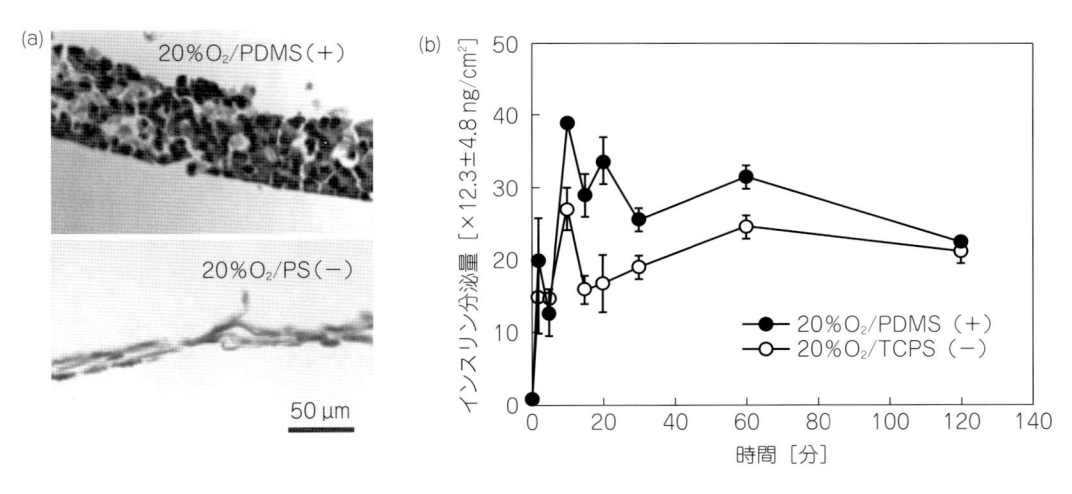

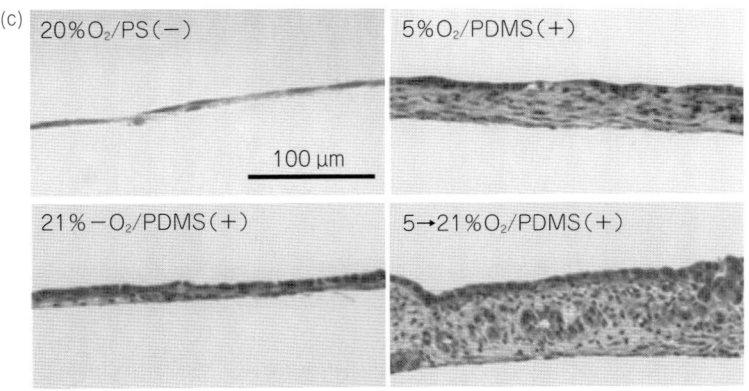

図 3　酸素供給改善と細胞層重層化・機能向上

(a) MIN6-m9 細胞重層化（HE 染色）。(b)(a)における単位面積あたりのインスリン分泌能。(c)胎児肝細胞の酸素濃度依存的な重層化

細胞内 ATP 量が増加することにより，細胞膜の脱分極が促されることによって起こる。培養液のグルコース消費量に対するラクテート産生量の比率を求め，呼吸回路の判定をしたところ（化学量論的には，完全嫌気呼吸で 2，完全好気呼吸で 0 となる），PS プレート上では嫌気的呼吸が支配的であったのに対し，顕著な重層化が見られた PDMS プレートでは，培養に伴いむしろ徐々に好気的呼吸回路にシフトしていった。すなわち，PDMS プレートでの培養は，細胞への酸素供給不足を改善するとともに，ATP 産生効率が向上していたこととなる。

　細胞への酸素供給濃度を制御できる PDMS プレートでの培養は，前駆細胞の三次元的な組織化と成熟化を促すことも可能であった。肝前駆細胞モデルとして，増殖性を持つ胎児ラット肝細胞を用いた培養では，PS プレートにおいてはまず単層を形成し，一部が多層化・成熟化を示すのが限界であったが，PDMS プレートにおいては底面側に線維芽細胞やマトリックス物質からなる間充織が，培養液側に肝細胞からなる上皮層が全表面に渡って形成された[10]。興味深いことに，21％酸素では下層が薄く，5％酸素では下層がより厚くなった。5％から 21％に培養中期でスイッチした場合に最も厚く機能も高い肝組織が形成され，内部では発達中と見られる肝前駆細胞からなる管腔構造の形成も見られた。また，培養液側には，多数の浮遊凝集体が上皮層から遊離することも観測された（図 3 (c)）[10]。グルコース消費量に対するラクテート産生量の比で見ると，株細胞ほどではないが好気的呼吸亢進が見られており，ここで見られた顕著な自己組織化現象は，細胞が利用できるエネルギー量が格段に高まったことと密接に関連しているものと思われる。前駆細胞は，再生医療においては培養組織構築の細胞ソースとして用いられる可能性が成熟細胞よりも高く，分化段階に応じた実暴露濃度の精密な制御が必要であり，酸素透過膜上での静置培養が効果的であると考えられる。

４ ePTFE 酸素透過性三次元培養基板上での三次元組織化

　以上の平面培養での特性評価に基づき，酸素供給を十分に行いながら三次元化を促す静置培養法として，VECELL ㈱・バイオフォレスト㈱で開発された PDMS 上に多孔質ポリテトラフルオロエチレン（ePTFE）膜層（図 4 (a)）を有する培養基板でのラット肝細胞の三次元組織化を試みた。この培養基板では，細胞とほぼ同じ大きさの口径を持つ多孔質膜上で培養することにより，伸展するための余計な力が細胞にかかることなく，細胞が孔に少し入り込むかたちで繊維間に軽く接着し，生体内のように細胞が生体外マトリクスと一体になった培養環境で組織化を行うことができる。そのため，細胞と培養基質との相互作用が最小限に抑えられ，結果的に細胞同士がより高度に接触した生体肝により近い培養が可能である。PS プレートと PDMS プレート上でePTFE 酸素透過性基板を用いた培養（3D）を行い，ePTFE 膜のない表面で単層培養したものと比較したその結果，PS プレート上では培養基板上で不規則なスフェロイド形成が起こり，スフェロイドの内部に壊死が見られたが，PDMS プレート上では細胞間が密に接着している様子が観察された（図 4 (b)）。このとき，アルブミン分泌能は，PS プレートでの培養（20％ O_2/PS（−））はもちろんのこと，底面からの酸素供給を遮断した PDMS プレート上での単層培養（20％ O_2/PDMS（−）単層培養）と三次元培養（20％ O_2/PDMS（−）3D），さらには，PDMS プレー

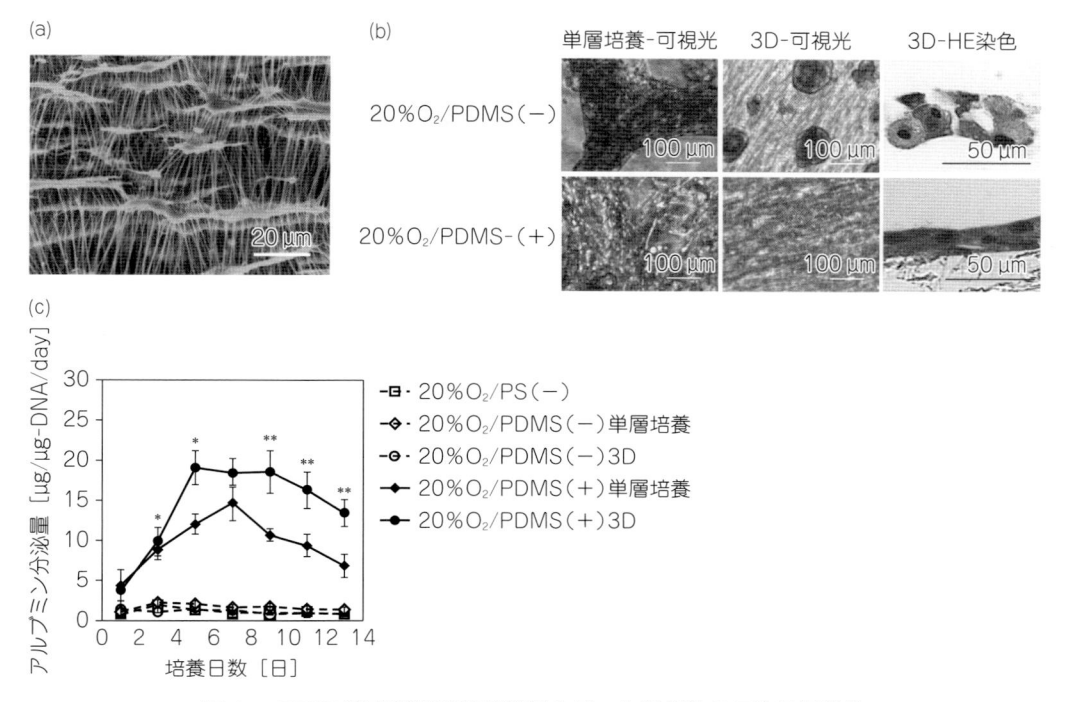

図4　ePTFE 酸素透過性培養基板を用いた肝細胞の三次元組織化

(a) ePTFE 膜の電子顕微鏡観察写真。(b)培養基板上でのラット実質肝細胞の培養。(c)各培養条件でのアルブミン分泌量。＊と＊＊は各培養条件の有位差検定の結果であり，それぞれ*p<0.05，**p<0.01

ト上での単層培養（20% O_2/PDMS（＋）単層培養）よりも良好であった（図4(c)）[11]。すなわち，酸素供給と三次元化の相乗作用が機能向上に繋がったと考えられる。

5 酸素透過性マイクロウェルを用いた三次元組織化

　酸素供給を十分に行いながら三次元化を促す静置培養法として，PDMS の易微細加工性を利用して，数十～百マイクロメートルサイズのマイクロウェルを密に並べた培養基板を作成し，球状凝集体（スフェロイド）の形成を試みた。マイクロウェルでの凝集体形成法は，旋回培養や液滴中で凝集化させるハンギングドロップ法など他の手法に比べて大きさの揃った凝集体を簡便に得られる点で優れている。しかしながら，従来のポリスチレンやガラス製のプレート上では，上述したような酸素不足のため，単位面積当たりの細胞密度を高めることは難しく，大量生産時の効率が低くなる。これを解決するために，PDMS でハニカムマイクロウェル基板を作製，PDMS プレートに組み込み（**図5**(a)），マウスインスリノーマ細胞（MIN6-m9）（図5(b)）やラット実質肝細胞（図5(c)）を培養したところ，最大で飽和細胞密度の4～8倍の面密度での効率的形成が可能となった[12]。これは，酸素透過性膜上での培養により各凝集体の形成過程で十分に酸素が供給され，高密度播種でも酸素不足にはならず，効率の良いエネルギー産生により自己組織化能がフルに発揮された結果であると思われる。実際，MIN6-m9 細胞を用いて PS プレート上で同様に培養しても，高播種密度においては酸素不足で細胞は急速に死に至り，凝集化は起こらず，

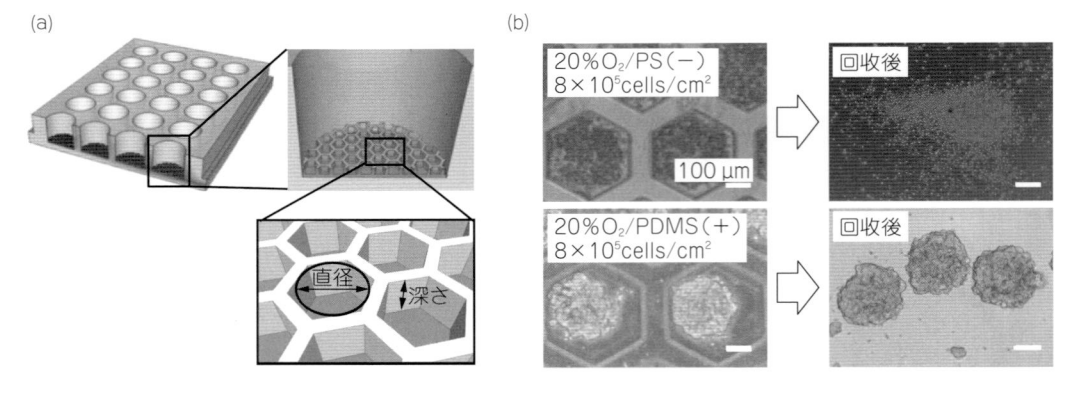

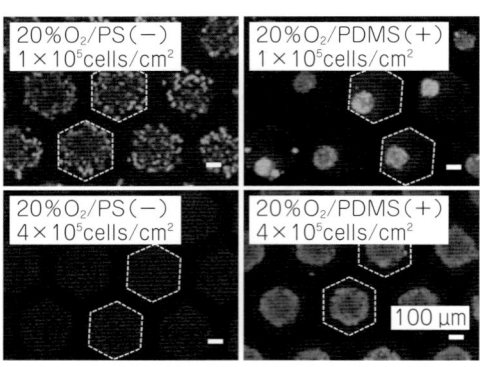

図5　酸素透過性マイクロウェルを用いた凝集体形成

(a)酸素透過性マイクロウェルプレートの構造。(b)酸素供給での MIN6–m9 細胞高密度凝集体形成と回収。(c)異なる酸素供給でのラット肝細胞高密度凝集体形成と生存率の観察

結果的に回収時に細胞は分散してしまった（図5(b)）。また，肝細胞では通常の飽和播種面密度においてすでに凝集体の中心部で細胞が死滅し，凝集化が起こりにくくなっている様子が観察された（図5(c)）。すなわち，PDMS 製のマイクロウェル基板を用いて PDMS プレート上で凝集体を形成する培養法は，酸素が十分に供給されるために XY 方向だけでなく，Z 方向の積層細胞数の自由度を格段に増すことが可能で，スムーズな凝集が可能となる。凝集体の効率的大量形成の手段としての利用が期待される。

6　おわりに

　本稿では，酸素透過性膜を用いた培養法が，これまで静置培養での三次元培養組織構築において問題視されてきた酸素供給を抜本的に改善する，簡便で有効な手法であることについて，肝細胞，マウスインスリノーマ細胞への適用例を基に述べた。この培養法は，酸素を酸素透過性のPDMS 膜表面から細胞層に半ば直接的に供給することで，培養液層中の酸素拡散律速の問題を解消し，生体内と同様の好気的な環境を整えることが可能であった。また，インキュベータの酸素濃度を調節するのみで酸素暴露濃度を制御でき，生理学的な酸素供給量において好気呼吸の実

現を通じ，培養細胞の自己組織化能を存分に引き出すことができることを示した。さらに，PDMS の易微細造形性を利用して，表面に多孔質膜層やマイクロウェル構造を担持することで，容易に三次元組織化や凝集化が可能であることを示した。したがって，本手法には，再生医療や細胞アッセイなどへの広範な利用が期待できると考えている。

文　献

1）de Souza Nv : *Nat Methods.*, **4**（5），386（2007）.
2）S. Bhatia et al. : *Cellular Engineering,* **1**, 125（1996）.
3）S. Colnot and C. Perret : Molecular pathology of liver, Springer, 7（2011）.
4）K. M. Stevens : *Nature,* **206**, 199（1965）.
5）M. Nishikawa et al. : *Biotechnol. Bioeng.*, **99**（6），1472（2008）.
6）Y. Sakai et al. : Liver Stem Cells, Hamana Press, 189（2011）.
7）W. Xiao et al. : *Biotechnol. Prog.,* **30**（6），1401（2014）.
8）K. Minami et al. : *Am. J. Physiol. Endocrinol. Metab.,* **279**, E773（2000）.
9）K. Komori et al. : *Biomaterials Science,* **1**, 510（2013）.
10）M. Hamon et al. : *Cell Transplant,* **21**（2–3），401（2012）.
11）W. Xiao et al. : *Biochem. Eng. Journal,* **91**, 99（2014）.
12）M. Shinohara et al. : *Biotechnol. Prog.,* **30**（1），178（2014）.

第6節　中空糸を用いたシリンドロイドの形成

九州大学　水本　博　　九州大学　梶原　稔尚

1 はじめに

　2014年9月，人工多能性幹細胞（iPS細胞）由来細胞を用いた移植治療が実施された。㈱理化学研究所発生・再生科学総合研究センターと先端医療センター病院からなる研究グループによる臨床研究での実施であり，iPS細胞から誘導した網膜色素上皮細胞からなるシートの移植を行っている。

　一方，種々の臓器を対象とした再生医療の実現化のためには，細胞の大量生産，品質管理，さらには治療法・部位に合わせた移植用培養組織片（グラフト）の最適化など，解決すべき問題点はまだまだ多い。こうしたニーズに対して，培養細胞が三次元的な構造体を形成する三元培養法は，大量・高密度培養や培養細胞の特異的機能の発現や維持期間において単層培養にはない特徴を有している。動物細胞培養による三次元培養形態としては，球状細胞組織体であるスフェロイドが一般的であるが，培養法を工夫することにより種々の形状の細胞組織体の誘導が可能である。本稿では中空糸を培養器としてその内部にて形成誘導を行った円柱状細胞組織体（シリンドロイド）について，特徴と利用例を概説する。

2 培養細胞を用いたシリンドロイド形成と特異的機能発現

　種々の分画特性を有する中空糸は，濾過による浄水のみならず，ウイルスや微生物除去，透析，血漿交換，血液浄化など幅広い分野において用いられている。筆者らは，細胞に遠心力を付加することにより高密度に充填することで細胞組織体の形成誘導を行う手法について検討を行う過程で，培養容器としての中空糸の利用に着目した。まず，培養容器として血漿分離用中空糸6本から構成される長さ3cmのバンドルを作製し，バンドルを構成する中空糸内部に初代ラット肝細胞を遠心力によって充填し，培養ディッシュ内で旋回培養を行った（**図1**）。

　中空糸内部で培養した肝細胞の形態を**図2**に示す。遠心力によって高密度に充填された肝細胞は培養2日目より表面の平滑化した円柱状の細胞組織体（シリンドロイド）を形成した。シリンドロイドは培養2カ月以上その形態を維持できることが示された。また代表的な肝特異的機能であるアンモニア除去能，尿素合成能，アルブミン分泌能を評価した結果，約5カ月程度の機能維持が可能であった[1]。肝機能として，薬物代謝能の発現も確認され，シリンドロイドは三次元培養肝組織として高いレベルでの肝機能の発現と長期機能維持が可能であることが示された。

　このように肝細胞シリンドロイドは肝特異的機能を高いレベルで長期的に維持するとともに，

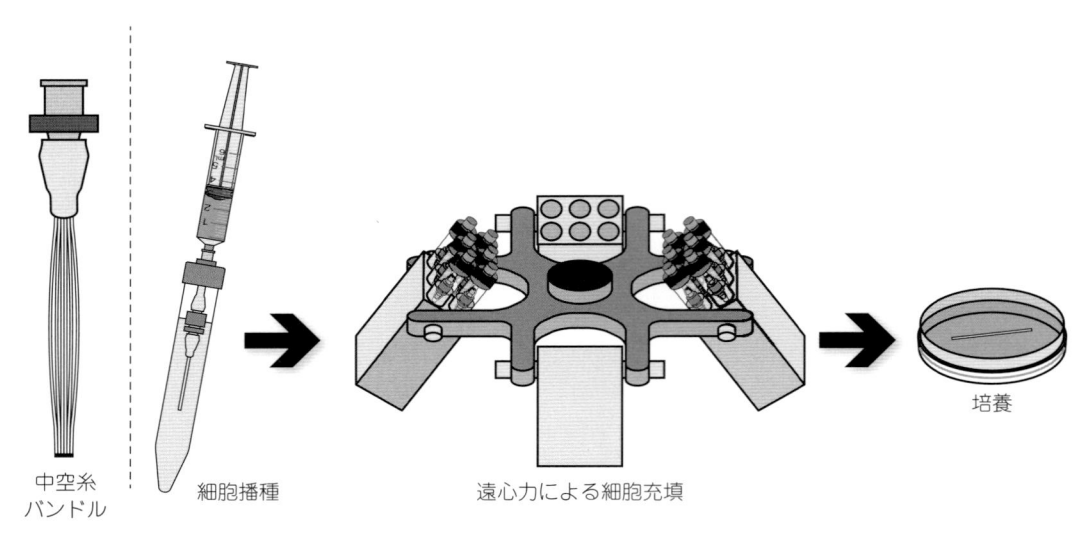

図1　中空糸バンドルとシリンドロイド培養法

中空糸
バンドル　　　細胞播種　　　遠心力による細胞充填　　　培養

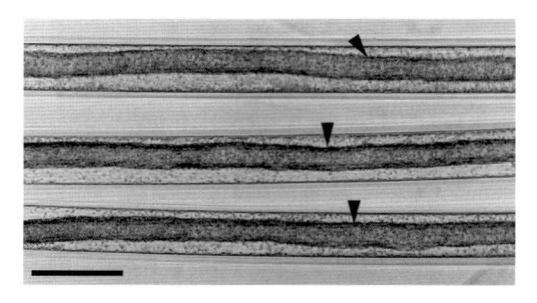

図2　中空糸内部で形成された肝細胞シリンドロイド
arrowhead，スケールバー＝500 μm

生体組織に匹敵する高い細胞密度を有していた。そこで肝細胞シリンドロイドの応用例の1つとして，筆者らは体外設置型の人工肝臓装置を作製した。本装置は 3.5×10^7 cells/cm^3 の高い細胞密度の達成が可能であり，大量の肝細胞を充填した体外循環可能なスケールでの装置設計を実現した。肝不全ラットへの適用を試みた結果，循環中の血中生化学値の改善，術後の生存率の向上が示され，良好な治療効果を実証した[2]。

　一方，中空糸内部でのシリンドロイド形成は肝細胞のみならず，他の臓器細胞でも可能である。筆者らはラットやウシ，ヒトの軟骨細胞を中空糸内部に充填し，シリンドロイド形成誘導を行った。その結果，形成されたシリンドロイドではその内部において豊富な細胞外マトリックスの蓄積が観察され，軟骨特有の構造を構築できることが示された。また，軟骨細胞特異的であるⅡ型コラーゲンおよびアグリカンの遺伝子発現量を培養1カ月間維持することを確認している[3]。

　このように，シリンドロイドは生体組織に匹敵する細胞密度で形成された細胞組織体であり，in vitro において細胞特異的な機能の再現が可能であることから，再生医療や創薬への応用が期待される。

3 多能性幹細胞によるシリンドロイド形成

3.1 多能性幹細胞によるシリンドロイド形成と自己複製
　胚性幹細胞（ES 細胞），人工多能性幹細胞（iPS 細胞）はいずれも半無限の自己複製能と分化

多能性を有する多能性幹細胞であり，再生医療や創薬における機能性細胞のソースとしての利用が大いに期待されている。一方，これらの細胞の利用のためには品質の保証された多能性幹細胞の大量培養法と，目的とする成熟細胞への効率的な大量分化誘導法の確立が必須である。筆者らはこうした多

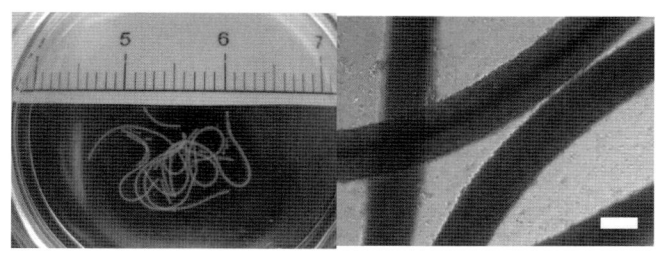

※口絵参照

図3　中空糸から回収した ES 細胞シリンドロイド
スケールバー＝200 μm

能性幹細胞の大量培養法へのシリンドロイドの応用について検討を進めている。

　まず，多能性幹細胞が本来の分化多能性を有する所謂未分化状態での培養についての検討について紹介する。多能性幹細胞の未分化大量培養法として，細胞が凝集塊を形成しながら増殖する浮遊培養が検討されている[4]。筆者らは中空糸を用いたシリンドロイド培養が高密度培養を達成できる点に着目し，シリンドロイド培養による多能性幹細胞の未分化大量培養に取り組んだ。

　中空糸内にマウス ES 細胞を少量注入し，遠心力を用いて中空糸端部に小さな凝集塊を形成させ，未分化維持因子である LIF を添加した培地を用いて培養を開始した。マウス ES 細胞は旺盛な増殖能を有しており，凝集塊の成長とともに細胞数の増加が示された。最終的には中空糸内部において高い細胞密度を有するシリンドロイドが形成された（**図3**）。細胞密度は 0.6〜1.0×10^9 cells/cm³ 程度の高密度培養の達成が可能であった。またこのシリンドロイドは酵素処理によって容易に単一細胞への分散が可能であった。

　培養終了後の細胞の評価として，まず未分化関連遺伝子である Oct3/4，Nanog について評価を行った。その結果，これらの遺伝子発現はいずれも培養開始時と同様の発現レベルを維持していた。次に，細胞表面マーカーとして，ES 細胞が未分化状態で特異的に発現する SSEA-1 について解析を行った結果，おおよそ 95% 以上の細胞集団が SSEA-1 陽性細胞であった。また，培養終了後の細胞はテラトーマ形成能を有しており，これらの結果から培養細胞は培養開始時と同様の分化多能性を有していることが示された。また，シリンドロイド培養による継代も可能であり，少なくとも 6 継代の間において，培養初期と変わらぬ増殖能と分化多能性を有していることを確認している。

　細胞の増幅という観点から見ると，円柱状のシリンドロイドは球状のスフェロイドにはない，形状上の特徴を有している。すなわち，スフェロイドでは細胞数の増加に伴い半径が増加するため，最終的には中心部で酸素・栄養素の枯渇が生じ，細胞数の増加もこの時点で停止する[4]。これに対し，シリンドロイドでは直径を上手く制御してやることにより，細胞の増殖に伴って長軸方向に成長する限りでは細胞組織体内部での酸素・栄養素の枯渇は生じない。すなわち，より効率的な細胞増幅が可能であると考えられ，例えば1回の培養プロセスにおいて，初期導入細胞量，培養期間等のフレキシブルな制御が可能である。これは細胞の大量培養法として大きな利点であると考えられる。

3.2　多能性幹細胞から成熟細胞への分化誘導

　一方，多能性幹細胞から目的とする成熟細胞への分化誘導法について，多能性幹細胞は未分化維持因子，例えばマウス ES 細胞，iPS 細胞であれば LIF を除いた培養条件において胚様体（Embyoid body；EB）と呼ばれる凝集塊を形成することにより自発的な分化が進行することが知られている。そこでシリンドロイド培養の分化誘導法としての利用について検討を行った。

　マウス ES 細胞，iPS 細胞を中空糸内部に少量注入し，遠心力を用いて中空糸端部に小さな凝集塊を形成させ，LIF 未添加の培養条件下で培養を行った。凝集塊は未分化維持条件下での培養と同様に細胞増殖と共に中空糸の長さ方向に成長し，シリンドロイドを形成した。同時に高密度培養の達成が可能であり，細胞密度は培養条件にもよるが，$0.6 \sim 1.0 \times 10^9$ cells/cm^3 程度の高密度培養の達成が可能であった。

　ここでは肝細胞への分化誘導を目指し，培養 9～15 日目に酪酸ナトリウムの添加を，また培養 15 日目よりデキサメタゾン，オンコスタチン M，インスリン-トランスフェリン-セレニウムを添加するといった分化誘導プロトコールにより ES 細胞，iPS 細胞の分化誘導を試みた。まず，内胚葉あるいは肝細胞特異的なマーカーを指標に遺伝子発現解析を行った。その結果，培養経過に伴い原始内胚葉マーカーである GATA-4，肝細胞核因子である HNF-3β，HNF-4α，また内胚葉分化マーカーである TTR について，培養経過とともに発現量の増加が示され，肝分化が進行していることが示された。さらに，肝細胞特異的なマーカーである ALB，CPS-1，TDO については，シリンドロイド培養では培養経過とともに発現量の増加が示されたが，同様の肝分化誘導プロトコールを適用した単層培養では発現量の増加は見られなかった。この結果，シリンドロイド培養では単層培養と比較して肝分化が良好に進行したことが示された[5]。

　次に，肝機能の指標として，タンパク質合成能の指標であるアルブミン分泌能と解毒能の指標であるアンモニア除去能について評価を行った。この結果，培養 2 週間目よりこれらの機能の発現が認められ，その機能は少なくとも 1 カ月程度は維持できることが示された[5,6]。しかし，機能発現レベルを初代肝細胞と比較すると，非常に小さな値となった。これは，筆者らの用いた分化誘導条件ではシリンドロイドを構成する細胞のすべてが肝細胞に分化しているわけではないことを示している。シリンドロイド中のアルブミン陽性細胞の割合を解析した結果，その割合は 20～30％程度であった。ES 細胞，iPS 細胞は分化多能性を有しており，現在の分化誘導条件ではすべての細胞を肝細胞へ向かわせることは実現できていないことになる。このため，肝細胞へ分化した細胞のみを分離することにより，分化誘導率の評価や，機能発現レベル，成熟度の評価を行うことが必要である。一方，前述の通り，多能性幹細胞を用いたシリンドロイド培養では初代肝細胞を用いた場合と比較して飛躍的な高密度培養の達成が可能であった。そこで，培養容器である中空糸単位体積あたりでの肝機能発現レベルを初代肝細胞の場合と比較した。その結果，機能発現レベルは初代肝細胞と比較しても同等レベルであることが示された。このことは，例えば本培養法をバイオリアクターに応用した場合，リアクターとしては初代肝細胞を用いた場合と同等の機能発現が可能であることを示している。

　そこで，この分化誘導法の応用として，本培養法を利用した体外設置型のバイオ人工肝臓装置を作製した（**図 4**）。本装置は中空糸型バイオリアクターであるが，装置内での流動状態を均一

に保つ工夫として，充填される中空糸は，編織シートの形態をとっている。この結果，装置内において中空糸はある程度規則的に配置され，その間隙を培養液（治療時には血液）が流れることにより，細胞との間での物質交換を行えるようになっている。プロトタイプとして，長さ 7 cm の中空糸を 130 本用い，容積 2.97 cm³ の装置

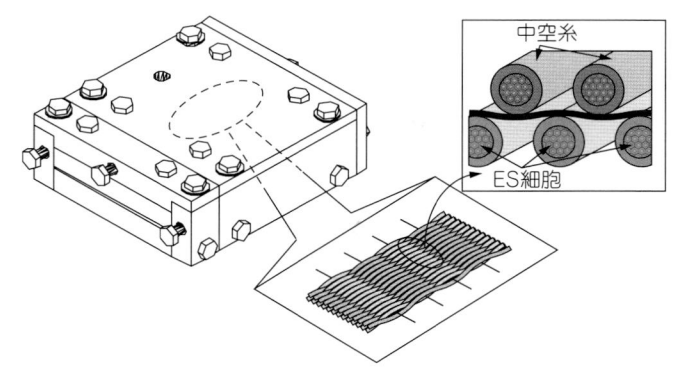

図4　マウス ES 細胞を充填した中空糸型人工肝臓装置

を作製した。装置内に継代中のマウス ES 細胞を 6.4×10^6 cells 注入し，前述のバンドルを用いた場合と同様に遠心力を付加することによってシリンドロイドの形成誘導を行った。そして，灌流培養条件下において，前述の肝分化誘導条件と同様の条件で培養を行った。肝不全ラットを用いた動物実験による性能評価の結果，リアクター内部に細胞を充填しない対照群と比較して，血中生化学値の改善や，適用後の生存率に改善が示された。分化誘導効率の改善など未だ問題は山積みであるが，多能性幹細胞を用いた再生医療の実用化に繋がる有望な結果だと考えている。

４　高次構造を有するシリンドロイド形成

　培養組織を構築するうえで考慮すべき点として，内部での酸素・栄養素の枯渇が挙げられる。培養組織内部の細胞への種々の物質の供給は，基本的には培養組織表面から内部への拡散が支配的となる。このうち，律速因子となるのは酸素である。組織内での酸素分布は Fick の拡散の法則を用い，いくつかの仮定を設定した簡単なモデルである程度予測することが可能である。詳細は省略するが，例えば，酸素要求性の高い部類に相当する肝細胞が種々の形状の培養組織を形成した場合，表層から 50〜60 μm 程度で酸素が枯渇することが予測される。これらのことから，培養組織の形状制御が重要であると同時に，大きな培養組織構築のためには，同時に血管網を構築することが必須となる。特に培養組織の生体への移植を念頭に置いた場合は，理想的には，あらかじめ毛細血管網を有する培養組織が構築できることが望ましい。実際に，内径 300 μm 程の中空糸内部で形成された肝細胞シリンドロイドの組織学的評価により，細胞が生存している領域は表層から約 50 μm の範囲であり，中心部の細胞は死んでいることが示された。これに対し，同様の中空糸を熱圧縮加工により断面形状を短径が 100〜150 μm の楕円形状とした異形断面中空糸を作製し，その内部でシリンドロイドを形成することにより，細胞の生存率が向上することも明らかにした[7]。

　一方，より大きな培養組織を形成させる場合は，どうしても内部への輸送路（血管網）の構築が必要である。そのような毛細血管網を有する組織を構築する方法として，温度応答性培養皿から回収することによって形成される細胞シートを用いた方法が報告されている[8]。いくつかの手法によって，血管内皮細胞を含む重層化した細胞シートを作製することにより，形成された培養

1) 内皮細胞に被覆されたスフェロイドの作製

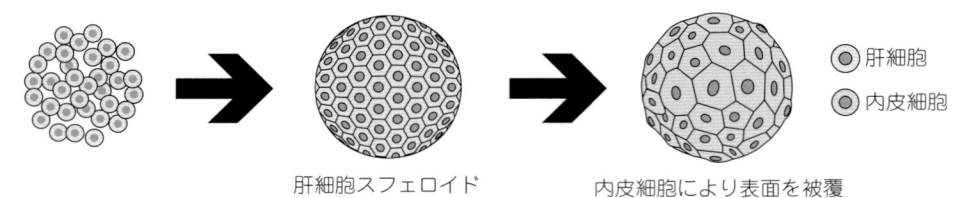

肝細胞スフェロイド　　　　　内皮細胞により表面を被覆

◎ 肝細胞
◎ 内皮細胞

2) 中空糸内部へのスフェロイド充填と再組織化

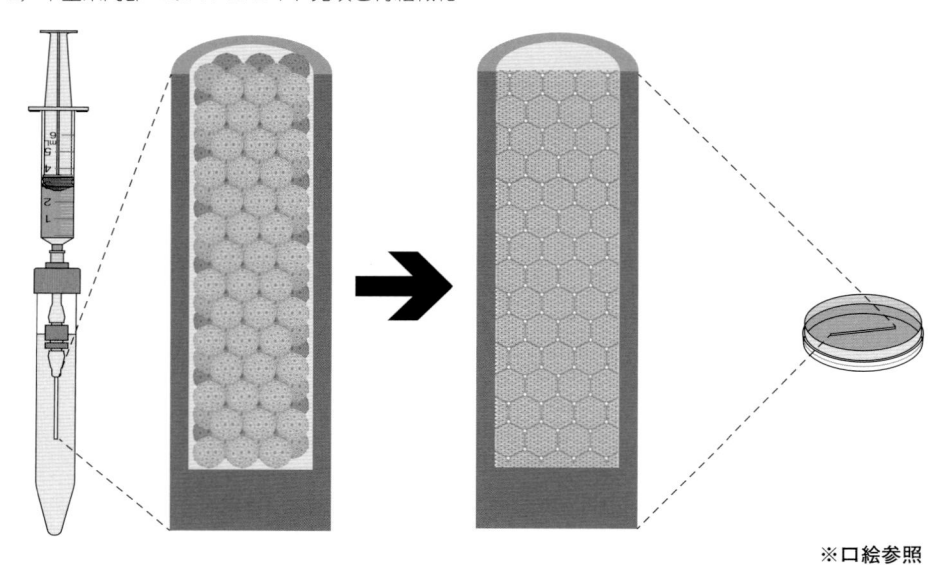

※口絵参照

図5　スフェロイドのボトムアップ法による血管化シリンドロイド構築

　組織内部において血管内皮細胞の網目状の配置や組織化，また生体への移植後に，血管内皮細胞の管腔形成やレシピエントの毛細血管と結合する様子などが報告されている。このように，毛細血管網を有する培養組織を構築するためには，血管内皮細胞と組織構築細胞との共培養条件下において組織構築を誘導するのだが，単に共培養を行うだけではなく，細胞の初期配置や，サイトカイン等の刺激などの工夫が必要である。

　筆者らも，毛細血管網を有する肝細胞シリンドロイドの構築に関する検討を行っている。筆者らは，シリンドロイドの形成誘導過程において，血管内皮細胞の初期配置に着目した。そして，シリンドロイド内部にあらかじめ血管内皮細胞を規則的に配置する方法として，内皮細胞に被覆された肝細胞スフェロイドを高密度に充填し，シリンドロイド形成を誘導するボトムアップ法を考案した（**図5**）。スフェロイド構成細胞として初代ラット肝細胞，血管内皮細胞としてヒト臍帯由来静脈内皮細胞（HUVEC）を用いて検討を行った。まず，浮遊培養によって形成した肝細胞スフェロイドをコラーゲン溶液中に懸濁させることにより，スフェロイド表層にコラーゲンをコートし，その後，HUVECと共培養を行うことにより，表面がHUVECによって被覆された肝細胞スフェロイドを得ることができた。次にこのスフェロイドを血漿分離用中空糸の内部に遠心力によって充填し，培養を行った。培養を行ったスフェロイドは中空糸内部で融合し，シリンド

ロイドを形成した。そして，HUVEC は初期の配置をもとに，シリンドロイド内部で比較的規則的な網目状に配置されていることが示された[9]。シリンドロイドを構成する細胞の維持率や肝機能を評価した結果，肝細胞のみから構成されるシリンドロイドや，分散した肝細胞と内皮細胞を混合して形成誘導を行ったシリンドロイドと比較して高い細胞維持率と肝機能発現を示した。このことはシリンドロイド内部での内皮細胞の空間配置が効果的であったことが示唆されるとともに，部分的な血管網の構築が期待される。in vitro における毛細血管網構築は最も困難な技術の1つであると考えられるが，今後種々の条件との血管網形成との関係について検討を進めてゆく予定である。

5　おわりに

　以上，中空糸内部で形成される各種細胞からなるシリンドロイドについて，特徴と応用例について概説した。シリンドロイド形成誘導の制約として，利用可能な中空糸の選択肢が少ないことが挙げられる。細胞培養に適した透過性能を有する中空糸としては，精密濾過膜（血漿分離膜）が望ましいが，こうした分画特性の中空糸の選択肢は多くはない。中空糸の内径，さらには素材など，利用可能な中空糸のバリエーションが増えると，細胞種や用途に応じた最適形状を有するシリンドロイド形成誘導が可能になることが期待される。

文　献

1）H. Mizumoto, K. Ishihara, K. Nakazawa, H. Ijima, K. Funatsu and T. Kajiwara : *Tissue Eng. Part C*, **14**, 167（2008）.

2）K. Aoki, H. Mizumoto, K. Nakazawa, K. Funatsu and T. Kajiwara : *Int. J. Artif. Organs*, **31**, 55（2008）.

3）Y. Irie, H. Mizumoto, S. Fujino and T. Kajiwara : *J Biosci Bioeng*, **105**, 450（2008）.

4）Y. Wang, B.-K. Chou, S. Dowey, C. He, S. Gerecht and L. Cheng : *Stem Cell Res.*, **11**, 1103（2013）.

5）N. Amimoto, H. Mizumoto, K. Nakazawa, H. Ijima, K. Funatsu and T. Kajiwara : *Biochem.* *Eng. J.*, **56**, 69（2011）.

6）N. Amimoto, H. Mizumoto, K. Nakazawa, H. Ijima, K. Funatsu and T. Kajiwara : *Tissue Eng. Part A*, **17**, 2071（2011）.

7）J. Fukuda, H. Mizumoto, K. Nakazawa, T. Kajiwara and K. Funatsu : *Int. J. Artif. Organs*, **27**, 1091（2004）.

8）H. Sekine, T. Shimizu, K. Sakaguchi, I. Dobashi, M. Wada, M. Yamato, E. Kobayashi, M. Umezu and T. Okano : *Nat. Commun.*, **4**, 1399（2013）.

9）M. Inamori, H. Mizumoto and T. Kajiwara : *Tissue Eng. Part A*, **15**, 2029（2009）.

第7節 細胞ファイバーの形成と操作

慶應義塾大学 尾上 弘晃　　東京大学 竹内 昌治

1 はじめに

　ES 細胞や iPS 細胞などの幹細胞研究の目覚ましい発展に伴い，人工的な三次元組織構築技術の重要性の認識は高まっている。特に今後の幹細胞研究の応用展開を見据え，例えば患者の細胞から構築される免疫フリーの移植片や疑似臓器，また薬物試験のための動物代替組織，さらには細胞機能を利用した化学センサーなどを目的とし，さまざまな技術が開発されつつある。三次元組織の構築技術としては，生分解性高分子の細胞の足場材料（scaffolds）に細胞を播種する三次元組織構築法（トップダウン組織工学）が頻繁に利用されてきたが[1]，近年はヘテロな細胞種を三次元的に緻密に配置するための技術としてボトムアップ組織工学が提唱されている[2,3]。これは，細胞自体，もしくは細胞やハイドロゲルなど利用することで造られる数十〜数百マイクロメートルスケールの構成要素（building block）を多数用意し，それらをさらに集めて積層したり組立てたりすることで，三次元組織を構築する手法である。building block として，細胞そのもの[4,5] の他に細胞シート[6-8] やスフェロイド[9,10]，ハイドロゲルビーズ[11-13] を利用した三次元組織が報告されている。このボトムアップ組織工学の手法により，細胞密度が高く階層的構造を持つ三次元組織が構築可能となる反面，組織の機能化・長期培養・構造維持に必須である血管網や神経ネットワーク，筋肉繊維組織といった「細長く張り巡らされた紐状の構造」を組織の中に作ることが技術的に難しく，解決すべき課題の 1 つとなっている。

　そこで本稿では，マイクロ流体デバイスによって形成される紐状の細胞組織「細胞ファイバー」[14] を building block とし，細長く張り巡らせた紐状の三次元構造の構築法を紹介する（図1）。組織構築の要素である building block がファイバー（紐）形状をしているため，織物や繊維工業として成熟している「織る技術」が適用可能であるほか，筋肉・神経・血管・腱・靱帯など生体内で繊維状もしくはネットワーク状の組織を構築するのに適している。本稿ではまず，この細胞ファイバーの構築方法について紹介し，細胞をファイバー形状に形成する際の条件などについて，材料の選定指針および細胞種に対する汎用性を議論する。次に，この細胞ファイバーを用いて三次元組織を構築するために必須である細胞ファイバーの操作技術に関して解説し，その技術を利用した細胞ファイバーの機械織りの事例を紹介する。

２ 紐状の building block 「細胞ファイバー」

2.1　細胞ファイバーの形成

　紐状（ファイバー状）の細胞を含んだハイドロゲルの構造体の作製法については従来からさまざまな報告がされている[15-17]。今回紹介する細胞ファイバー[14]はその構造と利用する材料に特徴がある。細胞ファイバーは，コア部（細胞と細胞外基質（Extracellular matrix；ECM）タンパク質ゲル）とシェル部（アルギン酸カルシウム）を持つコアシェル型の構造をしており，細胞がコア部で成長することにより，ファイバー形状の細胞組織が形成される（図1）。コアシェル型のゲルファイバーは，2重同軸層流マイクロ流体デバイス（**図2**）によって形成される。デバイスはガラス管とそれをつなぐコネクタからできており，コアに細胞を $1×10^8$ cells/mL で分散させたECM ゾル（主にコラーゲンやフィブリンなど）を，シェルに1.5％アルギン酸ナトリウムゾルを流すことで，デバイス内部に同軸の層流を形成する。さらにその同軸流に100 mM の塩化カルシウム溶液を外層から流すことで，デバイス内部でアルギン酸ナトリウムをゲル化さ

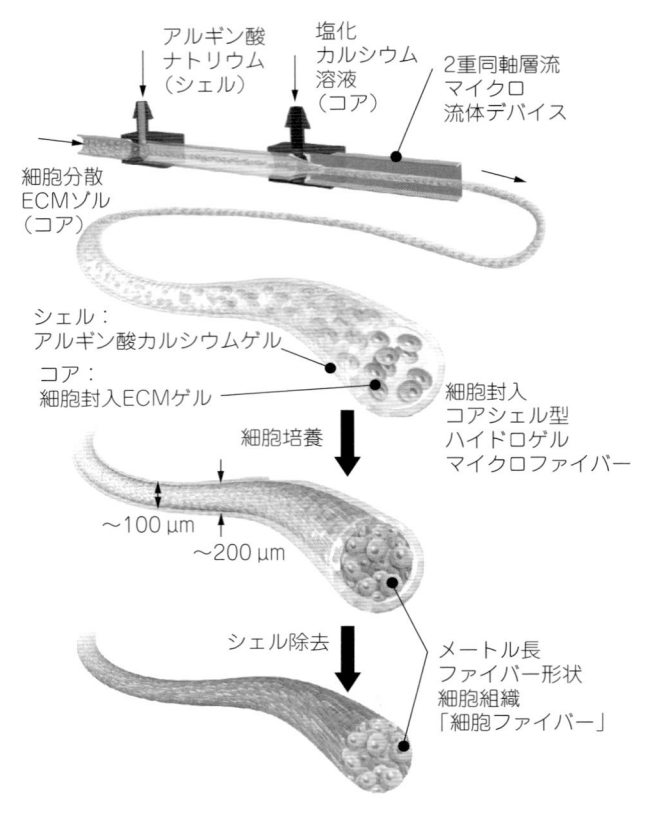

図1　細胞ファイバーの概念図

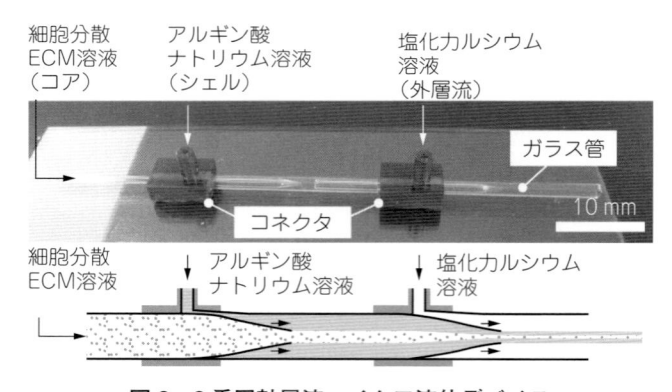

図2　2重同軸層流マイクロ流体デバイス

せ，チューブ状のアルギン酸カルシウムファイバーを連続的に形成する。

　形成法の特徴として，この段階においては内部の細胞懸濁した ECM はゾルの状態であることが挙げられる。つまりコラーゲンやフィブリンなどの架橋する前の高分子は，アルギン酸カルシウムゲルにより封入されているために拡散することなくチューブ内部に留まることが可能である。その後，内部の ECM を熱や酵素反応によりゲル化させることで，細胞が封入されたコアシェル型のハイドロゲルファイバーを得ることができる。このアルギン酸カルシウムゲルによる

チューブを最初に形成し，その後に内部の ECM をゲル化させるという 2 段階のゲル化プロセスにより，従来は反応時間や機械的強度の関係でマイクロファイバー形状に加工することが難しかった ECM ゲルを利用可能にしたところが，細胞ファイバー技術の重要な点である。

ECM の種類として，筆者らは 2.0 mg/mL ペプシン可溶化コラーゲン（PCol，ゲル化時のヤング率：6.3 Pa），1.9 mg/mL 酸可溶化コラーゲン（ACol，154 Pa），5.0 mg/mL フィブリン（Fib，730 Pa）の 3 種類を検討した。コア流，シェル流，外層流の流速がそれぞれ，25 μL/min，75 μL/min，3.6 mL/min の条件にて，コア径が約 100 μm，シェル径が約 200 μm の均一な細胞封入コアシェル型ハイドロゲルファイバーが，数メートルオーダーの長さで形成することが可能である（**図 3**）。得られたファイバーは，培養液中にて培養することで，コア内部で細胞がファイバー状に成長し，細胞間の結合を有するファイバー形状の building block「細胞ファイバー」を得ることができる。

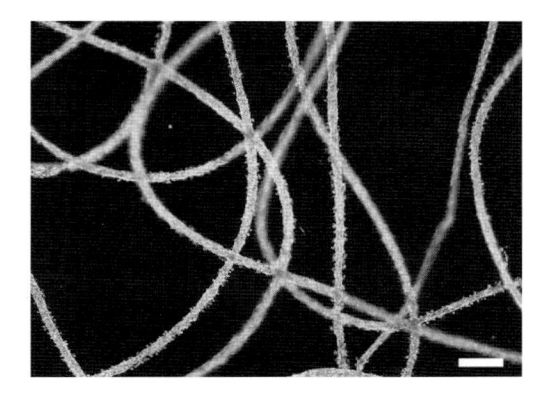

図 3　細胞ファイバーの顕微鏡写真
スケールバー＝500 μm

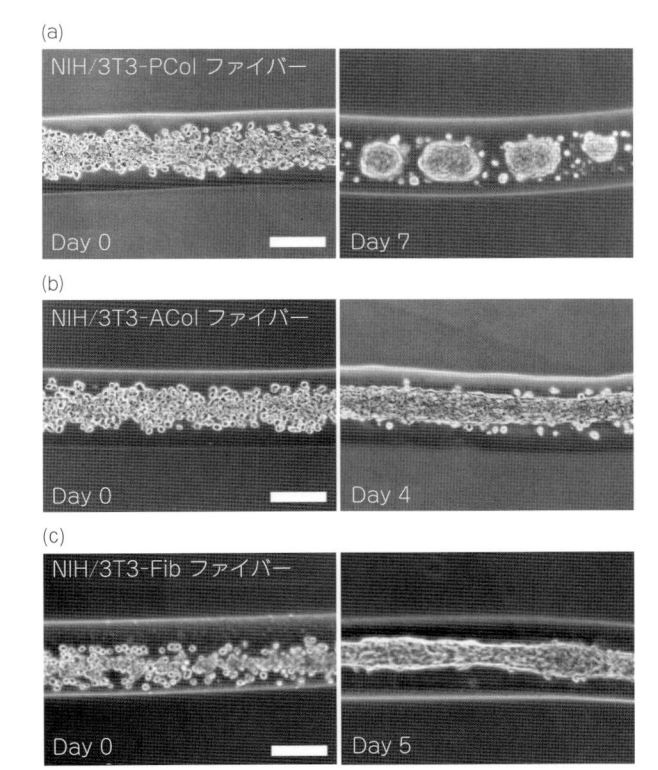

図 4　ECM の種類による NIH/3T3 細胞の振る舞いの様子
スケールバー＝100 μm

2.2　ファイバー形成のための細胞種と ECM の関係

封入された細胞の振る舞いは，細胞種と ECM ゲルの種類によって異なる。例えば，NIH/3T3 細胞は PCol コア（以下，NIH/3T3-ACol）ではファイバー形状に組織が形成されず，クラスターとなるのに対し（**図 4**(a)），ACol コアもしくは Fib コアのファイバーにおいては，内部にファイバー形状の組織を形成する（図 4(b)(c)）。そこで筆者らは，細胞ファイバー形成のための汎用的な設計指針を得るため，筋肉細胞・神経細胞・血管内皮細胞を含む 10 種類の細胞種について，PCol，ACol，Fib の 3 種類のいずれかの ECM ゲルをコアに用い，

表1　細胞種と ECM によるファイバー状組織形成の可否

細胞種		ECM		
分類	名称	PCol	ACol	Fib
繊維芽細胞	NIH/3T3	−	+	+
筋芽細胞	C2C12	−	+	+
	Cardiomyocyte（rat primary）	−	+	+
内皮細胞	HUVEC（human primary）	−	+	+
	MS1	−	+	+
神経細胞	Cortical cells（rat primary）	+	+	+
	Neuronal stem cells（mouse primary）	+	+	+
上皮細胞	HepG2	+	+	+
	MIN6m9	+	+	+
	HeLa	+	+	+

＋：ファイバー状組織が形成させる　　−：ファイバー状組織が形成されない

細胞ファイバーが形成できるかを検討した（**表1**）。その結果，試した10種類のすべての細胞種において，適切に ECM を選ぶことで細胞ファイバーが形成可能であることが確認でき，汎用性の高さが実験により示された。ファイバー状の組織が形成されないのは，繊維芽細胞，血管内皮細胞，筋肉細胞をヤング率の低い PCol に封入した場合のみであった。これらの細胞種は固い足場を必要とすることが知られており[10]，このことより，ECM ゲルの強度が細胞ファイバー形成に重要な要素の１つであることが示唆される。

❸　細胞ファイバーによる三次元組織の構築

3.1　液中での細胞ファイバーの操作

　三次元組織構築の構成要素として細胞ファイバーを用いるためには，細胞ファイバーを自在に操作して三次元的に配置できることが必須である。しかしながら，平均的な細胞ファイバーの破断強度は～2 μN 程度である上に，ハイドロゲルという材料の特徴としてピンセットなどでの機械的な把持を行うと，表面に損傷を起こし，ハイドロゲルチューブおよび内部の組織にダメージを与えてしまう可能性が高い。また，培養液から空気中に取出すことも可能ではあるが，長時間空気中に保持すると含んでいる水分が徐々に蒸発し，内部の組織に影響を与えてしまう。そのため，機械的な把持を行わず，かつ培養液中で意図する操作を行うための操作方法が必要である。

　そこで筆者らは，形成した細胞ファイバーを培養液中で自在に操作する手法を開発した（**図5**）。直径0.5 mm のシリコーンチューブで細胞ファイバーを培養液とともに吸うことで，切断したり絡ませたりすることなく，細胞ファイバーをシリコーンチューブ内に取り込むことに成功した。またチューブ内の液を押し出すことで，細胞ファイバーを取り出すことにも成功した。さらに，細胞ファイバーをチューブ内に取り込んだ状態において，チューブ内壁と細胞ファイバー管の培養液の流体の抵抗を利用することで，擬似的に細胞ファイバーを把持することも可能であった。この把持の方法はあくまで擬似的ではあるが，把持のために機械的に細胞ファイバーに接触することがなく，細胞ファイバー表面及び内部の組織にダメージがなく固定する方法として利用

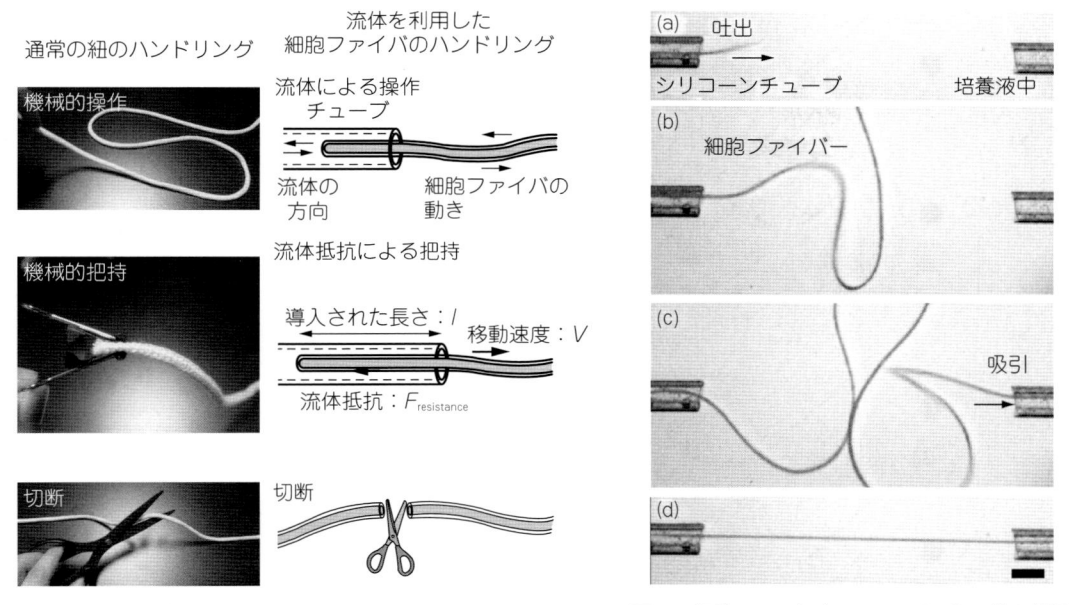

図5　チューブと流体を利用した細胞ファイバーのハンドリング方法

図6　細胞ファイバーのハンドリングの様子
スケールバー＝1 mm

可能である。これらのシリコーンチューブと流体操作を利用する方法を使えば，例えば細胞ファイバーを2本のチューブ間に配置することが可能となる（**図6**）。

3.2　マイクロ織機による細胞ファイバーの機械織り

　上記の細胞ファイバーの操作技術を利用することで，細胞ファイバーの操作性を実証するための実験として，複数種類の細胞ファイバーを building block として養液中での機械織りを試みた。細胞ファイバーの機械織りのために作製したマイクロ織機は，通常の布を織る際に使われている機織り機と同様の構造をしている[11]（**図7**）。2つの櫛状の綜絖（そうこう）により，縦糸に相当する細胞ファイバーを交互に上下に動かすことが可能である。その縦糸の間を緯糸に相当する細胞ファイバーが，ガラス管を用いて手で操作することで左右に行き来する。縦糸は，シリコーンチューブをマイクロ織機に取り付け，上記の細胞ファイバーの操作法により培養液とともに吸い込むことで配置および把持を行った。CellTracker（Invitrogen）により蛍光染色された HepG2–PCol，MIN6m9–PCol，HeLa–PCol の3種類のファイバーを用いて，細胞ファイバーの機械織りを行ったところ，およそ1 cm×2 cm の布状の構造の構築に成功した（**図8**）。蛍光顕微鏡観察により，複数種類の細胞ファイバーで織られた構造が構築されていることが確認できた。

　さらに，この細胞の布に折り畳む・切る・ゲルで固めるなどの後行程を施すことで，二次元的に織られた布の構造から，異種細胞が三次元的に配置された組織の構築にも成功した（**図9**）。この結果により，さまざまな細胞種で作製した複数種の「細胞ファイバー」を構成要素とし，「織る」という紐形状独自の構築法を用いて三次元組織がセンチメートルスケールで構築可能であることが，実験的に示された。

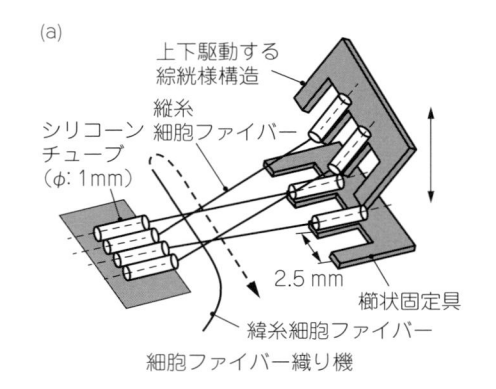

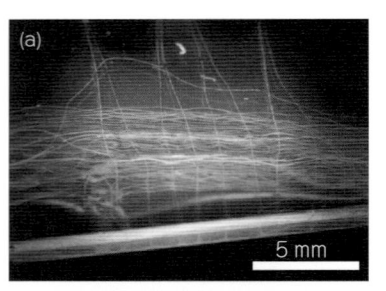

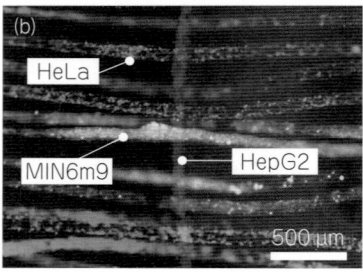

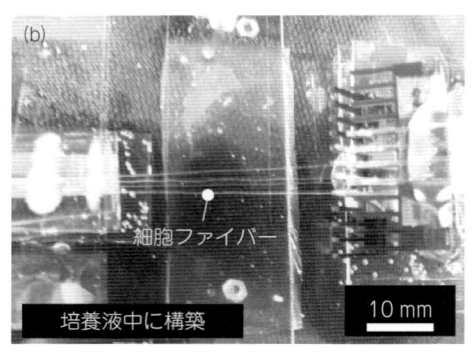

図7　(a)細胞ファイバーの機械織りの概念図，
(b)機械織りの様子

図8　(a)機械織りした細胞ファイ
バーによる構造，(b)蛍光顕微
鏡写真

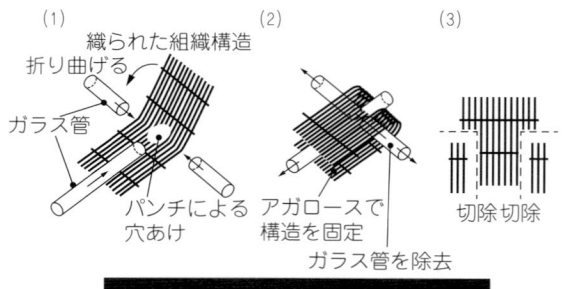

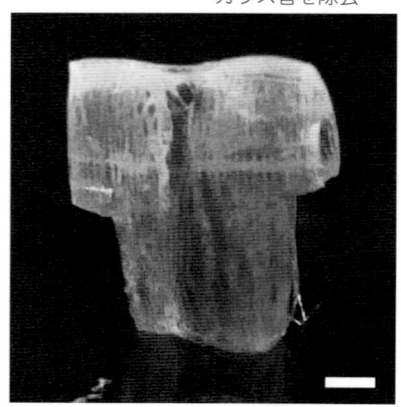

図9　機械織りした組織を加工して作製された三次元構造

スケールバー＝1 mm

■4　おわりに

　マイクロ流体デバイスで形成される紐形状の構築要素「細胞ファイバー」について紹介した。この細胞ファイバーはさまざまな細胞種に対してファイバー形状の組織が形成可能であり，building block としての汎用性の高さが利点である。さらに，細胞ファイバーを用いた三次元組織の構築のための培養液中での操作法と組み合わせることにより，細胞ファイバーを用いて機械織りが可能であり，組織をあたかも紐と扱うことにより，三次元組織が形成可能である。将来的には，細胞ファイバーの汎用性とその操作性の高さから，ここに示した機織り以外にもさまざまな細胞ファイバーの利用法や組織の構築法の可能性が考えられ，細胞ファイバーを1つの構成要素の基軸とした，移植医療，薬物動態試験の模擬組織，化学・環境センサー，ソフトロボティクスへの展開が期待できる。

文　献

1) R. Langer and J. P. Vacanti : *Science*, **260**, 920–926,（1993）.

2) D. L. Elbert : *Current Opinion in Biotechnology*, **22**, 674–680,（2011）.

3) R. Tiruvannamalai-Annamalai et al.: *Plos One*, **9**,（2014）.

4) Z. J. Gartner and C. R. Bertozzi : *Proceedings of the National Academy of Sciences of the United States of America*, **106**, 4606–4610,（2009）.

5) M. Nakamura et al. : *Biofabrication*, **2**,（2010）.

6) J. Yang et al. : *Biomaterials*, **26**, 6415–6422,（2005）.

7) C. Williams et al. : *Biomaterials*, **32**, 5625–5632,（2011）.

8) D. A. Bruzewicz et al. : *Lab on a Chip*, **8**, 663–671,（2008）.

9) V. Mironov et al. : *Biomaterials*, **30**, 2164–2174,（2009）.

10) M. Kato-Negishi et al. : *Biomaterials*, **31**, 8939–8945,（2010）.

11) Y. T. Matsunaga et al. : *Advanced Materials*, **23**, H90–H94,（2011）.

12) Y. Tsuda et al. : *Langmuir*, **26**, 2645–2649,（2010）.

13) Y. Du et al. : *Proceedings of the National Academy of Sciences of the United States of America*, **105**, 9522–9527,（2008）.

14) H. Onoe et al. : *Nature Materials*, **12**, 584–590,（2013）.

15) M. Yamada et al. : *Biomaterials*, **33**, 8304–8315,（2012）.

16) S. Sugiura et al. : *Lab on a Chip*, **8**, 1255–1257,（2008）.

17) S. Sakai et al. : *Biomacromolecules*, **9**, 2036–2041,（2008）.

第**2**章　立体組織・臓器の構築

第1節　発生過程の模倣による
ヒト臓器の人為的創出

横浜市立大学　**武部　貴則**　横浜市立大学　**谷口　英樹**

1 はじめに

　ヒト iPS 細胞（induced pluripotent stem cell）の臨床応用に向けた研究開発が加速している。従来の再生医療が目指していたのは，iPS 細胞などの多能性幹細胞（pluripotent stem cell）から，疾患治療に有益な「細胞」を創り出すことであった。しかしながら，「細胞」を用いた細胞療法の有効性は，多くの疾患において未確定であり，その臨床的意義は希望的期待の範疇にあるに過ぎない。

　一方，臨床的有効性が明確である移植医療において，その最重要課題がドナー臓器の絶対的不足への対応であることは明らかである。例えば，米国における臓器移植の実施件数と待機人数との乖離（かいり）は，1989 年には数千名の範囲内に収まっていたにもかかわらず，その後の乖離状況は悪化の一途をたどっており，2013 年には 10 万人近くに著名に増大しているのが現状である（United Network for Organ Sharing；UNOS）。すなわち，米国だけで，毎年，なんと 10 万人近くの臓器不全患者が移植手術を待ちながら移植を受けることができない状況が厳然として存在しているのである（**図 1**）。致死的な重症肝不全患者を対象とする肝臓移植においては，米国における 1 年間に新規発生する待機リスト登録者約 17,000 名のうち，じつに約 4,000 名の患者が臓

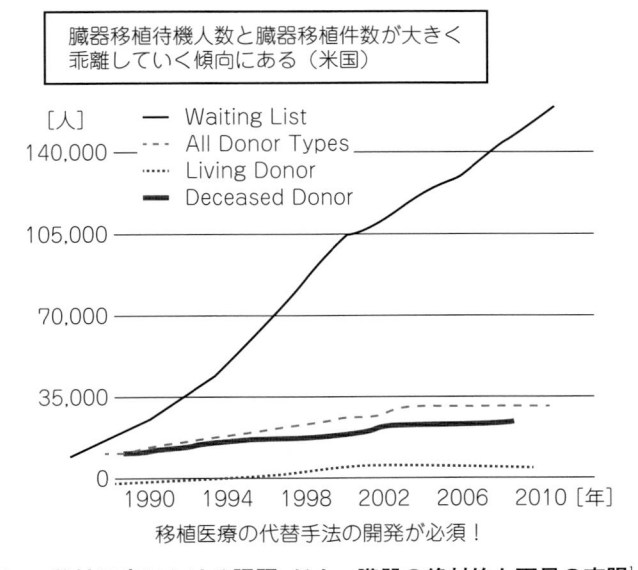

図1　移植医療における課題−ドナー臓器の絶対的な不足の克服[1,2]

器移植を待ちながら，ドナー肝臓が届くことなく死亡している。

このような臨床的な重要課題を解決するためには，進歩の著しい発生生物学（developmental biology）や幹細胞生物学（stem cell biology）の新知見を駆使して，ヒト臓器の人為的構成を可能とする革新的な細胞操作技術を開発することが必須となる。本稿では，筆者らが取り組んでいるヒト肝臓の創出技術について，すでに確立している基盤技術を中心としてレビューを行ったのち，他器官への応用可能性を含めたその将来展望について概説する。

② 多能性幹細胞とは

再生医学の治療応用に向けた開発コンセプトは，主として２つのアプローチがあるとされている。１つは，内在する組織幹細胞（somatic stem cell）を活用することにより，生物の有する自己修復能を最大化あるいは最適化することを試みる手法である。例えば，骨髄内に存在する造血幹細胞を回収し，それを移植することによって，血液系を再構築する造血幹細胞移植などがこれに相当する。もう１つは，受精卵に匹敵する多能性（pluripotency）を有する多能性幹細胞を活用することにより，発生生物学的プロセスを再現し治療に有益な細胞や組織や臓器を全く新たに創出することを試みる手法である。例えば，iPS 細胞の分化誘導により網膜色素上皮やドパミン神経前駆細胞を作製し，それを患者へ移植することによって，疾患により失われた機能の改善を目指す臨床研究などがこれに相当する。

このように，再生医療への応用が期待されている幹細胞には，組織幹細胞と多能性幹細胞の２種類がある。細胞分化という視点から整理すると，未熟な多能性幹細胞から前駆細胞（組織幹細胞）を経て，機能細胞が分化するということになる。組織幹細胞は成体内にも存在しているが，多能性幹細胞は基本的には発生初期にしか存在しておらず，何らかの手法で人為的に作製する必要がある。

人為的に作製された多能性幹細胞の代表例として，ES 細胞（胚性幹細胞；embryonic stem cell）と iPS 細胞がある。ES 細胞は，ヒト卵子の提供が必須であり，かつ，ヒト初期胚を破壊して樹立しなくてはならないことから，大きな倫理的問題をはらんでいるといわざるを得ない。一方，iPS 細胞は任意の成人の分化細胞から樹立することができることから，倫理的問題は本質的には存在しない（配偶子形成およびクローン作製問題は存在する）。したがって，現時点における再生医療の開発は，ES 細胞において存在していた多くの課題を克服可能なヒト iPS 細胞を主材料として，治療に有益な細胞・組織・臓器をどのようにして創出するのかということが喫緊の未解決課題となっている（図 2）。

③ ヒト iPS 細胞を用いた従来の分化誘導法

従来，ヒト iPS 細胞などの多能性幹細胞から機能細胞を分化誘導する方法は培養ディッシュによる二次元培養系が用いられてきた。例えば，肝細胞（hepatocyte）へ分化誘導するための方法は，肝臓の器官発生プロセスにおいて重要な役割を果たしている分化誘導因子を段階的に作用

させることにより，iPS細胞から内胚葉細胞を経て，肝細胞様細胞（hepatocyte-like cell）へと，段階的に分化誘導する方法である（**図3**）[4,5]。しかし，この方法では，内胚葉への運命決定以降の分化誘導効率が著しく低下すること，最終産物である肝細胞様細胞の機能が低いことなどの理由からこの方法で分化誘導されているのは，あくまで肝細胞"様"細胞（hepatocyte-"like" cell）に過ぎなかった。このような状況は，膵臓におけるβ細胞の分化誘導についても，全く同様のことがいえ，近年の報告によると分化誘導可能な細胞はあくまで胎児型の機能に留まっている[6]。なぜ平面分化誘導によって，十分な機能性を有する細胞を得ることが困難なのであろうか。

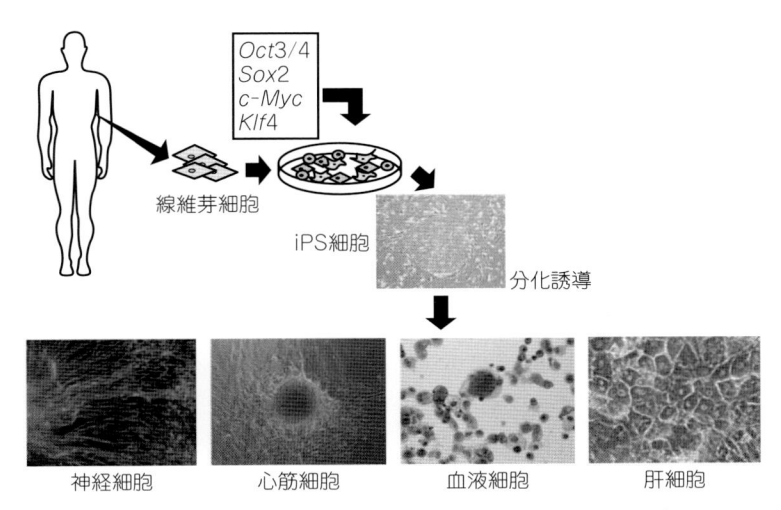

図2　体細胞からの多能性幹細胞（iPS細胞）の樹立[3]

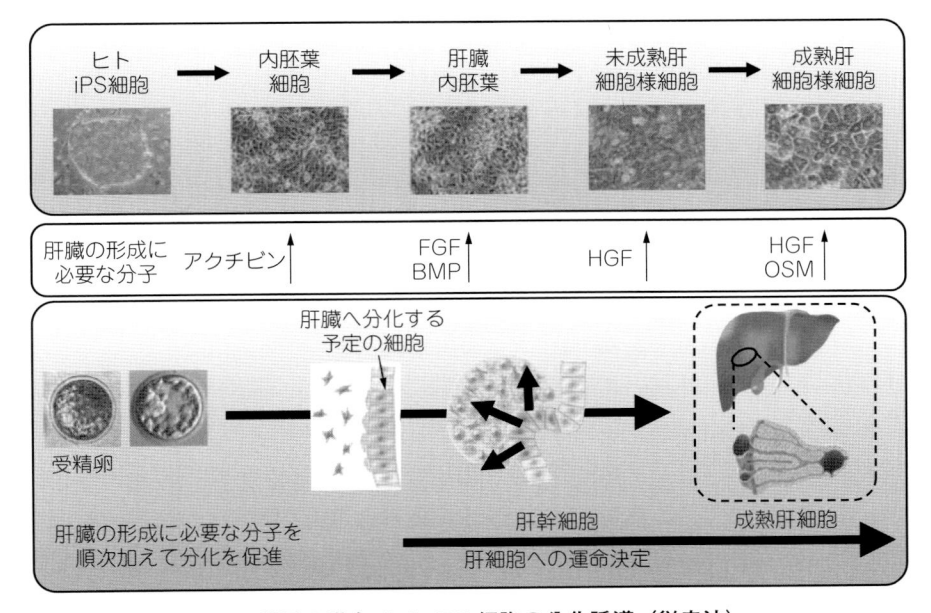

図3　世界の動向-ヒトiPS細胞の分化誘導（従来法）

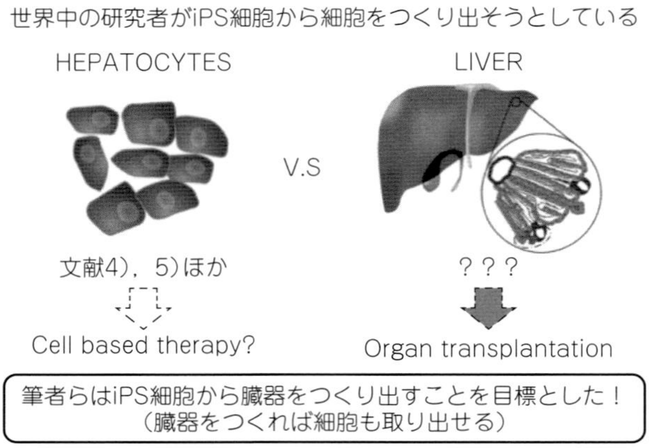

世界中の研究者がiPS細胞から細胞をつくり出そうとしている

HEPATOCYTES　　　　　　LIVER

V.S

文献4),5)ほか　　　　　　　　???

Cell based therapy?　　　　Organ transplantation

筆者らはiPS細胞から臓器をつくり出すことを目標とした！
（臓器をつくれば細胞も取り出せる）

図4　iPS 細胞−競争相手と何が違うのか

一般に，臓器を構成する細胞は，機能を担う分化細胞のみならず，血管を形成する血管内皮細胞やそれらを支持する間葉系細胞，血管内腔を流れる血液細胞など複数存在する[7]。胎内の器官形成プロセスにおいては，これら多細胞系が秩序だった構造をとることにより協調的相互作用が惹起され，ダイナミックな時空間的変化を伴いながら最終的に終末分化を遂げた真の機能細胞が生み出される。したがって，機能細胞の創出を達成するためには，目的の細胞を誘導するという従来の考え方を抜本的に見直し，胎内の器官発生を模倣した三次元的な高次構造の再構築を伴う終末分化誘導法を確立する必要があった。つまり，ヒト iPS 細胞から機能的な細胞を分化誘導するためには，器官発生プロセスを再現することによるヒト臓器の創出法を確立することが必須であると考えられた（**図4**）。

４　ヒト器官原器（肝芽）の創出

　筆者らが，iPS 細胞からヒト肝臓を創出するための第一のマイルストーンとして設定したのが，器官原基（臓器の種，肝芽）を誘導するという開発目標である。なぜならば，複雑な異種細胞間の相互作用を必要とする臓器形成のプロセスも，その初期段階であれば単純化できると考えたからである（**図5**）。そして，人為的に構成されたヒト器官原基を移植し，生体内環境において血液灌流を生じさせて成熟化を促し，機能的なヒト臓器へと分化誘導することを試みた。

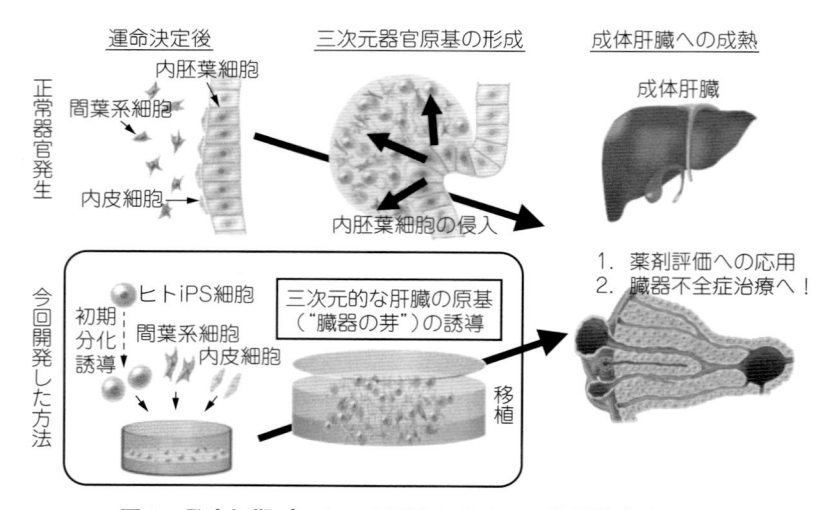

図5　発生初期プロセスの再現によるヒト臓器構成系の開発

肝発生の初期プロセスの進行には，前腸内胚葉細胞，未分化血管内皮細胞，間葉系幹細胞との細胞間相互作用が必須である。さまざまな培養条件を検討した結果，筆者らは前腸からの肝臓原基（肝芽）の出芽（budding）という，肝発生において極めて重要なイベントを人為的に再現することのできる新たな三次元培養系を確立することに成功した[8,9]。すなわち，ヒト iPS 細胞由来肝内胚葉細胞，ヒト血管内皮細胞，ヒト間葉系細胞を至適な支持体上で共培養することにより，直径数 mm 大のボール状の三次元的立体組織が僅か 48 時間以内に自律的に形成されることを見出した（図6）。驚くべきことに，この球状の三次元組織の内部では，培養を継続することで間葉系細胞により裏打ちされた血管内皮細胞による網目状の管状構造体が形成され，iPS 細胞由来肝内胚葉細胞がそれらに沿って均一に配置されることが判明した。さらに，この三次元構造体の分化段階を詳細に確定させる目的で，マイクロアレイによる包括的遺伝子発現解析や組織学的解析を行った結果，肝臓発生の初期段階，すなわちヒト肝芽に相当する成熟度であることが示唆された（図7）。

興味深いことに，このような肝臓原基の人為的構築を行うことにより，ヒト iPS 由来内胚葉細胞は肝臓系列への効率的なコミットメントが生じることが明らかとなっている。また，フローサイトメトリーを用いた定量解析により，ヒト iPS 細胞由来細胞の約 70 ％が肝細胞系列へ分化していることが明らかとなった。以上より，肝臓の器官形成に関連する複数の異種細胞間の相互作用を活用することにより，in vitro において立体的なヒト肝芽（human iPS-derived liver bud：hiPSC-LB）の創出が人為的に可能であることを証明した[10]。

5　ヒト器官原器移植による機能的な臓器の創出

この hiPSC-LB を機能的なヒト肝臓へ成熟化させることを目的として，免疫不全マウスへ移植することにより，生体内における血液灌流の誘導を試みた（図8）。その結果，驚くべきことに移植後の極めて早い時期（48〜72 時間以内）に，hiPSC-LB 全域に血液灌流が効率良く生じることが判明した。ライブイメージングによる血管系の可視化を測った結果，形成されている血管ネットワークはヒト由来であり，辺縁部においてマウス血管と直接連結していることが明らかとなっている。hiPSC-LB 内部に移植前から血管網が形成され始めているため，新生血管系とホスト血管系との吻合が極めて効率良く生じるためと思われる。

移植後 60 日後の hiPSC-LB の組織学的解析では，ヒトアルブミン・CK8/18・ZO-1・ASGR1などを発現するヒト iPS 細胞由来肝細胞が索状構造を形成していることが明らかとなった。さらに，hiPSC-LB を移植した免疫不全マウスの血清中にヒト型アルブミンや α1 アンチトリプシンが分泌されていること，ヒト肝細胞特異的な薬物代謝産物が存在していることなどが確認されており，移植した hiPSC-LB が機能的なヒト肝臓へ成熟したことが示唆された。すなわち，ヒト器官原基を移植し，生体内環境を活用して機能的なヒト臓器へ育てることが可能であることを明らかにしたといえる。

次に，部位別の機能発現を比較する目的で，ヒト特異的なアルブミン分泌量を比較することにより，移植後の機能発現を強化するために最適な部位の特定を試みた。移植 45 日時点において，

立体的なヒト肝臓原基の形成過程

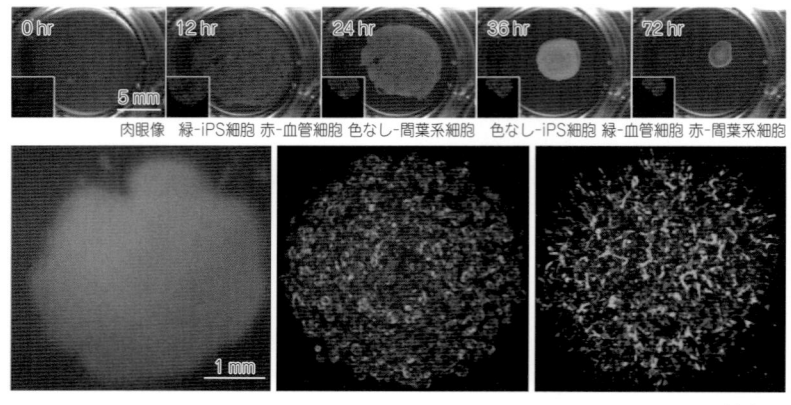

※口絵参照

図6　iPS 細胞からヒト肝臓の原基（肝芽）を創出することに成功[8]

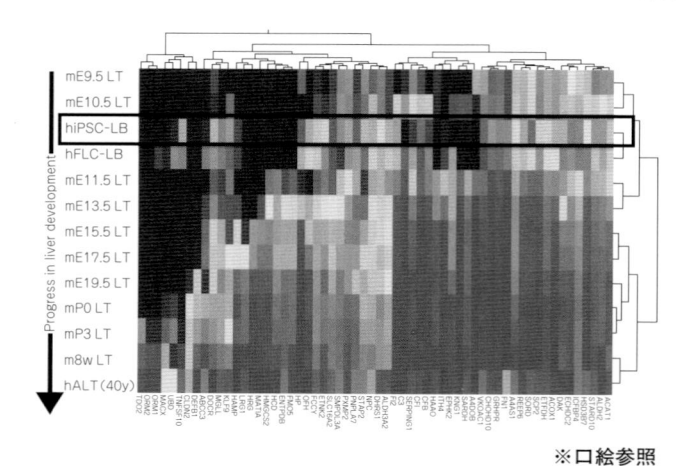

※口絵参照

図7　ヒト iPS 細胞由来肝芽の網羅的遺伝子発現解析

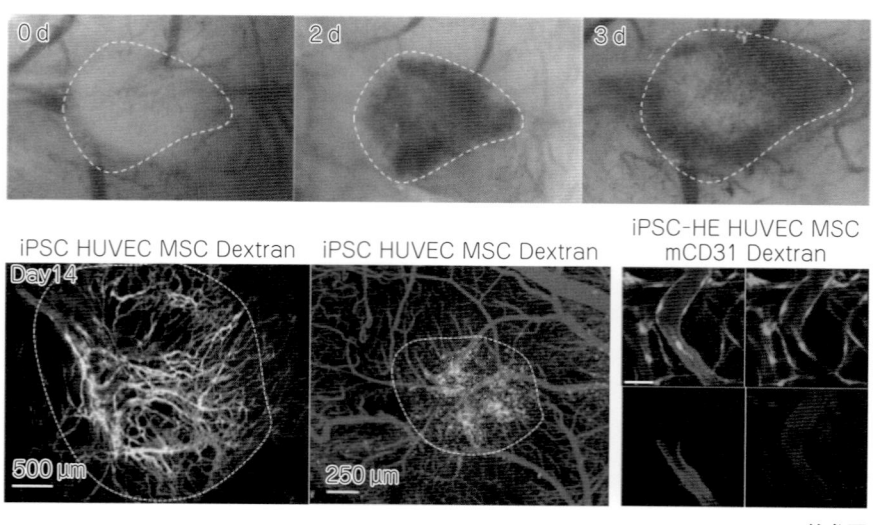

※口絵参照

図8　ヒト iPS 細胞由来肝芽の成熟過程（ライブ観察）

移植マウス静脈より血液を採取し，ヒト特異的にアルブミン検出を行った結果，腸間膜門脈上および腎被膜下において移植を行った場合において，他の部位と比較して有意にアルブミン検出量が上昇することが確認された。これにより，ヒト iPS 細胞由来肝臓原基が異所的な移植部位の中でも，腹腔内において血液供給を受けることがその生着や機能発現において重要であることが示唆された。実験的な観点では，その手技の簡便性・再現性などの理由で，腎被膜下への移植を第一選択とするのが効率的と考えられる一方で，臨床的な観点からは，腎被膜下への移植は困難性を伴うことが推測される。したがって，両者を総合すると，臨床応用を見据えた場合には，現時点において異所性部位の中では門脈近傍の腸間膜上へ移植することが最も有効であるものと考えられた。

　以上の検討を踏まえ，この器官原基移植法（organ bud transplantation）による治療効果を検証することを目的として，肝炎モデルに対する移植実験を実施した（**図 9**）。免疫不全マウスを用いて作製した亜急性劇症肝炎モデルに hiPSC-LB を門脈近傍の腸間膜上へ移植した結果，30 日後の生存率は，非移植群では約 30 ％であったのに対し，移植群では 90 ％以上であり，著名に生存率が改善効果することが判明した[8]。すなわち，器官原基移植という新しい治療概念が極めて有効であることが明らかとなった（**図 10**）。

　本技術は，iPS 細胞から三次元的な臓器の種を生み出し，それらを移植するという独自の手法により「臓器」を生み出す技術である。臓器不全症を対象として，器官原基移植療法（Organ bud transplantation therapy）という新たな治療概念を提唱できるものと期待され，極めて莫大な医療ニーズに応える革新的な医療技術となるとともに，大きな経済的効果をもたらすことの可能なライフサイエンス産業におけるイノベーション創出が達成できるものと期待される。このような革新的な治療概念は，米『Science』誌が選ぶ Break Through of the Year 2013，米『Discover』誌が選ぶ世界 5 大発見に選ばれるなど，世界的に広く支持を集めている。

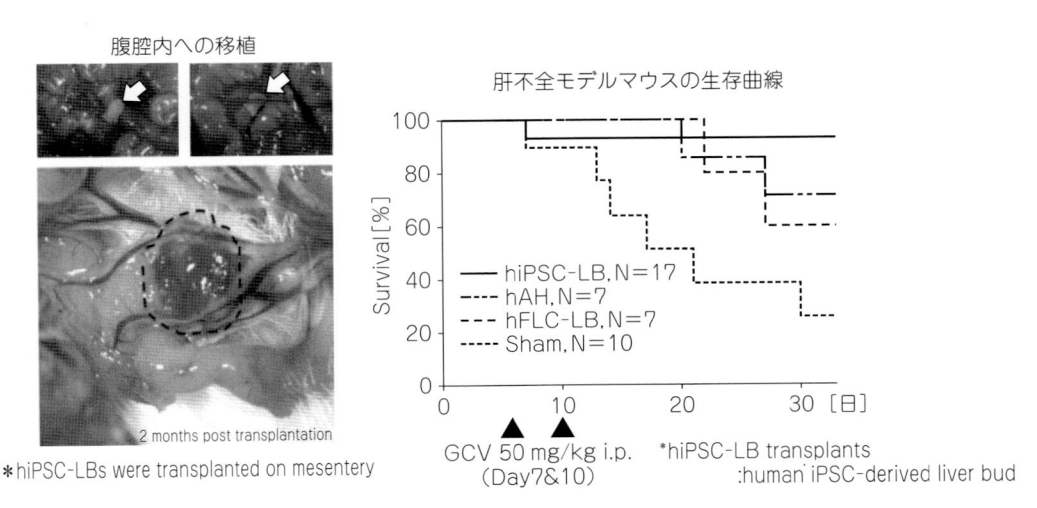

図 9　Alb-Tk-NOG マウスを用いたヒト iPS 細胞由来肝芽移植の治療効果

6 他器官への適応拡大

肝臓以外の臓器においても，近年，血管化を伴う三次元的な組織構造や細胞極性を再現することが必須なのではないかとの仮説の重要性が増しつつある。つまり，機能的な細胞を得るためには，血管構造のみならず，例えば，膵管構造，尿管構造，気管構造などのように，さらなる高次構造が付加された三次元的な

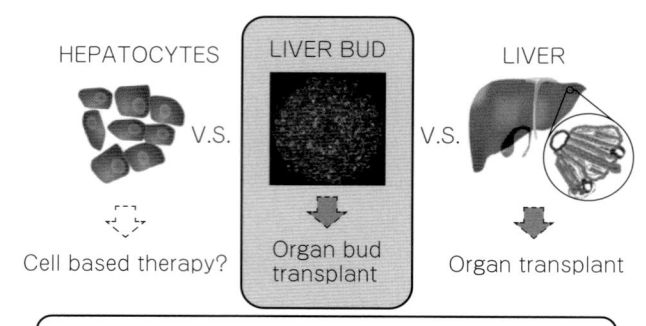

臓器の"芽"を移植し生体内で機能的な臓器に育てる！
（ヒト器官原基の移植という新しい治療概念の実証）

図10　臨床研究により新しい治療概念を実証する

複雑な構造や細胞極性を再現することが必要であり，これらを実現するために発生過程で生じる複雑な異種細胞間の協調作用を発揮可能な三次元培養系が待望されている。

筆者らが開発した器官原基形成（Organ Bud Generation）法は，細胞条件とその外部環境を適切に調製することで，任意の細胞種からなる組織構造体を形成することが可能である。したがって，肝臓はもちろん，発生初期に血管系との一時的な相互作用が重要である軟骨や[11]，発生全体を通じ複雑な相互作用を要することが知られる，膵臓，腎臓・肺などの他の臓器創出を目指すうえでも，極めて重要な細胞操作技術になると考えられ，今後，各領域においてさらなる研究開発が進むことを期待している[12]。筆者らが提案するヒト器官原基移植（organ bud transplantation）法は，「終末分化」した「大量」の機能細胞を創出するための中核的細胞操作技術となる可能性があり，肝疾患や糖尿病を対象とした再生医療技術を中心とする「医療産業」の構築にも大いに貢献するものと期待される。

一方，国際的にも幹細胞から立体臓器作製を目指す開発は，飛躍的な進展を認めている。ヒトiPS 細胞から神経組織（脳[13]，眼杯[14]，下垂体[15]），腸組織[16] などを筆頭に，小型の組織構造体（オルガノイド）を作製し，正常臓器の一部の構造を再現することに成功したという報告が多数存在する。さらに，腎臓においては，この数年の間に，尿管芽[17]，後腎間葉[18]，あるいは両者[19] への分化誘導法が相次いで報告され，器官培養を継続することにより糸球体と近位尿細管および遠位尿細管を伴う三次元での腎臓の組織の構築が可能であることが示されている。いずれの報告においても，血管構造を人為的に統合することは可能となってはいないなど，今後さらなる研究の発展が必要であるが，未踏領域であった臓器創出へ向けた技術的ブレークスルーが次々と生み出されている状況にある。以上のように，重要な再生医療の標的とされていた複雑な臓器形成（肝臓・膵臓・腎臓・脳）などについても，革新的技術が開発されつつある状況が生じているといえ，臨床研究に向けた研究開発が加速されることを願う。

7 おわりに

筆者らは，ヒト iPS 細胞由来肝内胚葉細胞を材料として，血管内皮細胞と間葉系細胞との共培

養による，三次元的な肝芽というヒト器官原基の人為的創出法を開発した。そして，ヒト器官原基移植による生体内における機能的な臓器創出が有効な治療手法となることを示した。すなわち，iPS 細胞などの多能性幹細胞からヒト器官原基を創出し，それらを患者の生体内において成熟化させることにより，治療に有益な機能的なヒト臓器を創出することができるのである。器官発生プロセスの類似している膵臓などは，本法を用いて創出することが，いずれ可能となるであろう。肝臓や膵臓などの代謝性臓器については，部分的な臓器機能の再構築が達成されるだけでも，適応疾患や適応病態を適切に選択すれば，治療効果を充分に期待できると思われる。

　1963 年に Starzl らによって切り拓かれた臓器移植に基づく臓器置換術は，現在に至るまで末期臓器不全症に対する唯一無二の優れた治療法として実施されている。しかしながら，年々増大する臓器移植のニーズに対し，置換用臓器の供給は絶対的に不足しており，それらに代わる治療法の開発は多くの患者救済のために急務である。筆者らは，組織・臓器再生を指向する研究の先に，その突破口が見出せるものと確信している。現時点において，おそらく世界中に数百万人規模で存在するドナー臓器を待ちながらお亡くなりになってしまう臓器不全患者を 1 人でも多く救うために，ヒト臓器製造に向けた研究開発を加速することが必要である。ヒト iPS 細胞の開発以後，産官学民が一体となって研究が推進されている今，本稿で紹介した様な組織や臓器を誘導する技術開発は急速な展開を見せているが，何よりも患者ならびにそのご家族などの大きな期待に真摯に応えていく努力を継続的に推進していくことが求められているといえる。

文　献

1）OPTN Report（2007）.

2）World Health Organization（WHO）report（2012）.

3）K. Takahashi and S. Yamanaka : Cell, **126**（4），663–676（2006）.

4）K. Si–Tayeb et al. : Highly efficient generation of human hepatocyte–like cells from induced pluripotent stem cells, *Hepatology*, **51**, 297–305, doi:10.1002/hep.23354（2010）.

5）S. Sekiya and A. Suzuki : Direct conversion of mouse fibroblasts to hepatocyte–like cells by defined factors,. *Nature*, **475**, 390–393, doi:10.1038/nature10263（2011）.

6）S. Hrvatin et al. : Differentiated human stem cells resemble fetal, not adult, beta cells, *Proc Natl Acad Sci USA* **111**, 3038–3043, doi:10.1073/pnas.1400709111（2014）.

7）K. Si–Tayeb, F. P. Lemaigre and S. A. Duncan : Organogenesis and development of the liver, *Developmental cell*, **18**, 175–189, doi:10.1016/j.devcel.2010.01.011（2010）.

8）T. Takebe et al. : Vascularized and functional human liver from an iPSC–derived organ bud transplant, *Nature*, **499**, 481–484, doi:10.1038/nature12271（2013）.

9）T. Takebe et al. : Self–organization of human hepatic organoid by recapitulating organogenesis in vitro, *Transplant Proc*, **44**, 1018–1020, doi:10.1016/j.transproceed.2012.02.007（2012）.

10）T. Takebe et al. : Generation of a vascularized and functional human liver from an iPSC–derived organ bud transplant, *Nat Protoc*, **9**, 396–409, doi:10.1038/nprot.2014.020（2014）.

11）T. Takebe et al. : Transient vascularization of transplanted human adult–derived progenitors promotes self–organizing cartilage, *The Journal of clinical investigation*, **124**, 4325–4334, doi:10.1172/JCI76443（2014）.

12）T. Takebe and H. Taniguchi : Human iPSC–Derived Miniature Organs: A Tool for Drug Studies, *Clin Pharmacol Ther*, doi:10.1038/clpt.2014.110（2014）.

13）M. A. Lancaster et al. : Cerebral organoids model human brain development and microcephaly, *Nature*, **501**, 373–379, doi:10.1038/nature12517（2013）.

14）M. Eiraku et al. : Self–organizing optic–cup morphogenesis in three–dimensional culture,

Nature, **472**, 51–56, doi:10.1038/nature09941 （2011）.

15）H. Suga et al. : Self-formation of functional adenohypophysis in three-dimensional cultur, *Nature*, **480**, 57–62, doi:10.1038/nature10637 （2011）.

16）T. Sato et al. : Single Lgr5 stem cells build crypt-villus structures in vitro without a mesenchymal niche, *Nature*, **459**, 262–265, doi:10.1038/nature07935（2009）.

17）Y. Xia et al. : Directed differentiation of human pluripotent cells to ureteric bud kidney progenitor-like cells, *Nat Cell Biol*, **15**, 1507–1515, doi:10.1038/ncb2872 （2013）.

18）A. Taguchi et al. : Redefining the in vivo origin of metanephric nephron progenitors enables generation of complex kidney structures from pluripotent stem cells, *Cell Stem Cell*, **14**, 53–67, doi:10.1016/j.stem.2013.11.010 （2014）.

19）M. Takasato et al. : Directing human embryonic stem cell differentiation towards a renal lineage generates a self-organizing kidney, *Nat Cell Biol*, **16**, 118–126, doi:10.1038/ncb2894 （2014）.

第2節 三次元腎臓組織の試験管内誘導

熊本大学 **賀来 祐介** 熊本大学 **太口 敦博** 熊本大学 **西中村 隆一**

1 はじめに

　再生医学研究において，腎臓の誘導は他臓器に比べ大きく後れを取ってきた。腎臓は，糸球体と尿細管などからなるネフロン（腎臓の最小機能単位）が100万個も集まった複雑な臓器である。腎臓が機能するにはこのような三次元構造を作る必要があり，さらに血管系と接続して尿が流れなければならない。加えて，分化誘導法の根拠となるべき腎臓の初期発生に対する知見は乏しい。実際，文部科学省の作成したヒト iPS（induced pluripotent stem；人工多能性幹）細胞研究のロードマップでも，腎臓の再生はすべての臓器の中で最後に位置づけられている。しかし最近筆者らは，マウス腎臓の初期発生過程の詳細な解析に基づいて，マウス ES（embryonic stem；胚性幹）細胞およびヒト iPS 細胞から三次元の腎臓組織を誘導することに成功した[1]。この知見を中心に腎臓の発生学と再生医学の進歩を紹介する。

2 腎臓発生を司るネフロン前駆細胞

　腎臓は動物が海洋から陸へ進出するのに伴って進化を遂げた臓器とされ，鳥類，哺乳類などの陸生動物では，他の主要臓器と異なり，その発生過程において3つの原基を形成する。すなわち，胎仔の前方から順に前腎，中腎という原始的な腎臓が発生したのちに，成体の腎臓の元である後腎は胎仔体幹の最も後方（＝尾側）に形成される。

　100万個のネフロンからなる後腎に対して，前腎は1～数個のネフロンから構成される。そして，この前腎の管構造はカエルにおいては試験管内で誘導できることが，1990年代前半に浅島誠らによって報告されている。アニマルキャップと呼ばれるカエル受精卵の一部を切り出して，アクチビンとレチノイン酸で処理するとわずか3日間で前腎の管が形成されるのである[2]。そこで筆者らは浅島らと共同して，新規腎臓形成因子の探索に取り組んだ。この中から単離された遺伝子のマウスホモログである核内因子 Sall1 のノックアウトを作成したところ，腎臓（後腎）を欠失し，この遺伝子が腎臓発生に必須であることが判明した[3]。また，ヒトでもこの遺伝子の変異が同定され，Sall1 が種を超えて腎臓形成に関与することが明らかになった。

　後腎はマウスにおいては胎生10.5日目頃から明らかになるが，この後腎は大きく分けて2つの前駆細胞集団すなわち，後腎間葉と尿管芽から構成される。後腎間葉は血液から原尿を濾過する糸球体の上皮細胞（ポドサイト）と原尿から水や電解質等を再吸収する尿細管に分化する。一方，尿管芽からは，尿路下部のパーツである集合管や尿管が発生する。筆者らは，Sall1 が後腎

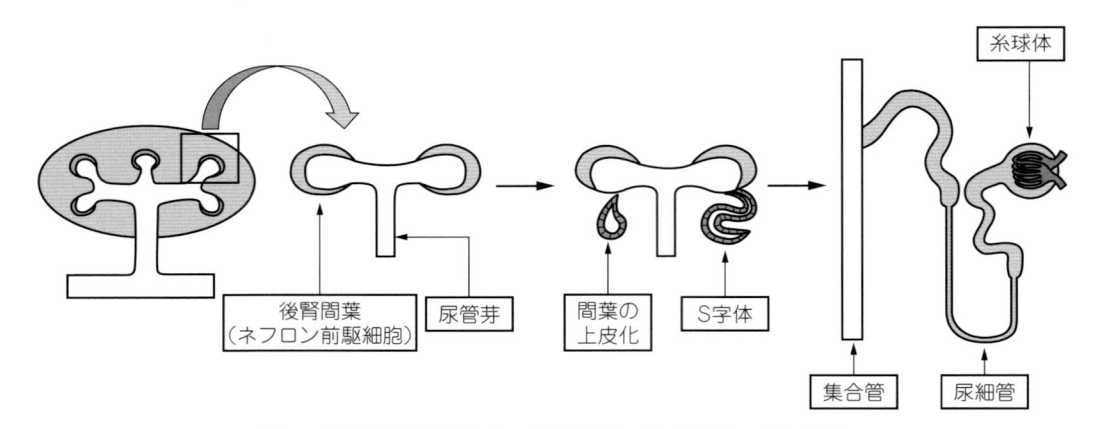

図1　後腎間葉と尿管芽の相互作用による後腎の形成過程

糸球体，尿細管が後腎間葉由来（アミ付き），集合管は尿管芽由来（白色）

間葉に発現していること，そして Sall1 強陽性の細胞が糸球体上皮細胞と尿細管の元になる多能性の「ネフロン前駆細胞」であることを提唱した[4]。また別グループからも，転写因子 Six2 を発現する領域がネフロン前駆細胞であることが報告され，この概念が確立した[5]。Six2/Sall1 陽性のネフロン前駆細胞は，尿管芽から分泌される Wnt9b などの分化誘導シグナルにより，間葉から上皮に転換する（**図1**）。その後，Notch シグナルを中心とした細胞同士の相互作用ならびに内在性のシグナルにより近位・遠位軸を形成し，S 字体を経て糸球体，近位尿細管，遠位尿細管構造を形成する[6]。一方で，尿管芽はネフロン前駆細胞を自己複製させて維持する働きも有する。このネフロン前駆細胞の維持と分化の適度なバランスによって，腎臓は十分な数のネフロンを構築して大きくなっていく。また，後腎間葉内にはネフロン前駆細胞以外にも，間質系前駆細胞が存在することが知られており，近年盛んに研究が進められている[7,8]。この細胞群は胎仔の腎皮質の最外層で未分化状態を維持しながら，ネフロン前駆細胞の分化や維持，さらには尿管芽の分岐形成に関与していることが明らかになりつつある。したがって，これら後腎間葉（ネフロン前駆細胞および間質細胞）と尿管芽を，ヒト ES 細胞や iPS 細胞といった多能性幹細胞から分化誘導することができれば，理論的には試験管内で立体的な腎臓を再構築し得ると考えられる。

3 ネフロン前駆細胞の起源

　筆者らは，腎臓の主要部分を形成しうるネフロン前駆細胞の誘導を試みた。そのためにはネフロン前駆細胞のさらに元になる細胞をとってきて実験しなければならない。転写因子 Osr1 はどの発生段階でも腎臓となるべき細胞に発現するとされていたため[9]，この GFP ノックインマウスを作成した。とはいえ，多くのステップが必要と予測される誘導法を一度にすべて正解することは困難である。そこで筆者らは後ろのステップから1つずつ確定していったが，その際に，それぞれの細胞の起源を同定することが必要となった（**図2**）。間違った細胞をいくら培養しても腎臓にはならないからである。後腎を構成するネフロン前駆細胞はマウス胎仔 10.5 日から認識されるが，これが中腎とは異なる細胞系譜であることをまず見出した[1]。つまりマウス胎生 9.5 日

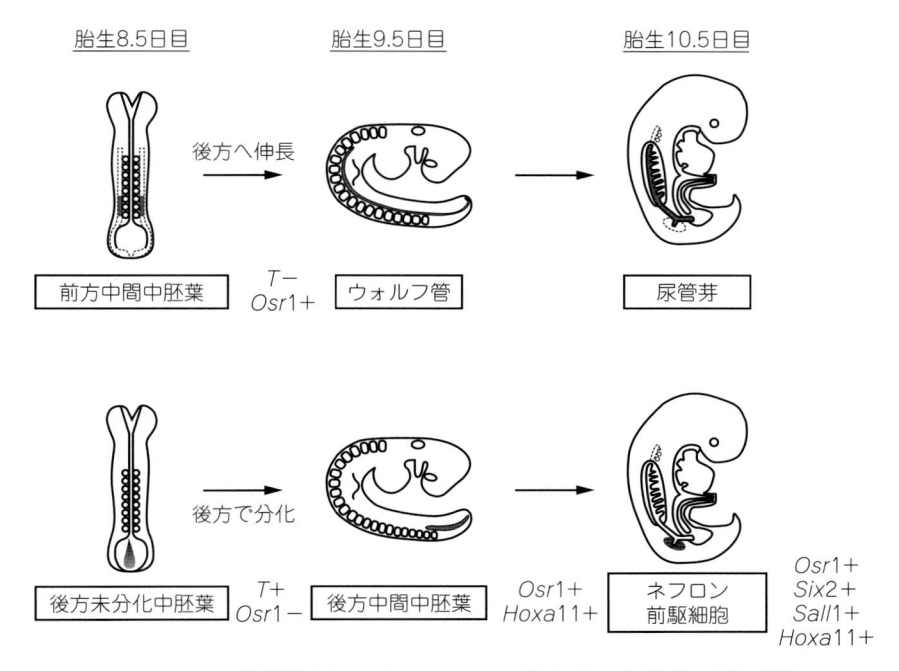

図2　マウス腎臓発生におけるネフロン前駆細胞と尿管芽の細胞系譜

において頭側の Osr1 陽性細胞が中腎に，尾側の Osr1 陽性細胞が後腎に発生するのである。次いで，胎生 8.5 日の Osr1 陽性細胞からネフロン前駆細胞（10.5 日相当）への誘導を試みた。この時期の Osr1 陽性細胞は中間中胚葉と呼ばれ，これがすべての腎臓細胞の起源とされていたからである[9]。しかしその過程で，予想外に Osr1 陰性の画分からネフロン前駆細胞が誘導される可能性に行き当たった。近年，下半身の少なくとも一部は，8.5 日の最尾部に存在する「体軸幹細胞」に由来するという報告がある[10,11]。そこで体軸幹細胞を含む領域に発現する遺伝子 T（Brachyury）CreER–GFP マウスを用いて解析したところ，ネフロン前駆細胞がこの T 陽性細胞に由来することが判明した[1]。この細胞と「体軸幹細胞」との異同には今後の解析が必要だが，ネフロン前駆細胞は通説の Osr1 陽性の前方中間中胚葉ではなく，最尾部に位置する T 陽性（Osr1 陰性）の「体軸幹細胞」様の細胞（ここでは後方未分化中胚葉と呼ぶ）から由来していたわけである。これが Osr1 陽性（ここでは便宜上後方中間中胚葉と呼ぶが，時期も細胞系譜も異なることに注意されたい）に転じて，さらに Six2/Sall1/Osr1 陽性のネフロン前駆細胞に分化することになる。興味深いことに，腎臓を構成する別の細胞系譜である尿管芽は，この T 陽性細胞ではなく，通説の Osr1 陽性の前方中間中胚葉に由来する[1,9]。つまり腎臓は少なくとも 2 つの異なる起源の細胞から構成されている。尿管芽と後腎間葉は共に胎生 7.5 日目まで T 陽性未分化細胞として存在するものの，胎生 8.5 日目において尿管芽系譜は Osr1 陽性 /T 陰性細胞へと分化し，後腎間葉系譜は Osr1 陰性 /T 陽性細胞として未分化なまま胎生 9.5 日まで維持されるというモデルである（図2）。

４　ネフロン前駆細胞の試験管内誘導

この新たな知見に基づいて多能性幹細胞からネフロン前駆細胞を誘導するには，まず胎生 7.5 日目相当の T 陽性未分化細胞（中胚葉誘導），これが後方で維持された 8.5 日目相当の T 陽性後方未分化細胞（後方化），さらに 9.5 日目の後方 Osr1 陽性細胞（腎臓としての系譜選択）を経て後腎間葉（ネフロン前駆細胞）を誘導する（成熟化）複数のステップが必要である。上記の通り，後ろから前に遡る順で誘導法を開発していった（**図 3**）。

胎生 9.5 日目の後方 Osr1 陽性細胞から胎生 10.5 日目の後腎間葉へのステップ（成熟化）では Fgf9 と低濃度の Wnt シグナルアゴニストの組み合わせが有効だった。胎生 8.5 日目から 9.5 日に相当するステップでは，まず Bmp と高濃度の Wnt シグナルアゴニストで T 陽性状態を維持したまま後方 Hox 遺伝子群の発現を誘導する「後方化」と，それに引き続く「細胞系譜選択因子」すなわちアクチビン，レチノイン酸，Bmp，中濃度の Wnt シグナルアゴニストの投与が有効であることが明らかになった。さらにマウス ES 細胞（3.5 日胚相当）から 8.5 日目相当の T 陽性後方未分化細胞を作るステップを加え，計 5 ステップによってネフロン前駆細胞を誘導することに成功した[1]。さらにこのプロトコールの初期ステップを一部だけ改変することで，ヒト iPS 細胞からもネフロン前駆細胞が誘導できることが確認された。これらの知見から，マウスおよびヒトで共通した因子によりネフロン前駆細胞が誘導できることが明らかになった（図 3）。また 4 ステップ目で使用されたアクチビンとレチノイン酸は，20 年前に浅島誠らによって報告されたカエル前腎組織の試験管内誘導でも用いられており[2]，筆者らにとって感慨深いものであった。

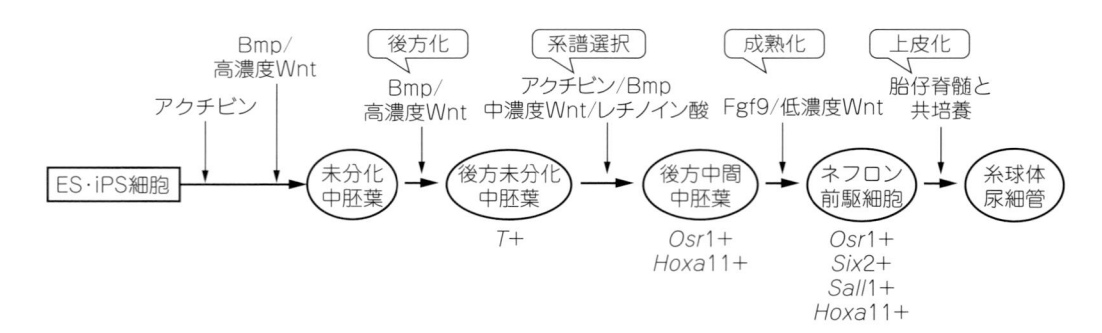

図 3　幹細胞からネフロン前駆細胞を経由した腎臓構造誘導法

５　ネフロン前駆細胞からの三次元腎臓組織構築

前述のように，ネフロン前駆細胞は Wnt シグナルを引き金にして立体的なネフロン構造を構築する。このことを利用して，本来の Wnt シグナルの供給源である尿管芽に代えて Wnt を分泌する胎仔脊髄あるいは Wnt4 分泌細胞株とネフロン前駆細胞を共培養すると in vitro で三次元のネフロン構造が形成されることが報告されている[3,12]。筆者らがマウス ES 細胞から誘導したネフロン前駆細胞をこの共培養系に投入すると，ネフロンの三次元構造すなわち糸球体と近位・遠

位尿細管を形成できた。興味深いことに，ヒト iPS 細胞由来のネフロン前駆細胞もマウス胎仔の脊髄との共培養で三次元のネフロン構造へと分化し，ヒト胎児の腎臓に見られるような糸球体と尿細管構造が形成された[1]。長年不可能であったヒト三次元腎臓組織の試験管内誘導が遂に成功したことになる。最近多能性幹細胞からネフロン前駆細胞を誘導したという報告がいくつかあるが，そのいずれもが旧来の発生モデルに基づいて設計されている[13-15]。部分的に上皮化した管状あるいは嚢胞状の構造の形成は認められるが，腎臓に特異的な構造である糸球体の形成能を報告しているものは見受けられない。よって，筆者らの成功は，腎臓の正しい起源を同定し，その発生を忠実に試験管内で再現したことに基づくものである。

6　機能的な腎臓の再構築に向けて

　筆者らの誘導したヒト腎臓組織は，まだ 2 mm 程度であり，およそ 3 カ月齢のヒト胎児腎臓に相当する未熟なものである。これをさらに大きくかつ成熟させるためには，やはりもう 1 つの腎臓構成要素である尿管芽の誘導が必須である。尿管芽からのシグナルによってネフロン前駆細胞が自己複製しつつバランスよく分化することが，腎臓発生の鍵だからである。すでに幹細胞から尿管芽様の細胞を誘導したという報告も存在する。Xia らは，ヒト iPS 細胞から 2 ステップで尿管芽系の細胞を誘導したと報告している[16]。しかしそれ自身では管腔構造を形成しないため，マウス胚の腎臓と再凝集することによってのみ，低頻度で尿管芽の場所に取り込まれるとしている。高里らは，1 つのプロトコールで後腎間葉と同時に尿管芽を誘導したと報告しているが[13]，尿管芽に典型的な分岐や，ネフロン前駆細胞の自己複製能と分化誘導能は認められていない。前述のように尿管芽とネフロン前駆細胞は少なくとも胎生 8.5 日目の初期段階で系統分離していることから，ネフロン前駆細胞の誘導法とは異なる成長因子の投与時期，濃度，組み合わせなどが必要なはずである。

　これに加えて第 3 の系譜である間質系細胞も考慮しなくてはならない。腎発生期の間質は，線維芽細胞，ペリサイト，血管平滑筋，メサンギウム細胞などからなり，腎臓外縁部に存在する Foxd1 陽性の前駆細胞から形成される[8]。Kopan らのグループは，Notch シグナルが間質前駆細胞からのメサンギウム細胞形成に必要であることを示した。間質特異的な Notch シグナルのノックアウトでは，メサンギウムへの分化決定が起こらない。メサンギウムが存在しないため，糸球体内に血管瘤ができてしまうのである[17]。よって真の腎臓構造を作るには，この間質前駆細胞の起源を同定し，幹細胞から誘導して組み込むことが必要である。

　さらに，腎臓が尿を産生するためには血管との接続が必須である。マウス ES 細胞から誘導したネフロン前駆細胞を胎仔脊髄と共に免疫不全マウスに移植したところ，組織内へのホスト由来の血管侵入と，糸球体内の血球が認められた[1]。しかしながら，現段階ではこの腎臓組織を尿が産生できるまでに成熟させるには至っていない。この原因としては，移植後，組織片内に血管が侵入するまでに数日を要するため，その間の栄養が不足している可能性や，尿の産生に必要な十分量の血流が確保できていないこと，などが考えられる。よって第 4 の構成要素として腎臓の血管系を誘導し，組み込む必要がある。肝臓領域では，肝細胞に加えて，間質系細胞や血管内皮細

胞を混合して共培養することで，より機能的な肝臓原基が作成できることが報告されている[18]。腎臓においても，ネフロン前駆細胞と尿管芽細胞に加え，間質細胞，血管内皮細胞が有機的に再構築されることが機能的な三次元構造の形成には必須であろう。血管が腎動脈から糸球体へ入り，そこからでて，尿細管周囲に分布するのを再現することは，現時点では難しい課題であるが，挑戦する価値は大きい。筆者らがネフロン前駆細胞の発生を解くことで再構築を実現したように，血管の発生を解くことが鍵となるだろう。

７　おわりに

　腎臓細胞の多能性幹細胞からの誘導は他臓器に比べ大きく遅れてきたが，その原因ともなっていた発生過程の解析に立ち返ることで，ようやく胎児期相当の糸球体や尿細管が誘導できる段階になった。実際の再生医療へと応用するためにはまだまだ解決すべき課題が多く残されるが，発生学的視点と幹細胞学的視点，さらに細胞工学的技術との融合により，そう遠くない将来，透析医療が過去の治療と呼べるような日が来ることを期待したい。

文　献

1) A. Taguchi et al. : *Cell Stem Cell*, **14**, 53–67 (2014).
2) N. Moriya et al. : *Dev. Growth Differ.*, **35**, 123–128 (1993).
3) R. Nishinakamura et al. : *Development*, **128**, 3105–3015 (2001).
4) K. Osafune et al. : *Development*, **133**, 151–161 (2006).
5) A. Kobayashi et al. : *Cell Stem Cell*, **3**, 169–181 (2008).
6) F. Costantini et al. : *Dev. Cell*, **18**, 698–712 (2010).
7) A. Das et al. : *Nat. Cell Biol.*, **15**, 1035–1044 (2013).
8) A. Kobayashi et al. : *Stem Cell Reports*, **3**, 650–662 (2014).
9) J. W. Mugford et al. : *Dev. Biol.*, **324**, 88–98 (2008).
10) T. Takemoto et al. : *Nature*, **470**, 394–398 (2011).
11) V. Wilson et al. : *Development*, **136**, 1591–1604 (2009).
12) A. Kispert et al. : *Development*, **125**, 4225–4234 (1998).
13) M. Takasato et al. : *Nat. Cell. Biol.*, **16**,118–126 (2014).
14) S. Mae et al. : *Nat. Commun.*, **4**, 1367 (2013).
15) A. Q. Lam et al. : *J. Am. Soc. Nephrol.*, **25**, 1211–1225 (2014).
16) Y. Xia et al. : *Nat. Cell Biol.*, **15**, 1507–1515 (2013).
17) S. C. Boyle et al. : *Development*, **141**, 346–354 (2014).
18) T. Takebe et al. : *Nature*, **499**, 481–484 (2013).

第3節　器官原基法による立体組織形成技術

株式会社オーガンテクノロジーズ　**手塚　克成**　独立行政法人理化学研究所　**辻　孝**

1　はじめに

　現在の再生医療では，機能不全に陥った組織や器官を修復するために幹細胞を移入する「幹細胞移入療法」が実用化され，さまざまな疾患において臨床応用が進められている[1]。さらに第二世代再生医療として，単一の細胞種からなる二次元的な組織を再生する技術開発として，細胞シート工学や，細胞の足場となる人工の足場材料と機能性細胞とを組み合わせた組織工学を基盤とする臨床応用化を目指した研究開発が進められている[2-4]。その一方で，次世代の再生医療として，疾患や外傷，高齢化により機能不全に陥った器官を，幹細胞より人工的に再生した器官と置き換える「器官再生医療」が望まれている[5,6]。複数の細胞種が三次元的に高度に組織化された器官の再生に向けて，従来の組織工学のアプローチによる人工臓器の開発が試みられてきたものの[7,8]，生体における三次元的な構造の部分的な再現に留まり，細胞の生存やその機能発現の維持など，実用レベルに到達していないため，その克服に向けて研究開発が続けられている。一方，最近になって，幹細胞の精密な三次元的な細胞操作により，胎児期に誘導される器官原基を再生して移植することにより，生体における器官発生を再現する治療コンセプトが，脳下垂体[9]などの中枢神経組織や，歯や毛包，外分泌腺などの器官における機能的な再生により示され[10-16]，器官再生実現の先駆けとして期待されている。

　本稿では筆者らが進めている歯や毛包，分泌腺などの外胚葉性器官の再生をモデルに，器官原基からの器官再生の進展と今後の課題について解説する。

2　生物の発生プログラムに基づいた器官再生

2.1　発生プログラムを利用した三次元自己組織化による器官再生

　器官は，複数種類の細胞が相互に作用し，連携することにより高度に組織化した複雑な立体構造により形成されている。三次元的な器官を人工的に再生するために，従来型の組織工学を基盤として，生体・非生体足場材料と機能細胞を組み合わせ，臓器機能の代替するバイオハイブリッド型人工臓器の開発が進められている。さらに，マイクロビーズや多孔質体に，ブタなどの動物の肝細胞を立体的に配置・モジュール化した人工肝臓バイオリアクター[17]や，心臓，肝臓などの臓器から細胞を除いた無細胞マトリックスに臓器構成細胞を配置した人工心臓[18]，人工肝臓[19]の開発が進められている他，細胞凝集塊の3Dプリンティング技術により，立体造形する技術の開発が進められている[20]。

　一方，三次元的な細胞凝集塊を形成させ，細胞間相互作用を誘導することによって，三次元的な器官を再生する技術の開発が試みられている。胎仔皮膚由来の上皮細胞と，成体毛包より分離・培養した毛乳頭細胞から形成された細胞凝集塊をマウス皮膚内に移植することにより毛包を再生する技術が開発され[21]，研究レベルでの有用性が示されているが，毛包誘導効率が低く，毛包の向きや大きさが制御できない，などの理由により，幹細胞を三次元的に精密に操作する技術の開発が望まれている。

　これに対し，器官原基を再生し，生物の発生プログラムを再現することにより三次元自己組織化を誘導し，器官を誘導する技術開発が進められている[9-16),22),23]。理化学研究所の笹井らはES細胞を特定の条件下，生体外で培養することにより細胞間相互作用を促すと，生体内とよく似た組織構造のパターンを形成する自己組織化が生じて神経細胞が誘導されることに着目し，単一化したES細胞から細胞凝集塊を形成し，目的器官に最適化された培養液中で立体浮遊培養を行う方法を開発した[22]。この方法を用いて細胞凝集塊内に高効率に上皮—上皮相互作用を誘導することにより，マウスES細胞から，脳を構成するさまざまな細胞への分化と自己組織化を誘導する技術を開発し，大脳皮質組織[22]や，網膜組織[23]，下垂体組織[9]の立体形成に成功した。さらに，ヒトiPS細胞を用いた器官誘導技術開発に応用され，ヒト臨床応用を目的とした中枢性器官の誘導技術の開発が進められている。

2.2　上皮‒間葉相互作用による，歯や毛包，唾液腺などの外胚葉性器官の発生

　歯や毛包，外分泌腺である唾液腺や涙腺の発生はそれぞれの器官の発生予定領域の上皮組織が肥厚することにより始まる[24]。歯のもととなる歯胚の発生は，上皮性幹細胞が神経堤細胞由来の間葉性幹細胞に陥入して間葉性幹細胞を密集させ（蕾状期），その後，上皮性幹細胞が間葉性幹細胞を包み込む（帽状期）ように進行する。胎齢15日目以降には上皮性幹細胞はエナメル質を分泌するエナメル芽細胞に，間葉性の幹細胞は象牙質を分泌する象牙芽細胞や歯髄細胞，歯根膜やセメント芽細胞，歯槽骨へと分化し，歯周組織を形成する。

　毛包発生は，表皮基底細胞が間葉細胞側に陥入（placode期）することにより開始する。プラコードの対面の間葉細胞が凝集して毛芽を形成し（hair germ期），間葉細胞が凝集した真皮細胞集塊を包み込む（hair peg期）。真皮細胞集塊を包み込んだ未分化上皮細胞は毛母細胞へと分化し，側面の上皮組織は肥厚してバルジ領域と皮脂腺の原基となる，また真皮細胞集塊は毛乳頭を形成して毛母の分化を誘導し，内毛根鞘と毛幹を形成する。その後，さらに立毛筋，神経と接続することにより機能的な毛包（hair follicle）が完成する[25]。

　外分泌腺においては，唾液腺，涙腺のいずれも上皮性幹細胞が間葉組織に陥入し，Bud（芽）と呼ばれる上皮細胞の凝集塊が周囲の間葉組織の中で増殖することにより，分岐を繰り返し，分泌腺に特徴的な分枝構造と，導管・腺房を形成する。腺房周囲を筋上皮細胞が取り囲むことによって，器官としての外分泌腺が完成する。

3 器官原基法による器官原基の再生

器官発生のプログラムに従って，器官の人為的再生を行う三次元的な細胞操作技術として，各種器官原基の上皮性幹細胞，間葉性幹細胞と組織工学を組み合わせた研究がこれまで進められてきた[26]。歯の形に成形した人工足場材料に，ブタ第三大臼歯やマウス蕾状期歯胚の上皮細胞と間葉細胞を播種すると，歯組織を形成することが報告されている[27,28]。しかしながら，未分化な上皮性幹細胞

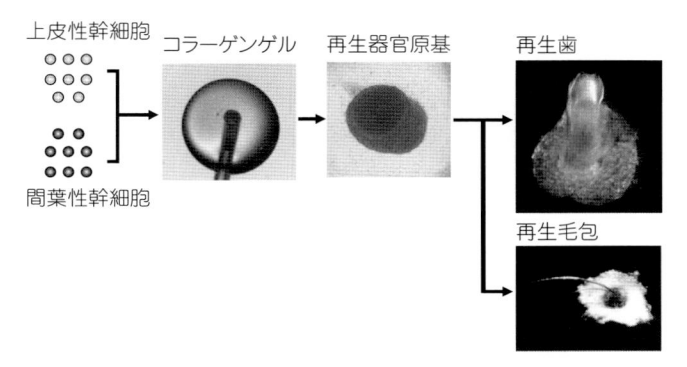

図 1　器官原基法による器官原基の再生

単一化した上皮細胞と間葉細胞を Type I コラーゲンゲル内で，高細胞密度で区画化・配置して，短期間，器官培養することにより，共通発生メカニズムである上皮間葉相互作用を誘導し，臓器器官のもととなる器官原基を人為的に再生する。器官原基法を用いて生体外で再構成された再生器官原基を同所性・異所性に移植し，発生させることにより，機能的な器官を再生することが可能である。

と間葉性幹細胞の相互作用により発生が進む器官原基の場合，足場材料が相互作用の障害となり，発生頻度の低下や正常な組織構造を有する機能的な器官の誘導が困難であることが明らかとなり，さらなる技術開発が必要であると考えられている。

筆者らは，歯と毛包など外胚葉性器官をモデルに，器官の発生を再現するには上皮性幹細胞と間葉性幹細胞が相互作用できるように，高い細胞密度で区画化して配置することが重要だと考え，「器官原基法」を開発した（**図 1**）[10]。この方法は，単一化した上皮性幹細胞と間葉性幹細胞を遠心することにより高細胞密度の細胞懸濁液とし，これらの細胞種が互いに接触するようにコラーゲン溶液の内部に区画化して配置した後，コラーゲン溶液をゲル化させることによって 2 種類の細胞の緊密な接触を維持し，数時間以内に細胞は上皮-間葉相互作用を開始し，正常に器官原基を再生する。歯や毛包の再生器官原基を腎皮膜下に異所性に移植すると，再生歯や再生毛包が発生し，器官原基法は幅広い器官再生の研究に道を拓いた[10]。

4 再生器官原基の同所性移植による成体内での器官再生

4.1　機能的な歯の再生

歯は咀嚼や発音，審美性に重要な役割を果たしており，歯や咀嚼筋，顎関節が中枢神経系の制御下において協調することにより，生理的機能を発現していると考えられている[29]。歯の欠損に対する現在の歯科治療では，固定性架工義歯（ブリッジ）や可撤性床義歯（入れ歯），歯科用インプラントなどの人工物による機能代替治療が確立している。これらの人工物による代替治療は機能回復において有効であるものの，歯の移動や外部侵害刺激に対する応答などの生理機能を有していないため，天然歯が持つ生理機能も含めた歯の再生が期待されている[30]。

はじめにレシピエントマウスの第一臼歯を抜歯し，抜歯窩を 3 週間かけて治癒させた後，欠損部歯槽骨に移植窩を形成するマウス歯欠損モデルを構築した（**図 2**(a)(b)）。移植窩に再生歯胚を

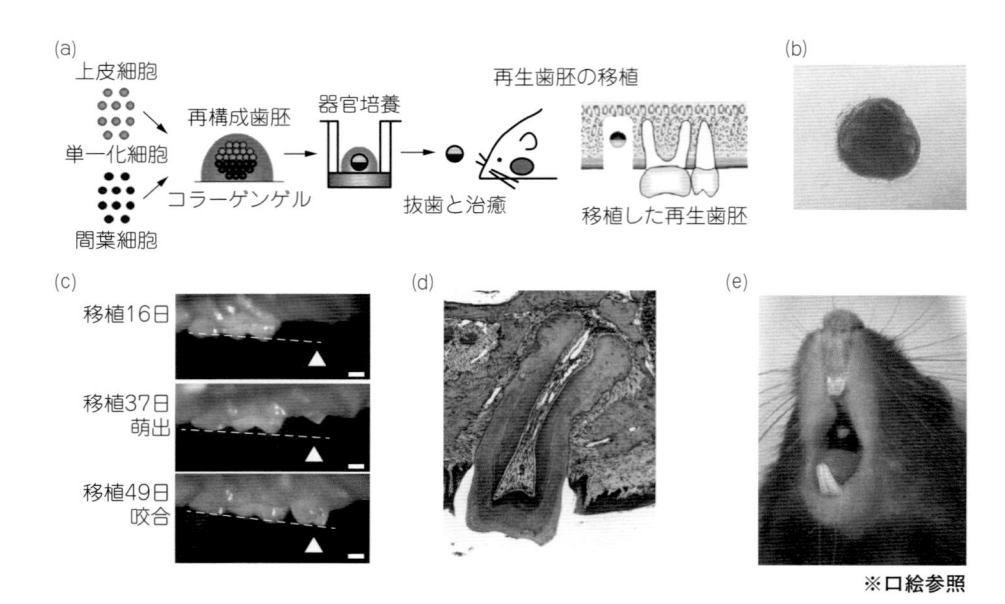

図2　再生歯胚の同所性移植による機能的な歯の再生

(a)歯胚幹細胞を単一化し，器官原基法により再生した再生歯胚をマウス歯欠損モデルに同所性に移植した。
(b)器官原基法により再生した再生歯胚。(c)歯の喪失部位へ移植した再生歯胚の萌出と咬合。スケールバー：
200 µm (d)再生歯の組織像。(e)GFP マウスより採取した歯胚の上皮性ならびに間葉性幹細胞を器官原基法
により再生した歯胚を同所性に移植することにより萌出した再生歯（口腔内の緑色の歯）

移植すると，再生歯は正常な組織構造を有して成長し，移植後37日目には約80％の頻度で再生歯が萌出し，49日目には対合歯と咬合した。再生歯は対合歯との咬合面に到達すると成長が停止し，生理的に移動しながら天然歯と同様に咬頭嵌合を確立した（図2(c)）。再生歯には，天然歯と同等のエナメル質や象牙質，歯髄，歯根膜，歯槽骨の組織が形成され，硬組織は天然歯と同等の硬度を有しており，いずれも再生歯胚由来であることが明らかとなった（図2(d)(e)）。これらのことから，再生歯胚移植により天然歯と同等の機能を有する歯を再生できる可能性が示された[11]。

　歯の再生治療では，再生歯が移植部位の周囲環境である歯周組織や神経系と連携機能することにより，喪失した歯の機能を再現，すなわち，機械的外力に応答する歯根膜の機能や，外部侵害刺激に応答し得る神経機能を有した完全な歯を再生することが望まれている。そこで再生歯胚移植によって萌出した再生歯に実験的矯正を加えると，牽引側では骨形成が起こり，逆に圧迫側では骨吸収が認められ，再生歯が天然歯と同様に骨のリモデリングを介して移動することが明らかとなった。また，再生歯には，歯髄と歯根膜に交感神経や知覚神経などの複数種類の神経線維が侵入し，露髄刺激などの侵害刺激による口腔内の痛みの応答も天然歯と同様の神経伝達が中枢組織において認められた。これらの結果により，再生歯胚移植により萌出した再生歯は咀嚼や機械的外力に対する応答能だけではなく，歯の神経機能も再生できる可能性が示された[11]。

4.2　機能的な毛の再生

　毛髪は，紫外線や外部からの障害を防御するとともに，保温などの機能発現に関与し，生体の

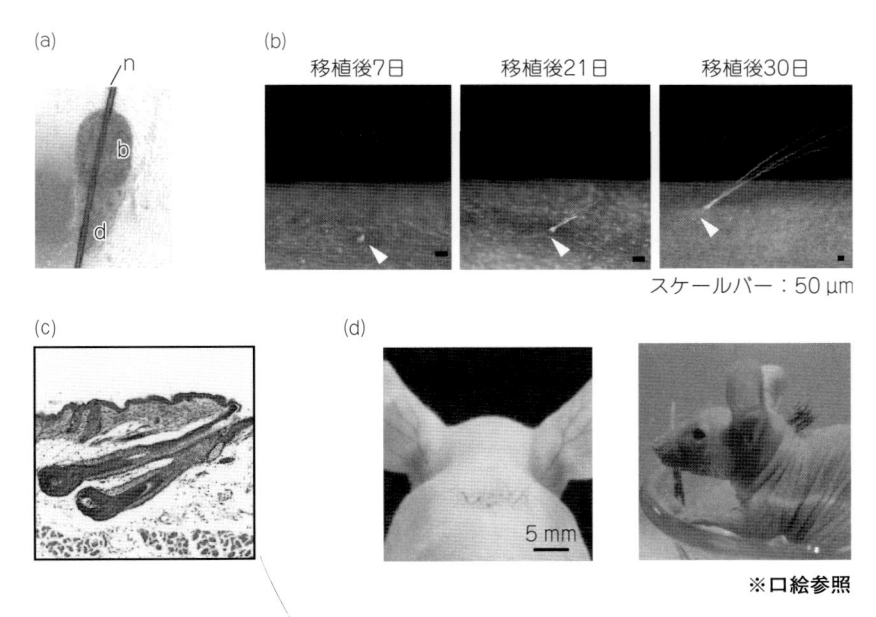

図 3　再生毛包原基の同所性移植による機能的な毛の再生
(a)器官原基法により再生した再生毛包，n：ナイロン糸，b：バルジ領域上皮細胞，d：培養毛乳頭細胞。(b)再生毛包原基を移植したヌードマウス背部からの再生毛幹の萌出と成長。(c)再生毛包の組織像。(d)再生毛包原基をマウス後頭部皮膚内へ高密度移植して発毛した再生毛

恒常性維持に貢献している[25]。これらに加えて，ヒトの場合には，年齢，性別および個性を表現するシンボルとして社会的な機能が付加されている。このため，男性型脱毛症や先天性の毛包形成不全などの患者は，肉体的影響のみならず，社会的・精神的な影響を受け，生活の質の低下に陥ることから，毛髪（毛包）再生が期待されている。歯を含む他の器官原基が胎児期にのみ誘導されるのに対して，毛包には，一定期間ごとに毛包を作り直すヘアサイクルがあり[25]，成体になっても毛包を再生可能な上皮性および間葉性幹細胞が存在することが知られており，器官再生の中で最も臨床応用可能性が高い器官であると考えられている[25]。

　成体マウスの頬ヒゲ毛包のバルジ領域より毛包上皮性幹細胞を取得し，毛球部より取得・培養した毛乳頭細胞を用いて器官原基法により毛包を再生した（**図 3**(a)）。再生毛包をヌードマウスの皮膚内に移植することにより，確実に再生毛包と表皮の連結をさせ，再生毛包の移植後 21 日目に，再生毛包原基から再生毛を約 74％の頻度で生やすことを可能とした（図 3(b)(c)）。さらに，器官原基の皮膚内への移植密度を調節することにより，ヒト頭髪と同等の毛密度での萌出（発毛）も可能としている（図 3(d)）。さらに再生毛包は，天然毛包と同等な周期的なヘアサイクルを再現して永続的に機能することが世界で初めて示されたことから，毛包形成能のある幹細胞が再生毛包のニッチの中で維持・機能していることが明らかとなった。また，再生毛包において，立毛筋や神経線維の接続と移植部位へのアセチルコリン投与による再生毛の立毛が確認されており，再生毛包が周辺組織と接続・連携することにより，機能的な毛包の再生が可能であることが実証された。これらにより，臨床応用への実現可能な再生技術になる可能性が示された[13]。

4.3　分泌腺の機能的な再生

　分泌腺は，ホルモンなどを末梢血中に分泌する内分泌腺と，唾液や涙液などを導管に分泌する外分泌腺があり，局所性または全身性に作用することにより体内のさまざまな部位に分布し，生体の恒常性維持に重要な役割を果たしている。唾液腺より分泌される唾液は，食物の消化促進に加え，口の中の洗浄，殺菌，歯質を保護する役割を担っている[31]。一方，涙腺は，涙液を眼表面に分泌することにより，ティアフィルムを形成して角膜上皮細胞を保護することにより，眼表面を保護するなどの役割を担っている[32]。老化やストレス，薬剤の副作用や頭頸部ガン治療のための放射線照射により，唾液腺の機能低下が生じると，口腔乾燥症（ドライマウス）を引き起こされ，易感染性や，嚥下障害の要因となり，生活の質が著しく低下し，涙腺の機能低下による涙液分泌の減少は，ドライアイを引き起こし，眼表面の細胞が障害され，目の不快感や深刻な視機能の低下を生じさせることが知られている。現在のところ，外分泌液の減少に対する治療法は人工唾液，唾液分泌促進薬の投与や人工涙液点眼を主とした対症療法が中心であり，再生唾液腺や再生涙腺の同所性移植による根治的な治療法の開発が望まれている[33,34]。

　胎児から採取した唾液腺ならびに涙腺の上皮性幹細胞と間葉性幹細胞を用いて，器官原基法により再生唾液腺・涙腺原基をそれぞれ再構成したところ，器官培養において正常な器官胚性と同等の上皮組織の陥入，分泌腺特有の分岐構造が認められた（**図4**(a)(e)）。これらの再生分泌腺原基をそれぞれの外分泌器官を外科的に切除した欠損マウスに導管接続可能な移植法により移植したところ，レシピエントの導管上皮と再生分泌腺上皮の連結が確認される（図4(b)(f)）とともに，生体内で発生した天然の唾液腺，涙腺と同様の腺房組織が発生した（図4(c)(g)）。さらに，これらの再生分泌腺には神経が侵入し（図4(d)(h)），唾液腺ではクエン酸刺激により，涙腺ではメン

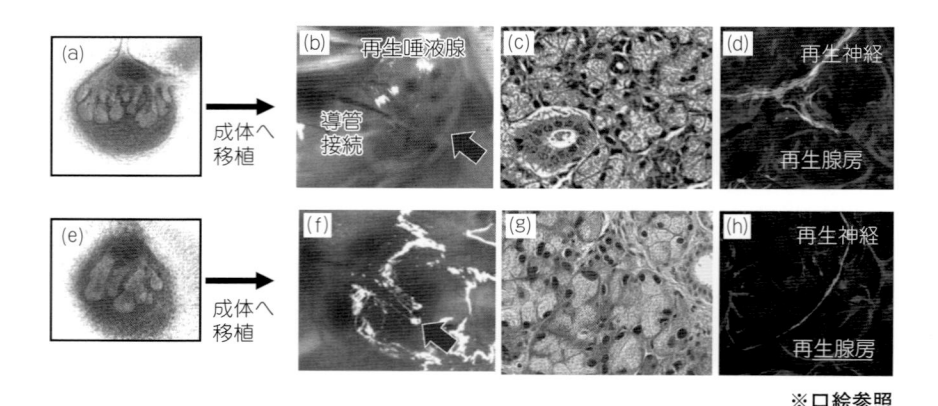

※口絵参照

図4　再生唾液腺原基および再生涙腺原基の同所性移植による機能的な唾液腺，涙腺の再生

(a)器官原基法により再生した唾液腺原基（生体外培養後３日目）。(b)再生唾液腺原基の同所性移植により再生した唾液腺。導管接続を青色色素注入により確認した。(c)再生唾液腺の組織像。(d)再生唾液腺の免疫組織化学染色像。再生唾液腺に神経（緑）の侵入が認められた。(e)器官原基法により再生した涙腺原基。(f)再生涙腺原基の同所性移植により再生した涙腺。青色色素注入により涙腺分泌のための導管が接続されていることが確認された。(g)再生涙腺の組織像。(h)再生唾液腺の免疫組織化学染色像。再生涙腺に神経（緑）の侵入が認められた。

トールを用いた冷温刺激によって再生分泌液の産生が認められ，それぞれの器官が存在する部位から求心性神経路を経て中枢に到達し，さらに遠心性神経路によりそれぞれの器官から分泌が誘導されたことから，生体の反応をも再生する機能的な外分泌腺再生が示された[16,17]。

5　おわりに

　器官原基法による歯や毛，唾液腺，涙腺などの器官原基の再生と同所性移植による機能的な再生が実証されることにより，器官原基からの器官再生は，実用化に向けて大きく進展した。器官原基法は，幹細胞を三次元的に精密に操作し，生物の発生プログラムにより三次元自己組織化を誘導するものであり，立体的な器官を誘導する技術開発への応用による器官再生医療実現に向けた研究開発の加速が期待される。器官原基法による器官原基の再生には，生物器官を誘導できる上皮性ならびに間葉性幹細胞が必要となる。毛包を除く器官は，胎児期に一度だけ発生するため，成体より幹細胞を入手することは困難だと考えられており，器官誘導能のある幹細胞シーズの探索と同定が重要な課題である。また立体的な器官を生体外で培養・育成する技術は十分ではなく，そのための立体培養システムや器官内部での物質交換に必要となる三次元的な血管網を形成する技術などの基盤技術開発と，相互に連携した研究開発が期待される。

文　献

1）F. R. Appelbaum : *Nature,* **411**, 385–389（2001）.

2）Y. Miyahara et al. : *Nat. Med.,* **12**, 459–465（2006）.

3）H. Sekine et al. : *Circulation,* **114**, 187–193（2006）.

4）K. Ohashi et al. : *Nat. Med,* **13**, 880–885（2007）.

5）E. Ikeda and T. Tsuji : *Expert Opin. Biol. Ther.,* **8**, 735–744（2008）.

6）B. Purnell : *Science,* **322**, 1489（2008）.

7）J. G. Copeland et al. : *N. Engl. J. Med.,* **351**, 859–867（2004）.

8）A. V. Wolf : *Science,* **115**, 193–199（1952）.

9）H. Suga et al. : *Nature,* **480**, 57–62（2011）.

10）K. Nakao et al. : *Nat. Mathods,* **4**, 227–230（2007）.

11）E. Ikeda et al. : *Proc. Natl. Acd. Sci. U S A,* **106**, 13475–13480（2009）.

12）M. Oshima et al. : *PLos ONE,* **6**, e21531（2011）.

13）K. E. Toyoshima et al. : *Nat. Commun.,* **3**, 784（2012）.

14）K. Asakawa et al. : *Sci. Rep.,* **2**, 424（2012）.

15）M. Ogawa et al. : *Nat. Commun.,* **4**, 3497（2013）.

16）M. Hirayama et al. : *Nat. Commun.,* **4**, 2497（2013）.

17）A. A. Demetriou et al. : *Ann. Surg.,* **239**, 660–670（2004）.

18）H. C. Ott et al. : *Nat. Med.,* **14**, 213–221（2008）.

19）B. E. Uygun et al. : *Nat. Med.,* **16**, 814–820（2010）.

20）Y. Nakayama et al. : *J. Biomed. Mater. Res. B. Appl. Biomater.,* doi: 10.1002/jbm.b.33186（2014）.

21）U. Lichti, J. Anders and S. H.Yuspa : *Nature Protoc.,* **3**, 799–810（2008）.

22）M. Eiraku et al. : *Cell Stem Cell,* **3**, 519–532（2008）.

23）T. Nakano, S. Ando and N. Takata : *Cell Stem Cell,* **10**, 771–785（2012）.

24）J. K. Avery（Ed）: Oral Development and Histology, Thieme Press, pp.153–212（2002）.

25）M. R. Schneider et al. : *Curr Biol,* **19** ,132–142（2009）.

26）A. H. Yen and P. T. Sharpe : *Cell Tissue Res.,* **331**, 359–372（2008）.

27）C. S. Young et al. : *J. Dent. Res.,* **81**, 695–700（2002）.

28）S. Iwatsuki et al. : *Eur J Oral Sci.,* **114**, 310–317（2006）.

29）P. E. Dauson（Ed）: Functional Occlusion from TMJ to Smile Design, Mosby Press, pp.18–26（2006）.

30）G. E. Wise and G. J. King : *J. Dent Res.,* **87**, 414–34（2008）.

31）A. S. Tucker : *Semin. Cell. Dev. Biol.,* **18**, 237–244（2007）.

32）S. Mishima : *Arch. Ophthalmol.,* **73**, 233–241（1965）.

33）H. Kagami, S. Wang and B. Hai : *Oral Dis.,* **14**, 15–24（2008）.

34）D. Zoukhri : *Ocul. Surf.,* **8**, 60–69（2010）.

第2章　立体組織・臓器の構築

第4節　細胞シートへの血管網導入技術の開発

早稲田大学　**坂口　勝久**　　東京女子医科大学　**清水　達也**

■ はじめに

　近年，ES細胞やiPS細胞の開発や発見により組織工学の治療応用，または薬剤スクリーニング応用に関する研究が急速に発展してきている。細胞をコラーゲンゲルなどの細胞外マトリックスに播種して組織構築するトップダウン方式や，ファイバーやスフェロイドの細胞塊を組み上げていくボトムアップ方式などさまざまな組織工学技術が開発されている[1-3]。東京女子医科大学先端生命医科学研究所では温度に応答して細胞が剥離できる培養皿を使用して細胞をシート状に加工し，高い細胞密度であるために高い再生能力の治療が実現しており，新規ボトムアップ方式の組織工学技術として世界的な注目を集めている[4-6]。

　細胞シート作成方法は，温度に応答して親水性/疎水性を変化させることで細胞の脱着を制御できる表面（温度応答性培養基材）の開発により実現した[7]。培養基材は温度応答性高分子であるポリN−イソプロピルアクリルアミド（PIPAAm）を市販の培養皿にナノスケール（～20 nm）で電子線を用いて表面グラフトしたもので，温度培養（37℃）では疎水性の表面となるため，細胞が接着するのに対し，温度降下処理（32℃以下）により親水化するため細胞が培養血表面から膜タンパクや細胞接着因子とともに損傷を受けることなく脱着する[8]。この細胞シート技術により，角膜・心臓・食道・歯周・軟骨疾患に対する細胞シート再生医療の臨床応用を実現している[9-13]。そこで，回収した細胞シートは単層だけではなく，積層化することで三次元組織を再構築し機能性の高い組織を作製しようと試みている。しかしながら，単に積層するだけでは内部が壊死を起こしてしまうため，三次元組織の構築は困難である。そこで，当研究所では細胞シートに内皮細胞を混入することで自発的に血管網が構築することを発見し，さらには配向性を持つ細胞シート間に内皮細胞を播種することや積層位置を変えることで血管網の状態を制御出来る方法を見出した。

　次に，この血管網が付与された細胞シートを移植することで血管網がないものに比べて移植効率が良くなることがわかった。しかしながら，血管網が付与された細胞シートであっても移植枚数には限界があり，積層数を多くしても生着する細胞は増加しなかった。そこで，移植した細胞シートにホストの血管が結合してから，新たな細胞シートを移植することを繰り返すことで厚い三次元組織の構築に成功した。さらには，生体外で細胞シートを積層するために，血管床バイオリアクタを開発した。このバイオリアクタを使用することで細胞シート内血管網に培養液を灌流することが可能となり，細胞シート多層化に成功した。開発された細胞シートへの血管網導入技術の過程について報告する。

2 細胞シート内での内皮細胞の血管網構築

血管網は酸素・栄養を供給し老廃物を除去する役割を有
しているため，三次元組織構築には必須のものである。当
研究所では細胞シートを用いて機能的な心筋組織を再生す
る研究を展開してきた。より収縮力が強く高機能な心筋組
織の再生において課題となるのが，いかに血管網を付与し
再生組織の厚みの増大を図るかである。心筋組織では血管
が約10%の体積を占有しており，毛細血管交互の距離も

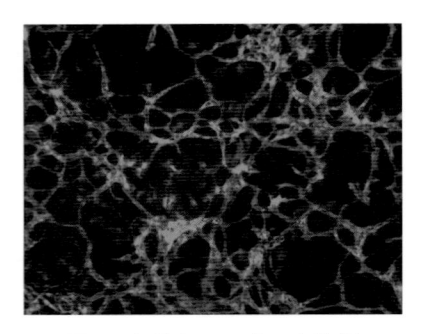

図1　細胞シート内の血管網

約15 μmと極めて高密度な血管網が形成されている[14]。毛細血管網を伴わず培地間質液の拡散
のみで生存できる心筋組織の厚さは数細胞分と考えられており，それ以上の厚みある心筋組織の
再生には新たな技術開発が必要となっている。筆者らも細胞シート工学を基盤として，多面的な
アプローチで再生組織内の血管網新生に取り組んでいる。

ラット心筋細胞と内皮細胞を共培養した細胞シート内で血管内皮細胞は自発的に網目構造が形
成し（**図1**），内皮細胞がなかった場合より血管成長因子を分泌していることがわかった。血管
網が付与された心筋細胞シートをヌードラット背部に移植したところ，細胞シートはホストの組
織に生着し，細胞シート内の血管網に血液が循環してホスト背部の血管とのキメラ血管を構築し
ていた[15]。また，血管網がない細胞シートに関しては移植細胞生着率が著しく低下し，心機能回
復には至らなかった。

次に，血管網付き心筋細胞シートを心筋梗塞部位に移植し，心機能治療効果を検証したとこ
ろ，血管網がない細胞シートに比べて優位に改善した。心筋細胞シート内に存在するGFP陽性
の血管網とホスト心臓の血管が結合している状態も確認している。

また，他の線維芽細胞と内皮細胞，筋芽細胞と内皮細胞の組み合わせも確認したところ，同様
に血管網が確認され生着率の良い結果となった[16]。すなわち，細胞シート内に形成された内皮細
胞による血管網は，移植時血液が流れることが示された。また，細胞シート内の血管網に血液の
流れが生じれば機能性が維持されることが証明された。以上のことから，細胞シート内の血管網
に培養液を流し込むことによって，組織の機能が維持されることが考えられ，三次元組織構築の
可能性を示唆した。

3 配向性細胞シートによる血管網の形状制御

内皮細胞が自発的に血管網を構築することは見出されたが，その形成制御は未解明かつ困難で
ある。そこで，温度応答性培養皿にさまざまなパターン化技術を用いてシート内の細胞に配向性
を与える技術を使って，内皮細胞の向きをコントロールできないかを検証した。温度応答性ポリ
マー量の違うパターンを培養皿の上にグラフトし，その上に線維芽細胞や筋芽細胞を播種して，
数日間の培養後に配向性を持った細胞シートを作製することができる。この細胞シート回収し
て，他の培養皿に転写し1週間もの長期間培養しても配向性を維持していることを確認した。さ

Random/Random/Random

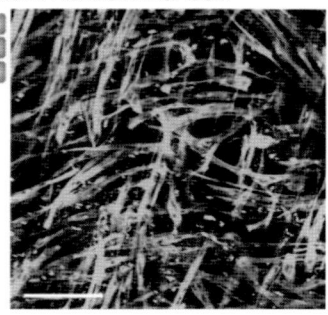

Aligned/Random/Random

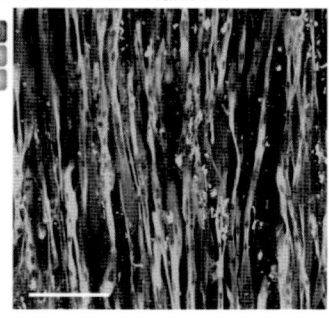

図2　配向性細胞シート

らには，配向性を持つ細胞シートを配向性の無いランダムな細胞シートの上に積層して培養すると，上の配向性に従って配向性を獲得することもわかった（**図2**）[17]。

　この技術を応用して，平行にパターン化された内皮細胞の上下にパターン化繊維芽細胞ではさんで培養してみると，内皮細胞はランダムなネットワークを形成せずに，パターンを維持したままであった。さらには，平行パターンに加工した内皮細胞を直交する配向性を有した細胞シートに積層して培養することで，内皮細胞は配向性細胞シートに従って平行に形成した[18]。以上のことから，細胞の配向性を利用することによって，血管網形状を制御できることがわかった。これは，組織を構築するうえで一番重要な内皮細胞のネットワーク化の原理や機序の解明に繋がる研究として期待される。

4　生体内における三次元組織構築

　内皮細胞を共培養，または細胞シートに挟むことによって血管網が構築することを解明し，さらにはこの血管網が細胞シートの移植効率を上昇させることがわかった。しかしながら，血管網付きの細胞シートでも移植枚数には限界があり，一度に3層以上の細胞シートの移植は困難であった。そこで，ヌードラット背部へ移植した積層化心筋細胞シート（3層）に十分な血管が新生されるのを待って，新たな積層化心筋細胞シートを繰り返し移植することを試みた。3層の積層化心筋細胞シートをインターバル24時間を置いて10度移植した結果，血管網を伴った厚さ約1mm（30層）が構築された。さらには，移植したすべての心筋細胞シートは同期して自律拍動する心筋組織を再生することを可能とした。

　生体内の血管網を利用することで三次元組織の構築に成功した後に異所移植を試みた。既存血管上に心筋細胞シートの移植を反復することにより血管付きの心筋グラフトを作製し，動静脈付きの三次元心筋グラフトを作製した。このグラフトを異所に移植することも実現した。これらの結果から，生体内の環境を使用して細胞シートの血管網に酸素・栄養素が運び込まれることで機能維持することが可能であることがわかった[19]。

　また，次の取り組みとして単独で補助ポンプとなりうるチューブ状の三次元心筋組織を構築する試みが始まっている。ラット腹部大動脈を採取し，その周囲に心筋細胞シートを連続的に巻き

付けることによってチューブ状の心筋組織を構築した。このチューブ心筋組織をラット腹部大動脈と置換移植し，不全心の補助を行えるかを検討した。移植したチューブ心筋組織は，ホスト心臓とは独立したチューブ状心筋組織の自律拍動が肉眼および電位測定で確認できるとともに，約6 mmHg の内圧較差が計測された[20]。生体内に移植することで細胞シート技術から三次元組織（平面，チューブ）を作製できることを示した。しかしながら，繰り返しの手術や安定した定量化が困難であるため，治療用または薬効スクリーニングの実用化にはハードルがある。そこで生体外で同様の繰り返し積層によって三次元組織が構築できるかを検討した。

5　生体外における三次元組織モデルの構築

　生体内において細胞シートを積層化することで三次元組織を再生することを可能としており，疾患に対する移植組織の再生のみならず，三次元組織モデルの構築においても有用である。近年，この三次元組織モデルを使った薬効試験によって安価・高速化・定量化が可能と予測されており，各国でこの取り組みに大きな予算を立てている。したがって，大企業や多くのベンチャーがこの三次元組織モデルに参入してきている。

　筆者らの研究所でも，肝細胞シートと血管内皮細胞との積層化により生体と類似した構造を作製することにより，これまでになく長期間その機能を維持することが可能な三次元肝細胞培養モデル系を実現している。しかしながら，さらに生体に近い組織を作るためには通常の培養法では極めて困難である。そこで近年，注目されているのがバイオリアクタを使用した三次元組織構築である。バイオリアクタを用いて生体に類似した環境を模倣することで，より機能的な組織を再生できる可能性が示唆されている。

　筆者らの研究所では血管網を付与した心筋細胞シートを重層化し，その血管網に培養液が灌流可能なバイオリアクタを2種類開発した。①生体由来の筋組織上培養と②灌流路付きコラーゲンゲル上培養である。

　ラット筋組織の血管網に灌流培養を行い，その上に細胞シートを接着させると，3〜5日間の灌流培養後には生体組織の血管網と細胞シートの血管網がつながり培養液が流れ込んだ。この灌流装置の模式図を**図3**に示す。血管網同士がつながり細胞シートに培養液が流れ込んでから，追加の細胞シート積層を行うと一度に積層するよりも細胞シートの積層が可能となった。3層積層を繰り返すことで合計12層もの細胞シートが積層可能となった[21]。これは，生体外においても細胞から厚い三次元心筋組織モデルが構築できることを示している。

　次に，流路付きコラーゲン上で細胞シートを接着した後に，流路に培養液を灌流して培養を行った。この流路付きコラーゲンと細胞シートへの灌流培養装置を**図4**に示す。灌流培養を行った結果，細胞シート内に含まれた内皮細胞がコラーゲンに浸潤し網目状のネットワークを形成した。さらに，血液，蛍光粒子，エポキシ樹脂により流れの観察を行った結果，形成された内皮細胞ネットワークに流れ込み，コラーゲンの流路と細胞シート内血管網がつながっていることが観察された。筋組織時と同様に血管網が流路につながり細胞シートに培養液が流れ込んでから，追加の細胞シート積層を行ったところ，一度に積層するよりも細胞シートの積層が可能となった。

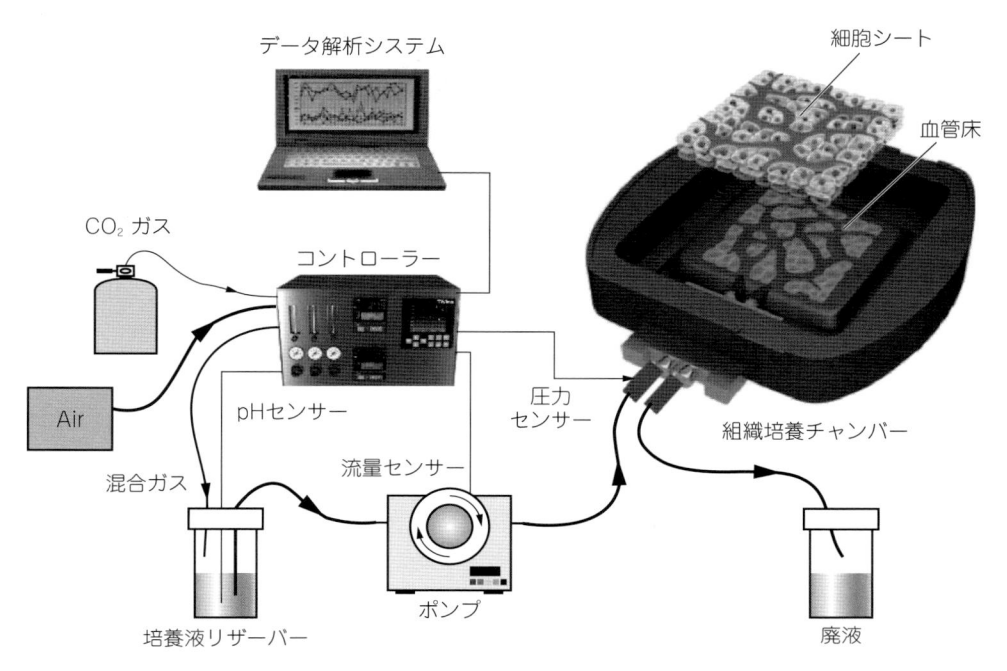

図3 筋組織血管床

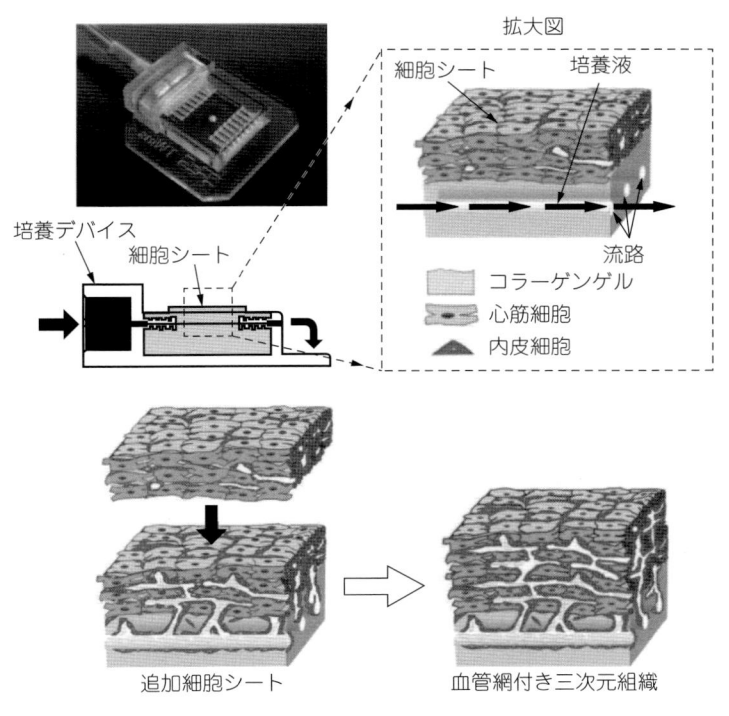

図4 コラーゲンゲル血管床

271

3層5日間の繰り返し積層培養を行うことで壊死することなく12層の組織を構築した[22]。

　以上のように，生体外においても血管網付きの細胞シートを積層し，その血管網に灌流培養が可能となった場合の三次元組織構築の可能性を示した。しかしながら，さらなる高次機能を有する組織を構築するには，iPS細胞やES細胞の大量培養技術やフィードバック制御を有する培養液循環装置，さらには酸素や栄養を効率良く供給するような培養液を開発しなければならない。このような装置開発が完成すれば，治療効果の高い三次元組織を構築し，移植することで全世界数百万人といわれるドナー不足を解消し，多くの不治の病を解決するものと期待される。

文　献

1) W. H. Zimmermann et al. : *Circ. Res.*, **90**, 223–230 (2002).
2) H. Onoe et al. : *Nat. Mat.*, **12**, 584–590 (2013).
3) T. Takebe et al. : *Nature*, **499**, 481–484 (2013).
4) M. Yamato and T. Okano : *Materials Today*, **7**, 42–47 (2004).
5) T. Shimizu et al. : *Biomaterials*, **24**, 2309–2316 (2003).
6) J. Yang et al. : *Biomaterials*, **26**, 6415–6422 (2005).
7) T. Okano et al. : *J. Biomed. Mater. Res.*, **27**, 1243–1251 (1993).
8) A. Kushida et al. : *J. Biomed. Mater. Res.*, **45**, 355–362 (1999).
9) K. Nishida et al. : *N. Engl. J. Med.*, **351**, 1187–1196 (2004).
10) Y. Sawa et al. : *Surg. Today*, **42**, 181–184 (2012).
11) T. Ohki et al. : *Gut*, **55**, 1704–1710 (2006).
12) M. Kanzaki et al. : *Tissue Engineering*, **12**, 1275–1283 (2006).
13) M. Sato et al. : *The Anatomical Record*, **297**, 36–43 (2014).
14) M. E. Stoker et al. : *The Anatomical Record*, **202**, 187–191 (1989).
15) S. Sekiya et al. : *Bioch. Bioph. Res. Com.*, **341**, 573–582 (2006).
16) H. Sekine et al. : *Circulation*, **118**, 145–152 (2008).
17) H. Takahashi et al. : *Biomaterials*, **34**, 7372–7380 (2013).
18) M. Muraoka et al. : *Biomaterials*, **34**, 696–703 (2013).
19) T. Shimizu et al. : *FASEB J.*, **20**, 708–710 (2006).
20) H. Sekine et al. : *Circulation*, **114**, 87–93 (2006).
21) H. Sekine et al. : *Nat. Commun.*, **4**, 1399 (2013).
22) K. Sakaguchi et al. : *Sci. Rep.*, **3**, 1316 (2013).

第**2**章　立体組織・臓器の構築

第**5**節　血管構造のモールディングによる肝組織形成

筑波大学　**大﨑　達哉**　横浜国立大学　**福田　淳二**

1　はじめに

　近年，再生医療は一躍脚光を浴びており，移植医療にかわる近未来の治療法として一般にも広く認知されつつある。またこの分野では，iPS 細胞から機能的な臓器細胞を分化誘導する研究が精力的に行われている。しかし，免疫的に適合する機能性の臓器細胞が得られたとしても，生体内へ単に細胞をインジェクションするだけでは生着率が低く，「細胞」をそのまま利用する方法には医療技術としての限界があることがわかっている。つまり，生体外で組織や臓器を再構築する技術がなければ，より重要かつ複雑な臓器の再生医療は実現できない。今後，再生医療を種々の臓器や組織の治療へと本格化させるためには，血管構造を有する組織・臓器を構築し，これを移植する技術が必要であろう[1,2]。

　筆者らは，電気化学的な反応により細胞を培養表面から脱離させる手法を考案し，生体外で血管様構造を作製する技術を開発してきた。本稿では，この血管様構造のモールディング技術，そして血管様構造から血管内皮細胞に自発的に管腔を形成させる毛細血管網の作製技術，さらには毛細血管網の周囲に iPS 細胞由来肝細胞を導入して，毛細血管を有する肝組織を作製する技術について紹介する。

2　血管網を備えた組織作製のポイント

　細胞を用いて生体外で組織を組立て，これを移植することで高い治療効果を得るためには，用いる細胞の活性を高く保つことはもちろんであるが，生体内の多くの組織に見られるように細胞間の直接相互作用が生じるような高い細胞密度の組織を作製できることが望ましい。そのため，細胞を薄いシート状に凝集させた細胞シート[3] や，球状に凝集させたスフェロイド[4] を作製し，臓器特異的な機能を高発現させる方法が広く研究され，皮膚や角膜などの組織に関してはすでに臨床応用もなされている[5,6]。しかしながら，生体内の多くの重要な臓器は，このような薄い組織ではなく，いずれも cm オーダーの厚みを持っている。単に細胞を凝集させたこれらの組織では，これ以上の厚みや大きさにすると内部で壊死が起こる。なぜなら，酸素を拡散によって供給できる距離は，細胞種にも寄るが一般に 150～300 μm 程度であり，これ以上のサイズの細胞シートやスフェロイドでは，たとえ周囲を飽和酸素濃度に維持しても，内部まで十分な酸素は供給できない[7]。つまりこの技術を，cm スケールの組織まで拡張することはできない。生体外で mm～cm スケールの組織・臓器を構築するには，組織内に送液可能な血管ネットワーク構造を組み込

む技術が必要である。

　血管内皮細胞は，ハイドロゲル内で培養すると自発的に血管ネットワークを形成するため，この性質を利用した血管作製法がよく研究されてきた。特に，血管内皮細胞増殖因子（VEGF）存在下では，再現性良く毛細血管網を形成し維持される[8]。このようにして形成した血管ネットワークを含んだ組織を移植すると，ホストの血管網と結合し血液を組織内に誘導することができる。しかし，この方法を用いて作製した血管ネットワークは，その配置がランダムであり，制御することができない。また，この方法で血管内皮細胞が自発的に形成する血管構造は $5\sim50$ μm 程度の小さいものに限られてしまうため，血液の流量は小さく，その結果作製可能な組織の厚みには限界がある。例えば，肝臓では1分間に1Lの流量で血液が流れているが，この血流量を受け止めるためには，500 μm 程度の太い血管構造を複数本備えている必要がある。

　また，血管構造の作製において見過ごされている重要なポイントは，組織作製に要する時間である。臓器細胞の活性を保つためには血管構造を含む組織作製に要する時間を短くし，酸素を含む培養培地を可能な限り早期に供給することで，細胞が低酸素状態に陥るのを回避する必要がある。組織内の溶存酸素濃度と細胞の酸素消費速度から計算すると，たとえ生体の100分の1程度の密度であっても，組織内の酸素は約15分で枯渇してしまう。筆者らは，組織作製プロセスに要する時間も1つの着眼点として，短時間で血管構造を構築する技術の開発に取り組んでいる。

❸　電気化学的な細胞脱離の原理

　血管様構造の素早い作製のために，著者らが開発した電気化学的な細胞脱離法を用いている。この細胞脱離の原理は，細胞接着性オリゴペプチドを介して細胞を電極上に接着させ，電気化学的な反応によりオリゴペプチド層と電極の間の結合を切断することで，オリゴペプチド層とともに細胞も脱離させるものである（**図1**）[9]。この手法に用いるオリゴペプチドも独自に設計したものであり，そのアミノ酸の配列は CGGGKEKEKEKGRGDSP である。この配列にはいくつかの機能的な役割を持たせており，大別すると，ペプチドを金属表面に結合させるための配列(C)，SAM の自己組織化を誘導する配列（KEKEKEK），細胞接着のための配列（GRGDSP）で構成されている。すなわちペプチドの一方の末端には，チオール基を有するアミノ酸であるシステイ

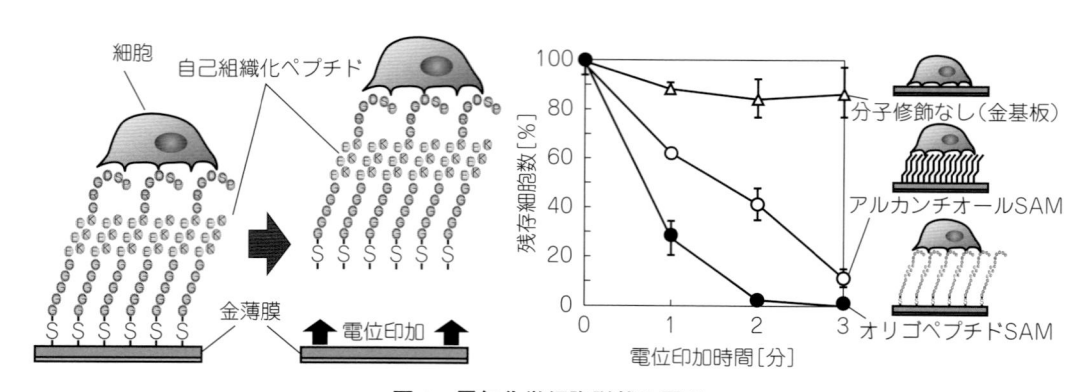

図1　電気化学細胞脱離の原理

ン(C)を配置し，金表面にペプチドを Au–S で結合させる。この結合は負電位の印加によって可逆的に切断することが可能である。リシン(K)とグルタミン酸(E)はプラスおよびマイナスに荷電したアミノ酸であり，この繰返し配列によって静電的な相互作用で隣り合うオリゴペプチド同士が引き合い金電極上で密な分子層を形成する。実際に QCM を用いて測定した吸着量から計算すると，金表面上に結合したオリゴペプチド同士の距離は 1.2 nm ほどと見積もることができ，密な分子層を形成している。もう一方の末端に細胞接着配列（RGD）を配置することで，細胞はインテグリンを用いてペプチド層を介し金表面に接着する。ここで，−1.0 V（vs. Ag/AgCl）の負電位を印加すると Au–S 結合が切断され，ペプチド層の脱離に伴って細胞も金表面から脱離する。図１に電位印加時間と細胞の脱離率の関係を示した。このオリゴペプチド SAM を介して接着した細胞は，２分間の電位印加でほぼ 100% 脱離した。また，このオリゴペプチドの安全性を確認するために，高濃度のペプチド溶液，または脱離した細胞をマウスへ移植したが，顕著な炎症反応は観察されなかった。

❹　電気化学細胞脱離を用いた血管様構造のモールディング

　電気化学的な細胞脱離は，平面に限らず，さまざまな形状，例えば微細な円柱状のニードルなどにも応用可能であることから，規則的に配置された血管様構造を作製する方法を考案した（図２）[10,11]。まず，直径約 500 μm のニードルに金をコートし，オリゴペプチドを介してヒト臍帯静脈血管内皮細胞（HUVEC）を接着させ，ニードル表面を覆うまで培養した。そして，これをアクリルで作製したチャンバに固定した。このチャンバは 500 μm 間隔で金ニードルを配置できるように，レーザー加工機を用いてガイド構造が付与されている。金ニードルを固定したチャンバ内に，光架橋性ゼラチンゲルを導入し，約 120 秒の光照射でゲル化させた。ここで，上述したように −1.0 V（vs. Ag/AgCl）の電位を印加し，HUVEC を金ニードルから脱離させて周囲のゼ

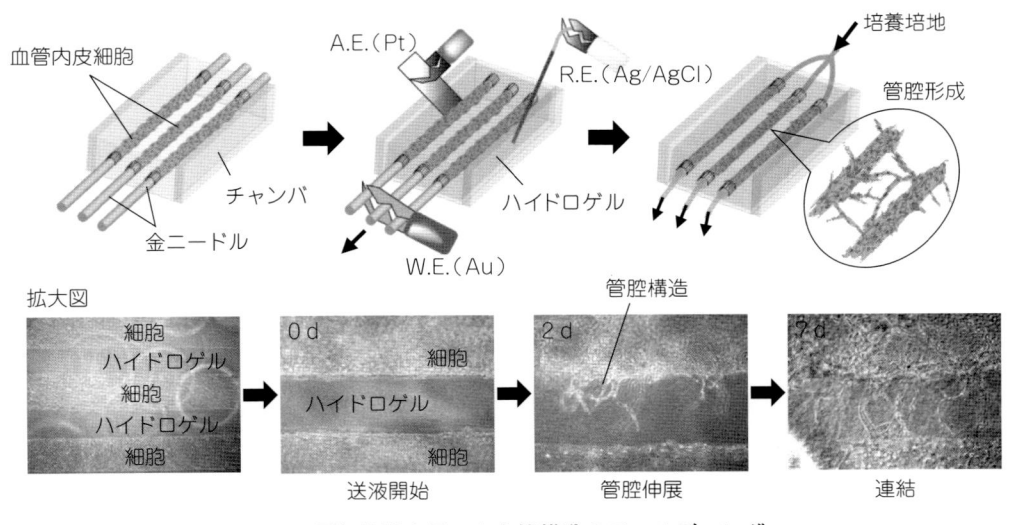

図2　電気化学を用いた血管構造のモールディング

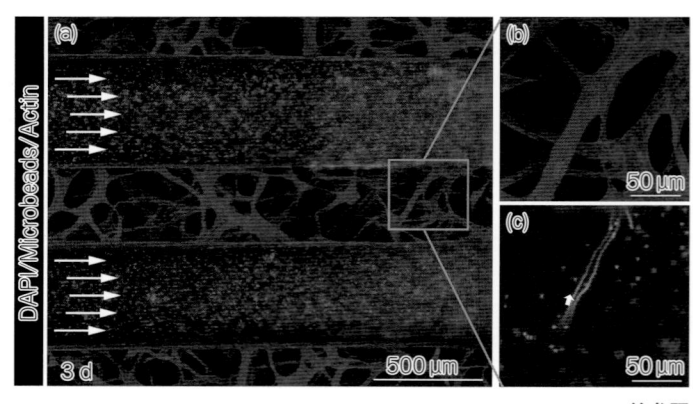

※口絵参照

図3　血管内皮細胞による微小血管構造
(a)2本の並列した血管構造とそれらを繋ぐ微小血管構造，
(b)微小血管構造とその管腔構造に流れる蛍光ビーズ（φ：1μm）

ラチンゲルへと転写し，金ニードルを慎重に引き抜くことによって，内表面が血管内皮細胞で覆われた血管様構造を作製した（図2）。このようにすることで，全体で10分以内で血管様構造を作製し，培養液の送液を開始できる技術を確立した。

この血管様構造は，生体内の微小血管ネットワークと比較すると極端に不十分であるが，送液培養中に血管内皮細胞が管腔構造をゲル内へと伸長し，培養から一週間前後で流路構造を連結することがわかった（図2）。この現象は，生体で起こる血管新生と同様の過程と考えられる。さらに，ゲル内にあらかじめ血管内皮細胞と間葉系幹細胞を包埋させることによって，血管様構造を連結させる時間を短縮することが可能であった。**図3**に血管様構造を連結している血管内皮細胞の微小血管ネットワークを示した。この過程は，発生の過程で起こる脈管形成と非常によく似ており，培養3日後にはこのような構造が自発的に形成される（図3(a)）。この血管ネットワークは，内部が筒構造になっており，直径1μmの蛍光ビーズを送液すると血管様構造から隣り合う血管様構造へと流れ込む様子が観察された（図3(b)(c)）。血管ネットワークをサポートする間葉系幹細胞との共培養によって，このネットワークは7〜10日間維持させることができた。この血管様構造を用いることで，直径500μmの比較的太い血管構造から直径10μm程度の血管ネットワーク構造へ培養液を積極的に送液できることから，本手法は厚みのある組織・臓器を作製するための基盤技術となり得ると考えている。

5　複数本の血管構造の精密配置

血管様構造の直径は，ニードルの直径を変更することで容易に調節することができ，これまで直径200〜700μmの血管様構造を作製している[12]。一方，生体内の臓器サイズは一般にcmスケールであり，このような血管様構造を3次元的に広範囲かつ高密度に配置する工夫が必要である。そこで，直径500μmのロッド9本を，3×3，500μmで等間隔配置したマルチニードルを用い，モールディングの要領で血管様構造を一体成型する方法を考案した（**図4**(a)）。つまり，マルチニードルに金メッキを施し（図4(b)(c)），上述と同様の手順で血管様構造を構築した（図4(d)）。この血管様構造も，送液培養において少なくとも3週間程度構造を維持したまま培養可能であった（図4(e)）。

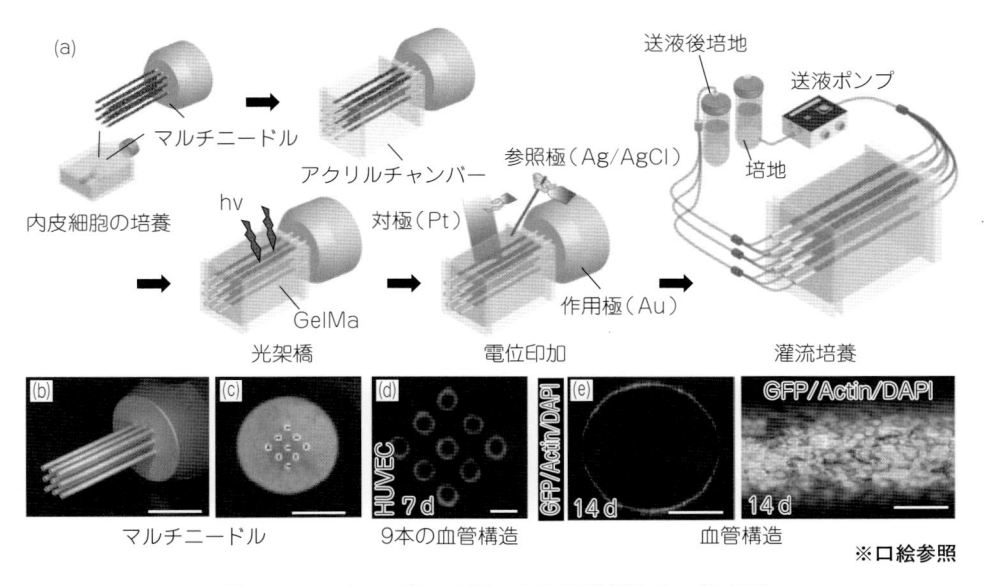

図４　マルチニードルを用いた血管様構造の一体成型

(a)マルチニードルを用いた血管構造のモールディング，(b)(c)9 本マルチニードル（直径 500μm，間隔：500μm），(d)(e)作製した 9 本の血管構造と送液培養後の血管構造

6 血管モールディングを用いた肝組織の形成

　血管様構造の周囲のゲル内に，iPS 細胞から誘導した肝細胞をあらかじめ導入して，血管網を有する肝組織の作製に取り組んでいる。上述したように，ゲルに血管内皮細胞と間葉系幹細胞を導入し，さらに iPS 由来肝前駆細胞のスフェロイドを形成させた上で包埋した。そして，電気化学的な手法により送液可能な血管様構造を作製した（図5）。iPS 細胞由来の肝細胞をどの分化ステージで導入するかは，本手法を用いた組織作製において重要であると考えている。例えば，成熟肝細胞まで分化誘導して導入する方法も考えられる。しかしながら，成熟肝細胞は増殖能が乏しいことから，ハイドロゲル包埋時に生体肝臓に匹敵する高密度で導入することが必要となる。この場合は，酸素枯渇を回避するために血管様構造の作製に要する時間を数分以内にさらに短縮する必要があり，また血管様構造の間隔も 500 μm よりもさらに小さくする必要がある。したがって，スケールアップを考えると現実的ではないと判断した。そこで，肝内胚葉細胞と呼ばれる段階まで分化誘導して導入することとした。この段階の細胞は肝マーカーである HNF4a や AFP を発現するものの，増殖能を残した細胞でもある。ヒトの発生初期過程では，血管内皮細胞と間葉系幹細胞，肝内胚葉細胞が密な細胞間相互作用を生じ，さまざまな液性因子を介して自己組織的に肝臓が形成されると考えられている。この過程に着目し，あえて成熟肝細胞まで誘導した細胞ではなく，分化能・増殖能を残した肝内胚葉細胞を用いることにした。また，さらに肝機能を向上させるために肝内胚葉細胞をスフェロイドにしてゲルに包埋した（図5(a)）。図5(b)に GFP を導入した肝内胚葉スフェロイドを示す。この状態で，分化誘導をかけながら培養を続けると 10 日前後でアルブミン分泌が開始される。スフェロイドにて 15 日培養した後，スフェロ

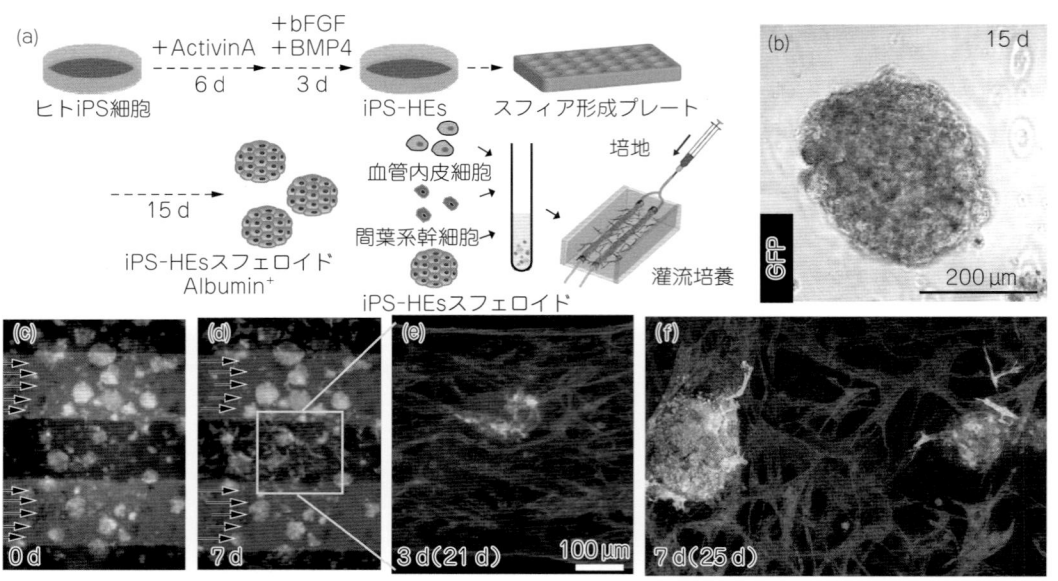

図5　送液可能な血管構造を有する，組織化された肝類似組織

(a)iPS 由来肝芽細胞と血管構造モールディングを用いた肝組織作製，(b)肝芽スフェロイド，(c)肝組織作製1日目と(d)7日目，(e)血管内皮細胞による微小血管ネットワークとその間に配置された iPS 肝細胞スフェロイド，(f)送液培養7日目

イドと血管内皮細胞，間葉系幹細胞をゲルに懸濁包埋し，血管モールディング技術を用いて血管様構造を作製した（図5(c)）。送液培養開始時は，ゲルに包埋した細胞は丸まった状態であったが，培養とともに伸展し，送液培養7日後には血管内皮細胞はネットワーク構造を形成した（図5(d)）。そして，血管様構造の周囲には，上述したように微小血管ネットワーク構造が張り巡らされており，その中に iPS 肝スフェロイドが配置されていた。共焦点レーザー顕微鏡の観察では，スフェロイドは元の丸い形から少しずつハイドロゲル内に分散し，血管ネットワークが複雑に絡みあったネットワークを形成していた。送液した培地をチャンバの出口側から回収し，アルブミン分泌，アンモニア代謝を測定するとともに，mRNA の定量により iPS 肝スフェロイドの分化度を解析した。その結果，培養とともに分泌量，代謝量は上昇し，CYP3A7，G6PC や TTR などの成熟肝細胞マーカーも経時的に上昇した。つまり，送液可能な血管様構造を備えたこの肝類似組織は，iPS 細胞の分化を伴いながら，より成熟した肝組織へと発達していることが示唆された。

７　おわりに

　今後，iPS 細胞などを用いた再生医療が従来の移植医療に代わるものに本格的に展開していくには，移植可能な臓器を生体外で作製する技術が必要となる。本稿では，独自に設計したオリゴペプチド分子層の電気化学的な脱離反応を利用して，血管様構造をモールディングする技術を紹

介した。そして，この技術を利用して，iPS から誘導した肝細胞スフェロイド，血管内皮細胞，間葉系幹細胞の3つの細胞を包埋し，発生過程を模倣した自己組織化によって微小血管構造を備えた肝組織の構築に取り組んだ。これまでの研究で，これらの細胞の相互作用によって，iPS-肝スフェロイドは分化がさらに誘導され，成熟した肝組織へと誘導されつつあることが示された。本アプローチの強みは，組織内へ積極的に培地を送液できる太い血管構造が組織内を貫通していることであり，組織内へ必要十分量の酸素や栄養素を供給できることにある。一方，このようにして作製した血管構造を，どのようにして生体の血管構造と接続して移植するのかなど，数多くの課題が残されていることも事実である。今後，これらの課題を1つずつ解決しながら生体外で高度な組織・臓器を作製し，再生医療に利用可能な技術を確立したいと考えている。

文　献

1) R. Langer and J. P. Vacanti : *Science*, **260**, 920-926（1993）.

2) A. Atala et al. : *Lancet*, **367**（15）, 1241-1246（2006）.

3) T. Shimizu et al. : *Biomaterials*, **24**（13）, 2309-2316（2003）.

4) N. Koide et al. : *Biochem. Biophys. Re.s Commun.*, **161**, 385-391（1989）.

5) T. Shimizu et al. : *Tissue Eng.*, **12**（3）, 499-507（2006）.

6) K. Nishida et al. : *N. Eng. J. Med.*, **351**, 1187-1196

7) R. Glicklis et al. : *Biotechnol. Bioeng.*, **86**, 672-680（2004）.

8) N. Koike et al. : *Nature*, **428**, 138-139（2004）.

9) R. Inaba et al. : *Biomaterials*, **30**, 3573-3579（2009）

10) Y. Seto et al. : *Biomaterials*, **31**, 2209-2215（2010）

11) N. Sadr et al. : *Biomaterials*, **32**, 7479-7490（2011）

12) T. Kageyama et al. : *Biofabrication*, **6**, 025006（2014）

（2004）

第6節　細胞外マトリックスの　　レイヤーバイレイヤーによる組織構築

大阪大学　**西口　昭広**　　大阪大学　**松崎　典弥**　　大阪大学　**明石　満**

1 医薬品開発に向けたがんモデルの構築と利用

　がんとは，遺伝子異常によって自律的に増殖を制御できなくなった細胞が無秩序に増殖を繰り返し，他の組織への浸潤および転移を起こす悪性腫瘍のことである[1]。現在，日本人のがんによる死亡者数は年間30万人を超えており，昭和56年（1981年）より死因別死亡原因の第1位であり，現在では3人に1人ががんで亡くなっているといわれている。がん治療においては，外科手術と化学療法，放射線療法が三大療法として広く行われており，それらを複合することでより高い治療効果を得る試みが行われているが，臓器によっては有効な治療法が確立されていないのが現状である。

　例えば膵がんは，早期発見が非常に困難であり，進行が早いうえに極めて予後が悪い難治性固形がんであり，がんの王様とも呼ばれている[2]。膵がんは多量の繊維質に覆われており，血管が少なく，また十分に働いていない構造であり，その構造に起因した化学療法の効果の低さが問題である。このような難治性のがんに対する治療法を確立するためには，がんの形成機序および増殖・浸潤・転移などの動態を理解し，それぞれのがんに最適な医薬品を開発・選定することが重要である[3]。しかしながら，医薬品開発の前臨床試験で用いられているモデルにおいては，がんの形質および動態を再現することは非常に困難であるのが現状である。動物モデルは，腫瘍組織に対する抗がん剤試験に広く用いられているが，個体差による再現性の乏しさや不均質性，ヒトとの種差などが大きな問題となっている[4]。また多くの動物モデルが，皮下にがん細胞を移植した皮下移植型モデルであり，実際の臓器に形成される腫瘍組織とは構造・挙動に差異があることも指摘されている。さらに，化粧品分野においては動物実験代替の動きが加速しており，EUでは，2003年3月に化粧品指令7次改正が発効され，2013年3月11日よりEU域内でのすべての評価試験において動物実験が禁止された。このような動物実験代替法の流れは創薬の分野にも波及しており，新たな評価モデル系の確立が急務である[5]。この他にも，株化されたがん細胞を二次元培養した細胞モデルが利用されているが，三次元的な構造によって機能を発現している生体組織と同等の応答を得ることは難しい[6]。そのため，生体外でよりヒトに近い組織応答を得ることができる新たな三次元がん組織モデルの開発が，抗がん剤などの医薬品の開発および選定プロセスにおいて強く求められている。

　三次元組織の構築技術として，これまでにさまざまな高分子を加工した足場材料が広く用いられているが[7-10]，特にがんモデルにおいては，その多くががん細胞を浮遊培養して作製したスフェロイドモデルや単純な構造の足場材料にがん細胞を播種したハイブリッドモデルが一般的で

ある[11-17]。しかしながら，その多くが実際のがん組織の構造および周辺環境を再現できておらず，また，がん細胞の転移能を評価するうえで最も重要だと考えられる血管およびリンパ管網を含んでいない[6]。つまり，血管およびリンパ管網を含む三次元腫瘍組織モデルを新たに構築することで，従来の動物実験・二次元細胞モデルから脱却し，より生体に近い細胞間の相互作用や薬効を生体外で再現することが必要である。

　一方，筆者らはこれまでに，三次元組織をボトムアップ的に構築するアプローチとして，レイヤーバイレイヤー法（交互積層法）を用いた細胞集積法を報告している[18-22]。生体組織は，さまざまな細胞と糖やタンパク質である細胞外マトリックス（ECM）から成る複合体であり，その構造は高度に組織化し，階層構造を形成している[23,24]。しかしながら，生体外で細胞を二次元的に培養するだけでは，自発的に階層構造は形成されない。そこで筆者らは，細胞接着のメカニズムに着目し，ECM 成分から成る高分子ナノ薄膜を足場として用い，組織を構築する手法を考案した（細胞積層法および細胞集積法（**図1**））[18,22]。

　細胞が接着するとき，膜タンパク質を介して基板表面のコラーゲンやフィブロネクチン（FN）などの ECM を認識することで細胞接着は可能となる。つまり，このような ECM から成る薄膜が細胞表面に形成できれば，ECM の“ナノレベルののりづけ”によって細胞上に細胞を積層できると仮定した。高分子薄膜を形成する手法として，著者らは交互積層法に着目した[25-27]。本手法は，互いに相互作用する２種の高分子溶液に交互に浸漬するだけで，その基材表面にナノメートルからマイクロメートルオーダーで厚みを制御した高分子薄膜を形成する手法である。

　接着タンパク質としてさまざまな生理活性を示すことで知られる FN[28,29]とコラーゲンの変性

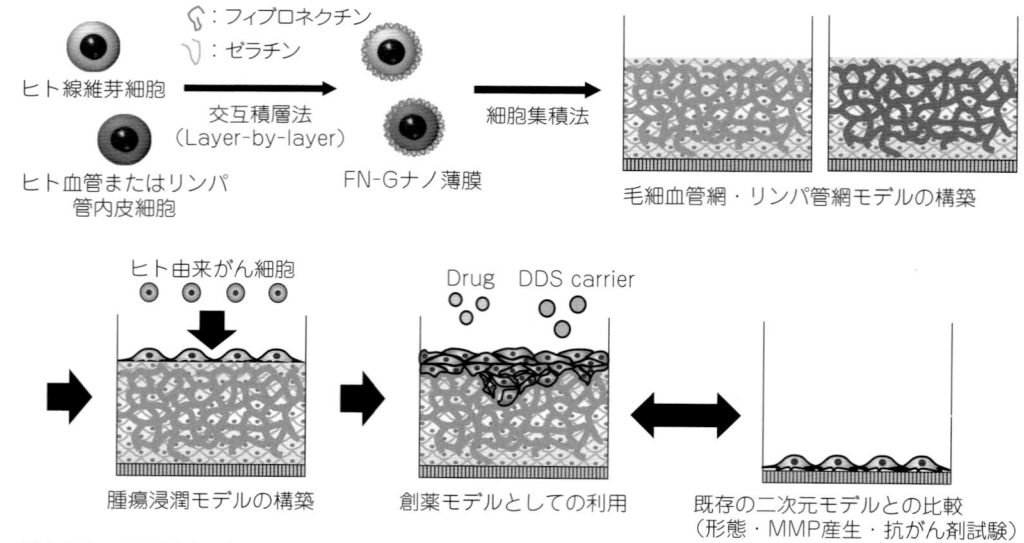

※口絵参照

図1　ECM のレイヤーバイレイヤーに基づく細胞集積技術と三次元ヒト腫瘍浸潤モデルへの展開

体であるゼラチン（G）の交互積層薄膜（FN-G 薄膜）をおよそ 6 nm の膜厚で細胞表面に形成すると，三次元的に FN と細胞表面の $\alpha_5\beta_1$ インテグリンが相互作用することで，細胞が接着し組織化すると考えられる。さらに，本手法に血管内皮細胞を複合し，サンドイッチ培養することで毛細血管網および毛細リンパ管網を有する三次元組織が構築可能であることを見出している[22,30,31]。これまでに血管網組織構築を目的にハイドロゲルや多孔質材料，マイクロ流路，細胞シートなどが用いられているが[32-36]，いずれも煩雑な操作を必要とし，生体の血管構造および機能を再現するには至っていない。

そこで筆者らは，サンドイッチ培養を行うことで血管・リンパ管内皮細胞から成る毛細血管・リンパ管網構造を構築し，接着結合によって連結した 10～20 μm 程度の管腔構造を持つ三次元的ネットワーク構造が非常に生体に近い構造であることを見出した[30]。また形成過程においては，血管新生因子などの液性因子や低酸素条件だけでなく，物理的な要素である周辺の三次元微小環境も重要であることも明らかとなっている[31]。この毛細血管・リンパ管網モデルにがん細胞を複合することで，がん細胞と脈管系との相互作用が生体外で評価可能な組織モデルが構築できると期待される。

本稿では，細胞集積法を用いて構築した毛細血管・リンパ管網モデルと標的とするがん細胞を複合化することで，がん細胞による組織の浸潤過程を in vitro で評価可能な新規の腫瘍浸潤モデルの開発と薬剤評価への利用について紹介する。これまでの単層培養の評価モデルやスフェロイドなどの単純な構造ではなく，多様な細胞と毛細血管・リンパ管網が複合した本組織モデルを用いれば，がん細胞の脈管に対する侵襲性・腫瘍血管新生・アポトーシス誘導・転移挙動が評価可能であり，薬剤評価においても既存の二次元モデルとは異なる，より生体に近い応答性を示すと期待される。さらに，マウス皮下にがん細胞を播種した in vivo のモデルを作製し組織学的な評価から in vitro と in vivo の相違点を評価することで，創部におけるがんの再発やがん性腹膜炎など臨床的にも非常に意義のあるがんモデルとして応用できると考えられる。

2 細胞集積法に基づく三次元腫瘍浸潤モデルの構築

細胞表面への ECM 薄膜を形成するために交互積層法を用いている。ヒト皮膚由来線維芽細胞（NHDF）に 0.04 mg/mL の FN/50 mM トリス緩衝液（pH＝7.4）を 1 mL 加え，1 分間インキュベートし，400 xg で 1 分間遠心分離を行った。上澄みを除去した後，50 mM トリス緩衝液（pH＝7.4）を 1 mL 加えて 1 分間洗浄し，400 xg で 1 分間遠心分離を行い，上澄みを除去した。続いて 0.04 mg/mL の G/50 mM トリス緩衝液（pH＝7.4）に対しても同様の操作を行い，これを 1 ステップとして 9 ステップ（(FN/G)$_4$FN）を行うことにより細胞表面に約 6 nm の FN と G から成る交互積層ナノ薄膜を形成した。ナノ薄膜を形成した NHDF24 ウェルカルチャーインサート（ポアサイズ：0.4 μm）に 1×10^6 個播種し，24 時間培養することで 10 層（10 L）の NHDF 積層組織を構築した。同様の操作をヒト臍帯静脈由来内皮細胞（HUVEC）またはヒト皮膚由来リンパ管内皮細胞（LEC）に対して，さらに NHDF に対しても行いサンドイッチ培養し，10 L-1 L-10 L の毛細血管網およびリンパ管網組織をそれぞれ構築した。**図 2**(a)に示すよう

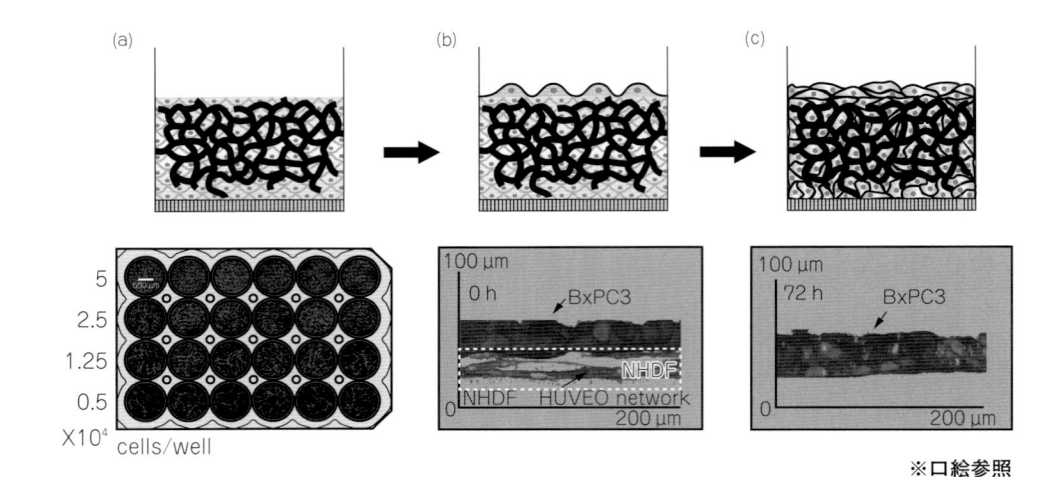

※口絵参照

図２ (a)毛細血管網モデルのイメージとさまざまな密度の内皮細胞ネットワーク構造の蛍光画像，(b)(c)BxPC3 播種直後または 72 時間後の腫瘍浸潤モデルのイメージと CLSM 画像

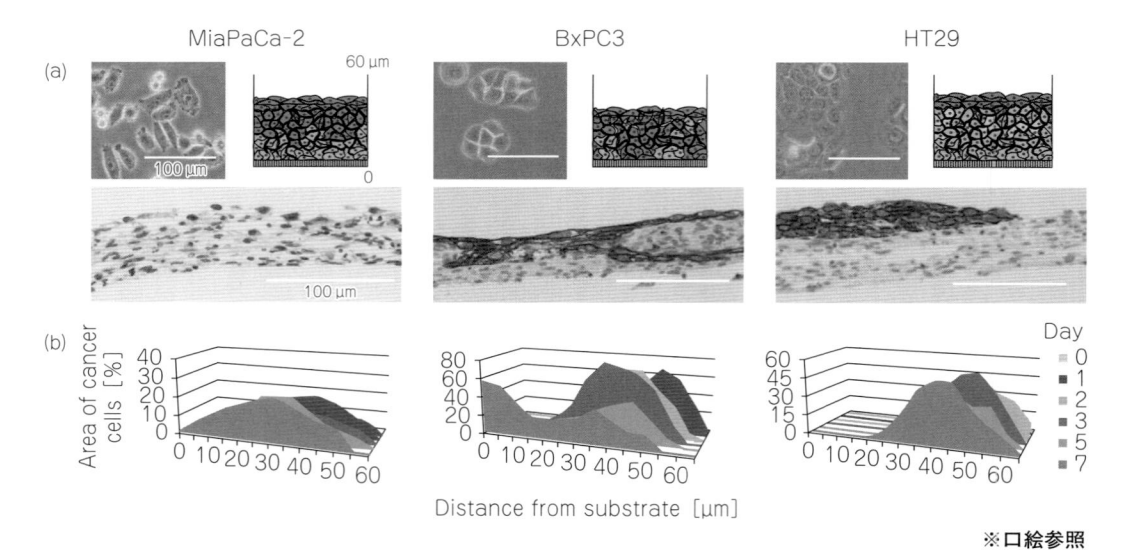

※口絵参照

図３ (a)各がん細胞の二次元環境での形態と腫瘍浸潤モデルの組織切片の免疫染色画像，(b)浸潤過程におけるがん細胞の各プレーンでの面積の定量

に，HUVEC に播種密度に応じて，血管網の密度が非常に精度良く制御された組織が構築できた。この組織に RFP を導入したヒト膵がん由来細胞株である RFP-BxPC3 を播種し，経時的に共焦点レーザー走査顕微鏡（CLSM）観察を行った結果，播種直後には血管網モデルの上部で丸い形態を持つ RFP-BxPC3 が，72 時間後には組織の大部分を浸潤していた（図２(b)(c)）。7 日後には基板であるメンブレンまで BxPC3 が到達しており，高い浸潤性を示した。

このような浸潤挙動が細胞種によってどのように異なっているかを検討するために，同じくヒト膵がん由来細胞株である MiaPaCa-2 とヒト結腸がん由来細胞株 HT29 を用いて同様の実験を行い，各細胞（がん細胞・線維芽細胞・血管内皮細胞）の挙動を CLSM 観察から定量した。こ

れら 3 種類の細胞はそれぞれ異なる浸潤性を示すことが知られているが，血管やリンパ管とどのように相互作用するかは明確にはわかっていない。それぞれのがん細胞を播種してから 7 日後の組織切片画像（サイトケラチン染色）画像から BxPC3 が最も高い浸潤性を示すことが示された（**図 3**(a)）。また CLSM 観察より浸潤挙動を定量した結果を図 3(b)に示しているが，MiaPaCa-2および BxPC3 は正常組織である線維芽細胞の組織に対して強く浸潤していたが，一方で HT29ではほとんど浸潤している様子が見られなかった。これらの結果から，本モデルは各細胞のフェノタイプを反映した浸潤挙動を生体外で再現することが可能であることが示唆された。

❸　三次元モデルを用いたがん細胞と血管・リンパ管網との相互作用解析

　上述したように，がんはその発生過程において，増殖し正常組織へと浸潤した後に，血管およびリンパ管を侵襲（intravasation）し，血中循環による全身への転移やリンパ節を介したリンパ行性転移を引き起こすことが知られている[4]。つまり，脈管系とがん細胞の関わりは非常に深く，それらがどのような経路で起こっているかを正確に理解することが必要であり，この過程が評価可能な新たなモデル系の構築が重要である。

　そこで，本組織モデルにおける腫瘍浸潤と血管・リンパ管網の挙動の関係性を 3 種類のモデルを用いて評価した。その結果，MiaPaCa-2 を血管網組織に播種した場合，3 日後に構造を CLSMで観察したところ，血管内に多くの MiaPaca-2 が存在していることが確認された（**図 4**(a)）。上部から浸潤した MiaPaca-2 が，おそらくケモカインやシグナル分子などによって内皮細胞に誘導され血管内への侵襲（intravasation）を引き起こしたと考えられる。

　一方で，BxPC3 モデルにおいては，浸潤に伴った HUVEC ネットワークの崩壊が見られ，3

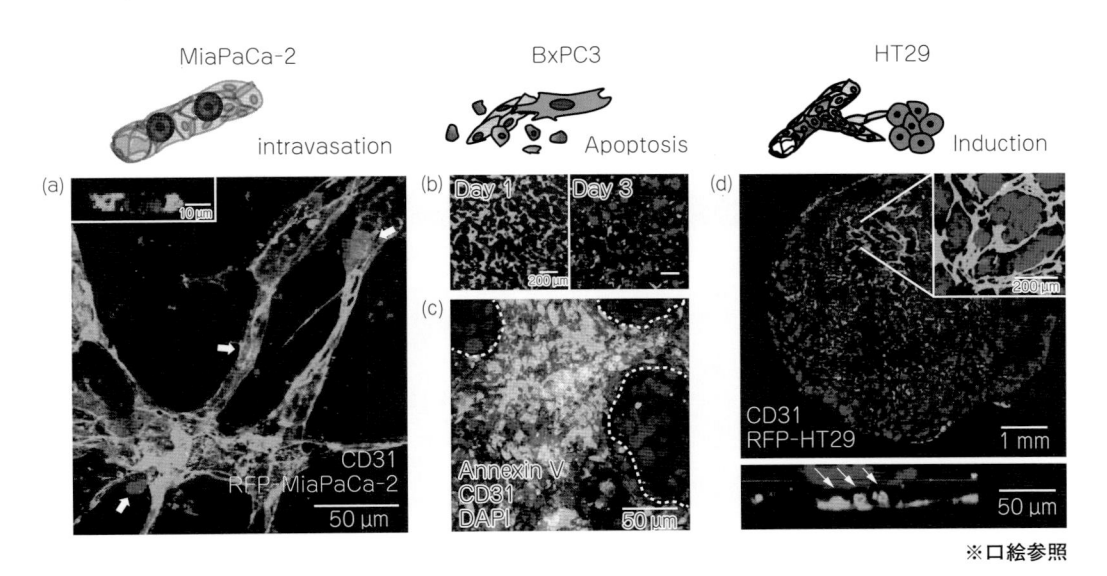

図 4　CLSM 観察による各腫瘍浸潤モデルにおける血管構造との相互作用評価
(a)MiaPaca-2 モデルにおける intravasation 挙動，(b)(c)BxPC3 モデルにおける正常組織のアポトーシスの誘導，(d)HT29 モデルにおける腫瘍血管新生挙動

日後には血管面積は大幅に減少した（図4(b)）。アネクシン V 染色を行ったところ NHDF および HUVEC が陽性であり，BxPC3 によってアポトーシスが誘導されていることが示された。さらに，HT29 を播種した腫瘍浸潤モデルにおいては，非常に血管密度の高い構造が構築されており，一部では血管構造が腫瘍部分に対して伸びている構造が観察された（図4(c)）。一般的に，腫瘍組織は栄養や酸素の供給のため周囲のから血管網を誘導するための液性因子（血管新生因子）を産生していると考えられ[37]，本モデルにおいてもこのようながんに対する血管新生（tumor angiogenesis）が起こったと予測される。このように，それぞれフェノタイプの異なるがん細胞が血管に対してどのように振る舞い，また相互作用するかを，本モデルを用いることで生体外で再現できることが明らかとなった。これらの挙動が生体内で起こる腫瘍組織の挙動と相関していれば，本モデルがin vitro 腫瘍浸潤モデルとして機能している可能性が期待できるため，後の項において in vivo モデルでの検討結果を紹介する。

　一方，リンパ管網とがん細胞との相互作用は，血管網で見られた挙動とは大きく異なっていた。BxPC3 をリンパ管網モデル上に播種し，BxPC3 の浸潤挙動をタイムラプスで CLSM 観察したところ，BxPC3 は血管網に対してはアポトーシスを誘導したが，リンパ管に対しては大きなダメージを与えなかった。またその浸潤過程において，上部からリンパ管内皮細胞に向けて位置選択的に浸潤しており，侵襲後はリンパ管構造に沿って遊走する様子が観察された（**図5**）。

　侵襲部位を詳細に観察してみると，一部では管腔構造を壊し，管腔内部に BxPC3 が足を伸ば

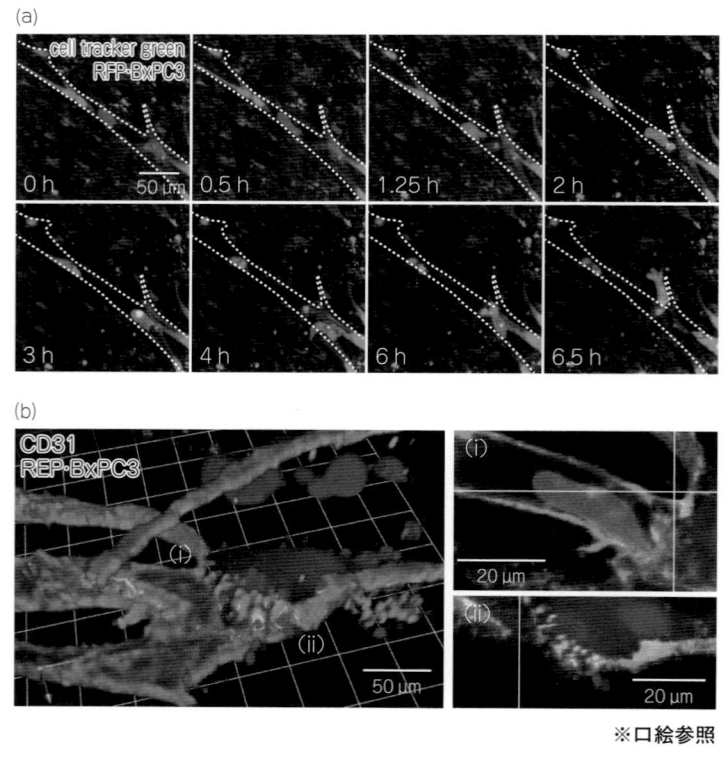

※口絵参照

図5　(a)リンパ管構造に沿って遊走する BxPC3 のタイムラプス観察，
(b)リンパ管内部へ侵入する BxPC3 の挙動

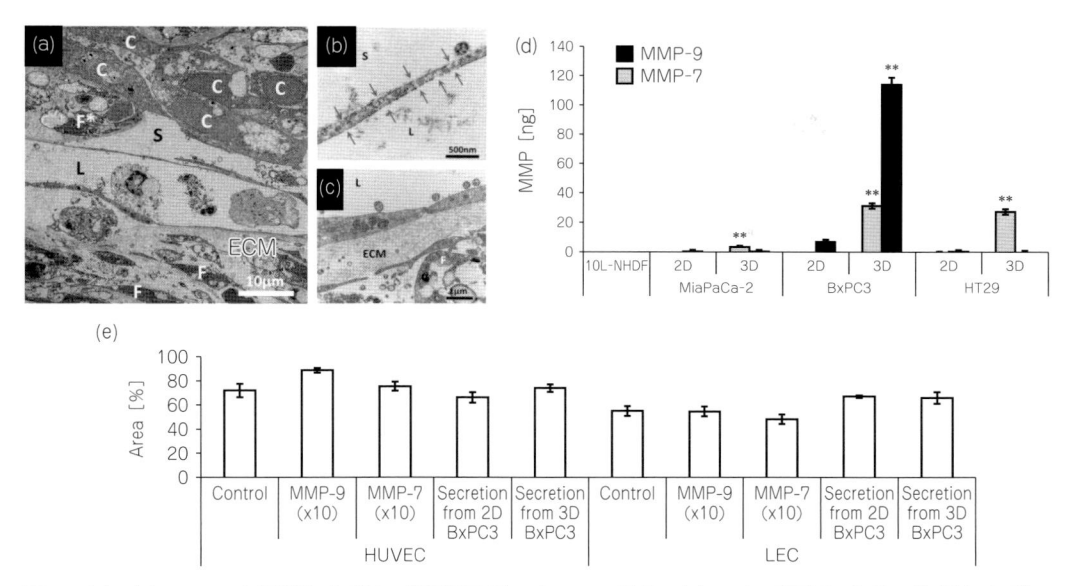

図6　(a)～(c)BxPC3 を播種したリンパ管網モデルの TEM 観察，(d)ELISA 測定による二次元および三次元モデルが産生する MMP の定量，(e)液性因子が血管・リンパ管構造に与える影響の評価

して侵襲していた。これは他の２種類のがん細胞ではほとんど起こらない現象であり，細胞種特異的なリンパ管侵襲挙動が評価できた。これらの浸潤および脈管侵襲がどのような過程で起きているかを詳細に検討するために，透過型電子顕微鏡観察を行ったところ，BxPC3 周辺の ECM がほとんど分解されており，リンパ管壁にも多数のクラックが見られた（**図6**(a)～(c)）。これはがん細胞が ECM を分解する液性因子であるマトリックスメタロプロテインアーゼ（MMP）を産生していることを示しており，浸潤において液性因子が重要な役割を果たしていることが明らかとなった。実際に MMP-9 および MMP-7 の産生量を ELISA 法によって測定した結果，BxPC3 において二次元培養ではほとんど産生されていなかった MMP-9 および MMP-7 が，三次元培養サンプルにおいて大量に産生されていることがわかった（図6(d)）。このように二次元培養と三次元培養において MMP 産生に違いが見られた原因として，がん細胞のインテグリンを介したコラーゲンの認識[38]や線維芽細胞との共培養による効果[39]，線維芽細胞からの TGF-β や HGF などのサイトカインによる上皮間葉転換（EMT）が起きている可能性[40]などが考えられる。

　これらの結果を総合して考察すると，血管とリンパ管に対してがん細胞が異なる挙動を示したことについては，悪性が高まった BxPC3 から産生された MMP が深く関与している可能性が考えられる。MMP は種々の ECM や膜タンパク質を分解するが，血管とリンパ管では基底膜構造やジャンクション構造が大きく異なることをすでに報告している[30]。つまり，MMP の産生による基底膜成分の分解物である抗血管新生因子の生成[41,42]やジャンクション構造の破壊[42]が，血管構造においてのみ起きていると推察される。

　がん細胞による血管内皮細胞のアポトーシス誘導については，平面培養モデルでいくつか報告されているが[43]，リンパ管との挙動の違いについては本研究が初めて明らかにした。一方で非常に興味深いことに，単純に液性因子を含んだ培地を血管・リンパ管網組織に添加しても，血管構

造にほとんど違いは見られなかった（図6(e)）。これは，血管・リンパ管の構造変化が単に液性因子のみによって起こっているのではなく，細胞同士の直接接触によるシグナリングを介したクロストークによって誘導されていることを示す結果であり，直接的に接触可能な三次元培養組織モデルの重要性をより強調する結果となった。

■4 二次元モデルとの比較

　これまでの結果を踏まえて，従来用いられてきた二次元培養モデルと本腫瘍浸潤モデルとの間にどのような構造的，機能的な違いがあるかを詳細に評価した。二次元モデルとして，HUVECとNHDFとBxPC3またはHT29を混合して播種し，コンフルエントになるように平面共培養したモデルを使用した。図7に示すように，培養1日後にはHUVEC同士およびがん細胞同士がそれぞれ集合し局在した形態を示したが，培養に伴ってHUVECの面積は大きく減少した。BxPC3モデルでは，BxPC3が周囲を浸潤し面積が増加しており三次元モデルに近い挙動を示したが，HT29モデルでは，血管面積が減少しており，三次元モデルとは組織構造的に大きく異なる挙動であった。

　さらにこれらのモデルを用いて抗がん剤試験を行い，二次元モデルと三次元モデルの薬剤応答性を評価した。膵がん治療などに臨床で用いられている含フッ素ヌクレオシドであるゲムシタビンを種々の濃度で添加し，2日間培養後のがん細胞の形態を面積から評価した。その結果，HT29を除く二次元モデルにおいて1 µMのゲムシタビン添加でがん細胞の面積が大きく減少した。一方，三次元モデルでは，同じ濃度のゲムシタビンを添加しても面積の大きな現象は見られず，1 mMという非常に高濃度の条件でもBxPC3などに対しては効果が低かった。このような培養環境に依存した抗がん剤の効果の違いはすでに報告されており[12,13]，これまでの報告と一致している。実際の生体環境においては，急速に増殖可能な二次元培養環境よりも三次元培養環境

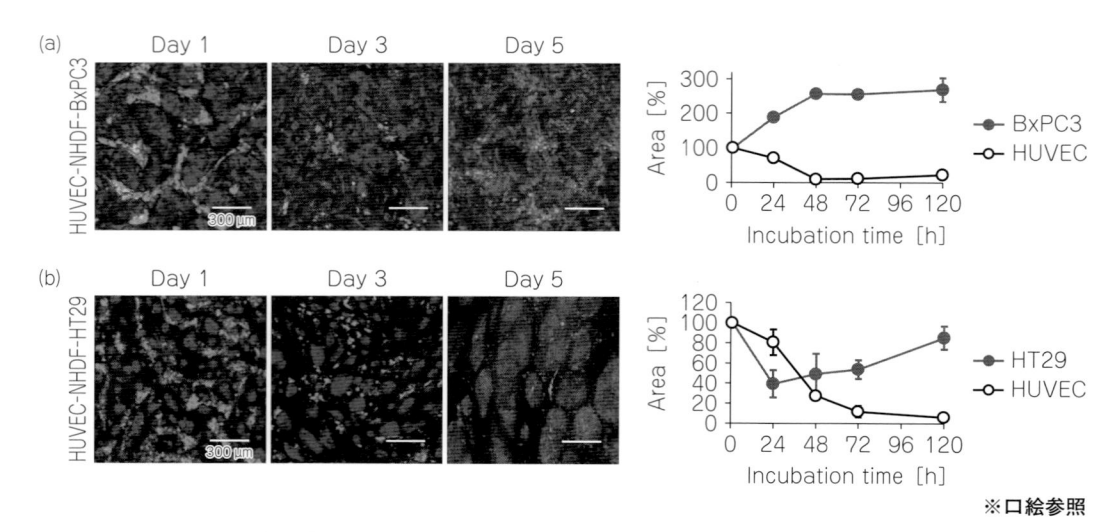

※口絵参照

図7　各細胞の平面共培養による二次元モデルの作製と経時的な構造観察

の方が増殖速度が近いために，抗がん剤の効果についても三次元培養の方がより生体に近い応答性を示すことが報告されている[13]。

　これらの結果より，本モデルは，細胞種選択的な抗がん剤の効果を評価することが可能であり，より生体に近い応答性を示す可能性が示され，創薬モデルとしてより有用であることが示唆された。さらに，本モデルはがん細胞と血管との相互作用に抗がん剤がどのように働くかを評価できる唯一のモデルであり，実際ゲムシタビンの添加によって，図4(a)で示したMiaPaCa-2の血管内への侵入が大幅に減少する傾向が観察されている。

5 in vivo モデルとの相関性

　最後に，これまでの in vitro モデルでの挙動が，生体環境下で起きている挙動をどれだけ反映しているかを検討するために，in vivo モデルとしてマウスのがん性腹膜炎モデルを用いて実験を行った。がん性腹膜炎とは，損傷・炎症状態の腹膜へ腹部原発のがん細胞が播種性に腹膜転移をして発症し，腹膜の手術損傷時に転移するケースが多い疾患である。このがん性腹膜炎における，損傷し創傷治癒が起きている部位へのがん細胞の転移および浸潤の過程が，本 in vitro モデルの系と類似しており，マウスがん性腹膜炎モデルと比較することができると考えた。また，現在のところがん性腹膜炎の有効なモデルはほとんどなく，本研究はがん性腹膜炎の薬剤評価モデルとして臨床的にも非常に意義があると考えられる。

　マウスモデルの作製に関しては東京大学大学院医学系研究科　宮園浩平教授・岡山大学大学院医歯薬学総合研究科　狩野光伸教授のグループに行っていただいた。また組織切片の作製に関しては，北海道大学大学院医学研究科　西原広史教授のグループに行っていただいた。ヌードマウスの腹膜開腹を行った後に腹膜を人為的に損傷し，閉腹して1日後に損傷させた腹膜にBxPC3とHT29の2種類のがん細胞を移植した。1週間後に組織を摘出し，凍結切片およびパラフィン切片のHE染色と抗CD31抗体・抗サイトケラチン抗体での免疫染色によって組織観察を行った。

　HT29の in vivo および in vitro モデルの凍結切片画像からわかるように，腫瘍組織の形態やその周辺の血管網の分布が非常に類似していることが確認された（図8(a)）。図8(b)ではがん細胞の移植部位の組織切片を示しているが，HE画像からコントロールでは創傷治癒が起きている一方，がん細胞を移植したモデルでは腫瘍組織が認められた。またBxPC3においては広範囲に渡って腫瘍組織が形成されており，血管の数が非常に少ないことが明らかとなった。がん細胞および血管内皮細胞を画像から定量したところ，浸潤性および血管形成能について，in vitro モデルと非常に類似した傾向であった（図8(c)(d)）。これらの結果より，本 in vitro モデルは in vivo の構造を生体外で再現可能なモデルであることが示唆された。

6 総　括

　本稿では，三次元腫瘍浸潤モデルの生体外構築と組織モデルとしての利用について紹介した。組織構築では，交互積層法による細胞表面へのECMナノ薄膜形成に基づく細胞集積法を用いる

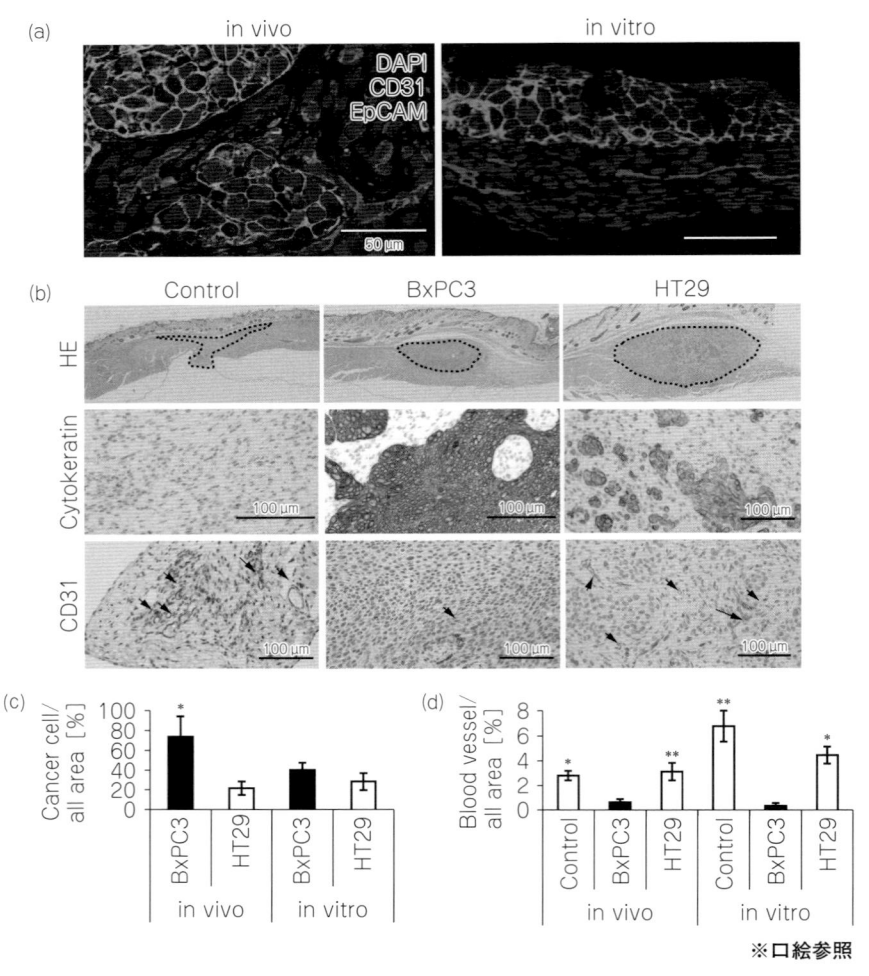

図8　in vivo モデルを用いた各がん細胞の浸潤性および血管形成能の評価

表1　in vivo および in vitro モデルの構成および用途別の比較

			in vivo	in vitro		
			Xenograft assay	Spheroid	Collagen gel assay	Our model
Pros and cons	Component	All human components	−	+	+	+
		All stroma components	+	−	−	+/−
		Immune cell	−	+/−	+/−	+/−
	Experiment	Easy experimental setup	+/−	+	−	+
		Easy harvesting	−	+	+/−	+
		Live imaging	+/−	+	+	+
		Medium/high throughput screening	−	+/−	+/−	+/−
		Modular setup	−	+	+	+
	Evaluation	Invasion to ECM	+	−	+	+
		Angiogenesis assays	+	−	+/−	+
		Metastasis assays	+	−	−	+/−

Abbreviation：＋feasible，＋/−limited feasibility，−non−feasible

ことで，三次元腫瘍浸潤モデルを構築した。本モデルは，さまざまな細胞が多角的に相互作用する腫瘍微小環境を生体外で再現することができ，侵襲性やアポトーシス誘導，腫瘍血管新生，転移などがん細胞と血管・リンパ管網が深く関わり合う現象について評価できる可能性が示された。従来のモデルとの比較を**表1**にまとめたが[44]，従来の二次元モデルと比較して細胞の形態や抗がん剤に対する応答性が異なるなど，これまでのモデルでは評価が困難であった試験に対応可能であり，動物モデルにおける種差の問題や動物実験代替の動きからも，今後ますます三次元腫瘍モデルの重要性が高まると期待される。

文　献

1）G. Francia et al. : *Nat. Rev. Cancer*, **11**, 135（2011）.

2）N. Bardeesy and R. A. DePinho : *Nat. Rev. Cancer*, **2**, 897（2002）.

3）L. A. Kunz-schughart, J. P. Freyer, F. Hofstaedter and R. Ebner : *J. Biomol. Screen.*, **9**, 273（2004）.

4）G. Francia et al. : *Nat. Rev. Cancer*, **11**, 135（2011）.

5）S. Adler et al. : *Arch. Toxicol.*, **85**, 367（2011）.

6）H. Dolznig et al. : *Drug Discovery Today*, **8**, 113（2011）.

7）H. W. Kang, Y. Tabata and Y. Ikada : *Biomaterials*, **20**, 1339（1999）.

8）K. Y. Lee and D. J. Mooney : *Chem. Rev.*, **101**, 1869（2001）.

9）H. Shin, S. Jo and A. G. Mikos : *Biomaterials*, **24**, 4353（2003）.

10）A. M. Kloxin, C. J. Kloxin, C. N. Bowman and K. S. Anseth : *Adv. Mater.*, **22**, 3484（2010）.

11）C. Fischbach et al. : *Nat. Methods*, **4**, 855（2007）.

12）J. Friedrich et al. : *Nat. Protoc.*, **4**, 309（2009）.

13）E. L. S. Fong et al. : *PNAS*, **110**, 6500（2013）.

14）H. Dolznig et al. : *Am. J. Pathol.*, **179**, 487（2011）.

15）Z. Nayernia et al. : *Biomaterials*, **34**, 8279（2013）.

16）O. Chaudhuri et al. : *Nat. Mater.*, **13**, 970（2014）.

17）M. P. Schwartz et al. : *Integrat. Biol.*, **2**, 32（2010）.

18）M. Matsusaki, K. Kadowaki, Y. Nakahara and M. Akashi : *Angew. Chem. Int. Ed.*, **46**, 4689（2007）.

19）M. Matsusaki : *Bull. Chem. Soc. Jpn.*, **85**, 401（2012）.

20）K. Kadowaki, M. Matsusaki and M. Akashi : *Langmuir*, **26**, 5670（2010）.

21）M. Matsusaki, S. Amemori, K. Kadowaki and M. Akashi : *Angew. Chem., Int. Ed.*, **50**, 7557（2011）.

22）A. Nishiguchi, H. Yoshida, M. Matsusaki and M. Akashi : *Adv. Mater.*, **23**, 3506（2011）.

23）M. P. Lutolf and J. A. Hubbell : *Nat. Biotechnol.*, **23**, 47（2005）.

24）B. C. Isenberg and J. Y. Wong : *Materials Today*, **9**, 54（2006）.

25）G. Decher and J. D. Hong : *Macromol. Chem. Macromol. Symp.*, **46**, 321（1991）.

26）G. Decher : *Science*, **277**, 1232（1997）.

27）M. Matsusaki, H. Ajiro, T. Kida, T. Serizawa and M. Akashi : *Adv. Mater.*, **24**, 454（2012）.

28）R. O. Hynes : Fibronectins, Springer-Verlag Inc. New York（1990）.

29）E. Ruoslahtia and M. D. Pierschbacher : *Science*, **238**, 491（1987）.

30）Y. Asano et al. : *Microscopy*, **63**, 219（2014）.

31）A. Nishiguchi et al. : *Biomaterials*, **35**, 4739（2014）.

32）J. Folkman and C. Haudenschild : *Nature*, **288**, 551（1980）.

33）S. Levenberg et al. : *Nat. Biotechnol.*, **23**, 879（2005）.

34）D. Huh et al. : *Science*, **328**, 1662（2010）.

35）J. S. Miller et al. : *Nat. Mater.*, **11**, 768（2012）.

36）T. Sasagawa et al. : *Biomaterials*, **31**, 1646（2010）.

37）B. R. Seo, P. DelNero and C. Fischbach : *Adv. Drug Delivery Rev.*, **69**, 205（2014）.

38）T. Armstrong et al. : *Clin. Cancer Res.*, **10**, 7437（2004）.

39）Z. Dong et al. : *Int. J. Cancer*, **93**, 507（2001）.

40）R. Kalluri et al. : *Nat. Rev. Cancer*, **6**, 392（2006）.

41）N. Ortega et al. : *J. Cell Sci.*, **115**, 4201（2002）.

42）M. Egeblad et al. : *Nat. Rev. Cancer*, **2**, 161（2002）.

43）F. Kebers et al. : *Exp. Cell Res.*, **240**, 197（1998）.

44）H. Dolznig et al. : *Drug Discovery Today*, **8**, 113（2011）.

第**7**節　MEMS 技術を用いた三次元組織形成

東京大学　**森本　雄矢**　　東京大学　**竹内　昌治**

1 はじめに

　再生医療用の移植切片や薬物動態用モデルとして三次元組織を使用するには，生体機能の再現が達成されなければならない。生体機能を体外で再現するためには，細胞を生体内に近い環境におく必要がある。つまり，生物の臓器や器官のように，さまざまな種類の細胞や細胞外マトリクス（ECM）から構成された厚みのある三次元組織を構築することで，生体内組織の構造や物理的特性，化学的特性を模倣しなければならない[1]。しかし，ただ細胞を凝集させるだけでは厚みのある三次元組織を構築することはできない。細胞を凝集させるだけでは内部まで栄養分が行き渡らず，中心部の細胞が壊死してしまうという問題がある。

　近年の組織工学の研究では，厚みのある高細胞密度の組織や異種細胞が並ぶ組織の構築に向けて，複数の細胞を塊状に培養し，それらを積み木のように1つひとつ積み上げ三次元組織を形成するボトムアップな方法が試みられてきた[2]。作製された三次元組織では互いの細胞塊の間にある隙間から栄養分が供給され，細胞の壊死を防ぐことが可能となる。このボトムアップな方法に用いる細胞塊は球形状であるときが最も取り扱いが容易である。球形状は体積に対する表面積が他のどの形状よりも大きくなるため，外圧に強く高密度で集積させても形状が崩れにくくなる。

　球形状の細胞塊としてスフェロイドが一般的であるが，筆者らは細胞の周りに存在する ECM 構造を模倣するために細胞とハイドロゲルから構成される細胞ビーズを用いる試みを行っている。天然由来やある種の合成高分子で構成されるハイドロゲルは，生体親和性が高く，多孔質素材であり，かつ生分解可能であるため，細胞培養用の素材として広く用いられている[3]。さらに，ハイドロゲルはマイクロ加工技術を用いることで大きさや形状を制御することができるため，生体組織を模倣した細胞組織や生体内に近い環境の構築に用いることができる。ハイドロゲルを球形状に加工したハイドロゲルビーズは，マイクロ流路を用いることで大量に安定して形成される。このハイドロゲルビーズは細胞用の足場として使用できるだけでなく細胞を内包させることもでき，いずれかの方法で細胞と組み合わさることで細胞ビーズを作製できる。この細胞ビーズは単体でもマイクロサイズの三次元組織として細胞機能解析に利用可能である。さらに，細胞ビーズを組み合わせて構築される三次元組織は，均質な密度の大型細胞組織となる。上記のように，マイクロ流路を基に作製した細胞ビーズは細胞機能解析から大型組織の構築まで幅広い範囲に応用することができる。

　本稿では，①ハイドロゲルビーズと細胞ビーズの作製方法と特性，②細胞ビーズの集積化による三次元組織構築，について概説を述べる。

2 ハイドロゲルビーズと細胞ビーズの作製方法と特性

2.1　ハイドロゲルビーズ

2.1.1　使用可能なハイドロゲルの種類

　ハイドロゲルビーズの作製では，マイクロ流路で形成したゾル液滴をゲル化させる方法が主に使用される。ハイドロゲルのゲル化メカニズムはイオン結合，共有結合，そして熱などの物理的刺激によるゾル–ゲル相転移が一般的である。特に，細胞を内包したハイドロゲルモジュールを作製する際には，細胞機能に影響を与えないメカニズムでゲル化するハイドロゲルの使用が適当である。

　ハイドロゲルは主に天然高分子や合成高分子の２種類に分類される。天然高分子からなるハイドロゲルでは，コラーゲン，ラミニン，フィブリン，アルギン酸をハイドロゲルビーズの素材として用いることができる。コラーゲンやラミニンは生体由来の天然高分子で，ECM の構成要素でもある。コラーゲンとラミニンは共に温度変化によりゲル化する。フィブリンは血液由来のタンパク質であり，フィブリノゲンのトロンビンによる酵素触媒重合によりゲル状態のフィブリンが形成される。アルギン酸は藻類から採れる植物由来の天然高分子であり，Ca^{+2} や Ba^{2+} などの２価の陽イオンと結合しゲル化する。一方，合成高分子からなるハイドロゲルでは，ポリエチレングリコール（PEG）やポリペプチドをハイドロゲルビーズの素材として用いることができる。PEG は生体親和性の高い合成高分子であり，さまざまな修飾を施すことでゲル化メカニズムを調整することができる。また，ポリペプチドはアミノ酸が複数結合したものであり，pH の変化または無機塩と反応することでアミノ酸の疎水結合と相補的な電荷の分布によりゲル化が起こる。今回例示したハイドロゲルはいずれもゲル加速度が速く，後述するマイクロ流路と組み合わせることで容易にハイドロゲルビーズを構築できる。細胞ビーズ作製にハイドロゲルビーズを使用する際は，ゲル化メカニズムや物理的特性，化学的特性を考慮して適した種類のハイドロゲルを選ぶことが必要となる。

2.1.2　ゾル液滴の作製方法

　マイクロ流路を使用することで均一径のゾル液滴を形成でき，ゾル液滴のゲル化によりハイドロゲルビーズが実現できる。ゾル液滴作製には，Ｔ字型流路[4]（**図１(a)**）とフローフォーカシング（FF）流路[5]（図１(b)）と呼ばれる二次元マイクロ流路がよく用いられる。両流路ともゾル溶液と混じり合わない液体（例：シリコーンオイルやコーンオイルなどの油）の流れの作用により，ゾル溶液の流れを定期的に切ることで液滴が形成される。作製される液滴の大きさは，流路寸法と流速により容易に変えることができる。しかし，作製できる液滴の種類が流路壁の濡れ性と合致していると液滴が壁面に広がっていってしまうため，親水性の流路中ではゾル液滴を作製することができない。加えて，タンパク質や糖質などの親水性物質が壁面に吸着すると，疎水性の流路壁中においてもゾル液滴が作製できなくなる問題がある。上記の問題を解決した流路として，三次元同軸 FF 流路（AFFD）が提案されている[6,7]。AFFD では，内側の流路にゾル溶液，外側の流路に油を流すことによりゾル液滴を形成する。内側にあるゾル溶液の流れと作製された

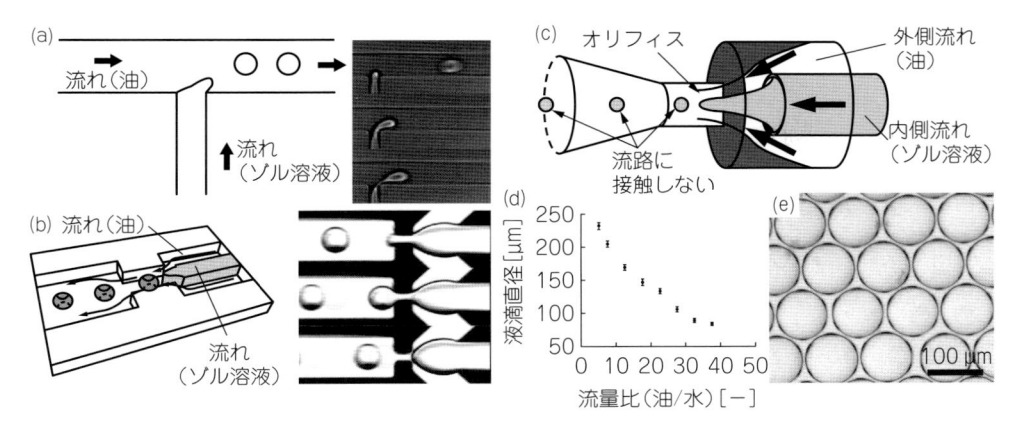

図1　均一径液滴作製のためのマイクロ流路

(a)T 字型流路デバイスによる均一径液滴作製の概念図と写真。(b)二次元 FF 流路による均一径液滴作製の概念図と写真。二次元 FF 流路では，作製された液滴が流路壁に接触する。(c)AFFD による均一径液滴作製の概念図。AFFD では液滴が流路壁に接触することはない[6]。(d)AFFD 使用時の流量比（外側流量（油流量）／内側流量（水流量））と水滴の直径の関係。すべての点において変動係数は 5 % 以下であり，均一径であることを示している[6]。(e)AFFD で作製された均一径水滴の写真[6]

ゾル液滴は常に外側にある油に覆われているため，ゾル液滴は流路壁面に接触できず，流路壁面の濡れ性に関係なくゾル液滴を安定的に作製することができる（図1(c)）。また，二次元マイクロ流路と同様に AFFD においてもゾル液滴を均一かつ高速に作製でき，液滴の大きさを流路寸法と流速で制御可能である（図1(d)(e)）。

2.1.3　ハイドロゲルビーズの作製方法

マイクロ流路を用いることでさまざまな種類のハイドロゲルビーズを構築できる。ゾル液滴のゲル化の手順として大きく分けて 2 つある。1 つ目は油にゲル化開始因子を混ぜておき，流れの中でゾル液滴と反応させることでゲル化させる方法である。例えば，両親媒性である酢酸を油に混合し，炭酸カルシウムの粒子を分散させたアルギン酸ゾル溶液と共に流すことで，酢酸と反応した炭酸カルシウムから Ca^{2+} が放出され，アルギン酸ゲルビーズが構築される[6]（**図2**(a)(b)）。また，酢酸の代わりに無機塩を油に混ぜておきペプチド溶液と共に流すことで，ポリペプチドビーズの構築も可能になる[7]（図2(c)）。2 つ目はゾル液滴を作製後に周囲の環境変化によってゲル化させる方法である。本方法は熱硬化性のハイドロゲルで特に有効な方法であり，ゼラチンやコラーゲンなどのゾル液滴を作製後に，周囲の温度を冷やすことによりゲル化を促すことで，ゲルビーズの構築が達成される[6-9]（図2(d)〜(f)）。いずれの方法でも均一径のハイドロゲルビーズを 1 秒間あたり数百個程度の速さで作製することができ，マイクロ流路内での油とゾル溶液の流速制御によりハイドロゲルビーズの直径も制御することができる。

上記のマイクロ流路を用いたハイドロゲルビーズ作製では油とシリンジポンプで溶液を送液することが必要である。油とシリンジポンプを用いずにハイドロゲルビーズを作製する方法として，遠心力駆動デバイスを用いる方法がある[10]。遠心力により細管からゾル液滴を押し出し，そのゾル液滴を反応液に入れることで，液滴形状を維持したままゲル化したハイドロゲルビーズを

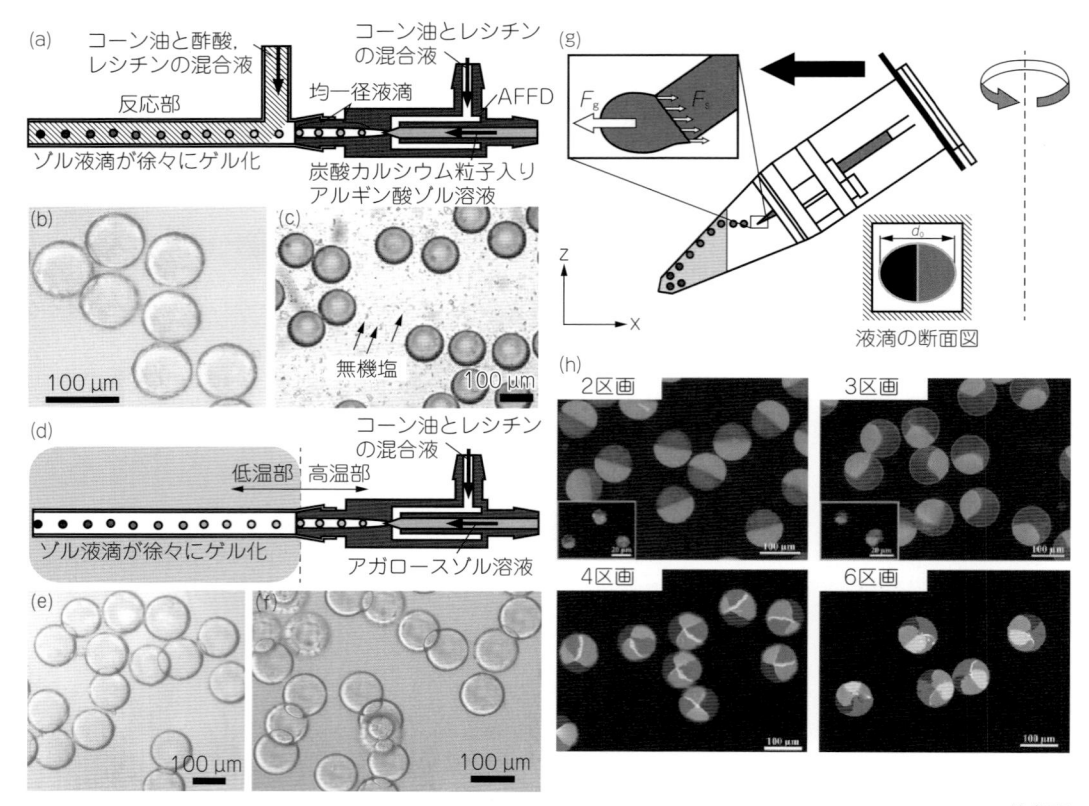

※口絵参照

図2　ハイドロゲルビーズ作製方法

(a)酢酸と炭酸カルシウム粒子を用いた均一径アルギン酸ゲルビーズ作製方法[6]。レシチンはコーン油内で界面活性剤として液滴同士の融合を防ぐ。(b)均一径アルギン酸ゲルビーズの写真[6]。(c)無機塩を用いて作製された均一径ポリペプチドビーズの写真[7]。(d)温度変化を用いたアガロースゲルビーズ作製方法[6]。(e)均一径アガロースゲルビーズの写真[6]。(f)温度変化を用いて作製された均一径コラーゲンゲルビーズの写真[9]。(g)遠心力駆動デバイスによるハイドロゲルビーズ作製法[10]。(h)異種材料で区画化された均一径ハイドロゲルビーズ[10]。本ビーズ内では異なる蛍光色を持つマイクロビーズによって色分けされている

形成することができる（図2(g)）。また，細管内の溶液分布をそのまま転写することが可能となり，内部を異なる物質で区画化したハイドロゲルビーズを構築することができる（図2(h)）。本方法ではアルギン酸などの2液混合により即座にゲル化するハイドロゲルしか用いることができないが，シリンジポンプを必要としないため，数十μLの少量サンプルからハイドロゲルビーズという利点も有している。

2.2　細胞ビーズ

2.2.1　細胞ビーズ作製方法

　細胞ビーズはハイドロゲルビーズの表面または内部，あるいはその両方に細胞を配置することで構築される。ハイドロゲルビーズの表面に細胞を配置するためには，細胞接着性の高いハイドロゲルビーズを使用する。例えば，均一径のコラーゲンゲルビーズの表面に細胞を播種すること

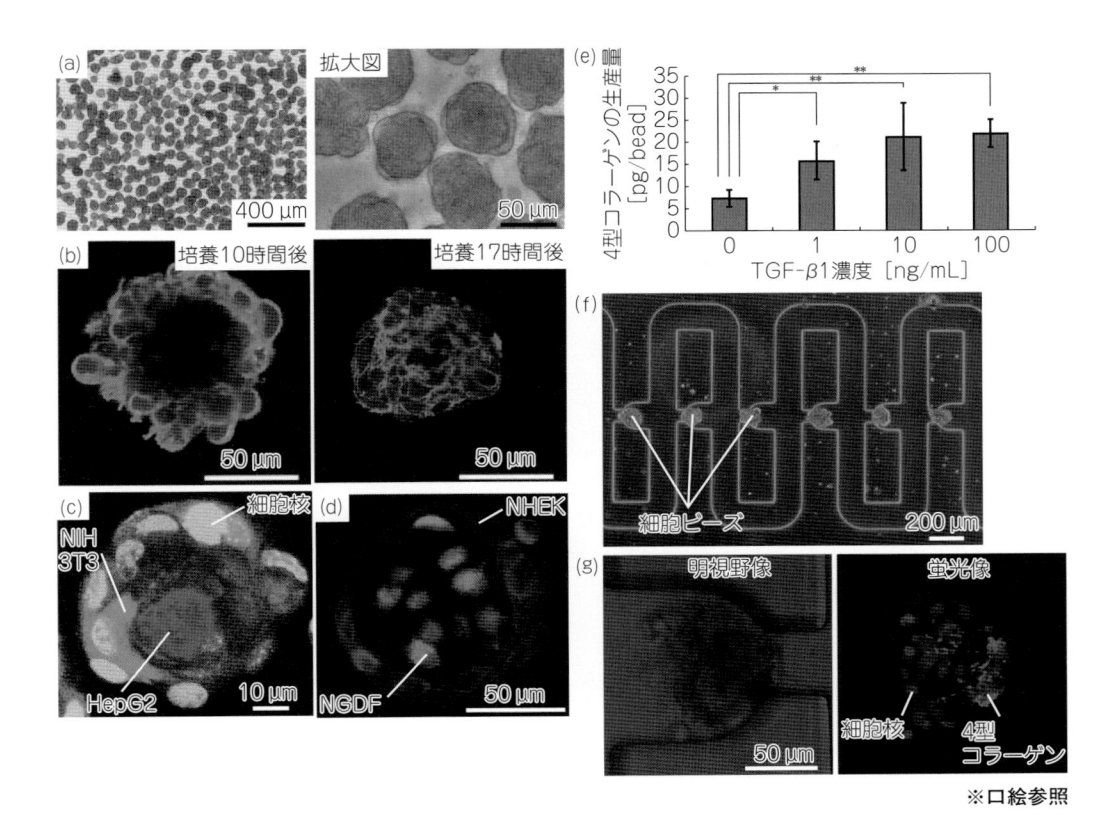

図3　細胞ビーズの特性

(a)コラーゲンビーズに NIH3T3 を接着させた細胞ビーズの写真[9]。均一径のコラーゲンビーズを使用することで，均一径の細胞ビーズを作製可能になる。(b)コラーゲンビーズ上に接着した NIH3T3 がビーズ内部へ浸潤する様子[9]。培養17時間後にビーズ中心にまで細胞が浸潤する。(c)NIH3T3 と HepG2 が階層的に共培養された細胞ビーズ[9]。(d)NHEK と NHDF が階層的に共培養された皮膚様細胞ビーズ[11]。(e)皮膚様細胞ビーズにおける TGFβ-1 に対する4型コラーゲンの生産特性[11]。生体機能と同様に TGFβ-1 の添加量に応じて4型コラーゲンの生産量が増加する（**$p<0.01$，*$p<0.05$）[11]。(f)マイクロ流路を用いた皮膚様細胞ビーズ整列の様子[11]。(g)マイクロ流路中での皮膚様細胞ビーズの免疫染色像[11]

　で，径の揃った細胞ビーズが形成される[9]（**図3**(a)）。このとき，コラーゲンへの浸潤性が高い細胞（例：線維芽細胞）を使用すると，培養の経過とともにコラーゲンゲルビーズ内部へ細胞が遊走する（図3(b)）。結果として，ビーズ全体に細胞が分布した細胞ビーズが構築される。一方，ハイドロゲルビーズの内部に細胞を配置するためには，マイクロ流路に流すゾル溶液に細胞をあらかじめ混ぜておく必要がある。細胞を内包したゾル液滴を作製した後にゲル化することで，細胞が内部に存在する細胞ビーズが形成される。細胞内包させた細胞ビーズを構築するには，アルギン酸やポリペプチドなど生体親和性の高いハイドロゲルの使用が好ましい。内包された細胞の生存率はハイドロゲルの種類に依存し，マイクロ流路によるビーズ作製工程にはほとんど影響を受けない。また，両方法を組み合わせると，ハイドロゲルビーズの表面と内部の両方に細胞を配置可能になる。さらに，表面と内部で使用する細胞を変えることにより，異種細胞の階層構造を持つ細胞ビーズを構築することができる[9]。例えば，コラーゲンのように細胞接着性と細胞親和

性が共に高いハイドロゲルを用いることで，線維芽細胞（NIH3T3）と肝ガン由来細胞（HepG2）の階層構造を持つ細胞ビーズが実現される（図3(c)）。異種細胞の階層構造はさまざまな臓器や器官で見られる構造であり，本細胞ビーズを用いることにより，三次元組織中で異種細胞の相互作用がある状態での細胞機能解析が可能になる。

2.2.2　細胞ビーズによる細胞機能解析

　細胞ビーズは単体でもマイクロサイズの三次元組織として細胞機能解析に応用可能である。皮膚組織を模倣し，表面に正常ヒト表皮角化細胞（NHEK）を，内部に正常ヒト真皮線維芽細胞（NHDF）を配置した細胞ビーズを用意することで，三次元皮膚様組織のサイトカイン（TGFβ-1）に対する反応性を解析することも可能となる[11]（図3(d)(e)）。皮膚様細胞ビーズは直径約100 μmと小さく，1つのビーズあたり約50個の細胞から構成できることからも，細胞ビーズは少量細胞から多くの三次元組織を構築するのに向いた方法であると考えられる。加えて，細胞ビーズはマイクロビーズを操作する流路やデバイス[12]を用いることで容易に整列させることができる[11-13]。例えば，マイクロビーズ整列用のマイクロ流路に細胞ビーズを導入すると，マイクロビーズと同様に細胞ビーズが整列される（図3(f)）。マイクロ流路中に培養液を灌流させることによる整列した状態での細胞ビーズの長期観察や，抗体などを順次導入することで免疫染色を行うことも可能である（図3(g)）。このように細胞ビーズは単体でも細胞機能解析に用いることができ，マイクロ流路を用いることでさまざまな条件での実験に用いることが可能となる。

③　細胞ビーズの集積化による三次元組織構築

3.1　モールディング法による集積化

　複数の細胞ビーズを集積させることにより，大型の三次元組織を構築することが可能になる。モールディング法は，細胞非接着性を有する型の中で複数の細胞ビーズを凝集し培養することで三次元組織を構築する方法である[9]（図4(a)）。本方法では表面に細胞が配置された細胞ビーズを使用する。型の中で隣り合った細胞ビーズでは，ビーズ表面に存在する細胞同士が接着することで互いの細胞ビーズが接合される。このとき，型には細胞が接着することができないため，型の形状を転写した三次元組織を取り出すことができる。本方法の特徴として，高速に大型の三次元組織を構築できるだけでなく，その組織が均質な細胞密度を有していることが挙げられる。また，本方法を用いると，一定の期間は栄養分や酸素がビーズ同士の隙間から供給されることで，細胞が死滅することなく三次元組織構築が可能となる。具体的には，コラーゲンビーズ表面にNIH3T3を播種した細胞ビーズを約10万個用意し，シリコーンゴム（PDMS）からなる型に詰め込むことで，型の形状を転写したミリメートルサイズの三次元組織を高速に構築することに成功している（図4(b)）。また，NIH3T3に限らず，HepG2や血管内皮細胞（HUVEC）などの細胞種でも同様にミリメートルサイズの三次元組織構築に成功している。これらの特徴は，複数種の細胞を含んだ三次元大型組織を自由な形状にて構築可能であり，生体組織を模倣した構造の作製に応用可能であることを示唆している。

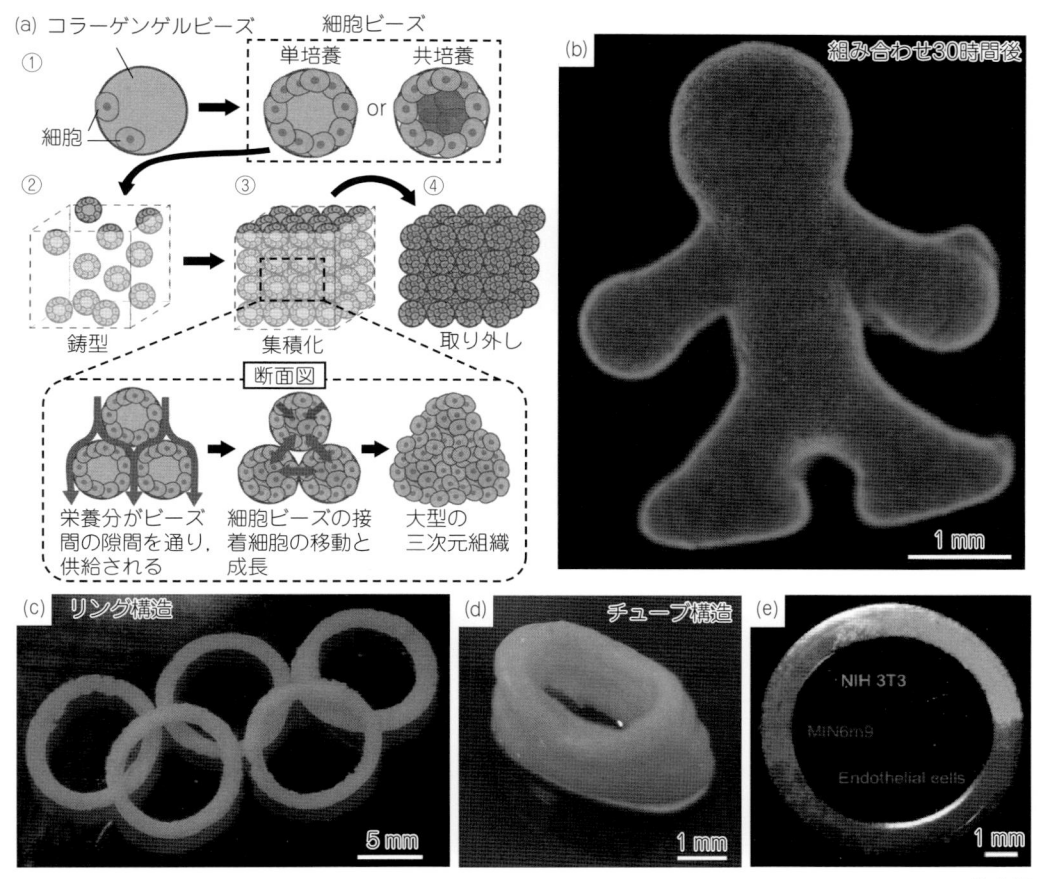

※口絵参照

図4　細胞ビーズによる大型三次元組織構築

(a)ゲルビーズを用いた大型三次元組織構築方法の概念図[9]。①②細胞ビーズを PDMS モールド内に入れる。③細胞ビーズ同士が接着し大型の三次元組織が構築される間，培養液はビーズ間の隙間を通り組織の内部まで供給される。④大型の三次元組織を PDMS モールドから取り出す。(b)人型形状を有した大型の三次元組織の蛍光写真[9]。本組織は生死判定キットにより染色されており，ほとんどすべての細胞が生きていることが確認されている。(c)(d)細胞ビーズのバイオプリンティング法によるリング形状とチューブ形状の三次元組織構築の様子[9]。(e)異種細胞から成る細胞ビーズのバイオプリンティング法で作製されたリング形状の三次元階層共培養系の写真[9]（NIH3T3：線維芽細胞，MIN6m9：膵島β細胞，Endothelial cells：血管内皮細胞）

3.2　バイオプリンティング法による集積化

　バイオプリンティング法も大型の三次元組織構築に適している。本方法では，インクジェット装置やディスペンサーなどにより細胞ビーズを1つずつ特定の位置に吐出することで，細胞ビーズが層状に重ね合わさり，大型の三次元組織を構築することができる[9]（図4(c)(d)）。本方法の利点は，細胞ビーズの位置や種類，作製される組織の形状を任意に決められることである。この利点から，リング形状やチューブ形状などの複雑な形状の組織を容易に作製することができるだけでなく，異種の細胞ビーズを任意の位置に配置したリング形状の三次元組織の共培養系の構築も可能である（図4(e)）。以上のようにバイオプリンティングを用いることで，細胞種の位置を制御した状態でさまざまな形状の組織を構築することができるようになる。

4 おわりに

マイクロ流路を用いることで再現性良くさまざまな種類のハイドロゲルビーズを形成でき，これらを基にした細胞ビーズを構築することができる。作製された細胞ビーズは，薬物動態などの細胞機能解析から大型の三次元組織構築まで幅広い範囲に応用可能である。以上より，ハイドロゲルビーズを用いた三次元組織構築技術は，今後も発展可能な将来性の高い有望な技術であると考えられる。

文　献

1) F. Pampaloni, E. G. Reynaud and E. H. Stelzer : *Nat. Rev. Mol. Cell Biol.*, **8**, 839–845（2007）.

2) J. W. Nichol and A. Khademhosseini : *Soft Matter*, **5**, 1312–1319（2009）.

3) A. Khademhosseini and R. Langer : *Biomaterials*, **28**, 5087–5092（2007）.

4) W. H. Tan and S. Takeuchi : *Adv. Mater.*, **19**, 2696–2701（2007）.

5) S. L. Anna, N. Bontoux and H. A. Stone : *Appl. Phys. Lett*, **82**, 364–366（2003）.

6) Y. Morimoto, W. H. Tan and S. Takeuchi : *Biomed. Microdevices*, **11**, 369–377（2009）.

7) Y. Tsuda, Y. Morimoto and S. Takeuchi : *Langmuir*, **26**, 2645–2649（2010）.

8) Y. Morimoto, K. Kuribayashi–Shigetomi and S. Takeuchi : *J. Micromech. Microeng.*, **21**, 054031（2011）.

9) Y. T. Matsunaga*, Y. Morimoto* and S. Takeuchi : *Adv. Mater.*, **23**, H90–H94（2011）（*: equal contribution）.

10) K. Maeda, H. Onoe, M. Takinoue and S. Takeuchi : *Adv. Mater.*, **24**, 1340–1346（2012）.

11) Y. Morimoto*, R. Tanaka* and S. Takeuchi : *Adv. Healthcare Mater.*, **2**, 261–265（2013）（*: equal contribution）.

12) W. H. Tan and S. Takeuchi : *Proc. Natl. Acad. Sci. U S A*, **104**, 1146–1151（2007）.

13) Y. Morimoto, W. H. Tan, Y. Tsuda and S. Takeuchi : *Lab on a Chip*, **9**, 2217–2223（2009）.

第1節　脱細胞化ブタ肝を用いたドナー肝の構築

慶應義塾大学　**八木　洋**　　慶應義塾大学　**北川　雄光**

■1 はじめに

　本邦だけで年間4万人といわれる肝疾患者のうち，未だに肝不全によって多くの命が失われている。肝不全に対する唯一の根治的治療は肝臓移植であるが，慢性的なドナー不足によって移植医療を享受できる患者数は必要とする数の3割にも満たないと考えられている。したがって，肝臓自身をいかに再生し新しい治療法として応用するかという再生医療開発へのニーズは，iPS細胞などを用いた幹細胞技術の発展とともに急速に高まっている。再生医療を実現化するために重要な基盤技術として，近年数々の組織工学的手法が発展し，組織再生機構の理解を深めるとともに，臨床応用を具現化するために大きな役割を担ってきた。これら組織工学的手法を用いた微細環境を再現するさまざまな取り組みの中でも，筆者らは臓器を用いた「脱細胞化」の技術に着目し，世界に先駆けて肝臓に適応した[1]。本手法は細胞外マトリックスと細胞との関連性を踏まえた組織再生を理解するために有効であるのみならず，これまでの組織工学的手法[2]と比較して臨床応用に向けた特徴的利点を有している。しかしながら，今後解決すべきいくつかの課題も明らかにされてきている。本稿では，脱細胞化技術を用いたドナー肝構築の可能性と再生医療における役割について，現在の知見を述べたい。

■2 背　景

　重症肝不全に対する唯一の根治的治療法は臓器移植であるが，世界的なドナー不足によって治療を享受できる患者は非常に限られており，移植肝臓の待機中に亡くなる患者は後を絶たない。この現況を打破するために，iPS細胞を限りなく成熟細胞に近づけ，これを移植することで，臓器移植に取って代わる新たな治療法を開発する試みが世界的に進められている。しかしながら，成熟細胞の移植という手法はすでに10年以上前に実際に臨床試験が行われており，例えば経門脈的あるいは脾臓へ細胞を注入する手法が用いられ，その結果一定期間の肝機能補助効果を示したものの，長期の細胞機能維持を示すことができなかった実績がある。この原因として，細胞を移植する場合，「どこに」，「どのように」注入・生着させるかといった移植方法に課題があり，特に大量の細胞を死滅させることなく適切に体内に移送する手法の困難性，さらに体内で生着させ十分な血流を維持しながら細胞機能を発現させるための場の欠如という技術的問題が明らかとなっている。したがって，iPS細胞の十分な分化誘導はもとより，細胞機能維持のために安定した血流を体内で維持できる足場構造技術の確立がなければ，肝臓再生医療の実現化は困難である

ことが指摘されている。

　これらの問題点を打破し，適正な足場と血流維持を提供する技術基盤の1つとして注目されているのが，「臓器脱細胞化」である。本手法は，生体組織から種々の方法を用いて細胞をすべて取り除き，臓器由来の細胞外マトリックス（Extra Cellular Matrix；ECM）骨格を足場素材として利用するものである。同様の手法はすでにヒトの皮膚を用いた脱細胞化組織（Alloderm®）やブタ心臓弁を用いた脱細胞化（Hancock®）など製品化された素材として臨床応用されている。これを臓器単位で初めて行ったのが，Ottら[3]であり，摘出したラットの心臓に対して系血管的に界面活性剤を持続還流することで，すべての細胞を洗い流した上で，その骨格に別のラットの心筋細胞を系血管的に充填し，電気的洞調律の一部を再現したと報告した。同グループは続けて，ラットの肺でも脱細胞化を成功させ，肺胞上皮細胞を再充填した後，これを片肺移植することで一部酸素化の改善が得られたと報告している[4]。これらの報告は臓器のECM骨格を素材として使用するのみならず，細胞を再充填することで臓器機能の一部を再生できる可能性を示唆したものであり，臓器再生において大きなインパクトを持っている。実際に細胞を充填する手法は単純な組織で臨床試験の報告が成されている。Macchiariniら[5]は気管軟化症による気管支狭窄に苦しむ患者に対し，死体ドナーから採取した気管支を脱細胞処理し，その気管支骨格に患者から採取した間葉系幹細胞由来の軟骨細胞，および気管上皮細胞を生着させ，患者の狭窄部位への移植を行った。現在すでに5年の経過が報告されており[6]，免疫抑制剤の使用なく良好に開存している。これらの事実は，脱細胞化骨格自体の低免疫原性のみならず，この臓器骨格が生体内で適切に吸収再構築を果たす可能性とそれによる長期的な構造維持への期待を抱かせる結果となっている。

❸ 脱細胞化骨格の特徴

　脱細胞化臓器骨格の構造上の大きな特徴は3つ挙げられる。1つ目は，細胞1つひとつに血液を運搬する微細な毛細血管構造から，循環血流との接合部である大血管構造まで生体における脈管系の連続構造が，途切れることなく再現されている点である。臨床現場では経験的に一定の質量を持った組織構造を生体に移植する場合，血管吻合なくしては組織が壊死を呈し，脱落することが知られている。この構造上の特徴は臨床応用を見据えた上で大変重要な要素の1つといえる。2つ目は，これまで再生が困難であった三次元実質臓器構造を始めから有し，種を越えたさまざまなサイズで再現可能なことである。現在の再生技術を用いて作製される組織構造は，網膜や消化管粘膜などの薄い組織にほぼ限られている。これは，最小単位から徐々にサイズを拡大するボトムアップ方式の持つ限界を表しており，対して本手法のようなすでに存在する臓器サイズの骨格を元に微細構造への連続性を再現する，いわばトップダウン方式が持つ利点であるといえる。また三次元構造そのものが，細胞の持つ再生能に大きな影響を与えることが明らかにされており[7]，生体本来の構造を用いることが臓器再生に有用であると考える。3つ目の特徴は，前述の三次元構造の元となるコラーゲンなどの生体組織に特異的な種々のECM成分が保たれることである。局所特異的なECM自身が細胞の再生・成熟・分化などに重要な役割を担うことが明ら

かにされており[8]，この点で人工素材からなる足場構造とは異なり，生体由来のECMが細胞に与える影響は大きいと考えられる。実際に筆者らの研究成果から，脱細胞化した肝臓の構成タンパクの網羅的解析によって，ECM関連タンパクを含む100以上のタンパク質の残存が確認されている。これらのタンパク成分が実際に細胞に対してどのような効果を及ぼすかについて，脱細胞化組織を使用した詳細な検討はなされていないが，単一あるいは一律な素材による三次元構造の再現と比較して，生体本来の局在や要素により近い環境であると考えている。

４　脱・再細胞化の手法とブタへのサイズアップ

　脱細胞化の手法は種々報告されているが，大きく分けると①機械的刺激による細胞膜破壊：高圧・凍結・エレクトロポレーション法・浸透圧変化と，②薬剤による洗浄・細胞破壊：界面活性剤・酸/アルカリ・酵素・アルコール，の２つに大別される[9]。実際には，これらの組み合わせによって施行されることが多いが，いずれにしても効率良く細胞を破壊し，抗原性のある細胞断片が限りなく残存せずに脱細胞化され，しかもECMの構成成分である線維性タンパクおよびグリコサミノグリカンが可能な限り残存する手法が望ましいと考えられている。実際にはこれらさまざまな手法のうち，どれを用いるべきかについてはまだ議論の余地があり確定した方法はないが，脱細胞を行う対象となる組織・臓器によっても，至適な手法が異なると考えられる。肝臓においては，Soto-Gutierrezらが凍結・融解の後，TripsinとTrytonX100の組み合わせによるプロトコールが脱細胞化および残存タンパクの双方の面で最適であることを示している[10]。ただし，筆者らが同じ手法をブタ肝臓で試みた結果では，線維性の高いブタ肝臓の脱細胞化は不十分であった（図1）。このことから，臓器の相違のみならず対象となる組織サイズや動物種によっても，使用薬剤の濃度調整やpHを含めた至適プロトコールを適宜導き出さなければならないと考えられる。

　脱細胞化を行った後，これを骨格として再細胞化を行うため，充填した細胞の安全な培養およびその後の組織移植を考えた場合に，脱細胞化組織の無菌状態の維持あるいは滅菌（殺菌）方法の確立は大変重要な課題である。脱細胞化後の組織の性質・形状を損なうことなく，効率的に滅菌処理を行う手法の確立が必須であり，現段階では，組織・臓器採取から運搬・脱細胞化に至る周辺機器の確実な滅菌化，および抗生剤・抗真菌剤や酸を循環させることによって，可能な限り清潔な操作が行われ，細菌汚染の機会を可能な限り減少させるための処置が施されている。しかしながら，薬剤や培地の交換・細胞の注入などの介入によって，その都度汚染の機会が伴うことは避けられず，これに対して筆者らは摘出した臓器を一度チャンバー内に封入した後に，これを外部に露出することなく一連の手技を完遂できるシステムを開発中である（JST再生医療実現拠点ネットワークプロジェクト（技術開発個別課題）「幹細胞パッケージングを用いた臓器再生技術と新規移植医療の開発」）。いずれにしても脱細胞化骨格を用いた技術が製品化に至るためには，滅菌処理方法の定型化が必須である。

　再細胞化の手法については，脱細胞化以上に多くの事象を議論し評価しなくてはならない。特に使用する細胞種，細胞の注入ルート・圧・速度・順序および注入後の評価法を確立することは，

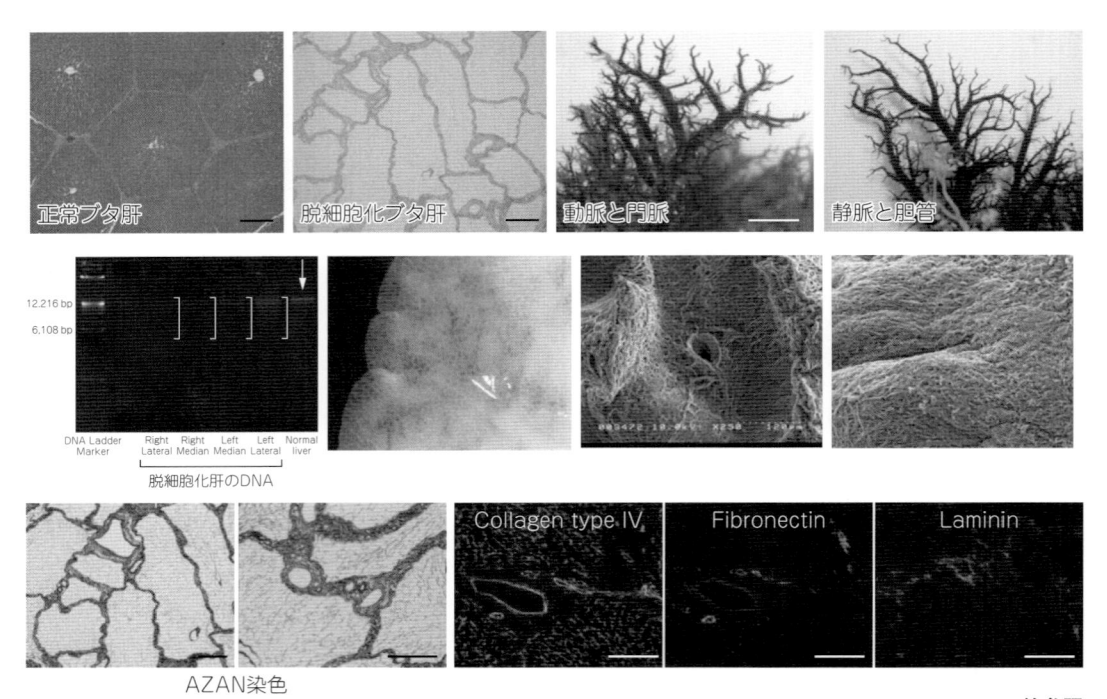

正常ブタ肝　　脱細胞化ブタ肝　　動脈と門脈　　静脈と胆管

12,216 bp
6,108 bp

DNA Ladder Marker　Right Lateral　Right Median　Left Median　Left Lateral　Normal liver

脱細胞化肝のDNA

AZAN染色

Collagen type IV　Fibronectin　Laminin

※口絵参照

図1　ブタ肝臓の脱細胞化

（文献12）より引用）

本技術の臨床応用へ向けた最重要課題の1つである。どのような組織・臓器であっても，それを構成する細胞は少なくとも複数種が秩序だって存在しており，臓器レベルでの再現のためには，これら複数種類の細胞が一定量生着した三次元構造を作成しなくてはならない。これら細胞腫はもちろん対象となる組織・臓器によって，大きさ，必要数，接着程度，強度などがそれぞれ異なるため，細胞それぞれに合わせた異なる生着方法の確立が必須と考えている。また筆者らが研究を重ねたラット肝臓の最近の知見によって，肝細胞を間質内に均等に充分量充填することは，移植後の血液還流とその凝固阻止においても非常に重要であることがわかってきた。例えば，肝臓では胆管細胞を胆管から，血管内皮細胞を門脈と肝静脈から（将来的には肝動脈からも），肝細胞および間葉系幹細胞などの非間質細胞を門脈から，それぞれ特定の順序・一定の注入圧で充填することで，安定した細胞充填が得られることが示されている。ただし，体外で骨格内のすべてのスペースを埋めることは不可能であるため，筆者らは，脱細胞化骨格内に移植に耐えうる分だけの細胞を一時的に充填して移植することで，結果的に体内で系脈管的に遊走される細胞，あるいは充填された細胞自身の自己増殖によって，移植後の体内で成熟した臓器構造に発展することを期待している。実際にラット再生肝臓の実験では，移植後に肝臓の索状配列が明確化した結果を得ている[11]。

　小動物で得られた結果をいかにヒトサイズへ拡張するかは，臨床応用へ向けた最重要課題である。現在，製品化に向けたサイズ・背景の定型化，生産性，倫理的問題などの点を最もクリアしやすい現実的な対象動種としてはブタが最良の候補と考えられる（**図2**）。ラットからブタへ

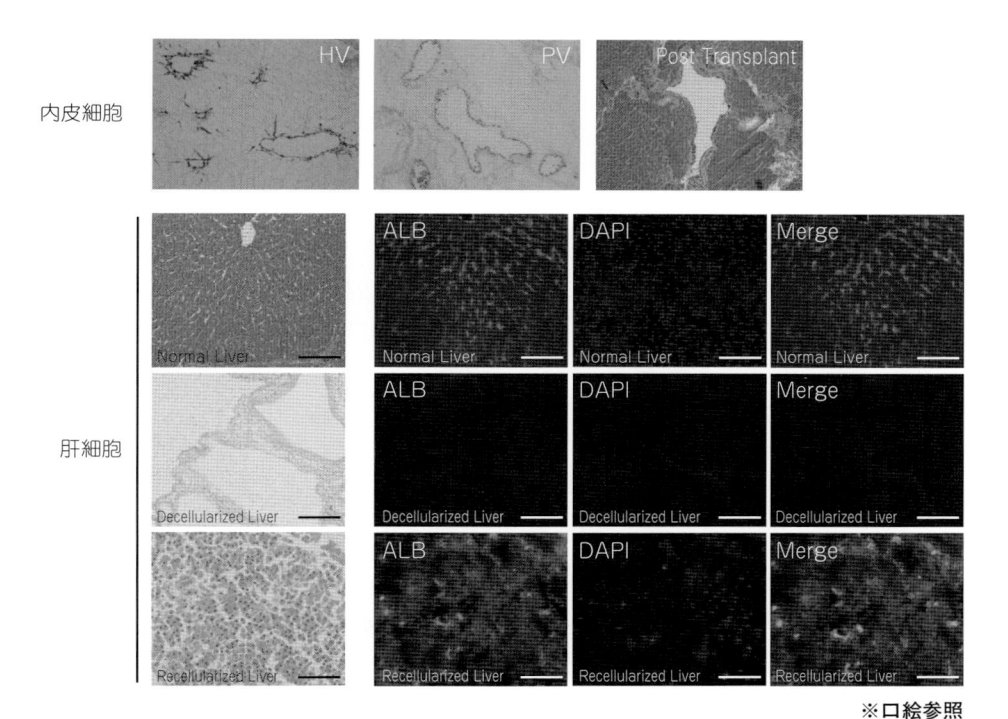

図 2　ブタ血管内皮細胞と肝細胞の充填
（一部文献 12）より引用）

のサイズアップは，単純計算で 10 倍以上であり，必要とする薬剤・細胞量が単純に増加するのはもちろん，構造上の相違を踏まえた脱・再細胞化プロトコールの再検討，新たな大型容器の開発，周辺機器のスケールアップ，移植モデル・手技の定型化を含めたさまざまな改変が必要である。特に使用細胞数が格段に増えることは，手技の定型化にとって大きな障壁となる。筆者らは必要な要素技術の 1 つひとつをラットから得た結果を元に着実に評価・発展させることで，可能な限り効率的に大型化を進めている。小動物モデルとの相互のフィードバックによって肝臓で適応した開発工程は，今後他のさまざまな臓器のスケールアップにも応用可能であると考えている[12]。

5　iPS 細胞技術との連動

　これまで述べてきた脱細胞化骨格を用いた臓器再生には何らかの細胞ソースが必須である。したがって，いずれにしてもドナー不足という移植医療が抱える根本的な問題の解決には至らないというジレンマに陥る可能性がある。細胞ソースの選択を適切に行うことは，再生医療が移植医療に代わる画期的な治療法と成り得るために必須である。逆に言えば，組織または大量の細胞をドナーから取得する必要のある治療自体が，これまでの組織工学的手法の臨床応用を妨げる限界の 1 つであったともいえる。近年これまで以上に再生医学研究が脚光を浴びるようになったのは，他でもない iPS 細胞技術の創出によると考えられる。胎児由来である ES 細胞と比較して倫

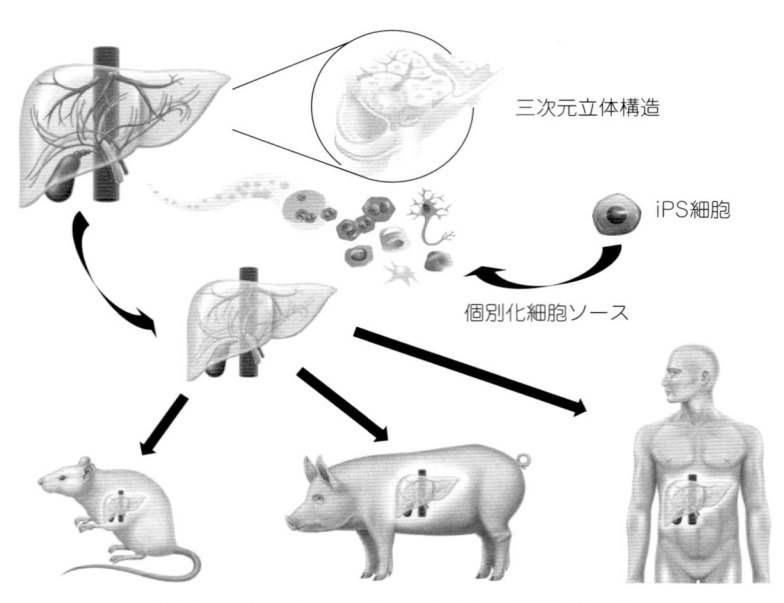

三次元立体構造

iPS細胞

個別化細胞ソース

図3　スケールアップとiPS細胞技術との連動

理的問題をクリアしやすいiPS細胞の開発は，日本発の画期的技術として再生医療の可能性を大幅に広げた[13]。特に臓器再生を考えた場合，患者やドナーの皮膚からわずかな細胞を採取することによって樹立することが可能な自己或は家族由来iPS細胞を使用することで，ドナー負担をほとんど考えることなく必要とする大量の細胞を入手できる技術は，これまでの医療を根本的に変える新しい治療法に発展する大きな期待が寄せられている（**図3**）。しかしながら，現在の急速な発展をもってしても，iPS細胞から臨床応用に耐え得るような成熟度の高い細胞を多量に得ることは未だに困難である。その原因の１つとして，in vitroにおける適切な細胞周囲環境の再現の困難性が挙げられている。最近の研究によって，より生体に近い三次元立体構造や細胞間・ECM-細胞間相互作用を正しく制御することが，分化・成熟に大変重要な役割を担っていることが示されている[14]。したがって体外での培養環境を生体内に近づけるために，細胞が生体に近い形で成熟可能な微細構造を人工的に制御することが，これからの再生医療の発展に必須であると言える。実際に幹細胞を成熟肝細胞へ分化誘導する場合，ECM-細胞間相互作用が重要な役割を果たすことが報告されており[15,16]，どのようなECMを使用するかについて多くの考察が成されている。しかしながら本手法のように生体由来のECMを，立体構造を含めて丸ごと使用する試みはまだ成されておらず，筆者らが用いる脱細胞化三次元ECM構造を幹細胞培養・細胞/臓器移植の基盤技術として応用すれば，幹細胞が性質・局在ともに適切な変化を示すのに寄与し，引いてはこれからの再生医療の発展に大きな布石と成り得ると考えられる。このように脱細胞化技術が臓器移植に取って代わるような革新的手法に発展するためには，iPS細胞を始めとした多分化能を有する細胞を適切に使用することが必須であり[17]，これらを踏まえて今後大動物を経てヒトに応用できる技術へと発展させていきたいと考えている。

❻ おわりに

　三次元ティッシュエンジニアリング技術の発展は，臓器不全に対する従来の治療法を根本的に置き換えるような臓器再生医療の実現化を大いに期待させる。しかしながら，実際の臨床応用までには越えるべき課題が山積している。その1つが大量の細胞を生体内のどこにどのように生着させ機能を与えるかであり，これを乗り越えるためには組織・臓器構造と細胞間の相互関係の正しい理解が必須である。実際に，肝臓を構成する星細胞などが産生するECMが病的変化を起こす肝硬変のような病態において，細胞-ECM間相互作用自体の変性が，細胞そのものの病的変性よりも臓器全体としての機能低下に強く関わっていることが最近になって示されてきている[18]。実際に線維化の強い肝硬変に陥った肝臓から肝細胞のみを分離した後，周囲環境を可能な限り正常化できれば，細胞機能の低下は可逆的であることが明らかにされた。組織中に一定の割合で存在すると考えられている幹細胞[19]が成熟細胞への分化はもとよりそれ自身が細胞機能制御の一部を担っているのであれば，すでにin vitroで明らかにされているように，幹細胞のこれらの役割を念頭におけば臓器固有のECMが臓器再生そのものに大きく寄与する可能性が容易に想像できる。生体由来のECMを効果的に用いながら臓器固有の立体構造を保った脱細胞化骨格を有効に活用し，そこにiPS細胞技術を連動させることで，三次元立体臓器再生の実現化に大きく近づくことができるのではないかと考える。

〈謝辞〉
　本研究は，「JST再生医療実現拠点ネットワークプログラム（技術開発個別課題）」の委託事業として施行されている。

文　献

1）B. E. Uygun et al : Organ reengineering through development of a transplantable recellularized liver graft using decellularized liver matrix, *Nat Med*, **16**, 814-820（2010）.

2）H. Yagi et al. : Long-term superior performance of a stem cell/hepatocyte device for the treatment of acute liver failure, *Tissue Eng Part A*, **15**, 3377-3388（2009）.

3）H. C. Ott et al. : Perfusion-decellularized matrix: using nature's platform to engineer a bioartificial heart, *Nat Med*, **14**, 213-221（2008）.

4）H. C. Ott et al. : Regeneration and orthotopic transplantation of a bioartificial lung, *Nat Med*, **16**, 927-933（2010）.

5）P. Macchiarini et al. : Clinical transplantation of a tissue-engineered airway, *Lancet*, **372**, 2023-2030（2008）.

6）A. Gonfiotti et al. : The first tissue-engineered airway transplantation: 5-year follow-up results, *Lancet*, **383**, 238-244（2014）.

7）T. Rozario and D. W. DeSimone : The extracellular matrix in development and morphogenesis : a dynamic view, *Dev Biol*, **341**, 126-140（2010）.

8）R. O. Hynes : The extracellular matrix: not just pretty fibrils, *Science*, **326**, 1216-1219（2009）.

9）S. F. Badylak : The extracellular matrix as a biologic scaffold material, *Biomaterials*, **28**, 3587-3593（2007）.

10）A. Soto-Gutierrez et al. : A whole-organ regenerative medicine approach for liver replacement, *Tissue Eng Part C Methods*, **17**, 677-686（2011）.

11）Y. Kadota et al. : Mesenchymal stem cells support hepatocyte function in engineered liver grafts, *Organogenesis*, **10**（2014）.

12）H. Yagi, K. Fukumitsu, K. Fukuda and M. Kitago

: Human-Scale Whole-Organ Bioengineering for Liver Transplantation: a Regenerative Medicine Approach, *Cell Transplant*, **22**, 231-242（2013）.

13）K. Takahashi et al. : Induction of pluripotent stem cells from adult human fibroblasts by defined factors, *Cell*, **131**, 861-872（2007）.

14）R. G. Wells :The role of matrix stiffness in regulating cell behavior, *Hepatology*, **47**, 1394-1400（2008）.

15）S. Snykers, J. De Kock, V. R ogiers and T. Vanhaecke : In vitro differentiation of embryonic and adult stem cells into hepatocytes: state of the art, *Stem Cells*, **27**, 577-605（2009）.

16）R. Peerani and P. W. Zandstra : Enabling stem cell therapies through synthetic stem cell-niche engineering, *J Clin Invest*, **120**, 60-70（2010）.

17）A. Soto-Gutierrez, N. Navarro-Alvarez, H. Yagi and M. L. Yarmush : Stem cells for liver repopulation, *Curr Opin Organ Transplant*, **14**, 667-673（2009）.

18）L. Liu et al. : The microenvironment in hepatocyte regeneration and function in rats with advanced cirrhosis, *Hepatology*, **55**, 1529-1539（2012）.

19）L. Dolle et al.: The quest for liver progenitor cells: a practical point of view, *J Hepatol*, **52**, 117-129（2010）.

第**3**章　脱細胞化による臓器作製

第**2**節　脱細胞化肝を用いた
肝組織再構築システムの開発

九州大学　**白木川　奈菜**　　九州大学　**井嶋　博之**

１　はじめに

　肝臓は代謝の中心臓器であり，重篤な肝不全時における肝移植は依然として有効な根治療法である。しかしながら，深刻なドナー不足が大きな問題となっている。この問題を解消するため，筆者らは肝組織再構築システムの開発に取り組んでいる。

　肝臓のほとんどの機能を果たしている肝実質細胞は酸素要求性が高い細胞である。肝臓において，肝実質細胞は１〜２層で連なり，その間に血管が存在している。つまり，肝臓内の血管は20〜40 μm の間隔で存在している。肝臓構築においてこの構造を人工的に作り出すことは理想であるが，血管間に細胞を密に配置しながら20〜40 μm の間隔で血管網が存在する構造を臓器規模で作製することは現在の技術では難しい。

　血管がない空間で肝細胞を最密充填すると厚さ100 μm が酸素供給の限界である[1]。しかし，これを元に考えると1/100の密度では，厚さ１mm まで酸素供給可能である[2]。そこで，筆者らは，１mm の間隔で血管網を構築し，血管間に低密度で配置した細胞に組織化を誘導することで肝組織構築を目指している。臓器規模の血管網を構築するための足場基材として脱細胞化肝臓に着目した。肝臓の最小構成単位である肝小葉は直径１mm 程度である。したがって，肝小葉の手前まで構造を維持した状態で肝臓の脱細胞化を行うことで，１mm 以下の間隔で臓器規模の血管網を構築する足場基材として脱細胞化肝の作製を行った。

　一方，血管間において，播種細胞が組織化するには細胞周囲環境が非常に重要である。肝細胞培養時において，細胞外マトリックスの主成分であるコラーゲンゲルに包埋して培養した肝細胞の１細胞あたりの肝機能は，集塊状の組織であるスフェロイドを構築した肝細胞の１細胞あたりの肝機能に匹敵する[3]。また，増殖因子固定化ゲルや細胞外マトリックスをそのまま用いるといったゲルによる肝機能発現の向上も報告されている[4,5]および第1編第2章第3節。さらに，増殖因子固定化可能なゲルを用いることによる移植細胞の生存率の向上も報告されている[6]。よって本研究では，血管間において増殖因子固定化可能な機能性ゲルに包埋して細胞を配置し，組織化の誘導を目指す。

　つまり，本研究は，肝臓の血管であった管構造部分を利用し，脱細胞化肝を足場として１mm 以下の間隔で緻密な血管を臓器規模で構築する。一方で，その血管間において機能性ゲルに包埋して細胞周囲環境を整えた細胞を配置し，細胞増殖，および毛細血管新生を行うことで，臓器規模の肝組織再構築を目指す（**図１**）。

　現在までに，筆者らは１mm 以下の間隔で緻密な血管構造を臓器規模で構築する足場基材として，脱細胞化肝臓の作製を行った。さらにそれを足場とした血管網の構築や，肝細胞の配置に取

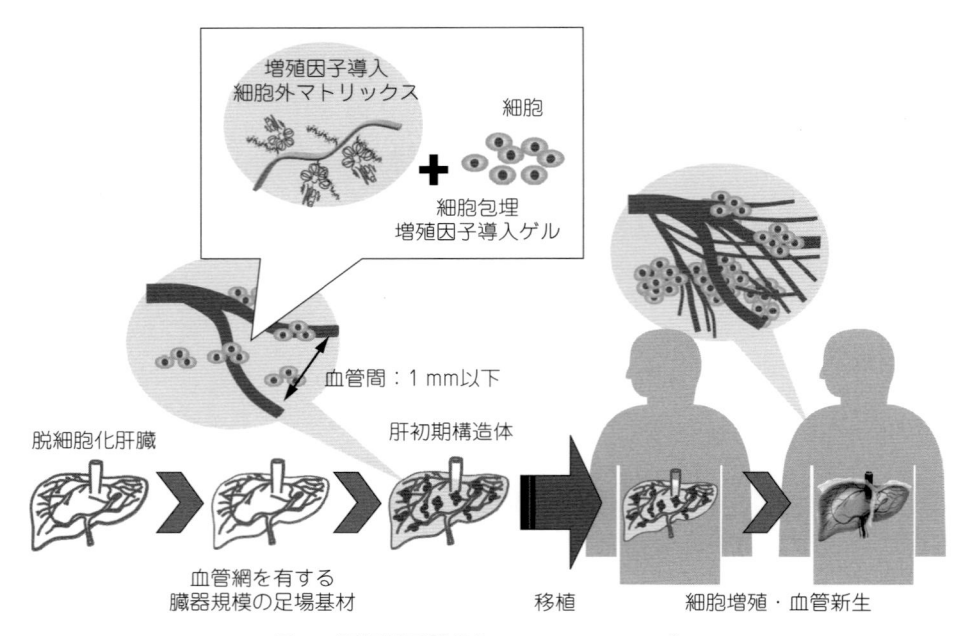

図1　肝組織再構築システムのコンセプト

り組んでいるので，これらについて述べる。

2 肝組織再構築システム

2.1 脱細胞化肝取得法

　1mm以下の間隔で，血管網を構築するための臓器規模の足場基材として脱細胞化肝臓の作製を行った。肝臓の最小構成単位である肝小葉は直径1mm程度であるので，肝小葉内部の崩壊は気にせず，肝小葉に流入・流出する血管構造を維持した脱細胞化肝臓の取得を目指した。強すぎる脱細胞化は血管構造の崩壊を招き，弱すぎると細胞が残存する。血管構造を残しながら脱細胞化するには，絶妙なバランスが必要である。脱細胞化法としてはいろいろな方法が報告されているが[7]，筆者らは臓器本来の構造を維持することを重視し，界面活性剤を用いた脱細胞化法の最適化を行った（**図2**）[8]。

　CMF-PBS を溶媒とし，1%ドデシル硫酸ナトリウム（SDS），1%トリトンX-100溶

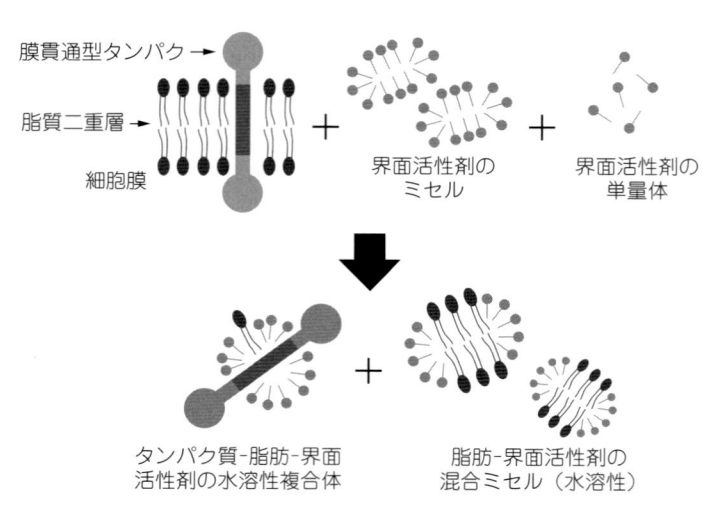

図2　界面活性剤による脱細胞化のメカニズム

液をそれぞれ調製した。これら溶液を門脈から流入すると白い脱細胞化肝を取得できた。取得した脱細胞化肝に対して門脈から樹脂を注入し，内部で固め，周囲の組織を溶解し，その血管構造を観察した。その結果，SDS を用いた場合は血管構造がほとんど残っていなかった（**図 3**）。また，脱細胞化の過程で肝臓の膨潤が見られた。一方，トリトン X-100 を用いた場合，緻密な血管構造が維持できている様子が観察された。脱細胞化肝臓の膨らみは流入速度依存的に多少見られたが，SDS と比較すると全く気にならない程度であった。そこで，本研究ではトリトン X-100 を用いて最適化を進めた。0.5%，1%，4% トリトン X-100 溶液を用いると，濃度依存的に脱細胞化が進行している様子が観察された（**図 4，図 5**）。組織学的評価から，4% トリトン X-100 溶液で脱細胞化した際も核の残存が観察されたため，DNase，RNase を各 500 mg/mL 添加した CMF-PBS で 6 時間処理したところ，核も細胞質も抜き去られた脱細胞化肝の取得に成功した。このとき，血管構造を観察すると臓器全体において 1 mm 以下の間隔で観察された（**図 6**）。

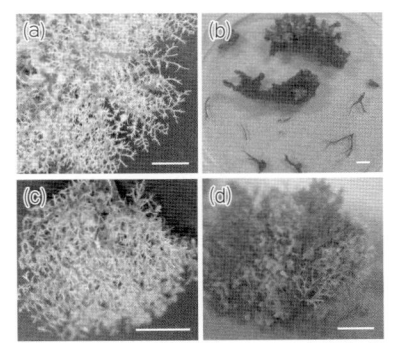

図 3　各条件における脱細胞化肝の血管構造

(a)正常肝，(b) 1% SDS，(c) 0.5% Triton X-100，(d) 1% Triton X-100。スケールバー＝5 mm

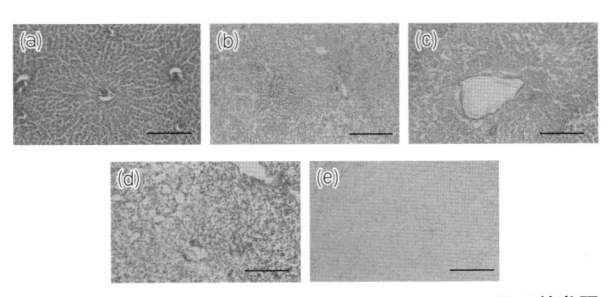

※口絵参照

図 4　各条件における脱細胞化肝の組織学的評価（HE染色）

(a)正常肝，(b) 0.5% Triton X-100，(c) 1% Triton X-100，(d) 4% Triton X-100，(e) 4% Triton X-100＋DNase/RNase 処理。スケールバー＝200 μm

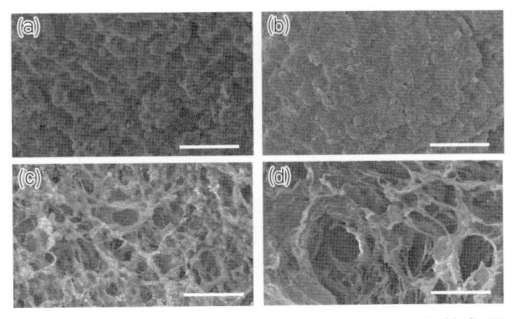

※口絵参照

図 5　各条件における脱細胞化肝の内部構造（SEM 観察画像）

(a)正常肝，(b) 0.5% Triton X-100，(c) 1% Triton X-100，(d) 4% Triton X-100＋DNase/RNase 処理。スケールバー＝50 μm

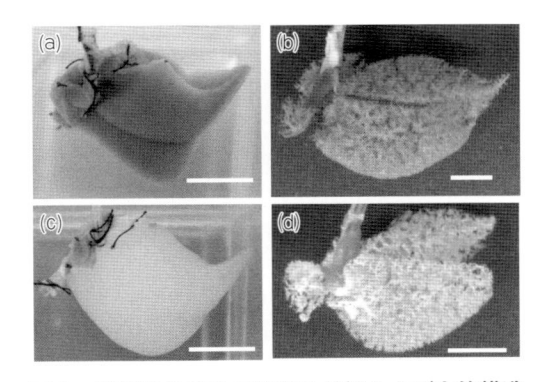

図 6　脱細胞化前後の肝臓の外観および血管構造

(a)(c)臓器の外観，(b)(d)門脈から樹脂を注入してかたどった血管構造（(a)(b)正常肝，(c)(d) 4%Triton X-100）。スケールバー＝5 mm

よって，4％トリトン X-100 溶液と DNase/RNase 処理により，血管の足場となる構造を有する基材の作製に成功した。

2.2　脱細胞化肝を足場とした血管網再構築

取得した脱細胞化肝を足場とし，臓器規模の血管網構築を目指している。血管は，血液に接する内皮細胞とそれを支える壁細胞で構成される。このような層構造構築に向けた検討として，内皮細胞を血管構造に配置し，血管網構築を目指した[9]。

内皮細胞としてヒト臍帯静脈内皮細胞（HUVEC）を経門脈的に播種し，3日間培地循環培養を行った（内皮化）。組織学的評価を行ったところ，経時的に細胞が接着・進展していく様子が観察され，3日目には血管構造の内壁を覆うように内皮細胞が進展していた（**図7**）。そこで，脱細胞化肝と内皮化した脱細胞化肝それぞれに対して，門脈から血液を注入した。外観では，内皮化していない脱細胞化肝でも内皮化した脱細胞化肝でも血管構造に沿って血液が内部に流入していったが，内皮化していない脱細胞化肝では血液が全体的に滲み始めたのに対し，内皮化したものはそれが少ない印象であった（**図8**(a)）。このとき，組織学的評価から，内皮化していない脱細胞化肝では赤血球が血管構造から周囲に漏洩して散在している様子が観察された。一方，内皮化した脱細胞化肝では血管構造を覆っている内皮細胞が血管構造からその周囲への赤血球の漏洩を妨げている様子が観察された（図8(b)(c)）。

以上のことから，本手法による臓器規模の血管網構築が期待される。今後，脱細胞化肝の血管構造部分における内皮化の割合や，移植して内部に安定した血流を維持するために必要な血管構造の成熟度などを検討する必要がある。

2.3　脱細胞化肝を足場とした肝組織再構築
2.3.1　播種方法の検討

脱細胞化肝に肝細胞を充填する方法として，経門脈的播種や経肝静脈的播種が報告されているが[10,11]，本研究では細胞周囲環境としてゲルに包埋して配置したいと考え，針付シリンジに

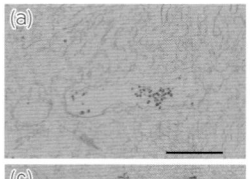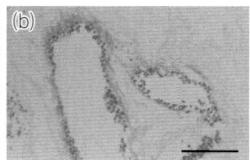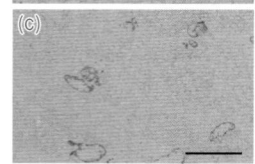

※口絵参照

図7　内皮細胞培養時の脱細胞化肝の組織学的評価（HE 染色）

(a) 6時間後，(b) 1日後，(c) 3日後。スケールバー＝200 µm

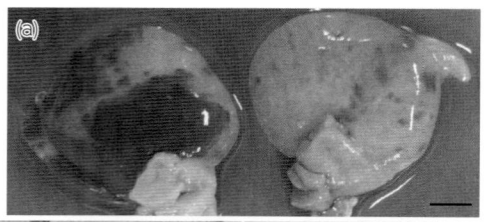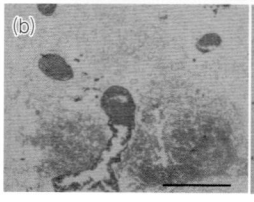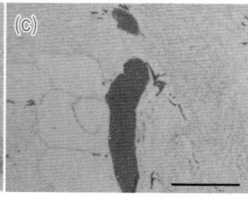

※口絵参照

図8　血液流入時の脱細胞化肝と内皮化した脱細胞化肝

(a) 脱細胞化肝（左）と内皮化した脱細胞化肝（右）の外観，(b) 脱細胞化肝の組織学的評価，(c) 内皮化した脱細胞化肝の組織学的評価。((a) スケールバー＝5 mm，(b)(c) スケールバー＝500 µm）

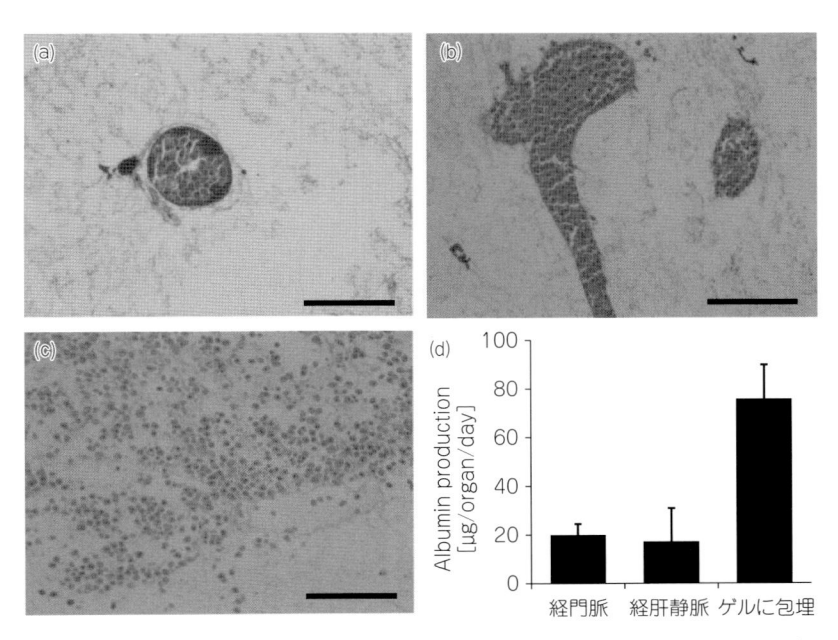

図９　肝細胞培養後の脱細胞化肝の組織学的評価（HE 染色）と各条件におけるアルブミン生産量
(a)経門脈的に播種，(b)経肝静脈的に播種，(c)ゲルに包埋して播種，(d)各条件のアルブミン生産量（スケールバー＝200 µm）

より側面の複数箇所から注入する手法を考案した。これらの手法を比較するためにラット初代肝細胞を①経門脈的，②経肝静脈的，③ゲルに包埋する，という３つの方法でそれぞれ播種し，培地循環培養を行い，肝機能発現および内部の組織学的評価により，比較した。血管構造を利用して播種した場合は，いずれの手法でも血管構造内が細胞で詰まっている様子が観察された（図９(a)(b)）。一方，シリンジで播種した場合は部分的ではあるが，血管構造の周囲に細胞が分散している様子が観察された（図９(c)）。また，臓器あたりのアルブミン生産量を比較すると，経血管的に播種したものよりもシリンジを用いてゲルに包埋して播種した方が高い値を示した（図９(d)）。これは本研究で作製した脱細胞化肝は緻密な血管構造を維持しており，肝実質細胞が血管構造から周囲に漏れ出さないほどマトリックスの構造が残っていたためと考えられる。今後，高密度で細胞を播種しながら，細胞の生存・機能発現を維持するために，流速や酸素運搬体を用いた溶液の最適化や，機能性ゲルを用いた機能発現の向上が期待される。

2.3.2　肝組織構築において必要な肝細胞

　細胞を低密度で播種し，内部で血管新生を伴う高密度化により臓器規模の肝組織構築を行うためには，血管間における細胞増殖と血管新生が必要不可欠である。本研究では求められる細胞の性質の指針とするために胎仔肝由来細胞を用いて検討を試みた[12]。血管間のモデルとして厚さ１mm，直径１cm のディスクを作製し，細胞包埋コラーゲンゲルを充填した。ラット背部に皮下移植し，一週間後に摘出して組織学的評価を行った。成熟肝細胞と胎仔肝由来細胞を比較したところ，胎仔肝由来細胞は成熟肝由来細胞よりも大きな細胞集塊を形成し，一部の集塊内では血

管が入り，索状組織に近い様子も見られた[12]。1つの方向性として，胎仔肝由来細胞を用いて検討を行ったが，今後は胎仔肝由来細胞のように未成熟で旺盛な増殖能を有する細胞を用いたい。可能性として期待されるのは iPS 細胞に分化誘導を施し，胎仔肝由来細胞に近い細胞を抗体などにより単離して用いるという方法であるが，分化誘導効率の向上やそのためのコスト削減が今後の課題である。

2.4　内皮化と肝細胞播種を行った肝初期構造体の構築

　肝臓構築を行ううえで，血管構造部分には血管の細胞を配置し，その血管間に肝細胞を配置するという部位特異的な配置を行う必要がある。そこで，このような部位特異的な播種について検討した。培養系内で増殖する株化細胞として HepG2 細胞を用い，脱細胞化肝を足場とした血管網の構築と同時に血管間における細胞増殖を観察した。HepG2 懸濁コラーゲンゾルをシリンジにより播種，内部でゲル化させた後に経門脈的に HUVEC を播種し，3日間培地循環培養を行った。HUVEC のみ播種した際と同様に，血管に沿って内皮細胞が接着している様子が観察され，血管間に HepG2 が配置できている様子が観察された[9]。よって，本手法により1mm 以下の血管網を臓器規模で構築し，血管間に肝細胞を配置した肝初期構造体の構築が期待された。

③　今後の展望

　本研究では臓器規模の血管網構築の足場として，緻密な血管構造を有する脱細胞化肝の作製に成功した。さらに，これを足場とした血管網の構築や肝初期構造体の構築に取り組んでいる。今後，臓器構築に向けた検討項目として，まずは治療効果の実証に向けた肝機能評価が必要である。タンパク合成能だけでなく，アンモニア代謝や薬物代謝についても評価し，高い肝機能発現を達成する細胞数・培養条件の最適化を行いたい。また，培地を循環する臓器培養と，血液が流通する移植の間の機能評価として，人工肝臓的適用による肝機能評価を想定している。肝不全ラットモデルを作製し，再構築肝を適用することで治療効果の評価を行う。その後，移植による評価において，血液が安定して流通可能な血管網の構築や，体内で組織化する細胞周囲条件と細胞種の最適化等を検討する必要がある。

④　まとめ

　臓器規模の足場基材として，脱細胞化肝臓の作製に成功した。経門脈的に内皮細胞を播種することで，脱細胞化肝臓内の血管構造に沿って，内皮細胞が接着・伸展した。内皮化によって，血管構造から周囲への血液の漏洩が妨げられた。細胞周囲環境を整えた状態での肝細胞の播種方法として，ゾルに懸濁した細胞を針付シリンジで側面から複数カ所に分けて注入し，内部でゲル化させる手法が，本研究で開発している再構築肝の機能発現に有効なことが期待された。また，同手法による肝細胞の播種と前述の内皮化により，肝初期構造体の構築が期待された。以上のことから，本研究によって臓器規模の肝組織構築が期待される。今後はそれぞれの要素技術を更に成

熟させ，組み合わせることで臓器規模の肝組織構築システムとしたい。

文　献

1）T. Sasagawa et al. : *Biomaterials*, **31**, 1646 （2010）.
2）A. G. Tsai et al. : *Proc. Natl. Acad. Sci.U S A*, **95**, 6590（1998）.
3）H. Ijima : *Biochem. Eng. J.*, **48**, 332（2010）.
4）S. Nakamura et al. : *J. Biosci. Bioeng.*, **115**, 562 （2013）.
5）S. Nakamura et al. : *J. Biosci. Bioeng.*, **116**, 746 （2013）.
6）Y. T. Hou et al. : *J. Biosci. Bioeng.*, **112**, 265 （2011）.
7）P. M. Crapo et al. : *Biomaterials*, **32**, 3233 （2011）.
8）N. Shirakigawa et al. : *J. Biosci. Bioeng.*, **114**, 546 （2012）.
9）N. Shirakigawa et al. : *J. Biosci. Bioeng.*, **116**, 740 （2013）.
10）B. E. Uygun et al. : *Nat. Med.*, **16**, 814（2010）.
11）P. M. Baptista et al. : *Hepatology*, **53**, 604（2011）.
12）N. Shirakigawa et al. : *J. Biosci. Bioeng.*, **115**, 568 （2013）.

第3節　脱細胞化による子宮構築

慶應義塾大学　**宮﨑 薫**　　慶應義塾大学　**丸山 哲夫**

1　はじめに

　不妊症に対する体外受精・顕微受精をはじめとした高度生殖医療技術は，近年目覚ましい進歩を遂げたが，その成功には十分な機能を持った子宮が存在することが前提となっている。一方，先天性子宮奇形・子宮摘出による子宮欠損，子宮内の高度な癒着などにより引き起こされる不妊症を子宮性不妊といい[1]，特に子宮欠損に対する治療法は代理懐胎[※1] という選択肢しかない[2]。しかしこの代理懐胎でさえ，倫理的問題[3,4] から，我が国では認められていないのが現状である。近年，ヒトや実験動物への子宮移植の研究が盛んになっており，今年に入って初めてヒトでの分娩例が報告された[5]。しかしながら，子宮移植はレシピエントのみならずドナーにも高度な侵襲を伴う手術が必要であり，社会的・倫理的・技術的問題[6] から，直ちに大規模な臨床応用へ移行するのは困難といえる。もう1つの選択肢として，組織工学と再生医学を応用した子宮の再生が考えられ，その材料として子宮そのものに由来する細胞外マトリックスに着目した。

　細胞外マトリックスを維持したまま細胞を除去することを「脱細胞化」といい，近年心臓[7]，肝臓[8]，肺[9] や腎臓[10] などの組織で報告されてきた。この方法の利点は，組織特異的な細胞外マトリックスおよび三次元構造が維持されることで，細胞の生着に不可欠な足場が提供されることにある。実際，これらの臓器から得られた細胞を脱細胞化マトリックスに注入することで，組織再構築を起こすことができると報告されている。

　本稿では，筆者らのグループが成功したラット子宮の脱細胞化，さらには in vitro および in vivo での再細胞化による子宮組織再構築[11] を紹介する。

2　ラット子宮の脱細胞化

2.1　ラット子宮の摘出

　ラット子宮を大血管付きで摘出した。具体的には，内腸骨動静脈分岐部のレベルでは，外腸骨動静脈など子宮と関係のない分枝をすべて結紮・切離した。これにより，大血管から子宮に至る血管構造を維持したまま，それ以外の血管をすべて結紮・切離することになる。次に，卵巣動静脈のレベルで大動脈・大静脈を結紮・切離し，腟管を切断して子宮を摘出した。最後に，大動脈

に細いチューブを挿入し，リン酸
緩衝生理食塩水（phosphate
buffered saline；PBS）をフラッ
シュして血液を洗い流した。

2.2　界面活性剤の灌流

ペリスタポンプ（Atto）を用い
て大動脈チューブ経由で摘出子宮
に PBS を一晩灌流させた後，陰
イオン界面活性剤であるドデシル
硫酸ナトリウム（sodium dodecyl
sulfate；SDS）（Sigma）を 0.01 %
→0.1 %→1 % の順に濃度を上げ
ながら，それぞれ 24 時間ずつ灌

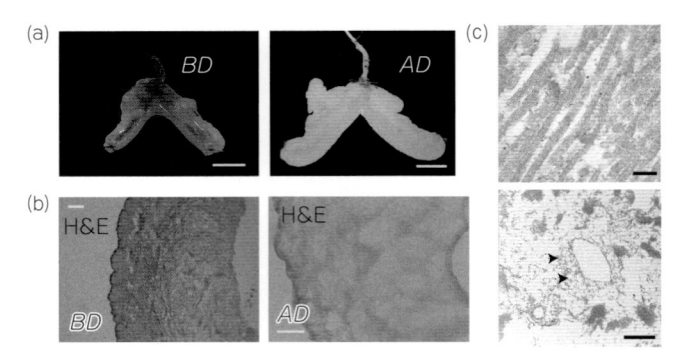

図1　ラット子宮の脱細胞化（文献 11）より改変引用）

(a)脱細胞化前（BD）および脱細胞化後（AD）のラット子宮の肉眼的
所見。Scale bar＝2cm，(b)BD および AD のラット子宮の H&E 染
色所見。細胞成分が完全に除去されている。Scale bar＝100 μm，
(c)DUM の電子顕微鏡所見。コラーゲン線維（上）および微小血管構
造（下）が維持されている。Scale bar＝200 nm（上図），スケール
バー＝5 μm（下図）

流させた。SDS の灌流が終了したら，脱イオン水を 15 分間灌流させた後に 1 % TritonX100
（Sigma）を 30 分間灌流させることで，残留する SDS を除去した。その後 PBS をしばらく灌流
させてから，PBS 中で 4 ℃に保存した（**図 1**(a)）。

2.3　脱細胞化されたラット子宮の組織像

SDS の灌流が終了すると，子宮の形態を保ったまま白色透明の構造物ができあがった。この
構造物の切片を作成し，ヘマトキシリン・エオジン（H&E）染色を行うと，細胞核が除去され
ており，脱細胞化が完成しているのが分かる（図 1(b)）。この脱細胞化子宮マトリックス
（Decellularized Uterine Matrix；DUM）を電子顕微鏡にて観察すると，コラーゲン線維および
微小血管が維持されていた（図 1(c)）。

❸ DUM からの子宮組織再構築—in vitro—

3.1　DUM へのラット子宮細胞の注入と灌流培養[※2]

新生仔ラットおよび成獣ラットの子宮を摘出し，機械的および酵素的処理を経て細胞を単離し
た。①新生仔ラット子宮単離細胞 5.1×10^7 細胞，②成獣ラット子宮単離細胞 2.7×10^7 細胞，③ラッ
ト骨髄間葉系幹細胞（DS Pharma Biomedical）1.0×10^6 細胞を混合して PBS に懸濁した。29 G
針を用いてこの懸濁液を DUM に注入した後，ポンプを用いて大動脈チューブ経由で DUM に
SmGM 培地（TaKaRa）を灌流させて，灌流培養を行った。

※2　培養液を持続的にポンプで灌流させて培養する手法。シャーレ上の二次元培養と異なり，細胞外マトリック
　　スを使用した三次元培養においては，通常の静置培養を行うとガスや栄養が届きにくい部位が生じ得るので，
　　この灌流培養が効果的とされている。

3.2　再構築組織の組織像

培養3日後にマトリックスの一部を摘出し，その切片をH&E染色したところ，DUM内部への細胞増殖が確認された（**図2**(a)）。免疫染色にてビメンチン（Vm）陽性の間質細胞が豊富に認められ，その管腔面を一部サイトケラチン（Ck）陽性の上皮細胞が覆っており，子宮内膜様組織が再構築されている（図2(b)）。

4 ラット子宮角[※3]部分切除モデルのDUMによる子宮角再生

4.1　ラット子宮角部分切除モデル

部分切除したラット子宮角の再生にDUMが利用できるかを見るために，次の3群を設定した。

- 開腹のみで子宮角には処置をしなかった群（Control；CO）
- 子宮角の一部を切除して，DUMで被覆した群（Excision/Replacement；ER）
- 子宮角の一部を切除して，そのままにした群（Excision Only；EO）

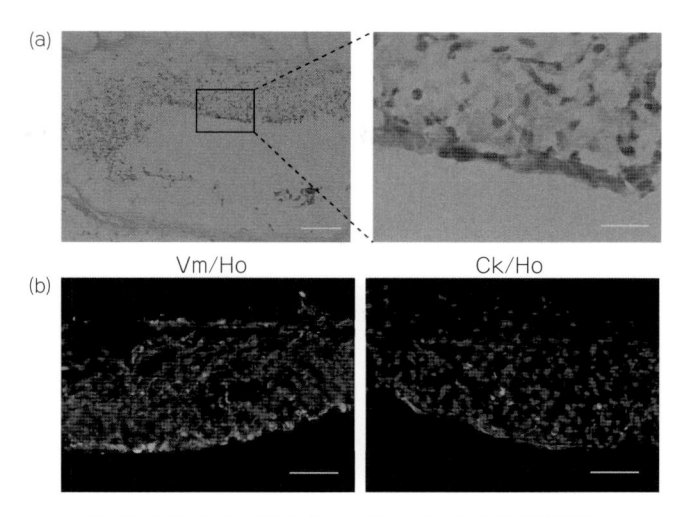

図2　DUMの再細胞化（文献11）より改変引用）

(a)灌流培養3日後のH&E染色。Scale bar＝100 μm（左図）とScale bar＝20 μm（右図）。(b)免疫蛍光染色にて，DUM内部に細胞が分布しており，子宮内膜様組織が再構築されている。スケールバー＝60 μm

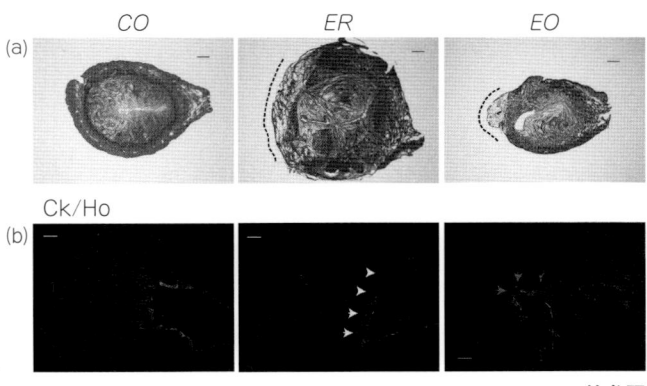

※口絵参照

図3　DUM被覆による子宮角再生（文献11）より改変引用）

(a)マッソントリクローム染色。Scale bar＝300 μm。(b)免疫蛍光染色。COでは正常子宮が認められる（(a),(b)左）。ERではDUMに再細胞化が起こり，EO（(a),(b)右）と比較して上皮の再生が良好である（(a),(b)中央）。スケールバー＝100 μm

---

※3　子宮は解剖学的に1つの子宮体と左右2つの子宮角に分かれる。子宮角の先は連続して卵管が存在する。ヒトの正常子宮では子宮体部が大きく子宮角はほとんど認めない。一方，ラットなどの齧歯類においては，子宮角が大きく形態的に明瞭に子宮が2本に分かれているので，それぞれの子宮角に妊娠が成立すると，より明瞭に子宮が2本に分かれて観察される。
※4　核を紫，細胞質を赤，膠原線維を青に染める染色。

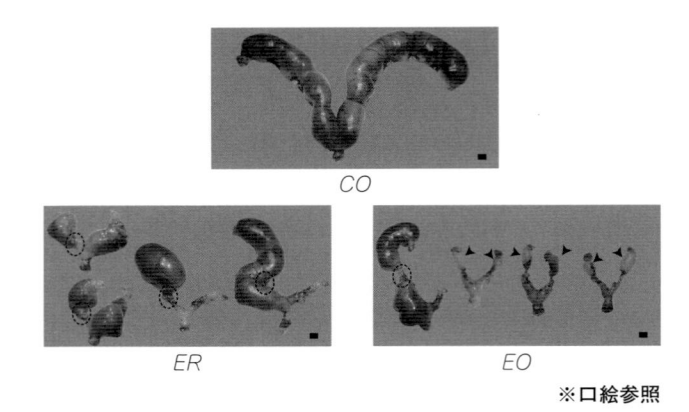

CO

ER　　　　　　　　　EO

※口絵参照

図4　ラット子宮角部分切除モデルの各群における妊娠子宮
（文献11）より改変引用）

COについては代表的な図のみ示し，ERとEOについてはすべて
の子宮角を示す。EOの非妊娠子宮角は，部分切除部より遠位側の
水腫を認める（矢印）。EOの再生部位（点線）は，ERの当該部
位（点線）と比較して狭窄している。スケールバー＝2mm

表1　ラット子宮角部分切除モデルの各群における胎児数，妊娠率，胎児重量（文献11）より改変引用）

	CO (n=8)	ER (n=8)	EO (n=8)
子宮角あたりの胎児数：平均±標準誤差（範囲）	4.9±0.4(4−6)	1.3±0.5(0−4)[a]	0.6±0.6(0−5)[a]
子宮角あたりの妊娠率 [%]	100[b]	75[b]	12.5
胎児重量 [g]：平均±標準誤差（範囲）	1.8±0.1(0.8−2.8)[c]	1.7±0.2(0.2−2.2)[c]	0.8±0.0(0.7−0.8)

[a]$P<0.005$, vs. CO；[b]$P<0.05$, vs. EO；[c]$P<0.05$, vs. EO.

4.2　再構築組織の組織像

　術後28日目に子宮摘出し，切片を作成してマッソントリクローム染色[※4]および免疫染色を行っ
たところ，ERにおいてDUMに再細胞化が起こり，EOと比較して子宮組織の再生が促進され，
上皮の再生も良好であった（**図3**）。

4.3　再構築子宮の妊孕性

　術後28日目よりオスラットと交配を行い，妊娠後期（腟栓確認後19日目）に子宮を摘出して
胎児の有無などを確認した。**図4**に摘出した妊娠子宮を示す。COでは8つの子宮角すべてに胎
児が認められた。ERでは6つの子宮角，EOでは1つの子宮角のみに胎児が認められた。EOの
非妊娠子宮角は，部分切除部より遠位側の水腫を認め（図4），子宮腔の強い癒着が疑われた。
妊娠子宮においても，EOの再生部位（点線で囲った部位）は，ERと比較して明らかに狭窄し
ていた（図4）。子宮角あたりの妊娠率および平均胎児重量はCOとERでほぼ同等で，EOでは
有意に低いという結果であり（**表1**），EOと比較してERのほうが子宮内環境が良好であること
が示唆された。

5 おわりに

今回，脱細胞化・再細胞化技術を用いることにより子宮の部分的再構築に成功した。脱細胞化子宮マトリックスにおいては種々の細胞外基質および血管構造が維持されており，そのことがin vitro での灌流培養および in vivo での子宮欠損部への被覆による子宮組織の部分的な再構築を可能にしたと考えられる。今後の臨床応用を考えると，子宮欠損などのケースに免疫拒絶反応の心配なく子宮全体を再構築するには，患者自身に由来する幹細胞を子宮細胞へ分化させて使用する必要がある。具体的には，この脱細胞化・再細胞化システムに iPS 細胞や間葉系幹細胞を用いることで，臨床応用に即したより効率的な子宮の再生・再建を目指していきたいと考えている。

〈特記事項〉

本研究成果は日本学術振興会科学研究費，坂口光洋記念慶應義塾医学振興基金，日本医師会医学研究助成費，上原記念生命科学財団の資金的支援を受け得られた。

文　献

1）M. Brannstrom and C. A. Wranning, A. Altchek : Experimental uterus transplantation, *Hum Reprod Update*, **16**, 329–345（2010）.

2）J. M. Goldfarb et al. : Fifteen years experience with an in-vitro fertilization surrogate gestational pregnancy programme, *Hum Reprod*, **15**:1075–1078（2000）.

3）F. Shenfield et al. : ESHRE Task Force on Ethics and Law 10: surrogacy, *Hum Reprod*, **20**, 2705–2707（2005）.

4）A. Nakash and J. Herdiman : Surrogacy, *J Obstet Gynaecol*, **27**, 246–251（2007）.

5）M. Brannstrom et al. : Livebirth after uterus transplantation, Lancet, pii, SO140–6736, 61728–1（2014）.

6）I. Kisu et al. : Risks for Donors in Uterus Transplantation, *Reprod Sci.*, **20**, 1406–1415（2013）.

7）H. C Ott et al. : Perfusion-decellularized matrix: using nature's platform to engineer a bioartificial heart, *Nat Med*, **14**, 213–221（2008）.

8）B. E. Uygun et al. : Organ reengineering through development of a transplantable recellularized liver graft using decellularized liver matrix, *Nat Med*, **16**, 814–820（2010）.

9）H. C. Ott et al. : Regeneration and orthotopic transplantation of a bioartificial lung, *Nat Med*, **16**, 927–933（2010）.

10）K. H. Nakayama, C. A. Batchelder, C. I. Lee and A. F. Tarantal : Decellularized rhesus monkey kidney as a three-dimensional scaffold for renal tissue engineering, *Tissue Eng Part A*, **16**, 2207–2216（2010）.

11）K. Miyazaki and T. Maruyama : Partial regeneration and reconstruction of the rat uterus through recellularization of a decellularized uterine matrix, *Biomaterials*, **35**, 8791–8800（2014）.

第4節　脱細胞化組織と人工材料との複合化

東京医科歯科大学　**南　広祐**　　東京医科歯科大学　**岸田　晶夫**

■1■ はじめに

　脱細胞化組織と人工材料の複合化は，脱細胞化過程で失われた機能修復，または人工材料の機能を脱細胞化組織に付与することで，新規デバイスの基盤材料として応用することが目的である。脱細胞化組織は比較的新しい材料であり，これが登場する以前より，コラーゲン，キトサンなど天然由来生体材料と人工材料を複合化する研究が数多く報告されている。しかし，これらの複合化材料は物理的および生物学的特性が十分でないため，生体内で機能も不十分であり，医療に貢献できるような優れた材料の作製には至っていない。具体的な問題点としては，一般的なコラーゲン，ゼラチンなどの生体材料は，それ自身のみで形成するマトリクスの強度は非常に低く，複合化した後の物理的特性は，ほぼ人工材料のそれと同じものである。また，生体材料は親水性のものが多く，疎水的な人工材料との複合化には工夫が必要である。さらに，親水性の人工材料との複合化の場合にも，単純な混合では相分離が生じ，高濃度での分子レベルでの混合は困難である。

　これらの問題の解決法として，優れた機械的物性を有している脱細胞化組織の応用が検討されている。生体組織の主成分であるコラーゲンは，その構造中に種々の官能基を有するので，化学的な処理により，人工材料との複合化が可能である。また，脱細胞化組織は，階層的な生体組織の構造をよく保存しており，相互連結された空間を内部に有しているので，人工物質の浸潤による内部組織の修飾や，高分子材料のアンカリングなどが可能であると考えられる。これらの特性を用いて，脱細胞化組織と人工材料との複合化を行うことで，脱細胞化過程で失われた機能の補充や多機能化，高機能化および新規デバイスの作製までが可能であると期待される。本稿では，筆者らのこれまでの試みを中心に，脱細胞化組織と人工材料の複合化に関する最新動向を紹介する。

■2■ 脱細胞化組織と有機材料との複合化

2.1 複合化の考え方

　脱細胞化組織と人工材料の複合化法には，コーティングによる組織表面改質と，組織全体を複合化する一体化方法がある（**図1**）。生体組織に対するタンパク質や高分子のような大きな分子の透過性は非常に低い。脱細胞化組織は内部に空間を有しているものの，物質の浸透性はその物質の分子量に依存する。脱細胞化血管の内中膜を利用して，物質透過性を測定したところ，タンパク質の透過性は高分子量になるほど低下した[1]。また，脱細胞化処理法により内部空間のサイ

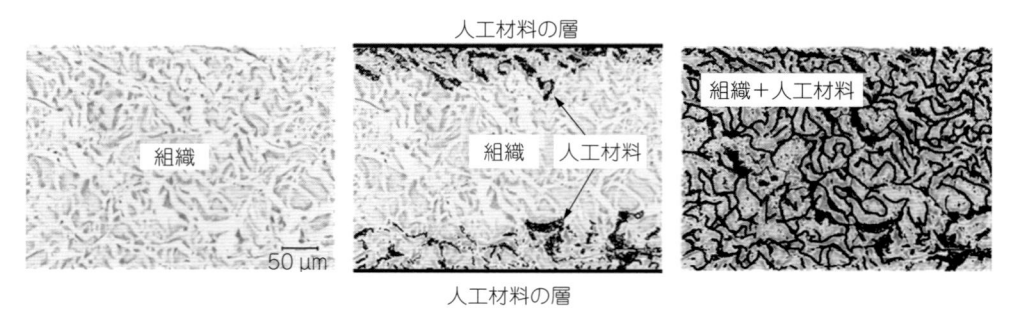

図1　脱細胞化組織と人工材料の複合化法

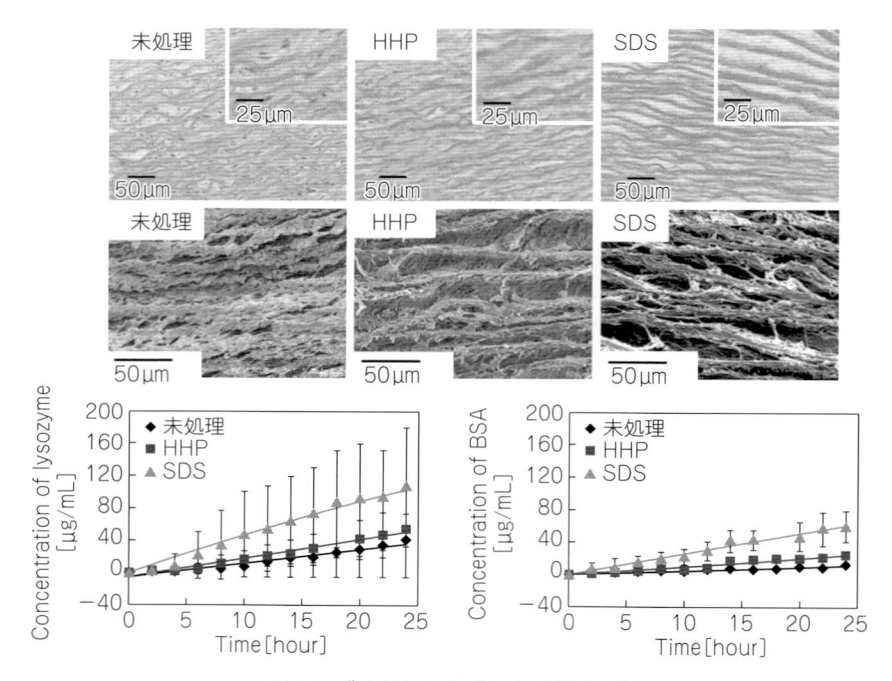

図2　ブタ組織の構造と物質透過性

ズが変化し，物質の透過性に影響を与えることを見出した（**図2**）。特に，高静水圧（980 MPa）で脱細胞化した組織の場合，その構造は未処理のものと近く，内部空間の比率が低いことから，物質透過性が非常に低かった。すなわち，高分子量の物質の場合，脱細胞化組織の中に浸透させるのは困難であり，表面コーティングが複合化として第一選択であることを意味する。例えば，凍結乾燥した脱細胞化組織（血管）に抗血栓性を付与するために，ヘパリン溶液を浸潤させてみると，ヘパリンは組織の周緑部に浸潤するものの，中心部には到達せず，全体を均一にヘパリン化することは困難であった[2]。このように，内部まで高分子を浸透させ複合化するには単純な浸透では実現は困難である。簡便な複合化法としては，表面での架橋や物理的相互作用を用いた表面改質が適切であることがわかる。

2.2　表面コーティングによる複合化

　最も早期の脱細胞化組織と人工材料の複合化は，脱細胞化組織の安定化とコラーゲンの漏出を抑制するものである。コラーゲンは優れたバイオマテリアルであるものの，血液凝固物質でもあるため，血管や心臓弁などの血液と接触する臓器・組織として使用する場合には，その血栓形成性を抑制する必要がある。このために，最初に行われた方法は組織の化学架橋である。コラーゲンが主成分であるため，グルタルアルデヒドやフォルムアルデヒド，ジェニピン，1-エチル-3-（3-ジメチルアミノプロピル）カルボジイミド塩酸塩（EDC）のような架橋剤を用いることができる。これらの架橋剤を用いて，コラーゲン分子とのアンカリング効果を狙い，アミン基やカルボキシル基を有するポリマーを架橋剤と同時に添加し架橋させることで比較的簡単に複合体を得ることができる。

　コーティングによる複合化には，溶媒除去による物理的なコーティング法と化学的な架橋反応を利用する方法がある。Zhou らは脱細胞化された小口径血管にヘパリンを導入し，EDC で架橋することで，抗血栓性小口径血管の作製を試みた。[3] この場合，ヘパリンはコーティングされており，組織内部への浸透は見られなかった。我々は抗血栓性を有する 2-メタクリロイルオキシエチルホスホリルコリン（MPC）コポリマーと架橋剤の水溶液に，脱細胞化血管を浸漬し架橋することで脱細胞化組織と高分子の複合化を試みた。[4] その結果，表面での MPC コポリマーによる抗凝固性の機能はもとより，内部架橋による機械的な物性の増加，およびコラーゲン分子の再構成による収縮も抑制できることを発見した。このことから，高分子と架橋剤を混合して脱細胞化組織を浸漬させる場合，高分子は組織の表面にとどまるものの，低分子化合物である架橋剤は組織内に浸漬し，内部で架橋反応が行われることがわかる。また，ジェニピンで架橋された脱細胞化血管に，ポリ乳酸と抗血栓性薬物であるレピルジンをコーティングして，レピルジンの徐放化を検討した研究が報告されている[5]。それによると，高分子とコラーゲン繊維間のアンカリング効果により，機械的な物性の増加と抗血栓性が確認され，人工血管として応用可能であると報告されている。心臓弁の複合化の例として，Stamm らは脱細胞化心臓弁をポリハイドロキシブチレート（PHB）のクロロフォルム溶液に浸漬させた後，クロロフォルムを溶媒置換法により除去させ，PHB でコーティングした複合化組織を得た。図 3 (b)に示したように，12 週間移植後，血栓形成は見られず，長期間の機能維持に非常に有効であると報告されている[6,7]。この複合体は抗血栓性の確保を目的とするので，組織の表面改質に集中した研究例である。PHB のコーティングにより血栓性と炎症反応を抑えることができ，内皮化が進むため，人工血管として有効であると報告されている[8]。血管と心臓弁以外に，心膜とキトサン誘導体の複合化を行うことで組織を親水化し，抗血栓性と低抗原性を獲得した研究も報告されている[9]。これらの研究は，抗血栓性と低抗原性を有する新規バイオマテリアルの開発法として注目されており，医療現場での実用化が期待される。

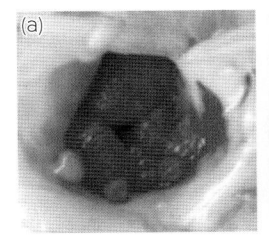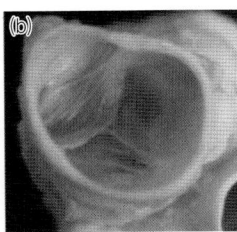

図 3　心臓弁の複合化の例[6]

2.3　物質吸収による複合化

　脱細胞化組織内の相互連結された空間を用いて人工材料を吸収させた後に反応を行う方法により，脱細胞化組織と人工材料との複合化が試みられている。この方法は，脱細胞化組織の優れた機械的物性と寸法安定性に注目した技術である。物質吸収量や吸収部位を制御することが可能であり，さまざまなデバイスを開発することができる。

　ここで注意しなければならない点は，複合化は脱細胞化組織内の空間を人工材料で埋めるだけでは望ましくないことである。複合材料に望まれる基本条件は，２つ以上の物質が分子レベルで相互作用することである。これは，脱細胞化組織の主成分であるコラーゲンと人工材料が組織内で相分離することを防ぐ必要があることを意味する。生体組織と人工材料間の分子間相互作用がないまま脱細胞化組織内の空間を人工材料で満たしても，応力集中や慢性の生体反応により脱落や排除を誘発する可能性が高い。親水性の高い人工材料をいかにして脱細胞化組織内に構築するか，が安定した複合体を得るための中心技術となる。

　筆者らは，高分子材料を脱細胞化組織の内部にまで浸漬させるために圧力印加による強制的な導入方法を開発した[2]。すなわち，ヘパリン水溶液に凍結乾燥した脱細胞化組織を浸漬し，圧力を印加すると，ヘパリンは組織内部まで均一に浸漬できることがわかった（**図４**）。また，ヘパリンが内部まで存在することにより，表面コーティングされたヘパリン含有脱細胞組織と比較し，高い抗血栓性を長期間発揮できることを明らかにした。これは高分子の組織内への浸透に関する初めての報告である。

　また，低分子の浸透性を応用した方法について検討を行った。メチルメタクリレート（MMA）は骨セメントの主成分として既に実績のあるモノマーである。MMA に重合開始剤である過酸化ベンゾイル（BPO）を溶解し，脱細胞皮膚に浸潤させ，ラジカル重合を行った[10]。コラーゲン繊維の間隙に MMA と BPO が浸透し，重合することを見出した。また，重合して生成された重合体であるポリ MMA（PMMA）は生体内で安定に存在し，漏出しないことを確認した。図５に示したように，皮膚組織の空間はすべて PMMA で満たされており，組織内に MMA が浸透し複合化していた。さらに，重合の精密な制御を目的として，紫外線による光重合法について検討した。光開始剤（Irgacure®）と MMA 混合溶液を脱細胞化皮膚に浸潤させたのちに紫外線光重合を行ったところ，脱細胞化皮膚−PMMA の複合体が得られた。MMA/BPO による熱重合法より，MMA/Irgacure® による光重合法の方が高い機械的物性を有していることがわかった[11]。これらの検討から，MMA が組織内部に浸漬して重合する際に重合熱が発生し，これによってコラーゲンの一部変性が生じ，生成した PMMA と分子レベルで絡み合うことが物性の向上に寄与していると考えられ，生体組織と人工材料の複合化について興味ある知見が得られた。

　さらに，モノマー浸潤を制御することによる傾斜的な高分子存在比を持つ複合化法を考案した。これにより一端が脱細胞化組織で，もう一端が人工材料の複合体が得られると期待される。これは人工材料部分を硬

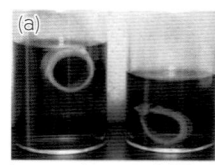
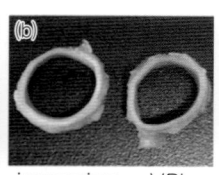
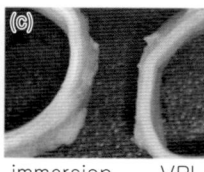

immersion　VPI　　immersion　VPI　　immersion　VPI

図４　圧力印加による強制的な導入方法[2]

組織に，脱細胞化組織の部分を軟組織につなぐ連結組織体や，軟組織と人工材料を連結するデバイスとして応用可能である。この技術を用いて経皮デバイスのプロトタイプを作製した[12]。皮膚組織の中心部に穴をあけ，チューブを通すための PMMA 棒を挿入した後，MMA モノマーと BPO を PMMA 棒の周囲に滴下して重合した。このデバイスをラットに移植した結果，表皮細胞のダウングロースを抑制し，周辺組織の融合が生じることを確認した（図 6）。また，デバイスの脱落や，移植部位での肉芽形成も観察されなかった。これらの結果から，組織内で重合を行うことで，新しいデバイスとし

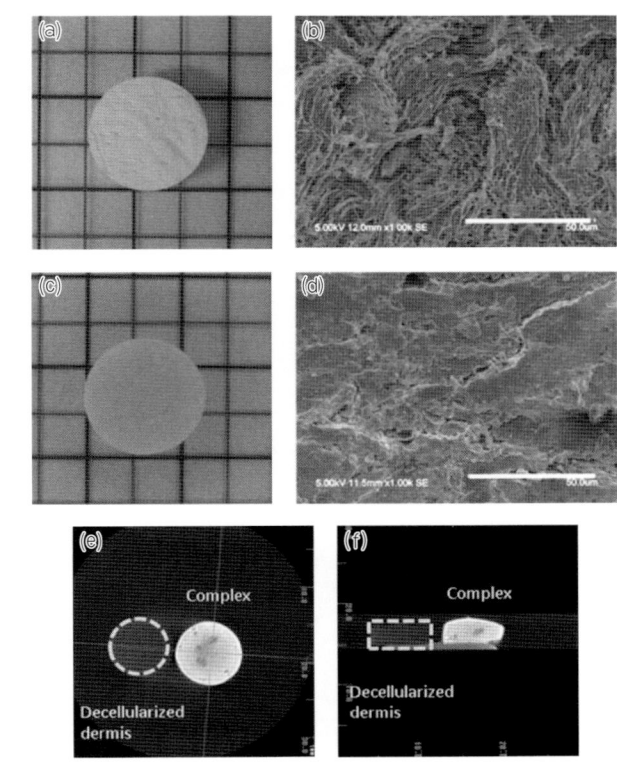

図 5　脱細胞化組織と複合化組織[10]

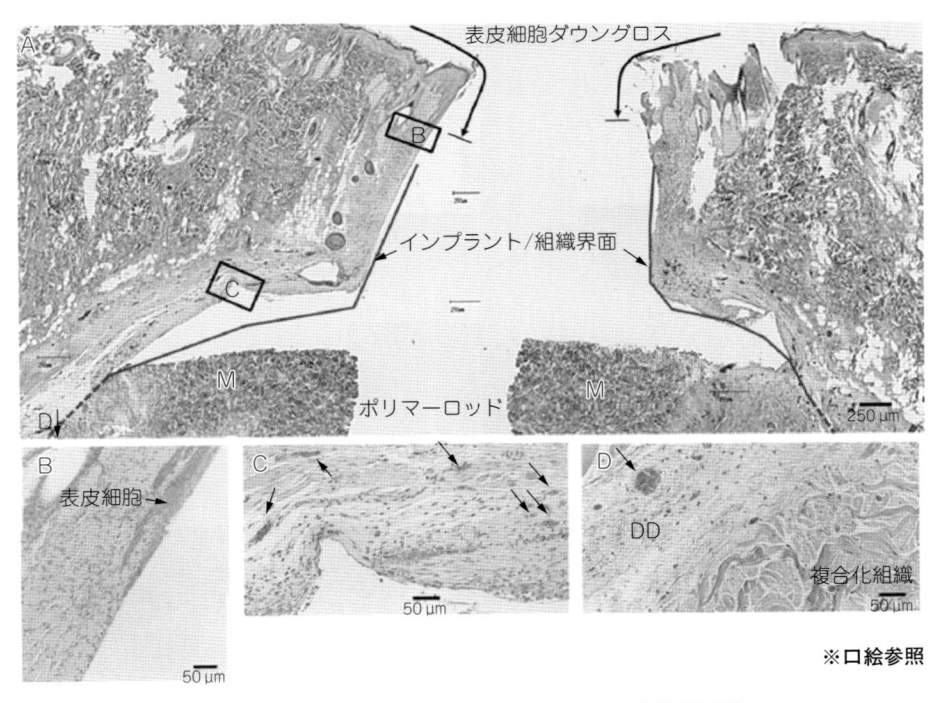

※口絵参照

図 6　経皮デバイスのプロトタイプによる生体反応[12]

ての応用が期待される。一方，より高度な複合化の実現のために，生体組織のコラーゲン分子とポリマーとの相互作用に関する研究が望まれる。

2.4　固体-固体複合化

　前項までは，固体である生体組織に，液状物質であるモノマーや高分子溶液を浸漬させて複合化する方法を紹介した。一方，固体の生体組織と固体の人工材料の複合化に関しての研究も進められている。固体と固体の複合化は界面での接着が一般的であり，接着剤や溶融法により行われる。生体組織と人工材料の複合化に関して最も簡単な方法は，縫合と生体接着剤による組織接着である。しかし，縫合は高強度の接合が可能であるものの，分子間の複合化には至らない。生体接着剤は，生体組織と人工材料の間に連結する接着剤の硬化層を形成する。生体組織用接着剤として用いられているのはフィブリンシーラントとシアノアクリレートである[13,14]。フィブリンシーラントは，フィブリノーゲンとトロンビンを混合することで即座にゲル化し，材料を接着させる。一般的には瞬間接着剤として知られているシアノアクリレートは，界面でのわずかな水分によって重合が開始し，ポリマーが生成して瞬時に接着される。外科手術中に損傷された組織を修復するために使用されているが，実際に組織と人工材料を複合化するために使用されたケースはほとんどない。

　近年，超音波振動により生体組織に約80℃の熱を発生させ，組織内のタンパク質を凝固・切開する超音波メスが臨床で利用されている[15]。超音波メスの出力を調節することにより，軟組織の切断の際，変性されたタンパク質と血液の凝固により，切断箇所において組織同士を融着することができる。この融着メカニズムを利用し，超音波メスの作用機序である熱，振動および圧着力のエネルギーを付与することで，生体組織-高分子材料間の固体-固体間の接着について可能性を検討している（**図7**）。これまでに血管組織が熱と振動によりステンレスに良好に接着することを報告した[16,17]。また，種々の高分子フィルムを用いて生体組織-高分子材料間の接着を検討し，セグメント化ポリウレタン，ポリエチレンレテレフタレート（PET）など，特異的な官能基を有する高分子材料が血管と接着することを見出した[18]。超音波接着における表面官能基の影

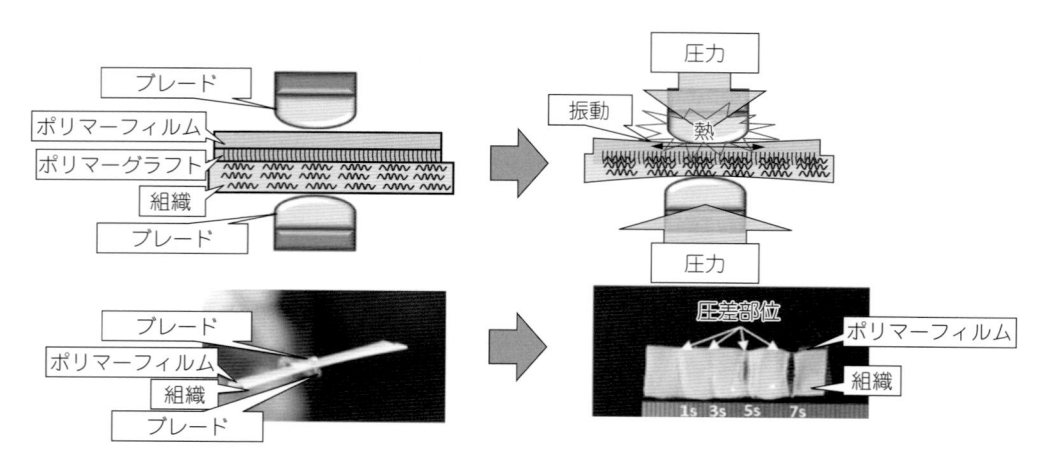

図7　生体組織-高分子材料間の固体-固体間の接着[19]

響を検討するため，コロナ放電処理されたポリエチレンフィルムに種々のモノマーを表面グラフト重合し，接着力を測定した[19]。その結果，生体組織-高分子材料間の接着には，カルボキシル基やヒドロキシル基が有効であることを見出した。超音波振動のエネルギーを付与すると生体組織のコラーゲン分子が熱により一部変性し，同時に高分子鎖と絡み合うことによって接着が生じると考えている。これは，フィブリノーゲンやシアノアクリレートのような表面でのアンカリングによる接着ではなく，分子の絡み合いによる複合化であり，非常に薄い複合化層が生体組織と高分子材料の間に存在することを意味する（図7）。脱細胞化組織との複合化にも成功しており，有機材料に限らず，無機材料や金属材料との複合化も可能であり，有望な複合化方法であると考えられる。

3　脱細胞化組織と無機材料との複合化

生体内の無機物は，ヒドロキシアパタイト（HA）をはじめとするリン酸カルシウム塩である。脱細胞化組織へのリン酸カルシウムの複合化は，多くの場合，石灰化として扱われているが，その研究は少なく，多くの研究はコラーゲンゲルなどのハイドロゲルを用いて行われている。脱細胞化組織上での石灰化については，Gerhardt らが骨梁骨にナノサイズの生体活性ガラスをコーティングすることで血管新生を誘導する複合化骨の作製を試みている[20]。その結果，図8 に示したように生体活性ガラスは骨の中に浸透し，複合化することを確認した。移植後，目的とした血管新生の効果は見られなかったものの，周辺組織の骨再生を促進することを報告した。骨以外にも軟組織を利用して骨を作製する研究も行われた。Wang らは，交互浸漬法を用いた複合化を試みた。脱細胞化真皮組織を $CaCl_2$ と Na_3PO_4 水溶液に交互に浸漬することにより，リン酸カルシウム塩が複合化された脱細胞真皮組織を得た[21]。浸漬回数の増加とともに石灰化が進行し，機械的な物性が上昇することを見出した。Buskirk らは，脱細

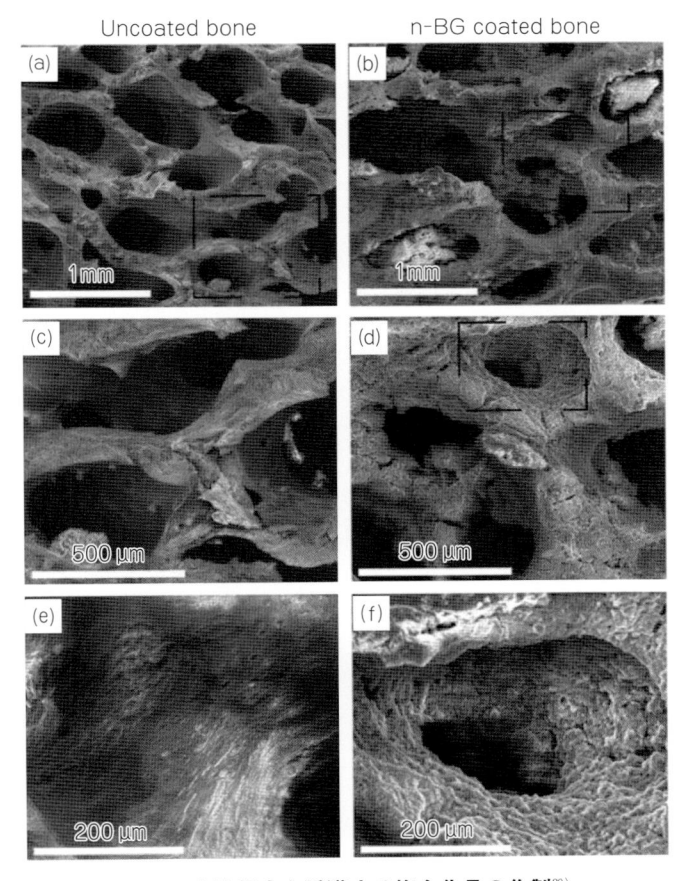

図8　血管新生を誘導する複合化骨の作製[20]

胞化真皮を腱として応用することを目的とし，キレート剤である EDTA を真皮組織に吸収させて石灰化を行った。EDTA とカルシウムイオンは組織のコラーゲンとキレートされ，架橋効果をもたらすと報告した[22]。このように石灰化された脱細胞化組織に関する研究は，骨・歯根などの再生や人工腱の作製に応用可能であると考えられる。

❹　まとめ

　脱細胞化組織を，組織工学および再生医療分野に応用することを目的とする研究は数多いが，人工材料との複合化に関する研究はまだ少ない。脱細胞化の過程で失われた機能の補填や，脱細胞化組織に新しい機能を付与する戦略として，脱細胞化組織と人工材料の複合化は非常に有望である。現在，多様な脱細胞化組織を用いて複合化研究が行われており，近々に新規材料として医療現場での利用も可能になると期待される。

文　　献

1) P. Wu et al. : *Mater. Eng. C.*, **43**, 465 (2014).
2) J. Negishi et al. : *Tissue Eng. C.*, **20**, 724 (2014).
3) M. Zhou et al. : *J. Biomed. Mater. Res.*, **100B**, 111 (2012).
4) K. Nam et al. : *J. Artif. Organs*, **12**, 47 (2009).
5) C. Heidenhain et al. : *J. Biomed. Mater. Res.*, **94B**, 256 (2010).
6) C. Stamm et al. : *Ann. Thorac. Surg.*, **78**, 2084 (2004).
7) N. Grabow et al. : *Artif. Organs*, **28**, 971 (2004).
8) S. Wu et al. : *Artif. Organs*, **31**, 689 (2007).
9) I. Gamzazade et al. : *Bull. Russ. Acad. Sci.: Phys.*, **73**, 468 (2009).
10) R. Matsushima et al. : *Mater. Eng. C.*, **35**, 354, (2014).
11) K. Nam et al. : *Eur. Polym. J.*, **60**, 163 (2014).
12) K. Nam et al. : *Artif. Organs*, **38**, 1060 (2014).
13) A.G. de Alba Campomanes et al. : *J. AAPOS.*, **13**, 357 (2009).
14) S. Srinivasan et al. : *Br. J. Ophthalmol.*, **93**, 215 (2009).
15) L. William et al. : *Surg. Endosc.*, **23**, 90 (2009).
16) A. Katoh et al. : *Med. Eng. Phys.*, **32**, 304 (2010).
17) T. Aodai et al. : *J. Artif. Organs*, **15**, 386 (2012).
18) K. Yamamoto et al. : *Surg. Endosc.*, **25**, 1270 (2011).
19) K. Nam et al. : *J. Appl. Polym. Sci.*, **131**, 40885 (2014).
20) L-C. Gerhardt et al. : *J. Biomed. Mater. Res*, **101A**, 827 (2013).
21) Y. Wang et al. : *Adv. Sci. Lett.*, **17**, 108 (2012).
22) D. Buskirk et al. : US patent 6893462B2.

第4章　生体を利用した臓器・組織の作製

第1節　動物の発生原理を利用した臓器再生技術

東京大学　山口　智之

1　はじめに

　重篤な慢性臓器疾患に対する臓器移植は，疾患の完全治癒のために非常に有効な手段である。一方で，臓器移植における慢性的なドナー不足や移植後の拒絶の問題は非常に深刻である。

　現在，本邦では30万人以上が慢性腎疾患治療のために人工透析を受けており，患者数は増加の一途をたどっている。これらの重篤な慢性腎疾患の治癒のためには腎臓移植が有効であるが，これらの患者全員に腎臓を提供するのは到底現実的ではない。実際，日本臓器移植ネットワークの統計によると，2013年12月現在で，腎臓移植を希望する登録患者数は12,639名であるが，2013年中に移植を受けられた患者数はわずか150名足らずである。

　また，提供者にとっても腎臓が1つになることは健康に大きな負担となる。米国のデータでは腎臓提供に伴う死亡率は0.03%であり，また，提供後に高血圧やタンパク尿が認められることもある。また，提供者にとっても腎臓が1つになることは健康に大きな負担となる。

　重篤な肝不全に対する肝移植も同様に深刻である。肝臓移植の件数のほとんどを占めるのが生体肝移植である。ドナーの肝臓は一部切除後にその機能を補うために肥大するが（代償性肥大），腎臓移植のケースと同様にドナーにも一定の割合で合併症などが発症してリスクを伴い，ベストの選択とは言いがたい。さらに，脳死移植件数の少ない我が国では海外での移植を希望するケースも多いが，移植ツーリズムの禁止を提言したイスタンブール宣言（国外での臓器移植を禁止する）もあり，臓器移植への道のりはさらに厳しいものになっている。このような絶望的なドナー不足の現状を打破するためには再生医学による臓器再生が非常に重要である。本稿では筆者らの開発した，動物の発生原理を利用した臓器再生技術（胚盤胞補完法）について概説する。

2　胚盤胞補完法

　1998年にジェームス・トムソンらによって多能性幹細胞である胚性幹細胞（embryonic stem cell，ES細胞）がヒト受精卵から樹立されて以来[1]，世界中で競って臓器や組織へのin vitro分化法の開発の研究が行われた。しかしながら，ES細胞は受精後の初期胚である胚盤胞から作製されるため，患者自身から作製することはできず，倫理的にも問題がある。近年，ES細胞とほぼ同等の能力を持つ誘導型多能性幹細胞（induced pluripotent stem cell，iPS細胞）が開発されたことで[2]，自分自身の細胞から移植用の組織を作製するという究極の再生医療への道が開けた。これまでにさまざまな細胞がES/iPSから分化誘導され，細胞治療の臨床試験が開始されつつある。

　例えば，加齢性黄斑変性症の患者には患者自身の iPS 細胞から誘導された網膜色素上皮細胞シートが移植された。また，I 型糖尿病に対するインスリン産生細胞の移植・パーキンソン病に対するドーパミン産生細胞の移植，輸血の為の血小板[3] など細胞移植が有効な疾患がある一方で，肺や腎臓といった三次元の複雑な組織構造が機能に重要な器官の疾患は細胞移植では解決できないのが現状である。これらの臓器は in vitro の分化誘導法では構築できていないが，生体内で受精卵が発生分化する過程では精密に形作られ正常に機能する。つまり，in vitro 分化誘導法の問題点を克服するためには動物体内での正常な発生，分化過程（さまざまな細胞間クロストーク）を経て臓器が形成されることが理想的であると考えられる。

　そこで筆者らは真に移植に用いられる臓器の作製を目的として，動物の発生原理を利用した"胚盤胞補完法"を提案した。胚盤胞補完法の基礎となる論文は 1993 年に Chen らによって報告された[4]。彼らはリンパ球の機能を調べる実験の 1 つとして，リンパ球が欠損している Rag2 ノックアウトマウスの胚盤胞に正常マウスの ES 細胞を注入しキメラマウスを作製した。そしてキメラマウスの末梢血を調べるとリンパ球が存在し，それらはすべて ES 細胞由来であった。つまり，欠損しているはずの組織を外部から注入した ES 細胞がホスト動物の発生原理を利用して分化，増殖して成熟リンパ球になり組織を補完したのである。

　筆者らはこのシステムに注目し，リンパ球欠損マウスの代わりに臓器欠損マウスの胚盤胞に外部から正常な ES 細胞を注入してキメラを作製すれば，ES 細胞が欠損臓器を補完し，すべて ES 細胞由来の臓器が作製できるのではないかと考えた。このコンセプトを検証するためにまず，臓器欠損動物の選定を行い，膵臓を欠損する Pdx1 ノックアウトマウス，腎臓を欠損する Sal1 ノックアウトマウスで実験を行った。

③　同種臓器の作製

　膵臓は発生過程において膵原基と呼ばれる上皮組織と周囲に存在する間葉細胞の相互作用により分化が始まり，最終的に外分泌組織と内分泌組織の主に 2 つの組織からなる臓器を構成する。この膵臓を作製するためのホストとして膵臓の発生に必須な転写因子である Pancreatic and duodenal homeobox 1（Pdx1）は発生過程の十二指腸における膵芽予定領域に発現し，膵臓の発生を司る[5]。この Pdx1 を欠損した Pdx1 ノックアウト（Pdx1$^{-/-}$）マウスは膵臓の形成不全を示し，糖代謝ができないために出生後間もなく死亡する。この Pdx1 ヘテロ（Pdx1$^{+/-}$）マウス同士の交配により得られた Pdx1$^{-/-}$ マウス胚盤胞に Enhanced Green fluorescent protein（EGFP）標識したマウス ES/iPS 細胞を注入し，キメラマウスの作製を試みた。ゲノム解析により Pdx1$^{-/-}$ と判定されたキメラマウスの膵臓を観察したところ，臓器全体に一様に GFP の蛍光を発する膵臓が確認された（**図 1**）[6]。

　この膵臓は正常マウスの膵臓と同様の形態をしており，組織切片を詳細に観察したところ，β 細胞，α 細胞，γ 細胞の内分泌組織，膵アミラーゼ陽性の外分泌組織あるいは膵管のいずれもが，多能性幹細胞由来の細胞で構成されていることが確認できた（図 1）[6]。次に，この多能性幹細胞由来の膵臓の機能を調べるために，多能性幹細胞由来の膵臓が作製された Pdx1$^{-/-}$ マウスに

糖負荷テストを行った。非絶食時における定常状態の血糖値は野生型と同等の値を示し，絶食 20〜24 時間後にグルコースを投与し，その後の血糖値推移を測定した糖負荷テストにおいても，一過性の上昇後の正常な血糖値抑制反応が認められた。

次に移植実験を行い，胚盤胞補完法で作製された臓器が移植治療に用いることができるかを検討した。作製された膵臓より膵島を単離し，ストレプトゾシン（STZ）で誘発した糖尿病モデルマウスの腎皮膜下に移植し，糖負荷試験を行ったところ，多能性幹細胞由来の膵島を移植された群は正常な耐糖能を示した（**図 2**）。以上の結果から，筆者らが開発した胚盤胞補完法によって再生された臓器は，形態的，組織学的さらに機能的にも正常な臓器と同等であり，かつ移植治療が可能であることが確認された[6]。

膵臓と同様の方法で胚盤胞補完法による腎臓の作製を試みた。Sall1 は間葉に発現する転写因子であり，発生過程におけるネフロン形成に重

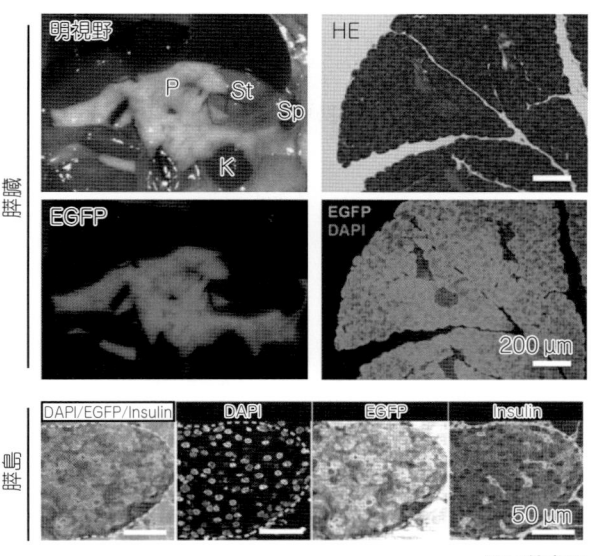

図 1　Pdx1$^{-/-}$ マウス体内で作製されたマウス iPS 細胞由来膵臓[8]

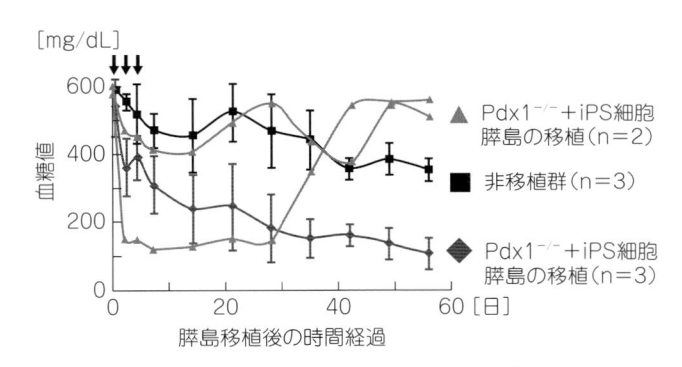

図 2　膵島移植後の血糖値の推移[8]

要な働きをする。Sall1 ノックアウトマウスは腎臓形成不全の表現型を示し，生直後死亡する。この Sall1–GFP ノックインヘテロマウス（Sall1$^{+/GFP}$）マウス同士の交配により得られた Sall1GFP/GFP マウス胚盤胞に DsRed 標識したマウス ES 細胞を注入し，キメラマウスの作製を試みた。

ゲノム解析により Sall1$^{-/-}$ と判定されたキメラマウスの腎臓を観察したところ，臓器全体に一様の DsrRed の蛍光を発する腎臓が確認された（**図 3**）[7]。これにより，胚盤胞補完法は膵臓だけでなく他の臓器（腎臓）にも適用できることが確認された。

4　異種膵臓の作製

筆者らの目標はこのストラテジーを利用したヒトの移植可能な臓器作製であり，この目標を達成するためには異種間キメラの作製が必要となる。古くから異種間キメラの作製は試みられてきたが，これまで産仔にまで至った例はない。近年の多能性幹細胞樹立法の確立により，筆者らはキメラ形成能を持つラット iPS 細胞の樹立に成功した。ラットとマウスは同じ齧歯目に属しているが，遺伝的にエクソン配列の相同性は約

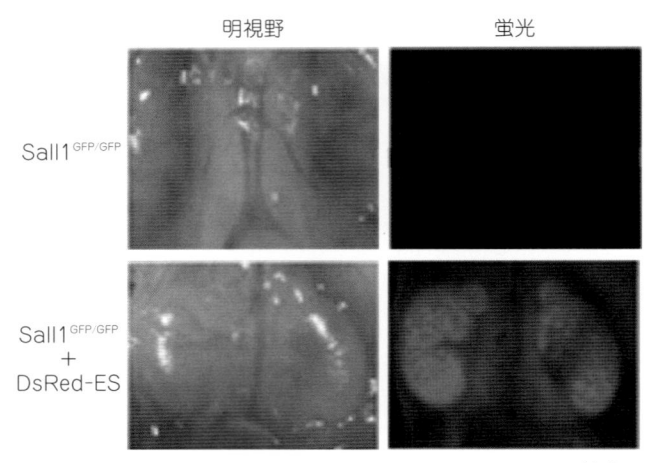

※口絵参照

図3　腎臓欠損マウス体内で作製されたマウス ES 細胞由来腎臓

90％程度とヒト−マウス間，あるいはヒト−ラット間と同等の差異を示し，染色体の数も異なる完全な異種動物である。このラット，マウスを用いて異種間キメラ作製を試みた。過去の報告ではアグリゲーション法による異種キメラ作製が試みられていたが，筆者らが開発したキメラ形成能を持ち，*EGFP* で蛍光標識したラット iPS 細胞およびマウス iPS 細胞をマウスおよびラットの胚盤胞に注入する胚盤胞注入法によりキメラ作製を試みた。蛍光実体顕微鏡下でマウス胚盤胞にラット iPS 細胞，ラット胚盤胞にマウス iPS 細胞を注入して得られた産仔（新生児）を観察すると，両産仔ともモザイク状の *EGFP* 蛍光を示した。また，成体まで発育させて毛色を観察すると，マウス由来の黒色とラット由来の白色の毛髪を併せ持つ異種間キメラが確認された。これらの実験から，マウス−ラット異種間キメラは妊娠満期まで発生が進み，出生後も正常に発育することが確認でき，これが世界で最初の異種間キメラ個体作出の報告となった（**図4**）。

マウス−ラットの異種間キメラ形成能が示されたので，次に異種胚盤胞補完法により膵臓の作

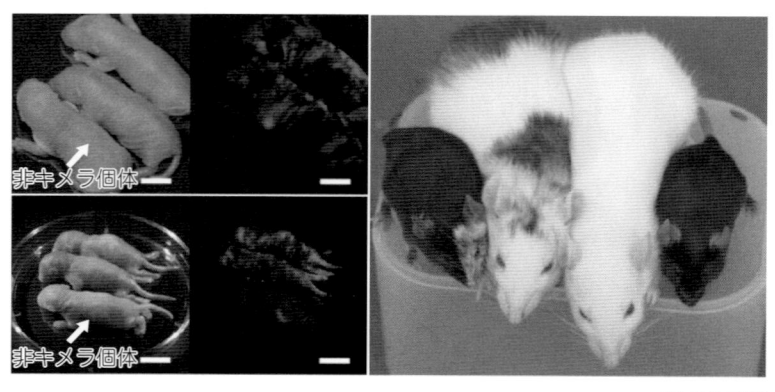

※口絵参照

図4　作出されたマウス−ラット異種キメラ[8]

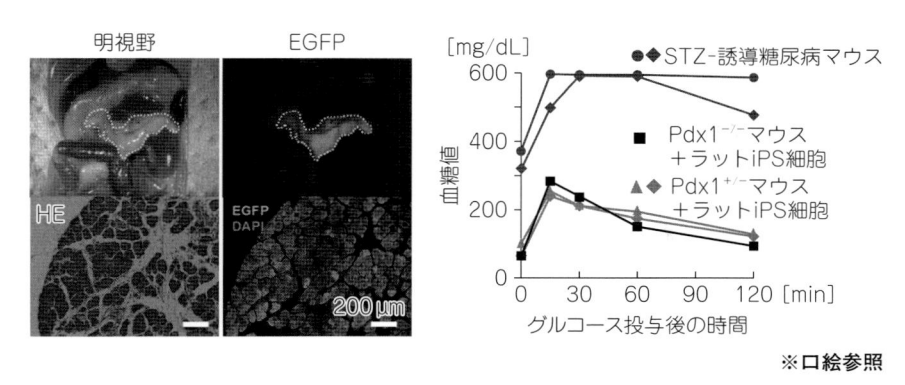

※口絵参照

図 5　マウス体内に作製されたラット膵臓およびラット膵臓を持つマウスの血糖値[8]

製を試みた。Pdx1[−/−]マウス胚に *EGFP* で標識したラット iPS 細胞を移植した結果，マウス多能性幹細胞を移植した場合と同様に，ホスト胚が Pdx1[+/−]であった場合は膵臓を含めた全身がEGFP を発現するラット iPS 細胞由来細胞とホスト胚由来細胞によるキメラになる。これに対し，Pdx1[−/−]胚から形成されたキメラ個体は，膵臓だけは完全に *EGFP* を発現するラット iPS 細胞由来細胞で置き換えられた。また，こうしてマウス体内に形成されたラット膵臓の組織像を免疫組織染色法で詳細に解析すると，同種胚盤法補完で作製したマウス膵臓と同様で，β 細胞，α 細胞，γ 細胞の内分泌組織，膵アミラーゼ陽性の外分泌組織あるいは膵管のいずれもが，多能性幹細胞由来の細胞で構成されていることが確認できた。さらに，ラットの膵臓を持つキメラマウスは正常な耐糖能を示し，血糖値は正常値で一定に保たれていた（**図 5**）。これらの実験から，胚盤胞補完法は異種間でも成立することが明らかとなり，作製された臓器は形態的にも，機能的にも正常であることが示された。

5　胚盤胞補完法の応用

　ここまで概説したように，胚盤胞補完法は動物の発生原理を利用した臓器作製法であり，in vitro の分化系では実現できていない，形態的にも機能的にも完全に正常な臓器を作製することができる画期的な手法である。しかしながら，この手法をヒトの臓器作製に応用するにはいくつものハードルがある。胚盤胞補完法をヒトに応用する場合，ヒト iPS 細胞を注入した胚盤胞期胚（動物性集合胚）を動物体内に移植し，動物を発生させることが必要であり，これはヒト多能性幹細胞が動物の中枢神経や生殖細胞に寄与してしまうことを懸念するヒトクローン法により禁止されている。また，ヒトへの応用において最も大きな障壁になると考えられるのは未だ異種間はおろか同種間においてもキメラ形成能を持つ霊長類の多能性幹細胞が存在しないという点であろう。このキメラ形成能の差は非齧歯類の ES/iPS 細胞が着床後胚のエピブラストに相当する発生段階にあることに起因すると考えられている。マウス・ラット ES/iPS 細胞は着床前の内部細胞塊の特徴を示すのに対し，非齧歯類 ES/iPS 細胞は着床後胚の特徴である X 染色体不活性化や，マウス着床後胚のエピブラスト由来多能性幹細胞（EpiSC）に類似した性質を示すことがわかっている。そのため，現在，着床前段階に相当する非齧歯類 ES/iPS 細胞開発競争が世界中で行わ

れている[8]。これらの研究から，近い将来，キメラ形成能を有するヒト多能性幹細胞が作製されることを期待している。

　最初に述べたように，臓器移植におけるドナー不足は深刻であるが，筆者らが開発した手法がヒトに応用され，一刻も早くドナー不足が解消される日が来ることを期待したい。

文　　献

1) J. A. Thomson et al. : Embryonic stem cell lines derived from human blastocysts, *Science*, **282** (5391), 1145–1147 (1998).

2) K. Takahashi et al. : Induction of pluripotent stem cells from adult human fibroblasts by defined factors, *Cell*, **131** (5), 861–872 (2007).

3) N. Takayama et al. : Generation of functional platelets from human embryonic stem cells in vitro via ES-sacs, VEGF-promoted structures that concentrate hematopoietic progenitors, *Blood*, **111** (11), 5298–5306 (2008).

4) J. Chen, R. Lansford, V. Stewart, F. Young and F. W. Alt : RAG-2-deficient blastocyst complementation: an assay of gene function in lymphocyte development, *Proc Natl Acad Sci U S A*, **90** (10), 4528–4532 (1993).

5) M .F. Offield et al. : PDX-1 is required for pancreatic outgrowth and differentiation of the rostral duodenum, *Development*, **122** (3), 983–995 (1996).

6) T. Kobayashi et al. : Generation of rat pancreas in mouse by interspecific blastocyst injection of pluripotent stem cells, *Cell*, **142** (5), 787–799 (2010).

7) J. Usui et al. : Generation of kidney from pluripotent stem cells via blastocyst complementation, *Am J Pathol*, **180** (6), 2417–2426 (2012).

8) O. Gafni et al. : Derivation of novel human ground state naive pluripotent stem cells, *Nature*, **504** (7479), 282–286 (2013).

第**4**章　生体を利用した臓器・組織の作製

第2節　生体内をバイオリアクターとする組織構築

国立循環器病研究センター研究所　**中山　泰秀**

1 生体内組織形成術（IBTA）

1.1 原理はカプセル化反応

　生体は自分の体を守るために巧くできており，元々体にない「異物」が体内に侵入すると，それを排出しようとする。例えば，痛んだ食べ物を口にすると，吐き出すあるいはお腹を下すなどさまざまな防衛手段を講ずる。また，刺（とげ）が皮膚に刺さると，体外へ押し出そうとする。しかし「異物」が皮下深くにまで入り込んでしまい分解もできないとなると，排出をあきらめざるを得ない。そこで別手段として，生体は異物との共存を選ぶ。しかし，仲良く共存するわけではない。見ず知らずの侵入者と仕方なく同居しなければならないため，不快であるのは確かであり，できれば姿を消して欲しい。そこで生体は侵入者を隠すことを行う。では何で隠すのか。コラーゲンで隙間なく覆い囲むのである。

　生体のタンパク質の約30%はコラーゲンが占めており，コラーゲンは生体の組織や臓器の基本骨格を構成している。覆い尽くした結果，「異物」は外見上自分自身のコラーゲンの固まりとなり，直接接することはなくなる。「異物」を隔離することで共存が成立する。「異物」を体内成分で自己組織化することは，アコヤ貝に核を入れることで真珠ができあがるのと似ている。この生体反応は生体防衛反応の1つである「カプセル化」として古くから知られており，ペースメーカーの電池交換などの際に，埋め込まれた人工物の周囲には必ず起こっている。形成外科などではインプラント周囲に形成する被膜として厄介モノ扱いされることもある。いずれにしても生体にとって大きな負担のない，ごくありふれた現象である。

1.2 出来上がる組織とは

　カプセル化反応は皮下の主細胞成分である線維芽細胞が「異物」の周囲へ集積することによって開始される。したがって，形成されるカプセルは線維芽細胞と線維芽細胞が産出するコラーゲンが主成分となる。異物反応は炎症の一種であることに間違いはないが，生体内組織形成術で利用されるカプセル化では炎症性細胞の集積はほとんど起こらない。というより炎症性細胞が集積してくるような刺激性の高い「異物」は用いない。また，過度の炎症の産物である瘢痕化組織とも主成分としてのコラーゲンは共通するものの明らかに性状は異なる。

　医療用埋込材料として一般に用いられているシリコーンやアクリル，テフロン，ウレタンなどは既に生物学的安全性が確かめられており毒性や炎症性はないが，形成されるカプセルは主成分に大きな違いはないものの異物反応の程度によって厚さや構造は異なる。共通するのは，一般に

カプセル組織体の実質層の厚さは100～300 µm 程であり，非常に薄く，その周囲を脆弱な組織が覆っていることである。慣れていないと実質層を見失う可能性があるため，脆弱さが目立つ周囲組織によってもたらされる先入観から，まさか形成された結合組織膜単体で移植に使えると考える人はほとんどいなかったように思われる。したがって，自家結合組織体の有用性に関する認識は古くからあったものの，過去の研究では，例えば人工血管として利用するには，布製の人工血管は必須であり，そこにいかに確実に結合組織をきれいに皮膜化させるかに努力が重ねられていた。

1.3 原点は半世紀前に

本技術のオリジナルは50年以上さかのぼる Sparks によるマンドリルグラフトといえる[1]。当時は今日の血管外科では当たり前となっている布製人工血管の黎明期にあたり，素材の漏水率の概念が導入されたことで初めて人工血管が臨床で役立ち始めた頃である。この原理は変わらず受け継がれているが，現在では布の網目をコラーゲンやゼラチンで予め目留め処理がなされている。当時 Sparks は，人工血管を皮下に埋入させて予め自己の結合組織で覆わせる工夫を考えて臨床で実践した。急性期での移植結果は良好であったものの，その後瘤化するなど血管病変が顕著となり，遠隔期成績は極めて不良であった[2]。その原因は不完全な自己組織化によるものであった。そこで人工血管の網目を大きくするなど組織侵入しやすくする研究がなされたこともあった。しかし，一般には自己結合組織自体が弱く，血管組織としては使い物にならないとの考えがほぼ常識化していた。

1.4 常識を乗り越えて

実は，人工物は結合組織の形成，構造化を著しく阻害する[3]。そのため，筆者らはカプセル化によって形成される結合組織膜が薄いのを承知の上で敢えて人工物を用いない取り組みを開始した。カプセル化の目的が「異物」を覆い尽くすことであるため，医療用材料であれば材質に関わらずカプセルはある一定以上の厚さを保ち，部分的な欠損はほぼ起こらず，比較的均質に出来上がる。人工物と組み合わさなかったことが幸いした結果，これまで薄いことが災いして移植実験において操作性以外で機能面に大きな障害を与えたことはない。常識に捕われずに実践してみると案外うまくいくことも多いように思う。医療機器の開発，特に再生医療に関わる製品では，工学的な理詰めの開発に加えて，生体の理にかなった力を信じることも重要である。

1.5 生体内組織形成術とは

生体内組織形成術（In Body Tissue Architecture；IBTA）とは，このカプセル化を利用して，自分の移植用の組織体を自分自身の体内成分のみで三次元組織体を作ろうとする新発想の革命的な再生医療技術である[4,5]。移植用の組織体が，単に「型」を皮下に一時的に埋入するだけで得られるのである（**図1**）。すべてが患者自身の体の中で完結する。一方，従来の再生医療での組織や臓器の作製というと，患者から採取した組織から処理して得た細胞を高度な滅菌施設内で増殖させて増やした後，足場となる人工物の基材と組み合わせて，必要に応じて力学的などの負荷

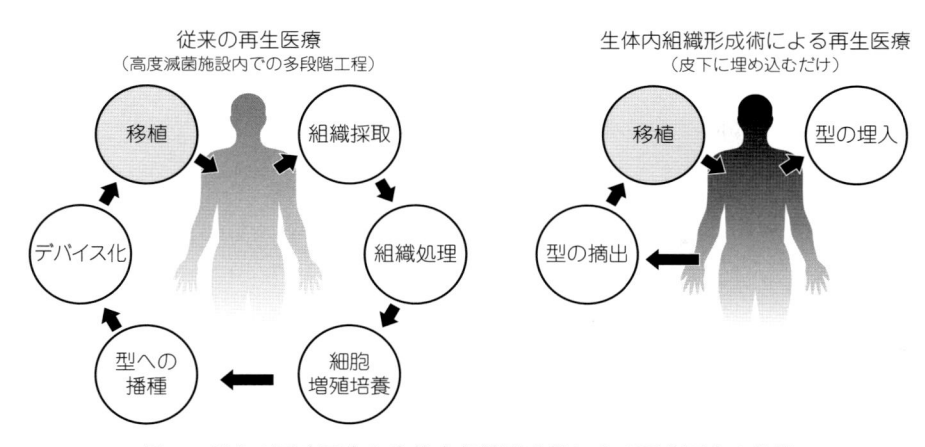

図1　従来の再生医療と生体内組織形成術による再生医療の比較

をかけながら追加培養を行う生体外での組織工学（In Vitro Tissue Engineering）に基づいているのが一般的である（図1）。一部では患者自身から採取した細胞を用いて皮膚や血管などが作製され，すでに企業ベースで臨床応用されている。しかし，iPS細胞など万能細胞のみから，移植可能な形ある自己組織体を作製することは未だ遠い将来の話である。

1.6　生体内組織形成術の利点

　生体内組織形成術では患者の体内を培養器（バイオリアクター）として使うために，細胞培養の煩わしい手間暇コストが一切かからない。体内は無菌状態が維持され，栄養や酸素の供給が確保されているため，理想的な培養環境といえる。その環境が患者すべてに予め備わっている。単に体内に「型」となる人工物を一時的に埋入することで形ある移植用自己組織体が自然と得られる。そのため多くの利点を有する。

　例えば，①「型」の数によって多量に作製できる，②「型」の形によって形状を自由に設計できる。また，得られる組織体は自己組織のみからなるため，③免疫拒絶反応がない，④毒性がなく生体適合性に優れている，⑤感染症において有利である，⑥移植後に体内で成長できる可能性がある。したがって，生体内組織形成術は，安全かつ簡便で経済的である。

　形成されたカプセル組織体の「型」からの取り出しに関しては，特に型と接する面は型の表面形状と呼応する形で忠実に再現される。平滑な面であれば滑らかな組織面となり，凹凸が有ればそれに応じた三次元表面となる。一般に型の表面とカプセル化組織との接着は全くといってよい程起こらず，簡単に奇麗に分離することができる。そのため，カプセル組織に破損を与えることなく滑らかに基材を抜き取ることができる。一方，凹凸が複雑な場合には，組織がアンカーリング効果によって絡み合うために剥がすことが困難になる場合もあるが，それは単なる物理的な接着に過ぎない。基材表面を研磨しておくだけで取り出しに苦労することはない。

　この再生医療は，種々の治療分野での組織作製への汎用性が高く，また「型」さえあれば一般の医療施設においても現在の治療方法の範囲内で行えるため，一般医療として広く普及できる高い実現可能性を有しており，細胞培養センター（CPC）など高度滅菌施設の整っていない後進

国などでも可能な実際的な先進的再生医療である。

1.7　生体内組織形成術でできること

　筆者は，国立循環器病研究センターの医工学材料研究室と人工臓器部を中心に京都府立医科大学心臓血管外科，どうぶつ循環器病センター，関西大学工学部流体工学バイオメカニクス研究室，新幹工業㈱と共同で立ち上げた「生体再生技術研究会」[6] を活動のコアとして，生体内組織形成術を利用して，自分自身の細胞と細胞外マトリックスのみからなる移植用の組織体の開発を行ってきた。円柱状の「型」から得られる管状組織体をバイオチューブと名付けて血管や気管[7] として，また板状の「型」から得られる平面状組織体はバイオシートとして角膜[8] や心血管系を含むさまざまな補修材として，3D 形状の「型」からの弁様組織体はバイオバルブとしてビーグル犬やヤギを用いた移植実験を通じて体内での機能評価を進めている。これらの開発状況とともに，臨床応用への取り組みを次に紹介する。

2　バイオチューブの開発状況

2.1　小口径人工血管の必要性

　中大血管に対する人工血管の完成度はかなり高いといえるが，内径 6 mm 未満の小口径人工血管については血栓形成や内膜肥厚の問題から開存性が低く，実用化までには至っていない。したがって，小口径代用血管が必要な冠動脈や下肢末梢動脈へのバイパス術には，内胸動脈や大伏在静脈といった自己の血管がグラフトとして用いられている。それゆえバイパス手術の再手術が必要な場合や，下肢静脈瘤などで血管の性状が良好でない場合，下肢切断後などの場合には使用できるグラフトが制限されるという問題がある。また，口径が大きい場合でも感染の危険性が高い場合には人工材料を体内に入れることは避けなければならない。

2.2　バイオチューブの移植

　シリコーン製の円柱状の「型」を動物の皮下に 1 カ月程度埋入すると，カプセル化は十分に進む。カプセル化された状態で摘出した後，内部の「型」を抜去することで，管状の結合組織体であるバイオチューブが得られる[9]。ラットからウサギ，ビーグル犬，ヤギ，ブタまで動物体格の大小にかかわらずバイオチューブは形成されるが，経験的に一般に体が大きい程しっかりした厚い組織ができやすい（図2）。埋入箇所で強い炎症が起こればバイオチューブは形成されないが，埋入時に通常の滅菌状態が保たれていれば炎症を生じることはまずなく，形成確率はほぼ 100％と言ってよい。生成したバイオチューブにはピンホールなど微小なものを含めて欠損箇所はほぼない。カプセル化の目的が「異物」を完全に隠すことであることから当然であろう。外周面は脆弱な結合組織が取り巻いているが，バイオチューブ自体は密なコラーゲンの積層構造をしており，内腔面は極めてスムーズで平滑である。バイオチューブは一般に約 2,000 mmHg 以上の耐圧性と約 1,000 kPa 以上の弾性率を有しており，生体動脈代用血管として破裂することなく移植することができる。

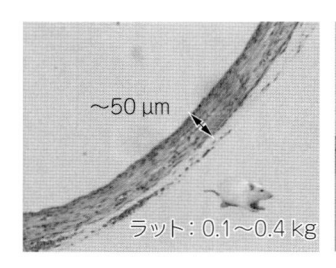
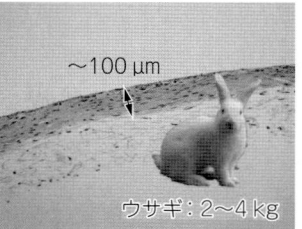
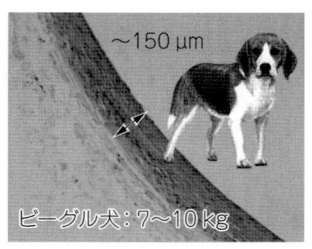
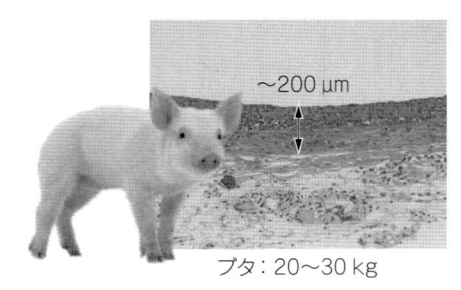
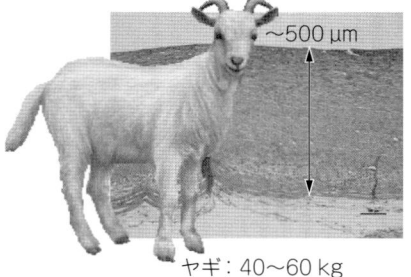

図2　ラットからヤギまで各種動物の皮下で形成されるバイオチューブ組織の比較

　これまでに，ビーグル犬の総頸動脈（内径5mm），腹部大動脈（内径4〜6mm），大腿動脈（内径2mm），ウサギ総頸動脈（内径2〜3mm）[10,11]，ラット腹部大動脈（内径1.5から2mm）[12,13]に移植を行ってきた。しかし，取り出し直後の生のバイオチューブは腰が弱く，自立性に乏しい。しかし数分間でもアルコール脱水を行うことで取り扱いが格段に向上し，小口径でも通常のマイクロ顕微鏡操作で縫合が容易である。現在も経過観察中であるが，最長でビーグル犬では7年，ウサギでは2年，ラットでは1年半の長期開存が得られており，瘤化や狭窄は認めていない。

　移植後のバイオチューブへの血管組織の侵入はほとんどが両吻合部から起こるため，移植片が長いほど全体の血管再生は遅れる。1cm程度の長さであれば約1カ月後に，3cmであれば約3カ月後にはほぼ完全な血管組織が再生する。作製当初のバイオチューブはコラーゲンが主成分であるが，移植後には速やかに内腔面を血管内皮細胞が覆い，壁内には血管平滑筋細胞が浸潤する。

2.3　バイオチューブの作製促進への工夫

　「型」に対する異物反応性を適度に高めることができればバイオチューブ組織の作製は促進できる。通常のDDS手法を用いて「型」の表面に細胞増殖因子を固定化，徐放化すれば，容易に予想されるように組織形成が促進され，毛細血管網を多数誘導することが可能であった[14]。興味深いことに，生理活性物質を用いずに，単なる食用色素を徐放化することだけでも厚い組織が従来の1/4程の短期間で形成されることも確認した[15]。安全性の確かめられている化学物質でも細胞のミクロレベルでは局所的な異物反応を惹起させ，炎症反応まで至らずに組織化を促進することができる。

　また，体内で光を照射することも有効であった[16]。波長の短い青い光は皮膚組織に吸収されやすいため皮下組織深部には到達しにくい。皮膚内部の線維芽細胞に青い光が当たると皮膚が切開

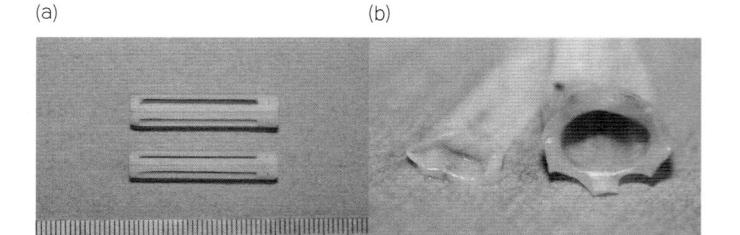

(a)　　　　　　　　　　　　(b)

図3　形状的な工夫を行ったバイオチューブ作製用「型」(a)。得られた自立性を有する丈夫なバイオチューブ組織 ((b)の右側) と従来の「型」で形成された壁の薄いバイオチューブ組織 ((b)の左側)

しているど勘違いするのかもしれない。線維芽細胞が青い光を隠そうとコラーゲンを増産し，結果として「型」の周囲に厚いカプセル層が形成される。光照射は間欠，短期間，短時間でも十分な効果が得られる。DDS法に比べて，刺激のON-OFFの調節がしやすいのも利点である。

　最近では「型」の改良が進み，単に組織を厚くする目的だけであるなら，形状的な工夫によって達成できている（**図3**）。将来的な治療の普及のためには構成をできるだけ簡素化することが望ましいため，研究目的の興味先行型だけではなく，併行して実臨床指向の現実路線での開発も重要となる。

2.4　体内培養の併用によるバイオチューブの機能化

　「型」として多孔質の円筒を用いて，内部に自己脂肪組織から分離した脂肪組織由来間葉系幹細胞（ADSC）をコラーゲン溶液とともに封入して皮下埋入を行うと，孔からしみ出したADSCが血管壁構成細胞に分化しながら「型」周囲を囲み，同時に皮下の線維芽細胞を主細胞成分とする結合組織からなるバイオチューブ膜との融合が起こる。その結果，2週間後には内腔面が内皮細胞化された平滑筋細胞層が線維芽細胞層で覆われた，血管組織同様の3層構造を有するバイオチューブが皮下で出来上がる。これまでバイオチューブは線維芽細胞とコラーゲンのみであったが，体内をバイオリアクターとして用いることで，形成時の移植前の段階ですでに血管自体の構造を有する機能性バイオチューブを作製することが可能となっている。

　また，バイオチューブの移植後の生着促進にもADSCが効果的である。筆者らは播種した細胞のすべてが一晩で1つの凝集塊に自己組織化する特殊な細胞培養皿を開発している。これを用いると，ミリメートルサイズのADSCの凝集体も容易に作製できる。このADSC凝集体をバイオチューブの移植時に外壁に貼付しておけば，血管壁構成細胞が速やかに壁内に侵入し，貼付する細胞量や場所にも依存するが，10 cmを越える長い移植長においても1カ月で血管壁を再構築させることが可能となっている。

❸　バイオバルブの開発状況

3.1　心臓弁膜症の治療

　重度の弁膜症に対する弁置換術に用いられている人工弁には機械弁と生体弁の2種があるが，機械弁における抗凝固療法の必要性や生体弁の低い耐久性といった問題がある。また，小児への移植においては成長の問題もある。これらの問題に対して，以前より自己細胞による組織工学が

注目され，最近では生分解性ポリマーに自家細胞播種を組み合わせたハイブリッド型の心臓代用弁が開発され，特に小児において右心系などの低圧系で臨床応用が進められ，良好な成績が収められている。しかし，これらの弁においても左心系などの高圧系での応用は破裂や瘤化のため困難とされる。

3.2　バイオバルブの作製

　筆者らは，生体に4つある心臓弁のうちバルサルバ洞（肺動脈弁では肺動脈洞）と呼ばれる3つの膨らみと，それぞれの内部に半月状の弁葉を有する三葉弁形状の大動脈弁と肺動脈弁の開発に先ず取り組んだ[17,18]。三次元構造体を作製するために，2種類の凹凸型のアクリル製の円柱基材を組み合わせて「型」とし，弁葉形成部となる隙間を凸型基材の外周部に設けるように設計した。凹型には洞形状に似せた3つの膨らみを付け，凸型はほぼ円柱とした。これを約2カ月間ビーグル犬やヤギの皮下に埋入させた。凸型基材の内部にカプセル内視鏡を内蔵させて，体内での弁葉の形成過程を非侵襲で経時的に観察することで，組織化の完了時期が確認可能となり，ほぼ100％の確率でバイオバルブを得ることができるようになっている[19]。

　形成組織はバイオチューブと同様にコラーゲンと線維芽細胞が主体で三葉弁膜が導管組織に強固に一体形成される。補助人工心臓用耐久試験装置（ラボハート NCVC）を用いた拍動流回路実験において，大動脈弁に相当する環境下で1カ月以上逆流率15％以下が維持されたことから，高い耐久性を有し，機能性に優れていることが実証された[20]。

3.3　バイオバルブの移植

　動脈圧負荷に対する慢性的な耐久性を評価する目的で，左心系バイパス（Apico-Aortic bypass）術を用いて，バイオバルブを人工血管の途中に挟み込むようにヤギへの移植実験を行った[21]。血管造影および経胸壁エコーにてバイパスグラフトの血流は良好で，弁葉の可動性も良く，顕著な狭窄や逆流もなく経過した。術後2カ月に摘出すると内腔面に血栓はほとんどなかった。導管部は元のバイオバルブ組織が α-SMA 陽性細胞を含む血管壁を構成する組織体へと変わった。弁葉組織内では導管部と同様に豊富な血管新生が起こり，さらに弁尖へ向かって浸潤する多数の α-SMA 陽性細胞を認めた。バイオバルブ組織内に移動した周囲細胞が血管壁構成細胞に分化し，再生へと導いていると考えられた。バイオバルブは血管と接合されていない極めて不利な条件下においても優れた再生能力を発揮した。自己組織のみからなる組織工学弁の大動脈弁への応用は世界初である。

　最近では 3D プリンターを用いて「型」の開発にも製造革命がもたらされ，三葉弁形状の大動脈弁，肺動脈弁に加えて，弁葉に腱索が一体化した完全自己組織からなる僧帽弁や三尖弁形状のバイオバルブの開発も移植評価できる段階まで進んでいる（**図4**）。

3.4　ペット医療への貢献

　小児領域における先天性の肺動脈弁形成に対応すべく，バイオバルブの小型化にも取り組んでいる。一般に生体内組織形成術で形成されるカプセル組織の厚さは，「型」の大きさに依存する。

小さな「型」では皮下組織の与える影響が少ないため異物認識が弱く，形成される組織は薄くなりやすい。そのため小型のバイオバルブを作製するには「型」にさらなる工夫が必要となる。例えば，「型」の基本構造は２種類の凹凸型の組み合わせからなるが，弁葉形成部材にスリットを設けることで，これまで周囲からのみしかできなかった細胞侵入が，スリットからも可能となり，小型でも十分な弁葉面積を有するバイオバルブが得られている（**図5**）。このバイオバルブはペット医療で治療に貢献し始めている。

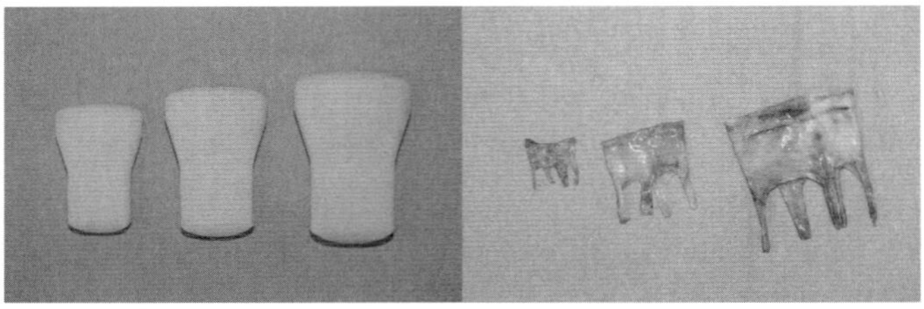

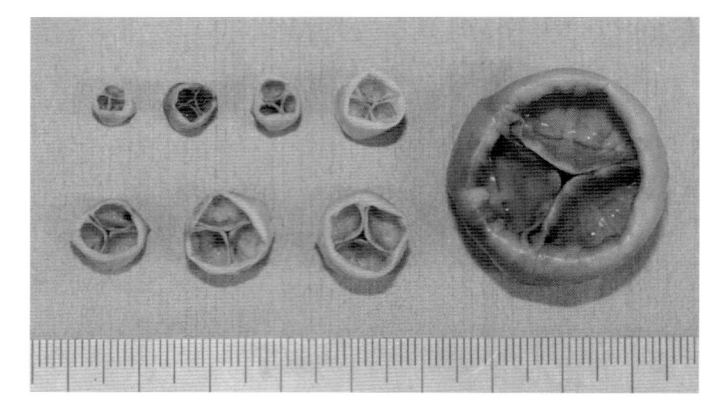

図4　僧帽弁，三尖弁作製用の「型」(a)と得られたバイオバルブ(b)

図5　小型から大型まで作製可能となった大動脈弁，肺動脈弁置換用バイオバルブ

　JASMINE どうぶつ循環器病センターは，犬の心臓弁膜症治療を中心に動物の循環器疾患の外科的治療に特化した世界初の動物病院である。すでに肺動脈バイオバルブの移植によって，肺動脈弁狭窄症の犬が２例治療され，元気に回復している。症例治療の実績の積み重ねは，将来の小児外科治療へのスムーズな橋渡しにつながると考える。

3.5　ステント付バイオバルブの開発

　最近では，低侵襲で弁置換ができる，経カテーテル的大動脈弁植え込み術（Transcatheter Aortic Valve Implantation；TAVI）が欧米を中心に我が国でも急速に普及してきている。現在市販されている TAVI 用人工弁は，生体弁と同様の動物組織が用いられており，見事なくらいステントストラットに丁寧に縫い付けられている。

　一方，生体内組織形成術を用いて，ステントとバイオバルブが一体化したステント付バイオバルブを開発し，ヤギやビーグル犬へ移植実験を進めている[23,24]。ステントを「型」の周囲にマウントして皮下に埋入し，約２カ月後に取り出して「型」を抜き取ると，「型」に沿って形成されたバイオバルブ組織がステントストラットと絡み合って固定化される。ステントとは構造的な接合であるが，組織強度が高いため，結合は極めて強固である。ステントを 10 mm 以下に縮径させることが可能で，バルーンカテーテルで 23〜25 mm に拡張させても組織破裂やステントからの剥がれは起こらない（**図6**）。バルーンカテーテルを用いると X 線透視下で大動脈弁や肺動脈弁位に留置が容易で，通常の縫合による外科的な弁置換術に比べて圧倒的に簡便に移植が可能と

なっている。バイオバルブと同様に，移植後には周囲組織から血管壁構成細胞が浸潤し，自己化が進む。

4 臨床への取り組み

天理よろづ相談所病院にて2012年から開始した臨床研究によって，ヒト体内でバイオチューブができること，動脈として移植に耐え得ることなどを確かめ，併行して実臨床に即した動物モデルでの移植実験で検証を重ねた後，バイオチューブの移植に関する臨床研究の第1例を同病院にて始めることができた。対象は透析用シャント狭窄において，頻回に経皮的血管形成術が必要である患者である。狭窄を含む静脈に沿わせて皮下に医療用シリコーンの丸紐を埋入させた。約2カ月後に狭窄部をはさんだ両側部の2カ所で静脈とシリコーンを共に剥離し，シリコーンを引き抜いてできた内径

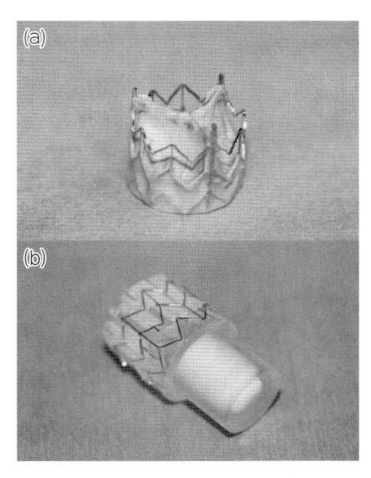

図6　経カテーテル的大動脈弁植え込み術用として開発したステント付バイオバルブ(a)とその「型」(b)

5 mmのトンネル状のin situバイオチューブと静脈を側々吻合して約10 cmのバイパスを行った。1カ月後の血管造影で血栓形成なくバイオチューブの開存性は良好で瘤化や膨化はなかった。バイオチューブはシャントバイパス血管として利用可能であることが示された。今後，繰返しに苦しむシャントトラブルに対する解決法の1つとして普及をめざしたい。本臨床研究に続いて他分野においてもバイオチューブ移植に関する新たな臨床研究が開始されている。本臨床研究は，生体内組織形成術を基盤とする治療の普及を導く嚆矢として大いに期待している。

5 おわりに

生体内組織形成技術を用いれば，煩雑な細胞培養などを必要とせず，生体内をバイオリアクターとすることで，より簡便，安全にそして低コストで自己組織のみで自家移植用の組織体を作製することができる。自己組織であるため免疫性や感染において極めて有利であり，将来の成長性が期待できる。現在，バイオチューブ人工血管，バイオバルブ人工弁それぞれにおいて，移植後の耐久性や組織学的変化などを長期で観察を行っている。通常の人工材料製の移植物と異なり，移植期間が長くなればなるほど，生着によって移植標的組織体へと再生が進む。

生体内組織形成術では，わずか数週間で移植に耐えうる組織構築をいとも簡単に成し遂げる。「型」の形状を工夫しさえすれば三次元形状体もシームレスで一体形成させることも容易である。それは現在の最新の技術と設備を駆使しても人工的には不可能である。今後生体内組織形成術を用いた新たな再生医療が実際的な一般治療として普及することを大いに期待している。

文　献

1) C. H. Sparks : *Ann. Thorac. Surg.*, **8**, 104（1973）.
2) R. W. Hallin et al. : *Am. J. Surg.*, **132**, 221（1976）.
3) T. Watanabe et al. : *J. Artif. Organs*, **10**, 10（2007）.
4) 中山泰秀，再生医療学会監修：再生医療叢書3循環器，朝倉書店，127-148（2013）.
5) 中山泰秀：特集　3Dプリンターによる生産革命に期待する，*O plus E*, **36**, 37（2014）.
6) http://ibta.jp/index.html
7) 古村眞ほか：人工臓器，**42**, S-220（2013）.
8) N. Takiyama et al. : *J. Tissue Eng. Regen. Med.*,（2014）［Epub ahead of print］
9) Y. Nakayama et al. : *Cell Trans.*, **13**, 439（2004）.
10) T. Watanabe et al. : *J. Biomed. Mater. Res.*, **92B**, 236（2010）.
11) T. Watanabe et al. : *J. Biomed. Mater. Res.*, **98B**, 120（2011）.
12) M. Yamanami et al. : *J. Biomed. Mater. Res.*, **92B**, 156（2010）.
13) M. Yamanami et al. : **J. Artif. Organs**, 16, 59（2013）.
14) O. Sakai et al. : *J. Biomed. Mater. Res.*, **83B**, 240（2007）.
15) Y. Nakayama et al. : *J. Biomed. Mater. Res.*, **102B**, 231（2014）.
16) T. Oie et al. : *J. Artif. Organs*, **13**, 235（2010）.
17) K. Hayashida et al. : *J. Thorac. Cardiovasc. Surg.*, **134**, 152（2007）.
18) M. Yamanami et al. : *Circulation*, **122**, S100（2010）.
19) M. Funayama et al. : *J. Artif. Organs.*,（2015）［Epub ahead of print］.
20) H. Sumikura et al. : *Artif. Organs*, **38**, 282（2014）.
21) Y. Takewa et al. : *J. Artif. Organs*, **16**, 176（2013）.
22) Y. Nakayama et al. : *Circulation*, **128**, A13742（2013）.
23) Y. Takewa et al. : *Circulation*, **126**, A11009（2012）.
24) T. Mizuno et al. : *J. Biomed. Mater. Res.*, **102B**, 1038（2014）.

索 引

三次元ティッシュエンジニアリング
細胞の培養・操作・組織化から品質管理、脱細胞化まで

発行日	2015年2月24日　初版第一刷発行
監修者	大政　健史　　福田　淳二
発行者	吉田　隆
発行所	株式会社 エヌ・ティー・エス 〒102-0091 東京都千代田区北の丸公園2-1　科学技術館2階 TEL.03-5224-5430　http://www.nts-book.co.jp
編　集	美研クリエイティブセンター
印刷・製本	美研プリンティング株式会社

ISBN978-4-86043-426-7